척추와 사지

Physical examination of the spine and

Stanley Ho

도서 출판

머리말 / Preface

나의 전공의 시절 그리고 그 이후 교직에 있으면서 척추와 사지의 검진을 위한 명확하고도 간결한 입문서에 대한 필요성을 절실하게 느끼게 되었다. 나는 늘 이것을 마음에 새기면서 그와 같은 입문서는 그에 관련된 해부학과 병리학에 대한 연구를 통하여 효과적으로 그리고 이론적으로 임상의와 학생들을 지도할 수 있는 것이어야 한다고 생각했었다. 그렇게 하기 위한 입문서는 다음과 같은 세 가지의 특징을 갖추고 있어야 한다. 즉, 빈틈없이 일관된 편집, 설명을 곁들인 풍부한 도해, 효과적인 지도방법 등이다. 필요는 발명의 어머니라는 말은 여기에 아주 적절한 표현인데 왜냐하면 이 책은 위에 표현한 필요성에 대한 결과를 아주 잘 나타내고 있기 때문이다.

이 책은 보면서 이해할 수 있도록 600개 이상의 도해를 포함하고 있다. 도해는 오랫동안 교직에 있으면서 부단한 노력과 정교하게 다듬은 결과의 소산이다. 이러한 도해는 본문의 서술을 명확하게 하고 폭을 넓히기 위하여 특별히 고안된 것이며 이렇게 하기까지는 무려 3년 이상의 기간이 필요했다. 많은 도해는 임상의에게 기본적인 개념을 심어주기 위하여 지극히 단순화 했지만 다른 한편으로는 해부학적으로 정확하게 전달하려고 했었다. 대다수의 도해는 검사자의 입장에서 묘사되었으나 독자는 가장 효과적인 검사방법을 여기에 있는 도해에 의해서 배울 수 있을 것이다.

이 책에 의한 교육방법에 관해서는 검진의 기본원칙을 각 장마다 기술하였으며 처음부터 끝까지 일관된 형식을 취하고 있다. 이 방법은 Albert Einstein School of Medicine에서 지난 7년간 성공적으로 사용되어 왔었다. 의학도와 전공의 그리고 각종 전문의의 교육 뿐만 아니라 물리치료사와 그 밖의 다양한 전문직에 종사하는 사람들의 교육에 만족할 수 있는 결과를 얻었다. 제시한 내용의 정도는 학생, 임상의, 물리치료사에 따라 다르지만 제시방법은 일관했었다.

충분한 지식을 갖춘 전문의 밑에서 직접 지도를 받으며 실질적인 진찰방법의 경험을 쌓는 일반큼 중요한 일은 없다는 것을 강조하고 싶다. 단순히 책만 보는 것으로 숙련된 전문의의 지도를 대신한다는 것은 생각할 수도 없는 일이며, 책만으로 임상의를 지도한다는 것도 불가능한 것이다.

그러나 이 입문서는 검진의 기본적인 지식, 중요한 개념, 검진기술 등을 전달함으로써 전문의는 짐을 어느 정도 덜 수 있으며 좀더 세부적인 일에 시간을 보낼 수 있을 것이다. Willam Osler경의 말을 인용하면 "책없이 의학을 배운다는 것은 항해지도 없이 바다로 출범하는 것과 같으며 단지 책만 보면서 의학을 배운다는 것은 전혀 바다에 나가려고 하지 않는 것과 같다"고 했다.

이 책은 사지와 척추를 진찰하기 위한 기본적 지식을 신속하게 이해하는 기능적 지침서로서 임상의나 학생들에게 공헌할 수 있게 되기를 희망하는 바이다.

Stanley Hoppenfeld, M.D.

머리말 / Preface

이 책의 원 저자이신 Stanley Hoppenfeld 박사는 뉴욕에 있는 Albert Einstein 의과대학의 교수로 재직하고 있으며 Scoliosis service의 director로 미국 내에서 크게 활약하고 계신 분이다.

이 분의 저서를 번역하게 된 이유는 비록 이 책이 의학도와 임상의를 위하여 쓰여진 책이긴 하지만 물리치료학이나 체육학을 전공하는 사람들에게도 참으로 좋은 지침서가 될 것으로 생각했기 때문이다. 왜냐하면 물리치료사는 임상에서 주로 정형외과, 신경외과, 재활의학과 환자들을 다루고 있으며 이들은 대부분 척추나 사지의 기능장애를 갖고 있으므로 장애의 정도를 평가하기 위해서는 환부의 동통이나 압통이 있는지를 확인하기 위하여 촉진도 하고, 운동범위와 근력을 측정하며 마비된 정도와 신경손상 여부를 알기 위한, 신경학적 검사도 해야 하며 그 밖에 관련 부위의 이상 여부와 보행의 문제점도 분석하고 난 다음, 그에 따른 적질한 운동치료의 장 · 단기 계획을 수립해야 한다.

그리고 체육학을 전공하는 사람들은 척추와 사지의 근, 골격, 신경계통의 해부와 기능학은 물론 스포츠 외상에서 발생될 수 있는 탈구, 골절, 인대손상 유무를 확인하는 방법도 제시하여 주고 있기 때문이다. 또한 지난 몇 년간 물리치료과 학생들과 수습생, 그리고 체육학과 학생들에게 이 책의 내용으로 지도하였던 바 좋은 반응을 얻게 되어 이 책의 번역에 대한 필요성을 더욱 절실하게 느끼게 되었다. 번역을 하는 과정에서 의학용어의 선택 때문에 다소 고충이 있었으며 원 저자의 뜻에 충실하려 했으나 아직 미흡한 점이 많으리라 생각된다. 이러한 점은 앞으로 수정 · 보완할 예정이다.

용어의 보편성을 찾기 위해서 의학사전(수문사), 의학용어집(대한의학협회), 정형외과학(정형외과학회), 해부학(한갑수, 권홍식), 기능해부학(김용주), 임상운동학(오정희) 등을 참고하였으며 번역이 곤란한 부분은 원어 그대로 사용하였다.

끝으로 이 책의 교열을 보아주신 김진호 교수님께 특별한 감사를 드리며 원고정리를 해

준 한남희 양과 장희숙 양 그리고 서울대학병원 재활의학과 물리치료실 직원과 수습생 여러 분에게 감사하며 대학서림 사장님과 직원 여러분께 진심으로 감사드리는 바이다.

1986년 5월

옮긴이 정 진 우

머리말 / Fourth Edition Preface

척추와 사지의 검진은 물리치료사나 미용 관련 또는 체육 계통의 신체 건강을 다루시는 분들의 기초공부로서는 가장 훌륭한 책으로서, 많은 독자의 사랑을 받아온 책입니다.

그 동안 해부학 용어들이 한자로 되어 있어서 한자를 배우지 않은 세대의 학습자들에게는 그 숨겨져 있는 뜻이 전달이 잘 안되어 어려움이 있으셨으리라 믿습니다. 벌써 수년 전부터 의학계에서는 순수한 우리말로 된 용어를 해부학에도 도입하게 되었고 국가시험에도 신용어로 시험을 치르도록 되어 있어서 자연히 신용어를 배우지 않으면 안되게 되어 있습니다.

한글은 분명 자랑스러운 우리글로서 소리와 동시에 뜻이 전달되도록 되어 있는 글로서 의사소통에서 가장 잘 소통이 되는 말과 글입니다. 굳이 한자처럼 글과 속뜻이 달라서 같은 "선"이라고 하더라도 착하다는 선(善)인지 우선 선(先)인지 배를 뜻하는 선(船)인지를 알아야 통하는 이중의 글이 아니라 솔직하게 착하면 착하다 먼저 앞으로 나아간다. 배를 타고 간다. 등으로 누구나 쉽게 그 뜻을 알 수 있게 되어 있는 글이어서 "해맑은 마음의 글"이라고 보고 싶습니다. 신용어로 예를 들어 손가락 근육 중에 하나인 장무지신근(長拇指伸筋, extensor pollicis longus)하면 무슨 말인지 알기 어려웠으나 "긴엄지손가락폄근" 하면 "엄지손가락을 펴는 기다란 근육이구나" 하는 뜻이 바로 전달되어 그 근육의 이름과 더불어 기능도 동시에 알 수 있어 매우 편리하게 되어 있습니다.

다만 늘 사용하던 용어를 새롭게 사용하자니 축구에서 "골키퍼"를 "문지기"라고 하는 것과 같이 생소하게 느껴지기는 하지만 이제 신세대 여러분들은 이미 이러한 쉬운 한글용어로 배우기 시작한지도 상당 시간이 흘렀기 때문에 앞으로는 신용어들이 자연스럽게 대중매체에도 사용될 것이라고 생각이 됩니다. 그 동안 이 책을 한글화 작업으로 용어교정을 해야 했음에도 불구하고 차일피일 미루다가 이제야 틀을 잡게 되었습니다. 앞으로도 계속 이 책을 많이 애독하시어 이와 관련된 전문직에 종사하시는 모든 분들에게 좋은 길잡이가 되어 주는 책으로 활용해 주시기를 바라는 바입니다.

끝으로 이 책의 교정에 도움을 주신 오경환 교수님과 임직원 여러분들의 노고에 감사를 드리며 책이 발간되도록 도와주신 윤진영 회장님께 깊은 감사의 말씀을 드립니다.

옮긴이 정 진 우

차 례

Contents

제4장

목뼈(경추)와 턱관절(악관절)의 검진

제5장

보행검사

제6장 엉덩관절(고관절)과 골반의 검진

제7장 무릎관절(슬관절)의 검진

제8장 발목관절(족관절)과 발의 검진

제9장
허리뼈의 검진

제1장

어깨관절(견관절)의 검진

Physical examination of the shoulder

1. 시진(inspection)

2. 뼈의 촉진(bony palpation)
   1) 가슴뼈위패임(흉골상절흔, suprasternal notch)
   2) 가슴빗장뼈관절(흉쇄관절, sternoclavicular joint)
   3) 빗장뼈(쇄골, clavicle)
   4) 부리돌기(오구돌기, coracoid process)
   5) 봉우리빗장관절(견봉쇄관절, acromioclavicular joint)
   6) 어깨봉우리(견봉, acromion)
   7) 위팔뼈큰결절(상완골대결절, greater tubercle)
   8) 위팔두갈래근도랑(상완이두근구, bicipital groove)
   9) 어깨뼈가시(견갑골극, scapular spine)
   10) 어깨뼈(견갑골)의 척추경계면(척추연, vertebral border)

3. 임상구역(clinical zone)에 의한 연부조직 촉진 (soft tissue palpation)
   1) 제1구역–돌림근덮개(회전근개, rotator cuff)
   2) 제2구역–어깨뼈봉우리밑 윤활주머니(견봉하점액낭, subacromial bursa), 세모근밑 윤활주머니(삼각근하점액낭, subdeltoid bursa)
   3) 제3구역–겨드랑(액와, axilla)
   4) 제4구역–어깨띠(견갑대, shoulder girdle)의 돌출근육

4. 관절운동 범위(ROM; range of motion)
   1) 능동운동 범위 검사(active range of motion test)
   2) 수동운동 범위 검사(passive range of motion test)

5. 신경학적 검사(neurologic examination)
   1) 근력검사(muscle testing)
   2) 반사검사(reflex testing)
   3) 감각검사(sensation testing)

6. 특수검사(special test)
   1) 요르가손 검사(Yergason test)
   2) 팔 떨어뜨리기 검사(drop arm test)
   3) 어깨관절 탈구에 대한 불안 검사(appr ehension test)

7. 관련 부위의 검사(examination of related areas)

어깨관절의 검진

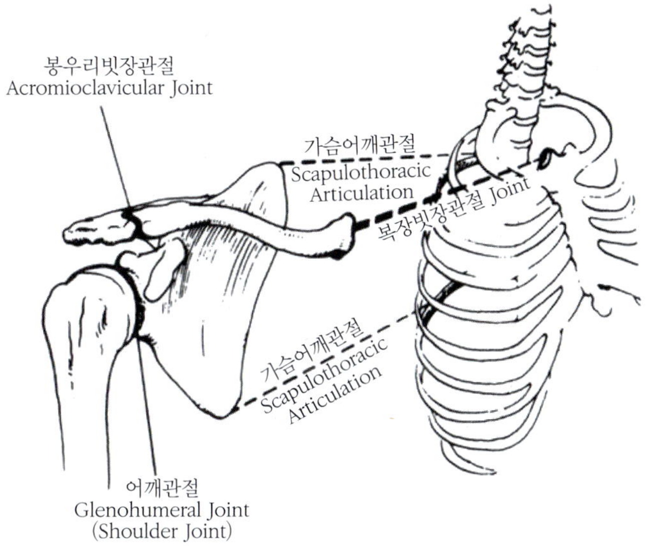

그림 1. 어깨띠(shoulder girdle)

어깨띠(견갑대, shoulder girdle)는 네 개의 관절로 구성되어 있다.

1) 복장빗장관절(흉쇄관절, sternoclavicular joint)
2) 봉우리빗장관절(견봉쇄관절, acromioclavicular joint)
3) 어깨관절(견관절, glenohumeral joint, shoulder joint)
4) 가슴어깨관절(흉견갑관절, scapulothoracic articulation)

이 네 개의 관절은 서로 조화를 이루어 움직이며 완전한 어깨관절운동을 가능하게 한다(그림 1).

엉덩관절은 볼기뼈절구(관골구, acetabular socket)가 깊고 잘 받쳐져 있는 안정관절(stable joint)인데 반하여 어깨관절은 관절오목(관절와, glenoid fossa)이 얕은 가동관절(mobile joint)로 되어 있다(그림 2).

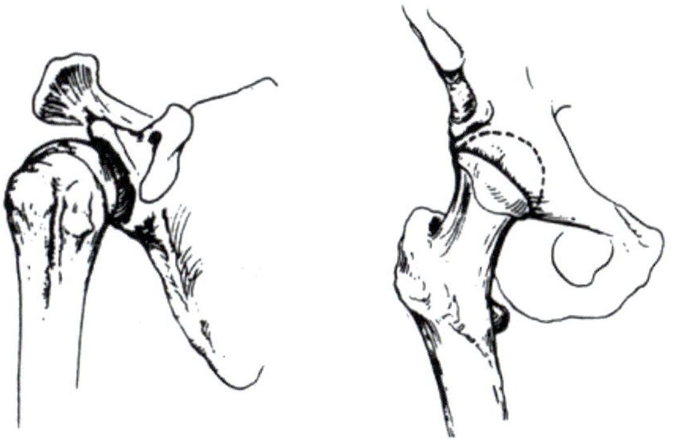

그림 2. 엉덩관절과 어깨관절의 비교
엉덩관절의 볼기뼈절구(acetabular socket)는 깊고 어깨관절의 관절오목(glenoid fossa)은 얕다. 위팔뼈의 머리(상완골두)는 어깨뼈의 관절오목에 약간 받쳐져 있다.

위팔뼈(상완골, humerus)는 연부조직, 근육, 인대, 관절주머니에 의하여 어깨뼈에 매달려 있으며 단지 어깨뼈에는 약간 받쳐지고 있을 뿐이다.

어깨관절의 검사는 눈으로 자세히 살펴보는 시진(inspection), 어깨관절의 연부조직과 뼈의 구조를 자세히 손으로 만져보는 촉진(palpation), 관절운동 범위 검사, 근력검사, 신경학적 평가, 특수한 검사도 시행해야 완전한 검진이 된다.

엉덩관절은 볼기뼈절구와 넙다리뼈머리가 이루는 절구관절로 어깨관절에 비해 운동범위는 적은 편이지만 몸통을 지지해야 하기 때문에 더 안정되어 있다. 이 관절에는 굽힘, 폄, 모음, 벌림, 돌림이 일어난다.

어깨관절(shoulder joint)은 사람의 몸에서 운동이 가장 자유롭게 일어나는 관절이다. 절구공이 관절이므로 굽힘, 폄, 모음, 벌림, 돌림 등 모든 운동이 일어난다. 움직임은 자유롭지만 안정성은 적은 편이다.

1 시진(inspection)

시진은 환자가 진찰실에 들어올 때부터 시작해야 한다. 환자가 보행을 할 때 팔을 흔드는 동작이 일정한지 대칭적으로 되어 있는지를 평가한다. 정상보행에서 상지는 반대측 하지와 나란히 흔들며 걷게 된다. 환자가 옷을 벗을 때 어깨를 움직이는 것을 관찰한다. 정상적으로 움직인다면 자연스럽고 부드러우며 양쪽의 동작이 같을 것이다. 그러나 비정상적으로 움직인다면 한쪽이 일그러지거나 움찔하는 모양을 나타낼 것이다. 동통이 있는 환자는 정상적인 방법으로 움직이게 되면 통증을 느끼기 때문에 비정상적이지만 통증을 느끼지 않는 방법을 이용하여 움직이려고 시도하는 것을 볼 수 있을 것이다. 물론 맨 처음 시진을 할 때는 수포(blebs), 변색(discoloration), 찰과상(abrasions), 반흔(scar) 등에 대한 자세한 검사를 해야 하며 그밖에 과거나 현재 가지고 있는 병변의 징후(sign of pathology)도 포함해야 한다. 시진을 할 때는 해부학적인 상태나 일반적인 외형뿐 아니라 어떤 병변이 있지 않은지의 여부도 유의하여 양쪽 부위를 서로 비교해 보아야 한다. 비정상이 있는지를 알아보는 가장 쉬운 방법은 양쪽을 비교해 보는 것이다.

양쪽을 비교해 보면 흔히 볼 수 없었던 기형이나 변형도 쉽게 발견될 수 있기 때문에 이 방법은 훌륭한 검진을 할 수 있는 해결의 열쇠가 되며 시진에서 뿐만 아니라 촉진, 운동범위

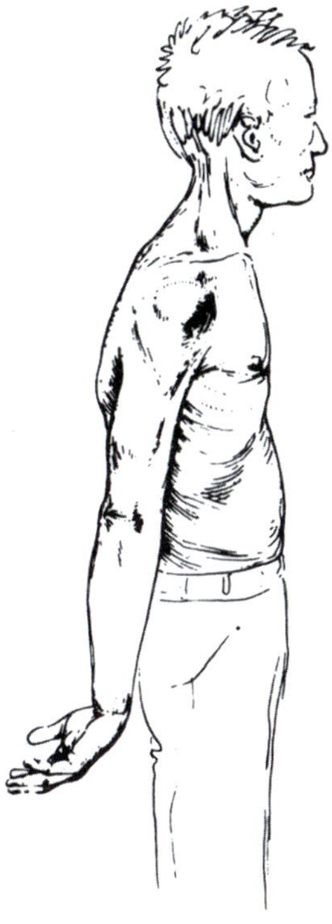

그림 3. 에르브 마비(Erb's palsy)

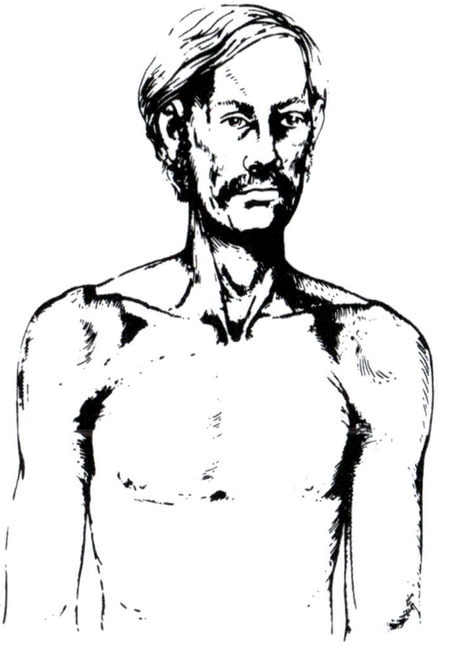

그림 4. 빗장뼈는 피부 위에 뚜렷이 나타난다.

측정, 신경학적 검사에서도 해당되는 것이다.

비대칭(asymmetry)은 일반적으로 아주 명백하게 나타난다. 예를 들면 한쪽 팔이 신체의 중앙선을 넘어 몸 앞을 가로질러 모으고(내전) 있든가 겨드랑이가 보일 정도로 벌리고(외전) 있다면, 팔은 부자연스러운 자세를 취하게 될 것이다. 또는 은근히 팁을 요구하는 웨이터의 자세처럼 팔이 안쪽으로 돌리고(안쪽돌림) 몸에 붙인(모음) 상태로 되어 있는 경우도 있을 것이다(Erb's palsy)(그림 3).

먼저 어깨의 앞쪽에서 가장 두드러진 뼈인 빗장뼈(쇄골, clavicle)를 살펴보기로 하자(그림 4). 빗장뼈는 가슴우리(흉곽, thoracic cage)의 뒤쪽에 있는 어깨뼈를 유지해주며 어깨오목(견갑와, glenoid fossa)이 전방으로 돌아가게 되는 것을 방지하는 버팀목 역할을 하는 뼈이다. 빗장뼈는 안쪽(내측)에서는 복장뼈(흉골, sternum)의 복장뼈자루(흉골병, manubrium)에서 시작하고 가쪽(외측)으로는 어깨봉우리(견봉, acromion)까지 연결되어 있다. 단지 얇은넓은목근(광경근, platysma)만 빗장뼈의 상면을 가로지르고 있다. 빗장뼈는 거의 피하에 있기 때문에 피부 위에서 명확하게 식별할 수 있고 이 뼈의 양끝에서 골절이나 탈구가 되면

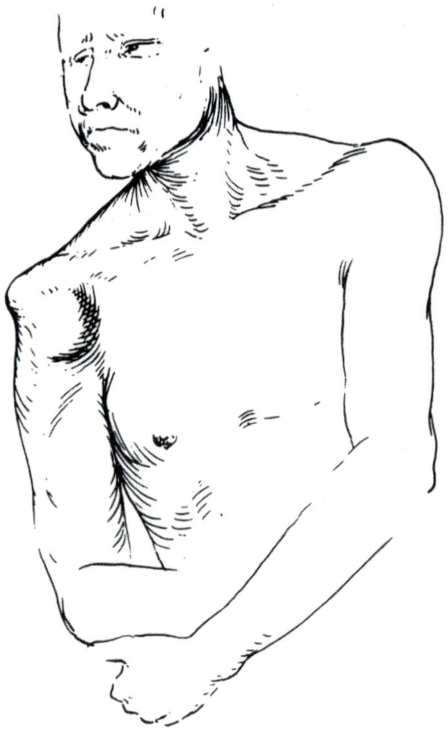

그림 5. 어깨관절 탈구(Shoulder dislocation)

아주 뚜렷하게 나타난다. 선천적으로 빗장뼈가 없는 사람은 피부 위에 빗장뼈의 외형을 나타내는 융기가 없고 양쪽 어깨는 지나치게 둥글게 되어 있다.

다음은 팔이음뼈(견갑대)의 전면에서 가장 두드러진 어깨의 세모근 부위를 보도록 한다. 어깨가 둥그스름하게 보이는 것은 어깨봉우리에서부터 위팔뼈의 큰결절(greater tubercle)까지 덮혀 있는 세모근(삼각근, deltoid) 때문이다. 정상적으로 어깨는 완만한 경사를 이루면서 둥근 모양을 하고 있으며 양쪽은 대칭을 이루고 있다(그림 4). 그러나 만일 세모근이 위축(atrophy)되어 있다면 위팔뼈의 큰결절 아래는 더욱 돌출되고 세모근은 줄어들어 어깨의 둥그런 모양이 없어지게 된다. 어깨의 비정상적인 외형은 어깨관절 탈구(shoulder dislocation)에 의한 원인이 될 수 있다. 만일 큰결절(greater tubercle)이 전방으로 전위(displacement)되었다면 어깨의 둥그스름한 형태는 소실되고 어깨관절 밑은 움푹 들어가게 되며 팔은 몸통에서 약간 벌어진 상태로 있게 된다(그림 5).

세모큰가슴도랑(삼각대흉구, deltopectoral groove)은 어깨의 안쪽과 빗장뼈 가쪽의 오목한 곳 바로 아래에 있다(그림 4). 이 도랑(groove)은 세모근과 큰가슴근(대흉근)이 만나는 곳에 형성되어 있으며 어깨관절 앞쪽을 외과적으로 절개술을 시행하려고 할 때 가장 효과적인 위치가 된다. 또한, 이것은 다른 정맥을 쉽게 찾을 수 없을 때 정맥을 절개하기 위하여 이용되는 노쪽피부정맥(요측피정맥, cephalic vein)에 대한 표적이 되기도 한다.

다음에는 팔이음뼈(견갑대)의 뒤쪽면을 살펴보기로 한다(그림 21). 가장 두드러진 뼈는 가슴우리(흉곽) 위에 있는 삼각형의 뼈인 어깨뼈(견갑골)이다. 어깨뼈는 피부 위에 두드러져 있기 때문에 쉽게 찾아 볼 수 있다. 어깨뼈는 두번째 갈비뼈(늑골, rib)에서부터 일곱번째 갈비뼈를 덮고 있다. 어깨뼈의 안쪽경계면(내연, medial border)은 가시돌기(극돌기, spinous process)에서 약 5 cm 떨어져 있다(그림 22). 어깨뼈가시(견갑극, scapular spine)의 삼각

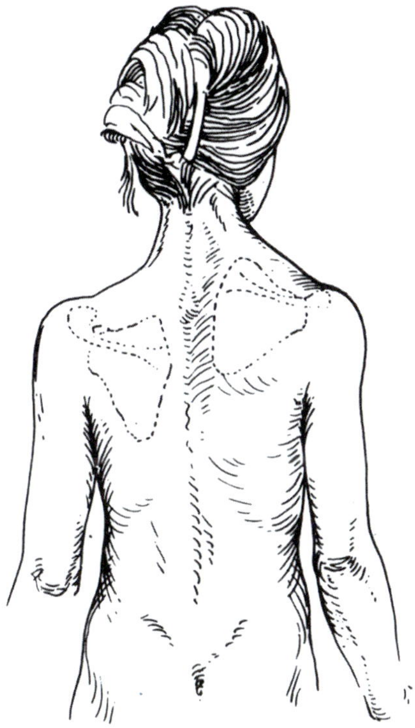

그림 6. 어깨뼈-스프랭겔 기형(Sprengel's deformity)-부분적으로 위로 올라간 어깨뼈

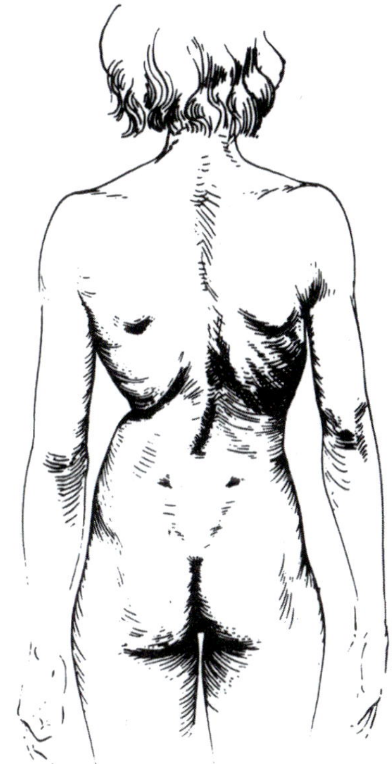

그림 7. 척주옆굽음증(척추측만증, scoliosis)

지역(triangular area)은 T3의 가시돌기와 마주보고 있다. 어깨관절은 갈비뼈의 외형과 일치하고 있으며 약간 척추후만으로 되어 있는 등뼈(흉추)의 모양과도 일치하고 있다. 등뼈와 어깨관절 사이에 관련된 비대칭은 앞톱니근(전거근, serratus anterior)의 위축이나 쇠약(weakness)을 가리키는 것이며 날개모양어깨(winging scapula)의 원인이 되는 것이다(그림 66). 어깨관절 비대칭의 또 다른 요인은 어깨관절이 부분적으로 가슴우리에서 목뼈(경추) 쪽으로 올라간 스프랭겔 기형(Sprengel's deformity)이다. 이렇게 위로 올라간 어깨관절 때문에 겉모양(외견상)으로는 목이 짧게 또는 물갈퀴의 막처럼 보이게 된다(그림 6). 신체 뒤쪽(후면)의 중앙선은 가시돌기(극돌기)를 볼 수 있으며 어깨관절 사이의 가운데에 있다. 척추가 옆으로 휘지않고 똑바르게 되어 있는지도 살펴보아야 한다(그림 7).

척주가 휘어 있다면 한쪽 어깨는 다른쪽 어깨보다 처지게 된다. 때로는 등뼈(흉추)가 지나치게 둥글거나 척주뒤굽음증을 나타낼 때가 있는데 이것은 쇼이에르만병(Scheuermann's disease) 또는 소아 척주뒤굽음증(juvenile kyphosis)의 원인이 될 수 있다(그림 8).

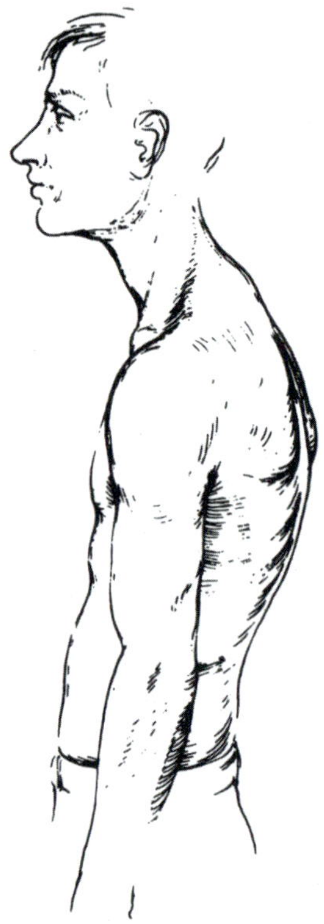

그림 8. 과도한 등뼈뒤굽음증(흉추후만-쇼이에르만병, Scheuermann's disease) 또는 소아 척주뒤굽음증(척추후만, juvenile kyphosis)

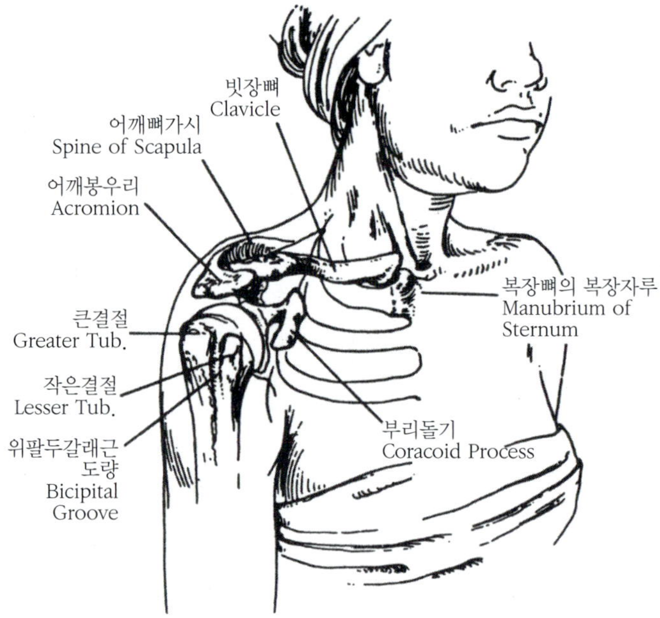

그림 9. 어깨관절 앞쪽 뼈의 구조

2 뼈의 촉진(bony palpation)

검사자는 뼈의 구조를 촉진할 때 관련된 해부학에 따라 계통적인 그리고 단계적인 방법으로 평가해야 한다. 환자를 앉도록 하고 뒤에 서서 양손을 세모근(삼각근)과 어깨봉우리(견봉) 위에 얹어 놓는다. 환자와 처음 접촉할 때에는 안정감을 느끼도록 부드럽고 견고하게 만져야 한다. 양손은 컵을 쥐고 있는 듯한 자세로 자연스럽게 하는 것이 가장 좋으며 손가락 끝으로는 체온을 감지하도록 해야 한다.

1) 가슴뼈위패임(흉골상절흔, suprasternal notch)

세모근(삼각근)과 어깨봉우리(견봉) 위(그림 9, 10)에 놓았던 양손을 가슴뼈위패임(흉골상절흔)이 느껴질 때까지 안쪽으로 움직인다.

2) 가슴빗장뼈관절(흉쇄관절, sternoclavicular joint)

이 관절은 가슴뼈위패임의 바로 가쪽에 있으며 양쪽을 만져보아야 한다. 빗장뼈는 복장뼈자루(흉골병) 부위(manuburial portion)의 약간 위쪽면에 있으며 이 관절은 매우 얕은 관절이라는 것을 염두에 두어야 한다.

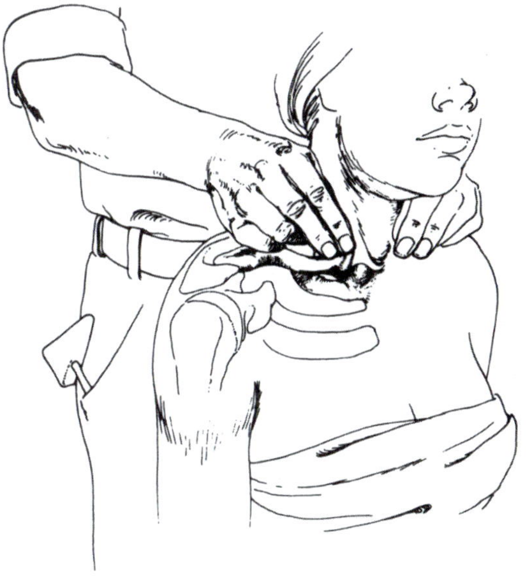

그림 10. 가슴뼈위패임(흉골상절흔, suprasternal notch)과 가슴빗장뼈관절(흉쇄관절, sternoclavicular joint)

정상적으로 빗장뼈는 복장뼈자루 위에서 시작되며 복장빗장인대(sternoclavicular ligament)와 빗장뼈사이인대(쇄골간인대, interclavicular ligament)에 의하여 고정되어 있다. 빗장뼈의 탈구는 일반적으로 안쪽(내측)과 윗면(상면)으로 전위된다. 전위된 빗장뼈는 복장뼈(흉골)의 복장뼈자루 꼭대기에서 움직이게 되며 반대쪽과 비교해 보면 명백히 비대칭으로 나타나게 된다.

3) 빗장뼈(쇄골, clavicle)

가슴빗장관절(흉쇄관절)에서 가쪽으로 움직여 빗장뼈의 앞위쪽면(전상면)을 따라 밀고 올라가면서 빗장뼈를 만져본다(그림 11). 빗장뼈에 부착된 근육들은 단지 아랫면(하면)과 뒷면(후면)에만 붙어 있을 뿐이고 앞위쪽면(전상면)은 넓은목근(광경근, platysma)을 제외하고는 뼈가 노출된 상태로 되어 있다. 먼저 안쪽 2/3의 뼈가 볼록한 곳을 따라 만져보고 그다음 빗장뼈의 가쪽 1/3의 오목한 곳을 따라 만져보면서 어떤 융기(protuberance)나 염발음(crepitation) 또는 골절(fracture)이 있는가를 유의해 본다(그림 12). 빼빼 마른 환자는 빗장뼈를 가로지르는 빗장뼈위신경(쇄골상신경, supraclavicular nerve)을 느낄 수도 있다.

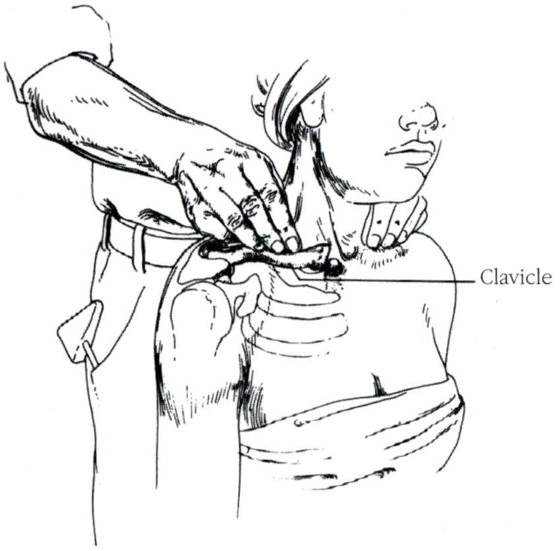

그림 11. 빗장뼈(clavicle)의 촉진: 안쪽 2/3는 볼록하고 관상 모양이다.

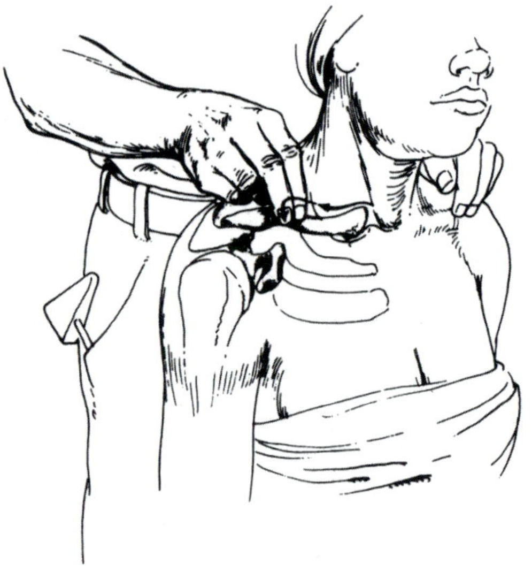

그림 12. 빗장뼈의 가쪽 1/3은 오목하다.

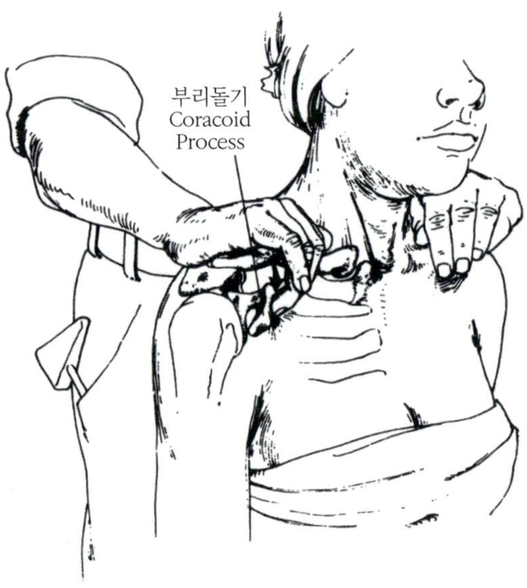

그림 13. 부리돌기(오구돌기, coracoid process)

4) 부리돌기(오구돌기, coracoid process)

빗장뼈의 가장 오목한 곳의 빗장뼈 전면에서 약 2.5 cm 하방으로 손가락을 내려서 부리돌기를 느낄 때까지 비스듬히 가쪽과 뒤쪽 방향으로 눌러본다(그림 13). 부리돌기는 앞가쪽방향(전측방)으로 향하고 있기 때문에 단지 안쪽면(내측면)의 꼭대기에서만 만져 볼 수 있다. 부리돌기는 큰가슴근(대흉근) 밑의 심부에 있으나 세모근(삼각근)과 큰가슴근(대흉근)이 접해 있는 삼각지역(deltopectoral triangle)을 눌러보면 느껴 볼 수 있을 것이다.

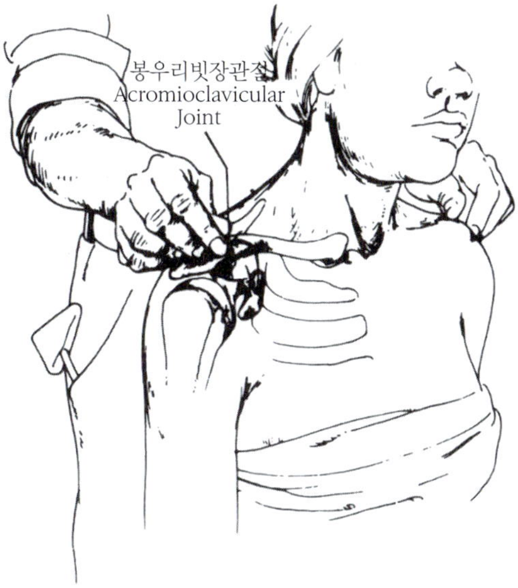

그림 14. 봉우리빗장관절(견봉쇄관절, acromioclavicular articulation)

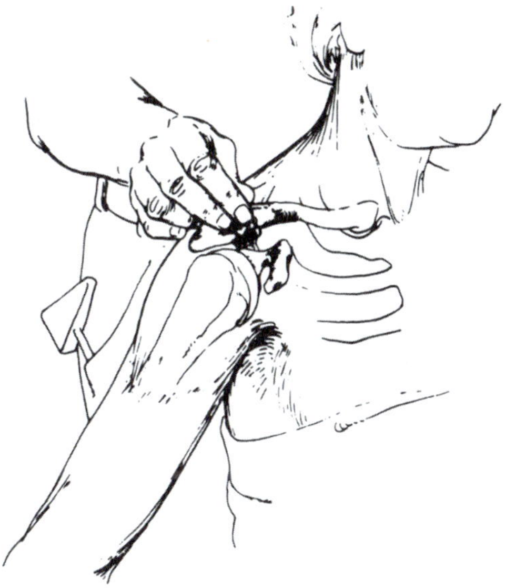

그림 15. 봉우리빗장관절의 촉진은 환자가 팔을 가쪽돌림(외회전)을 했을 때 더 쉽게 만져 볼 수 있다.

5) 봉우리빗장관절(견봉쇄관절, acromioclavicular joint)

다시 빗장뼈로 되돌아와 약 2.5 cm 정도 가쪽으로 계속 만져보면서 피부밑의 봉우리빗장관절까지 만져본다(그림 14).

빗장뼈의 가쪽 1/3은 편평하게 되어 있지만 둥그스름하게 생겼으며, 봉우리(어깨봉우리) 위는 약간 두드러져 나와 있다. 그래서 봉우리빗장관절(견봉쇄관절)은 빗장뼈의 두툼한 끝 부분을 안쪽 방향으로 밀어 보면 쉽게 만져 볼 수 있다(그림 15). 팔이음뼈(견갑대)를 움직이면 봉우리빗장관절(견봉쇄관절)이 움직이게 되어 쉽게 식별할 수가 있다.

그러므로 환자에게 여러 번 어깨관절의 굽히기(굴곡)와 펴기(신전)를 하게 하면 검사자의 손가락 밑에서 이 관절이 움직이는 것을 느끼게 될 것이다(그림 15). 봉우리빗장관절(견봉쇄관절)은 골관절염(osteoarthritis)이나 가쪽빗장뼈(외측쇄골)가 탈구되어 있으면 이차적으로 염발음이나 압통(tenderness)을 수반할 것이다.

6) 어깨봉우리(견봉, acromion)

어깨의 봉우리는 직사각형의 형태로 되어 있으며 어깨의 가장 꼭대기에 해당된다. 이 뼈의 앞뒤를 만져본다(그림 16, 17).

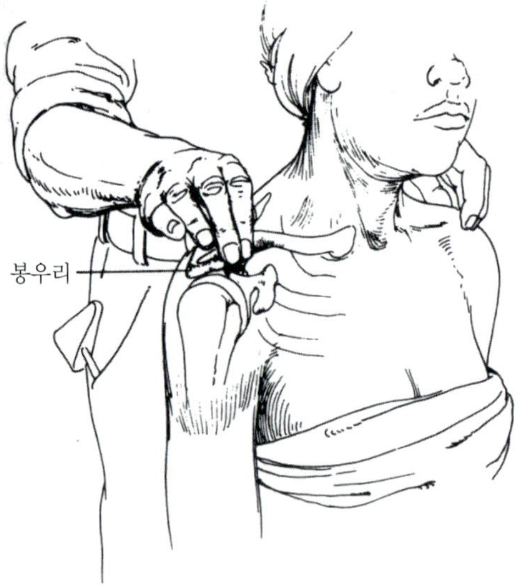

그림 16. 봉우리 앞쪽면(견봉의 전면)

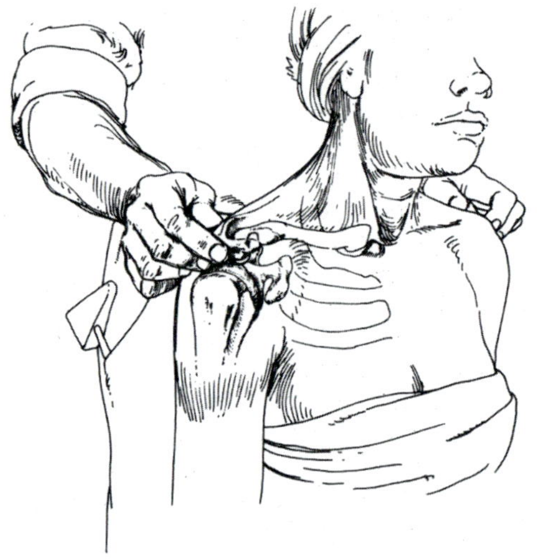

그림 17. 봉우리 위쪽면과 가쪽면(견봉의 상면과 외측면)

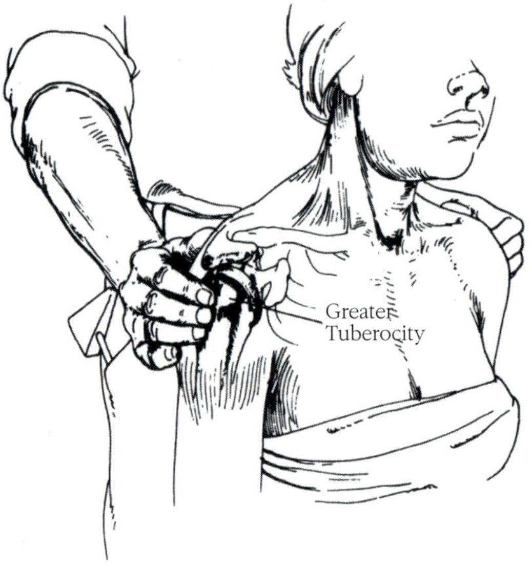

그림 18. 위팔뼈큰결절(상완골대결절, greater tubercle of the humerus)

7) 위팔뼈큰결절(상완골대결절, greater tubercle)

어깨봉우리에서 가쪽의 큰결절을 만져보면 봉우리가쪽경계 밑에 위팔뼈큰결절(상완골대결절)이 있다(그림 18). 봉우리가쪽경계와 큰결절 사이에는 약간 턱이 져 있다.

8) 위팔두갈래근도랑(상완이두근구, bicipital groove)

위팔두갈래근도랑은 큰결절의 앞안쪽(전안쪽)에 위치하고 있으며 가쪽은 큰결절에 의하여, 안쪽은 작은결절(소결절, lesser tubercle)에 의하여 경계를 이루고 있다. 이것은 팔을 가쪽돌림(외회전)을 하면 좀 더 쉽게 만져 볼 수 있다. 팔을 가쪽으로 돌리면 위팔두갈래근도랑에서 만져보기 쉽게 노출되며 큰결절, 위팔두갈래근도랑, 작은 결절이 연이어 나타나게 된다(그림 19, 20). 위팔두갈래근도랑의 촉진은 자연스럽게 해야 한다. 왜냐하면 위팔두갈래근도랑의 긴갈래힘줄(long head tendon)은 윤활막(synovial lining)에 의하여 싸여 있기 때문이다.

손가락으로 너무 세게 압박하면 환자가 손상을 받을 수 있을 뿐 아니라 긴장하게 되기 때문에 검사하기가 어려워진다. 작은결절은 부리돌기와 같은 높이에 있다는 것을 유의해야 한다.

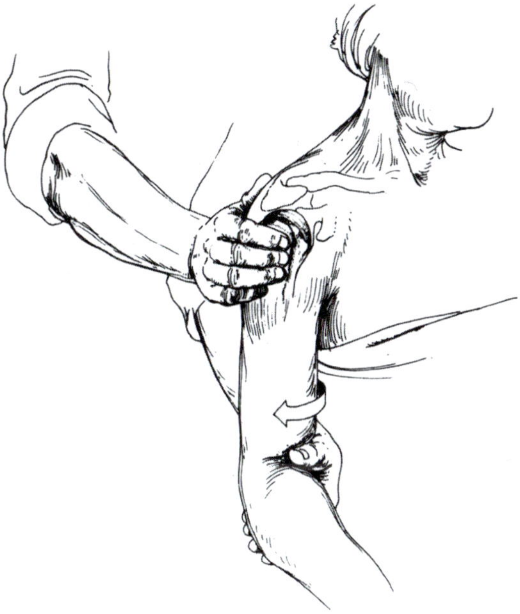

그림 19. 위팔뼈두갈래근도랑(bicipital groove)과 작은 결절(lesser tubercle)

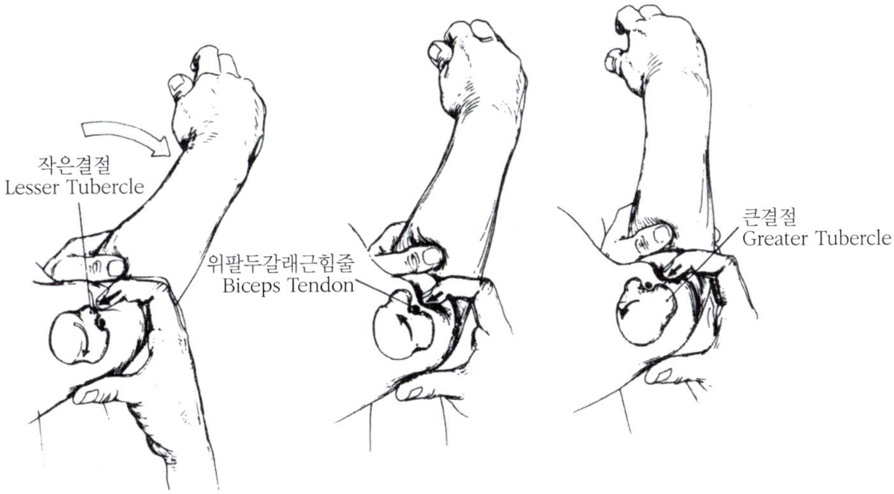

그림 20. 위팔뼈두갈래근도랑은 조심스럽게 만져보도록(촉진) 해야 한다.

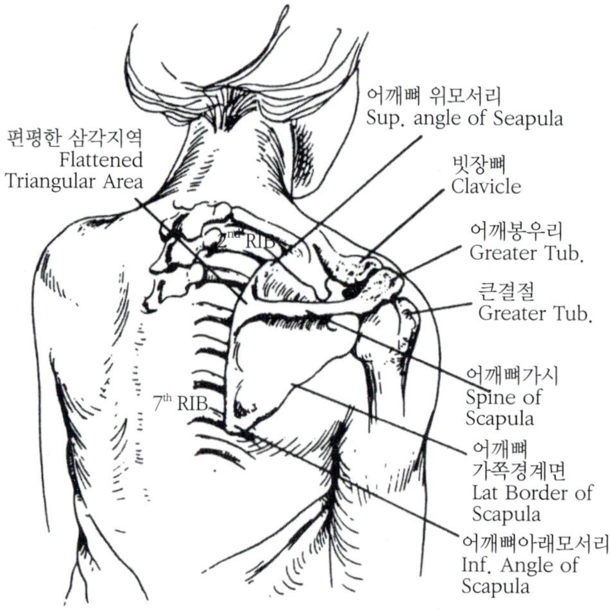

그림 21. 어깨관절 뒤쪽면(견관절 후면)의 뼈 구조

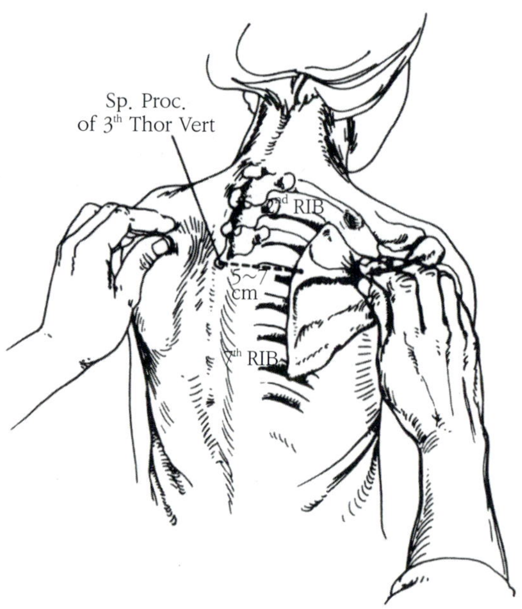

그림 22. 어깨뼈는 두번째 갈비뼈부터 일곱번째 갈비뼈 위에 자리잡고 있으며 안쪽경계면은 가시돌기에서 약 5~7.5 cm 떨어져 있다.

9) 어깨뼈가시(견갑골극, scapular spine)

어깨봉우리(견봉)를 뒤쪽에서 만져보면서, 안쪽으로 움직이면 실제로 어깨뼈가시(견갑골극)는 점점 가늘어진다(그림 21). 어깨뼈가시(견갑골극)와 어깨봉우리는 하나의 연속된 아취로 되어 있다(그림 22). 그리고 어깨뼈가시는 어깨뼈 뒤쪽면의 4/5의 위쪽으로 비스듬히 가로지르고 있으며, 어깨뼈 안쪽 경계면의 편평한 삼각지역에서 끝나게 된다(그림 23). 여기에서 어깨뼈 안쪽 경계면을 따라 위안쪽각(상내각, superior medial angle)을 찾아본다(그림 24). 이것은 아래각(하각, inferior angle) 만큼 분명하지는 않다. 위안쪽각은 어깨올림근(견갑거근, levator scapula)에 의하여 덮여 있고 앞으로 휘어져 있어서 경계가 불분명하지만, 임상적으로는 중요하다. 그 이유는 이 부위가 흔히 경추로부터 관련통(referred pain)의 부위가 되기 때문이다.

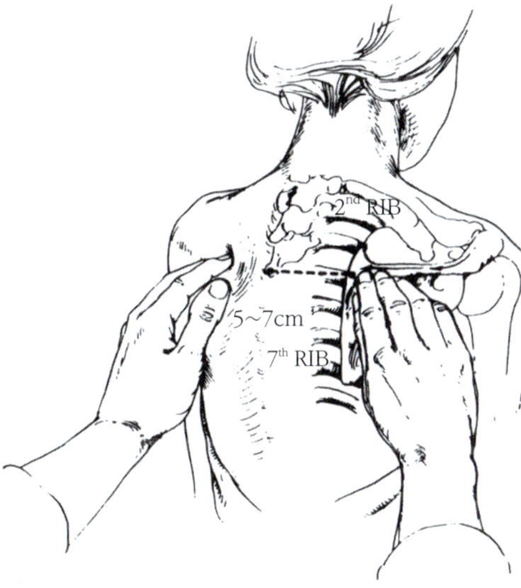

그림 23. 어깨뼈가시(견갑극)는 세번째 등뼈가시돌기(흉추극돌기)의 반대편에 있다.

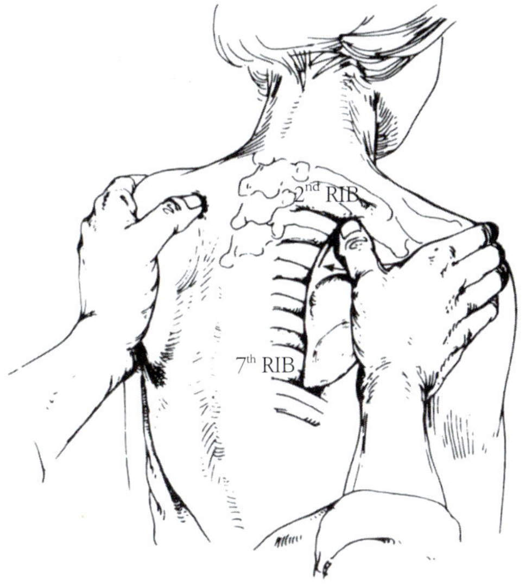

그림 24. 어깨뼈 안쪽경계면(안쪽모서리) 위의 위안쪽각(상내각, superior medial angle)의 촉진

10) 어깨뼈(견갑골)의 척추경계면(척추연, vertebral border)

어깨뼈의 가쪽경계면(외측연)을 따라 내려가면서(그림 25) 안쪽경계면(내측연)은 등뼈(흉추)의 가시돌기(극돌기)에서 약 5 cm 떨어져 있으며 어깨뼈가시 척추경계면(견갑극 척추연)의 삼각지역은 T3의 높이와 같다는 점을 주목해야 한다. 견갑골 하각에서 넓은등근(광배근, latissimus dorsi), 큰원근(teres major), 작은원근(teres minor) 아래로 어깨뼈가 만져지지 않는 지점까지 가쪽경계면(외측연)을 따라 만져본다(그림 26).

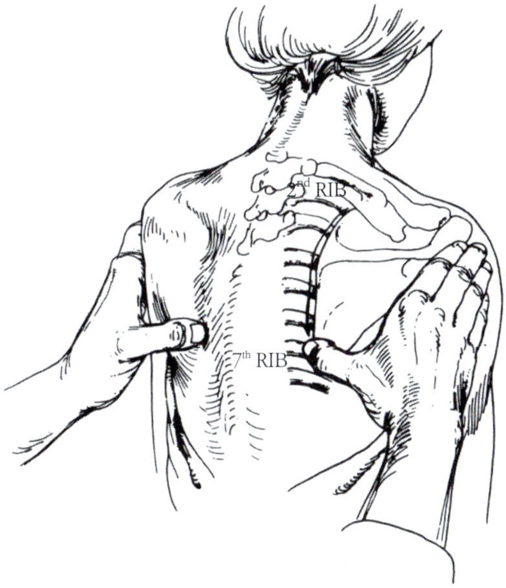

그림 25. 어깨뼈의 척추경계면(견갑골 척추연, vertebral border of the scapula)

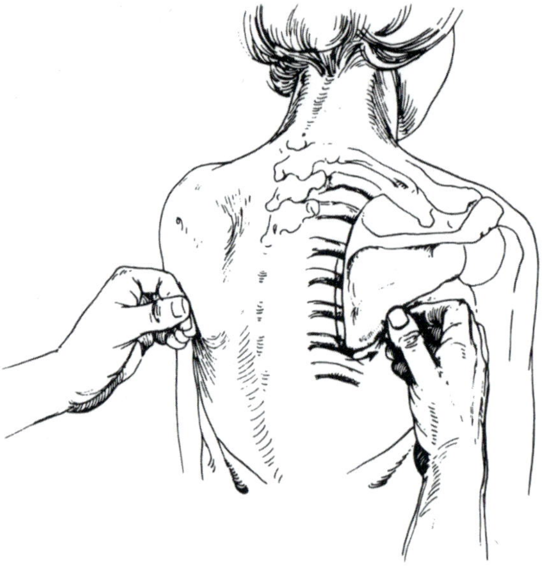

그림 26. 어깨뼈 가쪽경계면(견갑골 외측연)의 촉진

③ 임상구역(clinical zone)에 의한 연부조직 촉진(soft tissue palpation)

어깨관절의 연부조직 구조에 대한 검사는 다음 네 개의 임상 구역으로 나뉜다.

1) 돌림근덥개(회전근개, rotator cuff)

2) 어깨뼈 봉우리 아래(견봉하, subacromial) 및 세모근아래 윤활주머니(삼각근하 활액낭, subdeltoid bursa)

3) 겨드랑(액와, axilla)

4) 팔이음뼈(견갑대, shoulder girdle)의 돌출근육

각 부위마다 검토해야 할 사항으로는 그 부위에 속하는 특수한 병변(specific pathology)과 임상적 의미(clinical significance)를 내포해야 한다. 이들에 대한 해부학적 외형을 촉진하는 목적은 다음 세 가지 때문이다.

① 팔이음뼈(견갑대)의 연부조직의 정상 상태를 입증하기 위하여

② 정상적인 해부학적 구조에 어떤 병변이 있는지를 알기 위하여

③ 이상한 혹이나 덩어리 같은 병변을 발견하기 위하여

팔이음뼈(견갑대)의 근육을 촉진하는 동안 검사자는 근육의 긴장력(tone), 경도(consistency), 크기(size), 개별적인 근육의 모양을 평가해 보고 근육의 상태가 비대(hypertrophy)한지 위축(atrophy)되어 있는지도 살펴본다. 촉진하는 동안 압통을 호소하게 되면 정확하게 그 위치를 찾아내고 그 원인을 발견해야 한다.

1) 제1 구역–돌림근덮개(회전근개, rotator cuff)

돌림근덮개는 임상적으로 중요한데 왜냐하면 이 돌림근덮개가 부착하는 힘줄(tendon)의 변성이나 열상(tearing)으로 어깨관절운동을 제한시키는 일반적 병변을 일으키기 때문이다. 특히 어깨관절벌림을 제한시킨다. 돌림근덮개는 네 근육으로 구성되며 세 근육은 위팔뼈큰

결절(상완골대결절)의 착점에서 만져 볼 수 있다. 이들 세 근육은 가시위근(supraspinatus), 가시아래근(infraspinatus), 작은원근(teres minor)이며, 이 근육의 부착 순위에 따라 영자 첫머리를 따라 SIT 근육이라고도 한다(그림 27). 해부학적 자세를 수정하여 팔을 몸 옆으로 내린 자세에서 보면 가시위근은 어깨뼈봉우리 바로 밑에 있고 가시아래근은 가시위근 뒤에 있으며 작은원근은 이 두 근육의 바로 뒤에 있다. 돌림근덮개의 네번째 근육은 어깨뼈아래근(견갑하근, subscapularis)이며 견갑골 안쪽에 있어서 만져 볼 수가 없다.

돌림근덮개는 어깨뼈봉우리 바로 아래에 있기 때문에 가쪽돌림(외회전)을 해야만 만져볼 수 있다(그림 28). 어깨관절을 수동으로 펴(신전)면 돌림근덮개는 만져 볼 수 있는 위치로 움직이게 된다. 그러므로 검사자는 환자의 팔꿉관절 바로 위를 잡고 팔꿉을 몸 뒤쪽으로 들어 올린 다음 노출된 돌림근덮개의 둥그스름한 곳을 어깨뼈봉우리의 앞경계면(전연, anterior border)에서 아래경계면(하연, inferior border)까지 만져본다(그림 29). SIT 근육은 개별적으로 구별할 수는 없지만 위팔뼈큰결절 근처에서 함께 만져 볼 수 있다. 만져보는 동안 압통을 호소하면 큰결절에 부착하는 힘줄(tendon)의 분리나 열상 또는 그 밖의 어떤 결함 때문일 것이다. 돌림근덮개 중 특히 이 근육의 정지 근처에서 일반적으로 가장 파열이 잘되는 근육은

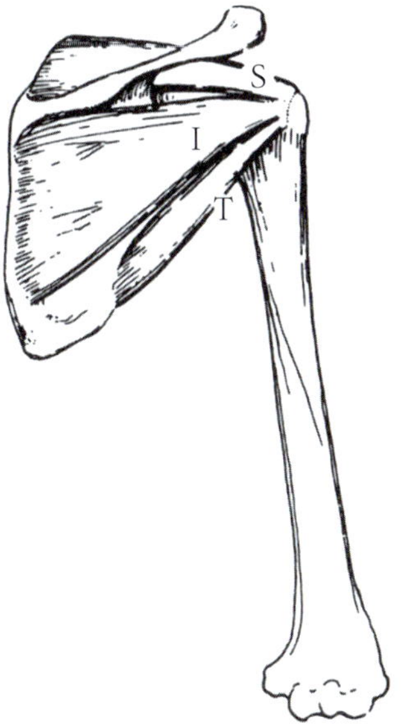

그림 27. 가시위근(극상근, supraspinatus)과 가시아래근(극하근, infraspinatus), 작은원근(소원근, teres minor) – SIT 근육

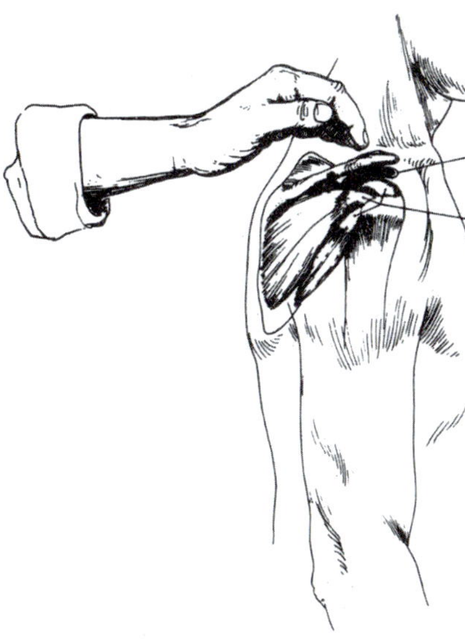

그림 28. 돌림근덮개(rotator cuff)는 어깨봉우리 바로 아래에 있다.

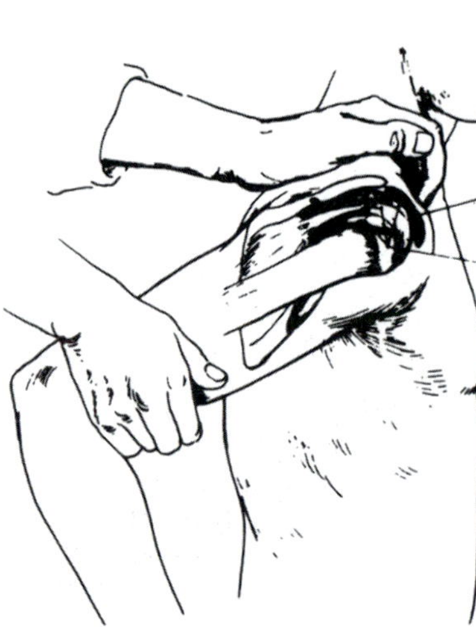

그림 29. 어깨관절을 수동적으로 펴면 돌림근덮개(rotator cuff)를 만져볼 수 있는 위치로 움직이게 한다.

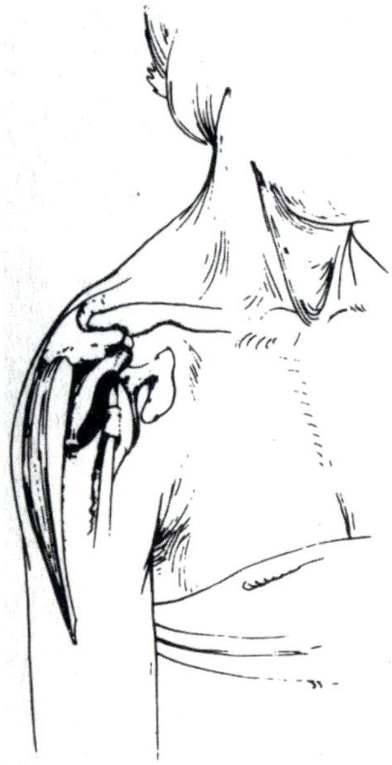

그림 30. 어깨뼈봉우리밑 윤활주머니와 세모근밑 윤활주머니는 어깨뼈봉우리 가장자리 아래로 퍼져 있기 때문에 이곳에서 윤활주머니의 일부를 만져 볼 수 있다.

가시위근(극상근)이다.

2) 제2 구역–어깨뼈봉우리밑 윤활주머니(견봉하점액낭, subacromial bursa), 세모근밑 윤활주머니(삼각근하점액낭, subdeltoid bursa)

어깨뼈봉우리밑 윤활주머니염(견봉하활액낭염)이나 세모근밑 윤활주머니염(삼각근하점액낭염)은 흔히 어깨관절운동을 제한시키거나 심한 압통을 일으키는 병리적 소견(pathologic finding)을 나타낸다. 어깨뼈봉우리밑 윤활주머니는 어깨관절을 수동으로 펼 때 어깨뼈봉우리 밑으로부터 돌림근덮개와 함께 앞으로 회전된다. 윤활주머니는 근본적으로 어깨뼈봉우리아래와 세모근밑의 두 부분으로 크게 나뉜다. 그러나 윤활주머니의 일부는 어깨뼈봉우리 바로 아래에서 만져 볼 수 있다(그림 30). 어깨뼈봉우리밑 윤활주머니는 어깨뼈봉우리의 앞쪽면 가장자리에서부터 위팔두갈래근도랑(상완이두근구)까지 퍼져 있고 세모근아래 윤활주머니는 어깨뼈봉우리의 가쪽 가장자리에서부터 세모근밑까지 퍼져 있으며 이것은 돌림근덮개로부터 분리되어 서로 각각 자유로이 움직일 수 있다(그림 31). 돌림근덮개와 마찬가지로 어깨뼈봉우리밑 윤활주머니는 매우 조심스럽게 만져보아야 한다. 왜냐하면 윤활주머니염(점액낭염, bursitis)이 있을 경우에는 심한 통증을 느끼는 부위이기 때문

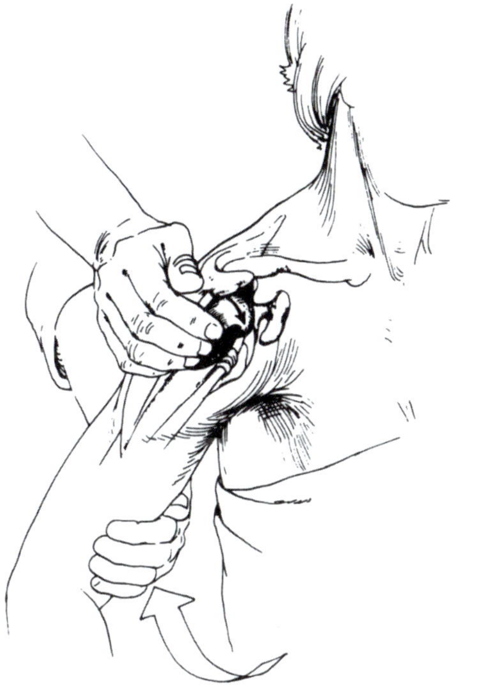

그림 31. 세모근밑 윤활주머니(삼각근하점액낭)의 촉진

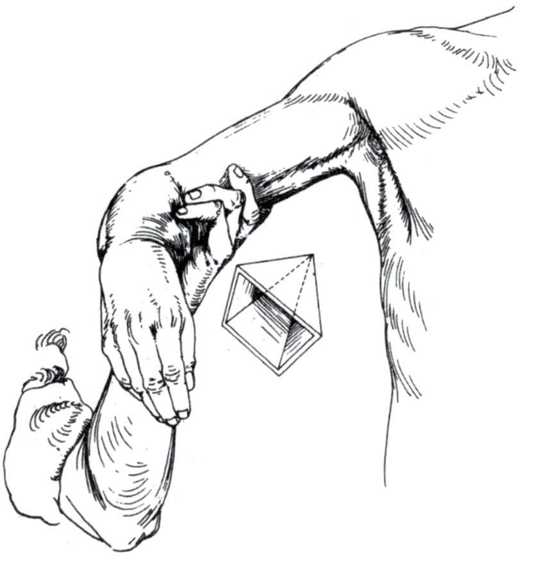

그림 32. 겨드랑(액와)은 피라미드 모양이다.

이다.

3) 제3 구역–겨드랑(액와, axilla)

겨드랑은 상지의 신경과 혈관이 통과되는 피라미드 구조로 되어 있다(그림 32). 검사자는 환자의 앞에 서서 한 손으로 환자의 팔을 옆으로 벌리게 하고 반대측 손의 검지손가락과 가운데손가락을 겨드랑 안으로 가볍게 집어넣는다(그림 33). 그다음에 환자의 팔을 몸 옆으로 내리면 겨드랑 밑의 피부가 느슨하게 되어 손을 좀 더 겨드랑 안쪽으로 밀어 넣을 수가 있게 된다. 임파선이 부어 있는지 면밀히 조사해 보고 압통

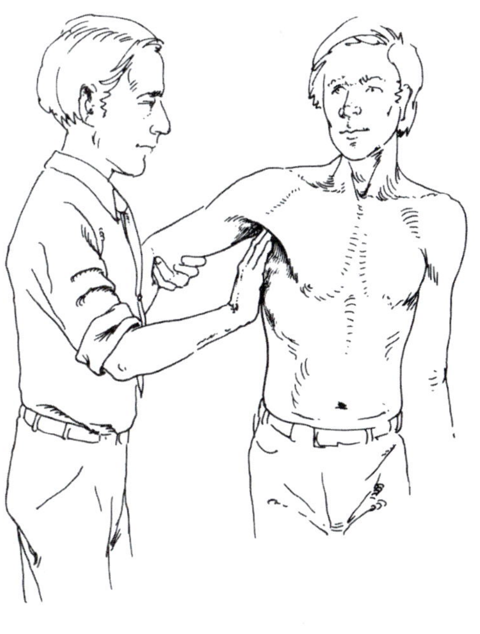

그림 33. 겨드랑의 촉진

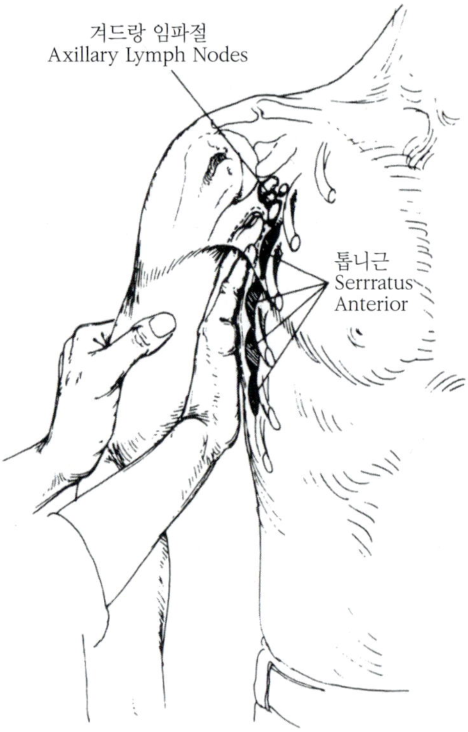

그림 34. 임파선 종창의 탐색

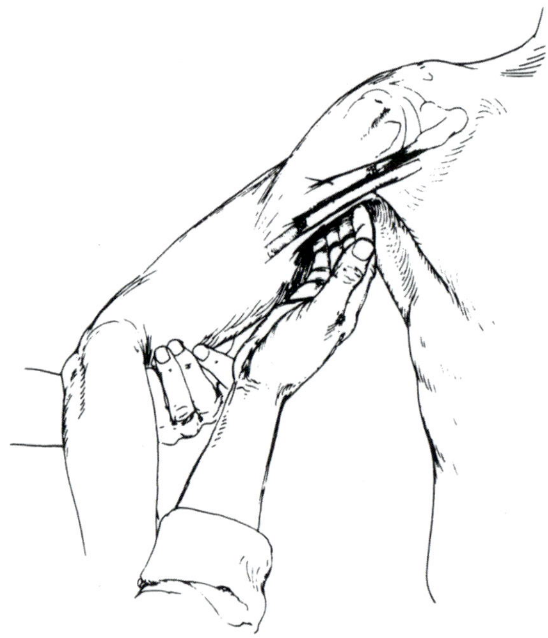

그림 35. 위팔동맥(상완동맥, brachial artery)의 촉진

이 있는지도 살펴보아야 한다(그림 34).

겨드랑의 앞쪽 벽면은 큰가슴근(대흉근, pectoralis major)으로 이루어져 있고, 뒤쪽 벽면은 넓은등근(광배근, latissimus dorsi)으로 이루어져 있다. 안쪽벽면은 두번째 갈비뼈에서부터 여섯번째 갈비뼈까지 덮고 있는 앞톱니근(전거근, serratus anterior)으로 되어 있고 가쪽벽면은 위팔뼈의 두갈래근도랑(상완이두근구)에 의하여 이루어져 있다. 어깨관절은 피라미드의 꼭대기에 해당하며 겨드랑의 근막과 늘어진 피부는 바닥면(기저부)을 이루고 있다. 겨드랑의 앞벽면(큰가슴근)과 뒤벽면(넓은등근)은 위팔뼈의 두갈래근도랑의 가쪽으로 모여지고 가슴벽면을 향하여 벌어져 있다. 위팔(상지)의 중요한 신경[위팔신경얼기(상완신경총)]과 혈관[겨드랑동맥(액와동맥)]은 겨드랑의 꼭대기를 경유하여 들어간다.

겨드랑의 안쪽벽면으로 옮겨서 손가락으로 갈비뼈 위를 견고하게 눌러보면 앞톱니근(전거근)이 만져진다(그림 34). 반대편 근육과 비교해 보아야 하는 것을 염두해 두어야 한다. 가쪽벽면에 위팔뼈의 두갈래근도랑을 만져본다. 겨드랑동맥은 가쪽벽에서 가장 뚜렷이 만져 볼 수가 있다. 이 동맥의 맥박은 로프와 같이 생긴 부리위팔근(오구완근, coracobrachialis)과

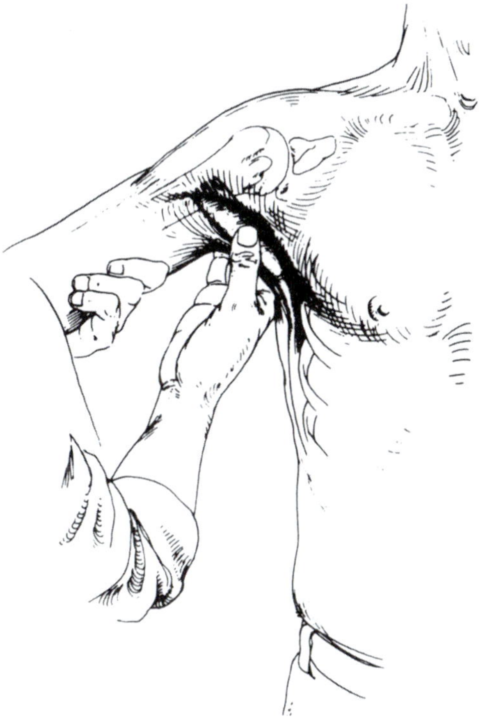

그림 36. 넓은등근(광배근, latissimus dorsi)의 촉진 – 겨드랑의 뒤쪽

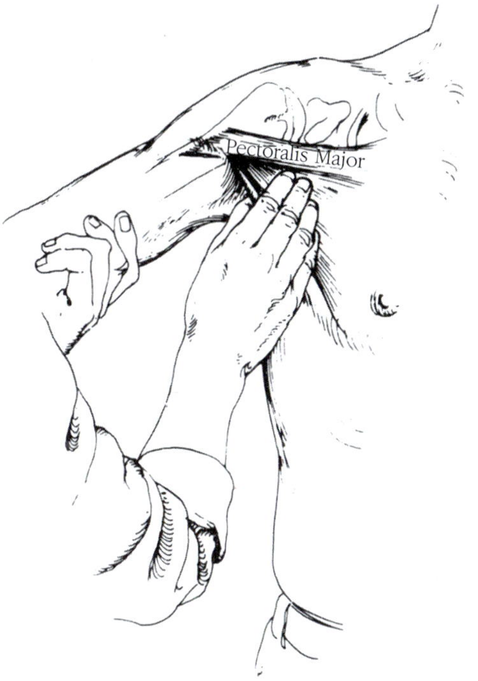

그림 37. 큰가슴근(pectoralis major)의 촉진 – 겨드랑의 앞쪽

세갈래근긴머리(삼두근장두) 사이의 위팔뼈 골체를 향하여 약간 압박을 가해 보면 쉽게 느낄 수 있다. 겨드랑의 앞벽면과 뒤벽면은 환자의 팔을 벌렸을 때(외전) 만져 볼 수 있다. 이 동맥의 맥박은 로프와 같이 생긴 부리위팔근(오구완근, coracobrachialis)과 세갈래근긴머리(삼두근장두) 사이의 위팔뼈 골체를 향하여 약간 압박을 가해보면 쉽게 느낄 수 있다. 겨드랑의 앞벽면과 뒤벽면은 환자의 팔을 벌렸을 때(외전) 만져 볼 수 있다(그림 35).

어깨관절을 벌렸을 때는 큰가슴근과 넓은등근이 뚜렷이 나타나며, 이때 이러한 근육들을 만져보기가 쉬워진다. 뒤쪽면을 촉진하기 위하여 엄지손가락과 둘째, 셋째 손가락으로 넓은등근을 잡는다(그림 36). 그다음에 넓은등근을 머리 쪽에서 꼬리 쪽까지 넓은 부위를 훑어가며 만져보도록 한다. 다시 앞쪽면으로 옮겨서 큰가슴근을 유사한 방법으로 만져본다(그림 37). 넓은등근은 그 범위가 넓은 근육으로 빗장뼈와 복장뼈의 전반에 걸쳐 이는곳(기시, origin)이며 위팔뼈의 닿는곳(정지, insertion)까지 이어지면서 점차 가늘어진다. 넓은등근과 큰가슴근의 근육 상태와 긴장력을 살펴보고 반대쪽과 비교해 본다.

4) 제4 구역–어깨띠(견갑대, shoulder girdle)의 돌출 근육

견갑대의 근육들은 모양, 크기, 정도, 긴장력의 관계를 결정하기 위하여 양쪽을 비교해봄으로써 비정상적인 외형, 혹, 틈새(gaps), 근육의 손실과 같은 정상 해부학적 구조(normal anatomy)로부터 벗어난 것을 알 수 있을 뿐 아니라 환자의 해부학적 구조에 따른 국소적 부위의 경계를 정할 수 있을 것이다.

환자가 압통(tenderness)을 호소할 때 압통은 주관적 증후(subjective symptom)인데 반하여 촉진할 수 있는 결함(palpable defect)은 객관적 소견(objective finding)이라는 것을 염두에 두고 양쪽 모두 증명해 보고 재현해 보아야 한다.

먼저 어깨관절 전면의 근육을 위에서부터 아래까지 만져본다. 같은 방법으로 후면의 근육도 만져본다.

(1) 목빗근(흉쇄유돌근, sternocleidomastoid): 이 근육은 다음 세 가지 이유 때문에 임상적으로 중요하다.

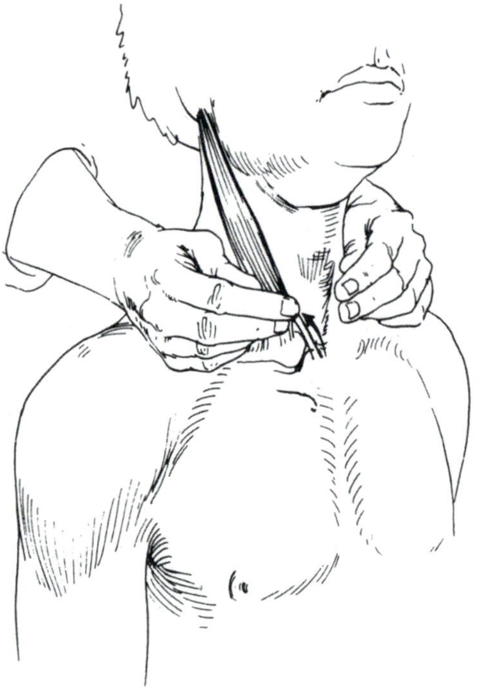

그림 38. 목빗근(흉쇄유돌근, sternocleidomastoid)

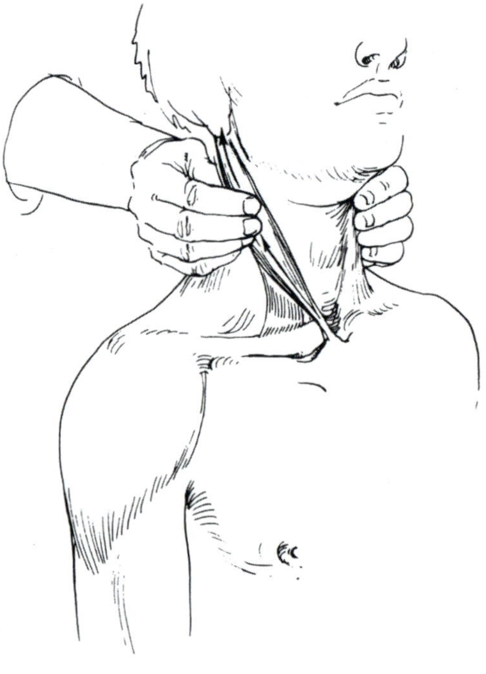

그림 39. 목빗근은 동시에 만져보아야 한다.

① 이 근육에는 흔히 사경(wry neck)의 원인이 되는 혈종(hematoma)이 잘 생긴다.

② 이 근육의 전연과 후연의 임파선이 감염을 받았을 때는 종창(swelling)을 일으키게 된다.

③ 이 근육에는 채찍손상(whiplash injury)과 같이 목이 지나치게 젖혀짐(hyperextension)으로 인한 외상이 흔히 일어난다.

이 근육의 기저부에서부터 양쪽 목빗근의 길이를 따라 가면서 만져본다(그림 38, 39). 이 근육은 안쪽과 가쪽에서 기시한다. 안쪽은 복장뼈자루(흉골병, manubrium)에서, 가쪽은 빗장뼈의 안쪽 1/3에서 시작한다. 이 근육의 닿는곳인 두개골의 꼭지돌기(유양돌기, mastoid process)를 따라 이 근육의 가장자리를 만져보면서 임파선이 부어 있는지를 검사한다. 목빗근은 머리를 한쪽으로 돌릴 때 반대측 근육이 더욱 두드러지게 된다. 이렇게 하면 이 근육의 이는곳을 쉽게 만져 볼 수 있으며 반대측 근육을 살펴보려면 머리를 다시 반대 방향으로 돌리면 된다. 익숙해지면 이 근육의 이는곳은 복장빗장관절(흉쇄관절)을 촉진할 때 만져 볼 수 있다.

(2) 큰가슴근(pectoralis major): 이 근육은 흔히 선천적으로 근육의 일부 또는 근육 전체가 없는 경우가 있기 때문에 임상적으로 중요하다. 큰가슴근은 복장뼈 전체에서부터 빗장뼈의 안쪽 2/3까지 전반적으로 계속되는 아취형의 기시점을 가지고 있다. 기시점은 삼각대흉구(deltopectoral groove)의 안쪽모서리의 경계가 되는 빗장뼈의 가쪽 함몰부이다. 이 근육은 겨드랑의 앞쪽면을 형성한 후 위팔뼈의 두갈래도랑(이두근구)의 가쪽모서리(lateral lip)에서 정지한다.

겨드랑을 검사하는 동안 큰가슴근의 닿는곳 근처를 만져본다. 다섯 손가락을 사용하여 이 근육의 표면에서부터 안쪽을 향하여 쓸어내리면서 만져 나간다(그림 40). 갈비연골연접부(costo chondral junction)는 흉골의 가쪽에 있으며 큰가

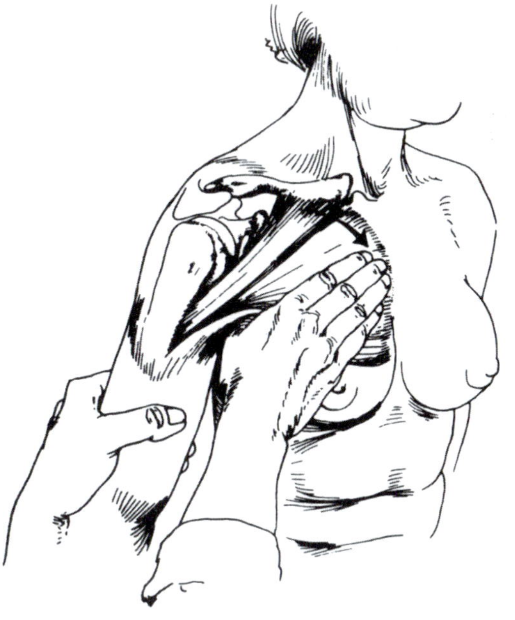

그림 40. 큰가슴근(대흉근, pectoralis major)의 촉진

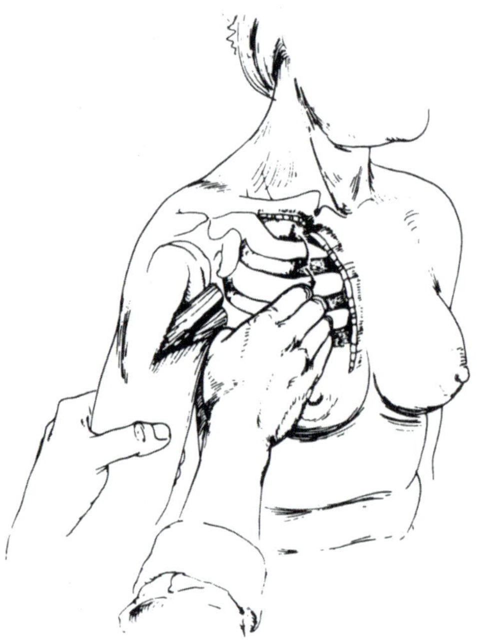

그림 41. 갈비연골연접부(늑연골연접부, costo-chondral junction)

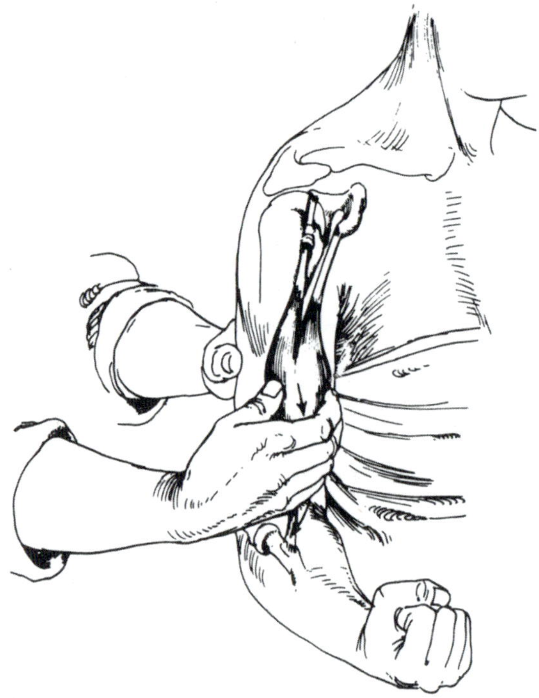

그림 42. 위팔두갈래근(상완이두근, biceps brachii)의 촉진

승근과 함께 만져 볼 수 있다(그림 41). 이 연접점은 외상이나 늑연골의 동통성 비화농성 연골염(Tietzes' syndrome costochondritis)에 의하여 종창이나 압통을 일으키게 된다. 큰가슴근의 정지를 향하여 옮겨가면서 큰가슴근은 위팔두갈래근도랑을 가로질러 도랑의 가쪽에 정지한다는 것을 유의하도록 한다. 만약 여기에 압통이 있다면 두갈래근 도랑 내의 압통인지, 근육 자체의 압통인지를 구별해야 할 것이다. 유방조직(breast tissue)은 큰가슴근 위에 있으며 이 근육의 전면에 있는 근막에 부착되어 있다는 것을 유의해야 한다. 유방에 혹이나 어떤 덩어리가 만져지지 않는지 세심하게 검사해야 한다.

(3) 위팔두갈래근(상완이두근, biceps brachii): 팔꿉관절을 굽히면 위팔두갈래근은 두드러지게 되고 쉽게 만져 볼 수 있다. 때로 위팔두갈래근의 긴머리(장두, long head)는 기시점에서 단열되어 위팔뼈의 중앙으로 오그라들어 공처럼 되며, 반대측 근육과 비교해 보면 모양과 형태의 차이가 나게 된다. 이 근육을 아래로 내려와 만져보면 힘줄(tendon) 모양으로 되어 있으며 팔꿉관절을 가로질러 노뼈(요골)의 위팔두갈래근결절(bicipital tubercle)에 붙

게 된다(그림 42). 그다음에 몸쪽으로 올라가 만져보면 위팔두갈래근도랑과 이곳을 통과하는 위팔두갈래근도랑의 장두를 느껴볼 수 있다(그림 43). 위팔두갈래근의 몸쪽 끝(근위단, proximal end)은 힘줄집염(건초염, tenosynovitis)이나 위팔두갈래근도랑에서 위팔두갈래근의 긴머리(장두)가 탈구되는 일이 흔히 있다. 어깨관절을 가쪽으로 돌렸을 때 도랑(groove) 내에서 힘줄(tendon)을 만져보기 쉽다는 것을 염두에 두어야 한다.

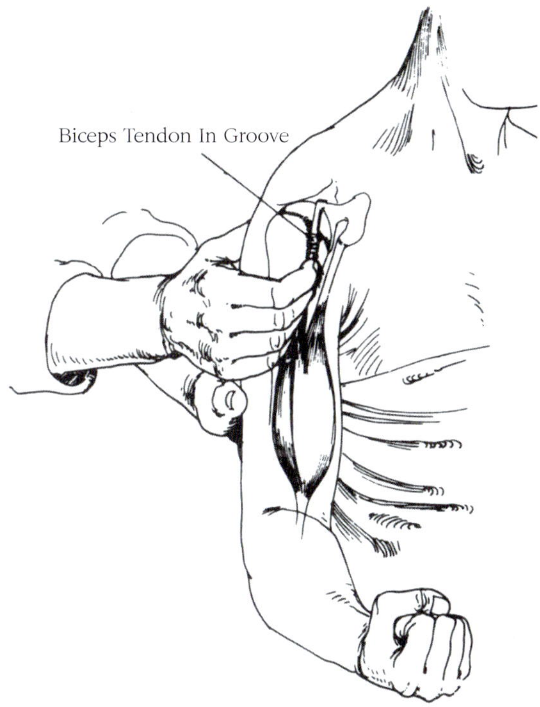

그림 43. 위팔두갈래근긴갈래(상완이두근장두)의 힘줄(biceps long head tendon)

(4) 어깨세모근(삼각근, deltoid): 이 근육은 돌림근덮개(회전근개, rotator cuff)와 어깨세모근밑 윤활주머니(subdeltoid bursa)는 모두 윤활주머니염과 깊은 관계가 있기 때문에 임상적으로 매우 중요하다. 어깨관절이 손상되었을 때 어깨세모근은 이차적으로 근 위축이 될 수 있다.

겨드랑신경(액와신경, axillary nerve)은 어깨관절 탈구로 손상되며 근 긴장력의 소실이나 근 위축의 원인이 된다. 어깨세모근은 빗장뼈의 가쪽 1/3에서부터 시작되는 넓고 연속된 근육으로 봉우리빗장관절(견봉쇄관절)을 가로지르며 어깨봉우리(견봉)의 앞, 옆, 뒤 그리고 어깨뼈가시(견갑극)를 감싸고 있는 근육이다. 빗장뼈에서의 이는곳은 큰가슴근이 끝나는 지점인 빗장뼈의 가쪽 함몰부가 되어 이 근육은 어깨의 둥근 외형을 나타낸다. 그리고 이 근육은 위팔뼈 중간 지점까지 이어지면서 점차 가늘어져 어깨세모근거친면(삼각근결절, deltoid tubercle)에 한 점으로 모여 정지를 이룬다. 어깨봉우리를 참고 표적으로 이용하여 이는곳에서 닿는곳까지 어깨봉우리의 앞면, 옆면, 뒷면에서부터 어깨세모근거친면을 따라 직선상으로 만져보도록 한다(그림 44, 45). 어깨세모근의 앞면은 위팔두갈래근도랑을 덮고 있다는 것을 유념해야 한다. 도랑(groove) 내의 압통은 세모근 앞면의 압통과 구별하기가 어려울 것이다. 왜냐하면 압통은 양쪽 부위에 모두 잘 일어나기 때문이다. 가쪽 부위는 조심스럽게 그리고 자세히 만져보아야 하는데 그 이유는 특별한 지점에 압통이 있으면 윤활주머니염과 관련

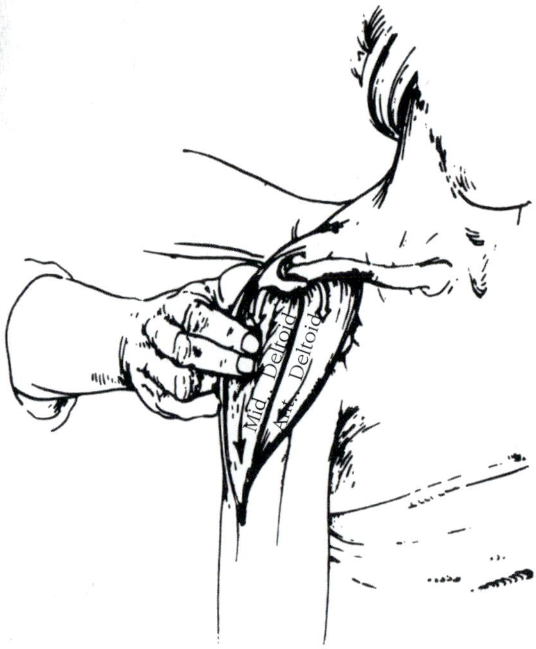

그림 44. 앞어깨세모근과 가운데어깨세모근(전·중간 삼각근, anterior and middle deltoid)

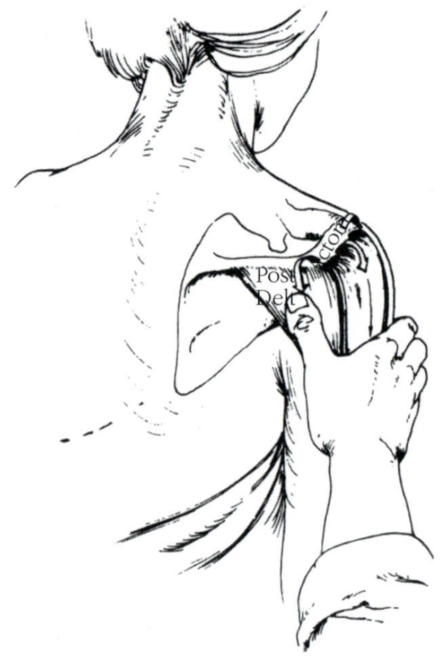

그림 45. 뒤어깨세모근(후삼각근, posterior deltoid)

되어 있을지 모르기 때문이다. 숙련이 되면 어깨세모근의 연부조직은 어깨봉우리(견봉), 위팔뼈머리(상완골 골두), 어깨뼈가시(견갑극)를 촉진할 때 함께 만져 볼 수가 있을 것이다.

(5) 등세모근(승모근, trapezius): 등세모근의 상부(superior portion)는 교통사고로 인하여 목이 손상되었을 때나 또는 혈종을 초래할 정도의 심한 목의 긴장(strain)이 되었을 때 흔히 침범이 된다.

등세모근(승모근, trapezius)의 위 가쪽부분(superior lateral portion)을 엄지손가락과 넷째손가락 사이로 부드럽게 쓸어내리듯이 붙잡고 이 근육의 이는곳인 뒷머리뼈(후두골) 부위에서부터 빗장뼈와 어깨봉우리(견봉) 위에서 끝나는 닿는곳까지 만져본다. 등세모근은 어깨세모근의 정지인 빗장뼈, 어깨봉우리, 어깨가시(견갑골극, spine of scapula)에 함께 혼입되어 이 지점에서는 이 두 근육 사이의 위치를 구별할 수 없다. 등세모근의 착점 부위이면서 어깨세모근의 이는곳인 어깨뼈가시의 상부를 따라 만져보면서 이들 두 근육의 압통 여부나 크기의 차이 또는 경도 등을 살펴보아야 한다. 어깨뼈가시에서부터 등세모근의 아래각(하각, lower angle)까지 만져본다(그림 46). 양쪽 등세모근을 손가락으로 따라 내려가면 이 근육의 최하위 착점인

T12 가시돌기(극돌기, spinous process)에 모여지게 된다. 이 부위에서 등세모근을 목뼈(경추) 부위와 비교해 보면 근육이 명확하게 나타나지 못하는 편이다.

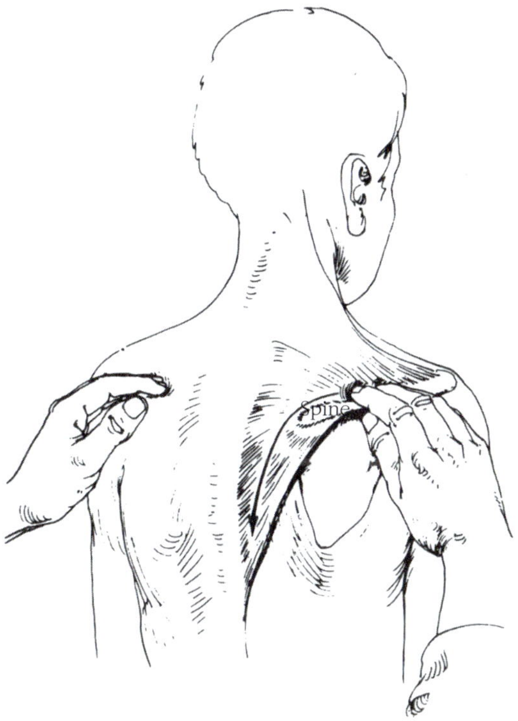

그림 46. 등세모근(trapezius)의 아래각(lower angle)

(6) 큰마름근(대능형근, rhomboid major), 작은마름근(소흉근, rhomboid minor): 마름근은 어깨뼈를 뒤로 잡아당겨 양쪽 어깨를 차렷자세가 되게 하는 자세근육(postural muscle)이다. 장시간 앉아서 타이프를 치는 사무원들은 마름근의 닿는곳(insertion)이나 마름근 자체에서의 동통을 호소할 때가 있다. 이 동통은 보통 근 긴장(muscle strain)으로 인한 것이며 쉽게 재현할 수 있다.

마름근은 C7에서 T5까지의 가시돌기를 따라 기시하며 아래와 가쪽으로 비스듬히 퍼져나가 어깨뼈의 안쪽모서리(내연, medial border)에 정지하게 된다. 두 마름근 사이의 구별은 어렵기 때문에 두 근육을 함께 만져보아야 한다. 마름근을 만져보기 위해서는 먼저 안쪽모서리의 삼각지역 위치를 찾도록 한다. 이 부위는 T3의 반대쪽에 해당되며 작은마름근의 닿는곳이 된다.

등세모근과 구별하여 마름근을 눈에 띄게 하기 위해 환자는 열중쉬엇자세를 취하여(그림 47) 손을 뒤쪽으로 밀게 하고, 검사자는 그 반대 방향으로 저항을 주면 마름근을 쉽게 만져 볼 수 있게 된다. 먼저, 가시돌기와 어깨뼈 안쪽모서리 사이의 2인치 정도의 공간을 지나 비스듬히 아래쪽으로 내려가는 근육의 근복을 만져본 다음 반대편 마름근과 비교해 보도록 한다.

(7) 넓은등근(활배근, latissimus dorsi): 이 근육의 이는곳은 넓은 엉덩뼈능선(iliac crest)에서 넓게 기시하여 어깨관절을 향하여 점차 가늘어지는 근육으로 위팔뼈두갈래근(상완이두근, biceps brachii)에 당하기 전에 근육 자체가 비틀려진다.

겨드랑의 뒤쪽면을 검사할 때 넓은등근의 닿는곳을 이미 만져 볼 수 있었을 것이다. 팔의

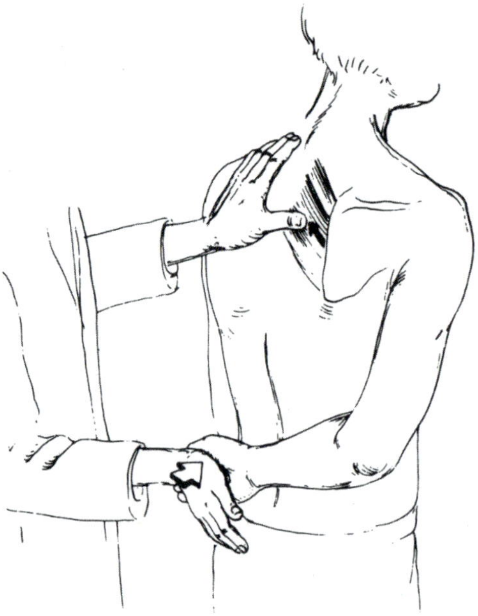

그림 47. 마름근(rhomboid)의 촉진

벌림은 넓은등근을 더욱 두드러지게 하며 겨드랑이 안으로 엄지손가락을 넣고 넓은등근의 뒤쪽면을 가로질러 쓸어내리는 듯한 모양으로 네 손가락을 움직이며 만져본다. 계속 위에서부터 아래로 내려가면서 넓은등근의 구별이 잘되지 않을 때까지 엉덩뼈 능선을 향하여 움직이며 만져본다. 반대편 넓은등근을 만져보아 양쪽의 소견을 서로 비교한다. 넓은등근은 병리적으로는 별로 중요하지 않다. 비록 환자가 근육이 땡긴다고 호소한다 해도 일반적으로 임상적 의미는 별로 없다.

(8) 앞톱니근(전거근, serratus anterior): 앞톱니근은 겨드랑의 안쪽면을 만져 볼 때 이미 만져보았을 것이다. 이 근육을 만져보기 위해 검사자가 손가락으로 근육을 따라 내려가 보면 이 근육은 첫번째 늑골부터 여덟번째 늑골을 따라 이어져 마치 칼날의 모서리나 톱날처럼 되어 있는 것을 알 수 있다. 앞톱니근은 가슴우리(흉곽)의 어깨뼈 척추모서리(내연)를 고정시켜줌으로써 어깨뼈가 새 날개처럼 되는 것(익상견갑, winging scapula)을 방지해 준다(그림 66).

4 관절운동 범위(ROM; range of motion)

능동과 수동운동 검사방법은 환자의 운동범위가 제한되었을 때 측정하기 위한 방법으로 모두 사용된다. 능동검사는 환자 자신의 근력을 이용하여 운동범위를 완전히 수행하는 것이며 수동검사는 검사자가 환자의 팔다리를 붙잡고 운동범위를 처음부터 끝까지 움직여주는 것이다. 수동검사는 환자가 능동검사를 시행하기 어려울 때 해야 한다. 일반적으로 환자가 동통이나 불편함이 없이 완전한 운동범위를 시행할 수 있다면 수동검사를 할 필요는 없다.

견갑대의 운동범위는 다음 여섯 가지가 포함된다.

① 벌림(abduction)

② 모음(adduction)

③ 폄(extension)

④ 굽힘(flexion)

⑤ 안쪽돌림(internal rotation)

⑥ 가쪽돌림(external rotation)

1) 능동운동 범위 검사(active range of motion test)

Apley scratch 검사는 환자의 운동범위를 평가하는 가장 빠른 능동방법이다. 먼저 벌림과 가쪽돌림을 검사하기 위하여 환자에게 손을 머리 뒤로 하여 반대측 어깨뼈의 위쪽안쪽 각에 닿도록 한다(그림 48).

다음에 모음과 안쪽돌림을 결정하기 위하여 손을 머리 앞으로 하여 반대측 어깨봉우리(견봉, acromion)에 닿도록 한다(그림 49). 모음과 안쪽돌림의 또 다른 검사방법은 손을 허리 뒤춤으로 옮겨 반대편 어깨뼈 아래각(inferior angle)에 닿도록 하는 것이다(그림 50). 검사

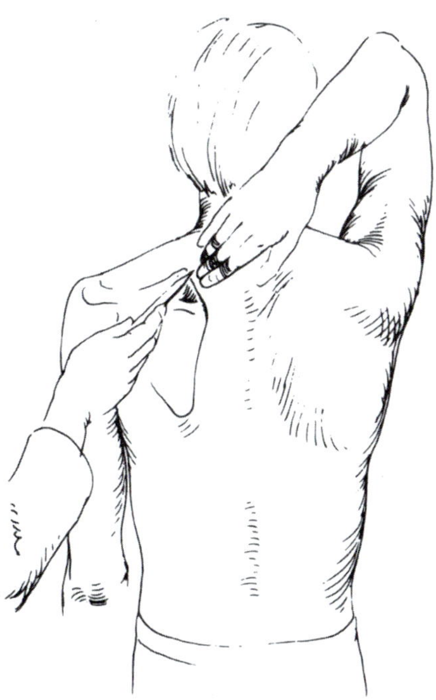

그림 48. 가쪽돌림과 벌림(Apley scratch test)

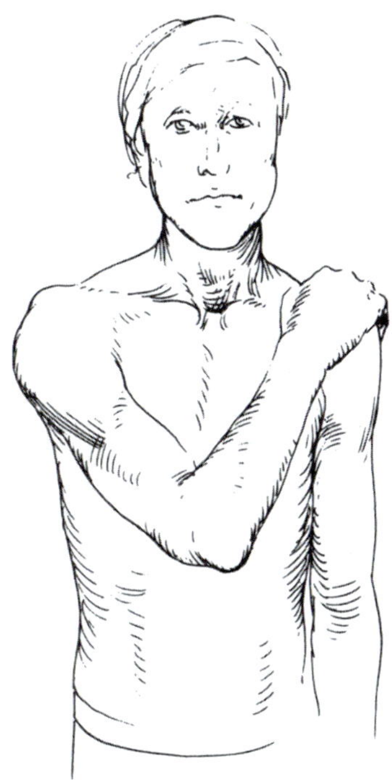

그림 49. 안쪽돌림과 모음

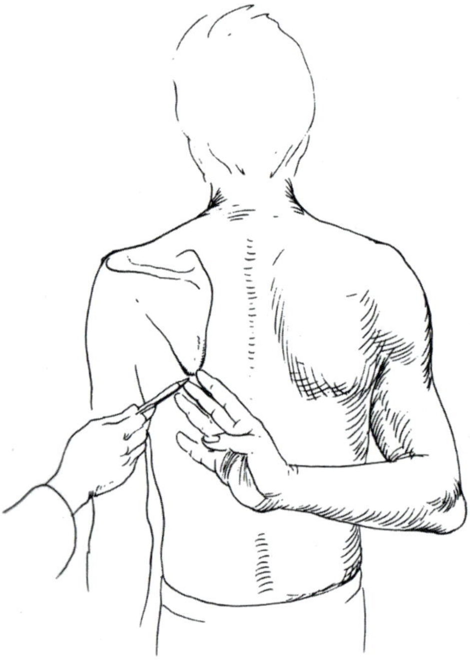

그림 50. 안쪽돌림과 모음에 대한 검사

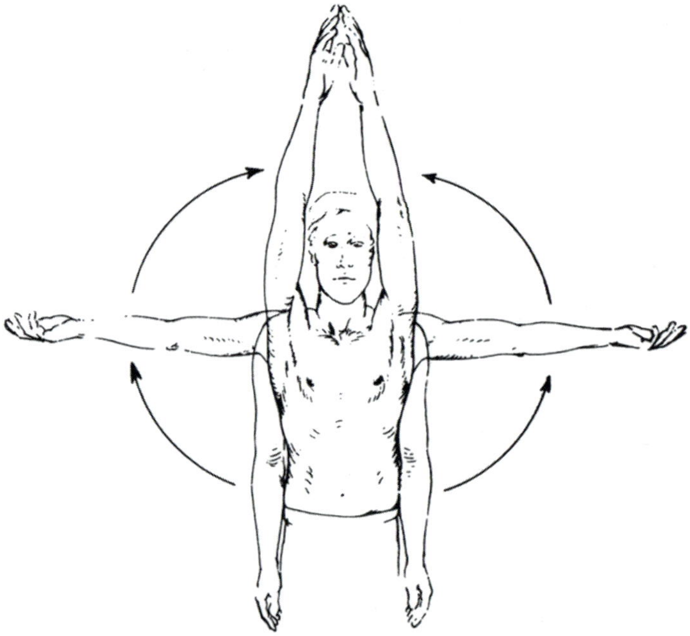

그림 51. 운동범위(range of motion)

하는 동안 운동이 제한되거나 정상적인 리듬이 깨어져 양쪽이 비대칭으로 되는지의 여부를 관찰해야 한다.

환자의 운동범위를 검사하는 다른 방법은 환자의 팔꿉관절을 편 상태에서 어깨관절을 90° 까지 벌린 다음 손바닥을 엎친 상태에서 계속 벌려 머리 위에 닿을 때까지 올린다(그림 51). 이 방법은 양쪽 어깨관절의 벌림을 완전히 할 수 있는지를 동시에 입증할 수 있고 또한 즉시 양쪽을 비교해 볼 수도 있다.

양손을 머리 뒤로하여 깍지를 끼고 양쪽 팔꿉관절을 머리 뒤로 젖히면 어깨관절벌림과 가쪽돌림을 검사할 수 있다. 마지막으로 모음과 안쪽돌림을 검사하기 위하여 환자의 양손을 허리 뒤로 돌려 될 수 있는 대로 어깨뼈 쪽으로 높이 올려 보도록 한다. 정상적일 경우, 환자는 어깨뼈 아래각까지 올릴 수 있을 것이다. 이와 같이 빠르게 관절운동 범위 검사를 하는 중요한 장점은 양쪽 운동을 동시에 입증할 수 있고, 운동을 대칭으로 검사할 수 있으며 비정상을 쉽게 발견할 수 있다는 것이다.

2) 수동운동 범위 검사(passive range of motion test)

만일 환자가 어깨관절의 어떤 운동을 완전히 시행할 수 없다면 수동적인 방법으로 운동범위를 검사해야 한다. 근육의 쇠약, 연부조직의 구축(근육의 구축으로 인하여 관절주머니나 인대의 구축), 뼈의 장애(bony blockage)와 같은 여러 가지 이유로 능동적으로는 운동범위를 완전히 할 수 없는 환자가 있을 것이다. 수동검사는 환자의 근력을 무시해야 하므로 검사자의 힘으로 환자를 움직여 주어야 한다. 그리고 수동검사는 운동범위의 제한이 근력을 사용했을 때와 사용하지 않았을 때가 일치하는지도 알 수 있다. 만일 수동검사에서는 완전한 운동범위로 움직일 수 있었는데 능동운동검사에서는 제한되어 있다면 근력이 약하여 운동을 제한시킨 요인이 됐을 것이다. 그러나 수동검사를 할 때 운동이 제한되어 있으면 연부조직의 구축이나 뼈의 장애가 원인이 될 것이며 비록 관절을 사용하지 못하여 근육이 약해졌다 하더라도 근육의 약화가 운동 제한의 직접적인 원인이 되지는 않는다.

관절 안의 장애(intraarticular blockage)와 관절 밖의 장애(extraarticular blockage)를 구별하기 위하여 관절 안의 장애는 검사자가 만져서 느껴 보아야 하며 그 특성을 검사해야 한다. 관절에 약간 압력을 주어 구부려 보았을 때 마치 고무질처럼 느껴지면 관절 밖(연부조직)의 장애일 것이며, 이와 반대로 유연하지 못하고 무엇인가 막혀서 더 이상 관절이 구부러지지 않을 때는 관절 안에 이상이 있다는 것을 의미할 것이다. 따라서 검사자는 환자에게 완전히 힘을 빼고 있도록 한다. 왜냐하면, 환자가 긴장하거나 또는 두려워하든지, 환자를 붙잡은 검사자의 손이 불안정할 때는 근육이 긴장하게 되고 관절이 뻣뻣해져 수동운동 범위를 완전히 수행할 수 없게 되기 때문이다. 수동검사는 앉은자세에서나 선자세, 바로누운자세에서 모두 가능하며 실시할 때는 항상 아주 부드럽게 해야 한다. 어깨관절의 수동검사를 할 때는 팔꿉관절은 되도록 굽혀서 하는 것이 좋은데, 그것은 팔 길이를 줄여, 어깨관절운동을 하기 쉽고 보다 정확한 운동을 할 수 있기 때문이다. 수동검사에서는 한쪽 손은 고정에 이용하며 다른 한 손으로는 사지를 움직이도록 한다.

어깨띠의 운동범위 검사, 특히 벌림을 검사할 때는 크게 세 부분으로 나누어서 해야 한다.

(1) 순수한 어깨관절운동(순수 상완와관절운동, pure glenohumeral motion)

(2) 가슴어깨운동(흉견갑운동, scapulothoracic motion)

(3) (1), (2)의 결합 운동

(1) 벌림(abduction) 180°, 모음(adduction) 45°: 팔의 벌림은 어깨관절과 가슴어깨관

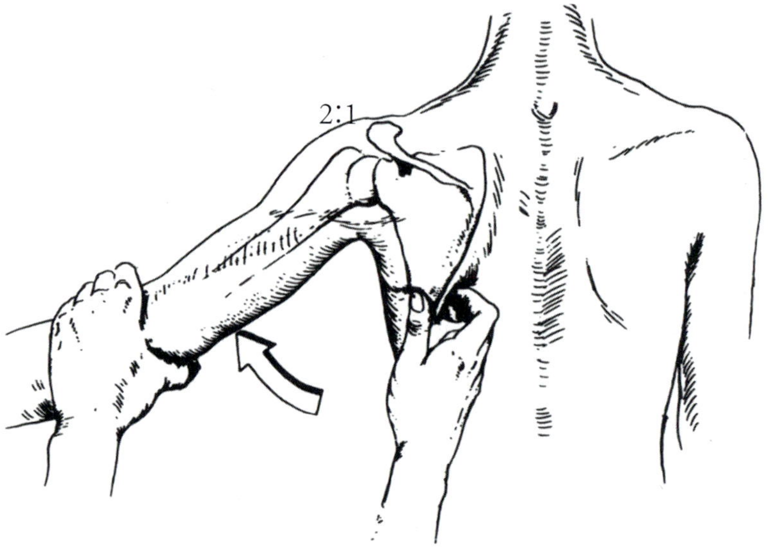

그림 52. 벌림에 대한 검사: 어깨관절(glenohumeral joint)과 가슴어깨관절(scapulothoracic articulation)의 운동은 2:1의 비율로 일어난다.

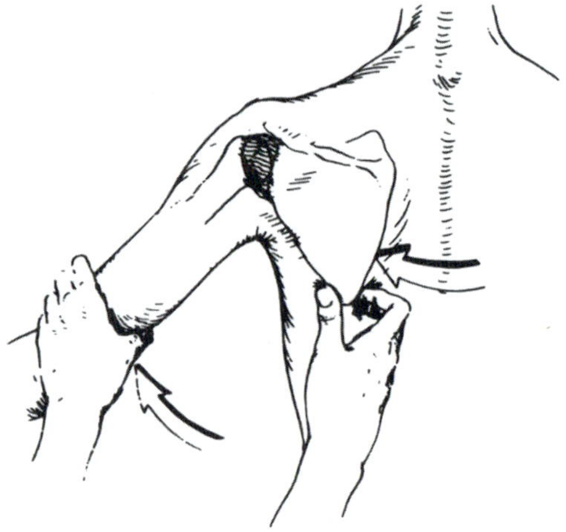

그림 53. 동결견 증후(frozen shoulder syndrome): 어깨관절의 운동이 안된다. 단지 어깨가슴관절(견흉관절) 운동만 가능하다.

절에서 일어나며 그 비율은 2:1이다. 벌림이 3°되었다면 2°는 어깨관절에서, 1°는 가슴어깨관절에서 일어난다.

검사자는 환자의 뒤에 서서 어깨뼈 아래각을 고정시킨다(그림 52). 한 손으로 팔을 벌리고 어깨뼈는 팔이 약 20° 벌어질 때까지 움직이지 않는다(순수한 어깨관절운동). 이 지점에서 위팔뼈와 어깨뼈의 벌림은 2:1의 비율로 움직인다. 만일 어깨관절이 가슴어깨관절과 정상적인 비율대로 움직이지 못한다면 모음으로 고정된 듯이 보이며 환자는 동결견(frozen shoulder)의 증후를 보일 것이다(그림 53). 이런 경우에는 순수한 가슴어깨운동을 이용하여 거의 90°까지 벌릴 수 있을 것이다.

벌림을 교대로 검사하는 효과적인 방법은 검사하고자 하는 팔의 어깨봉우리(견봉)를 단단히 잡아 어깨뼈를 고정시키는 것이다.

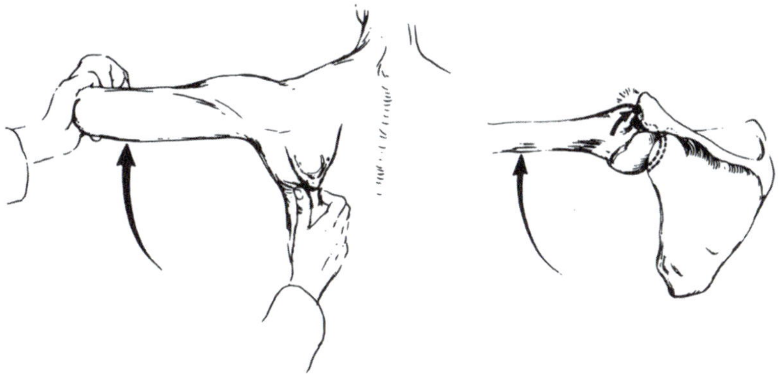

그림 54. 벌림(외전, abduction)은 위팔뼈외과목(humerus surgical neck)이 어깨봉우리(견봉)에 부딪치는 곳까지 약 120° 정도 계속된다.

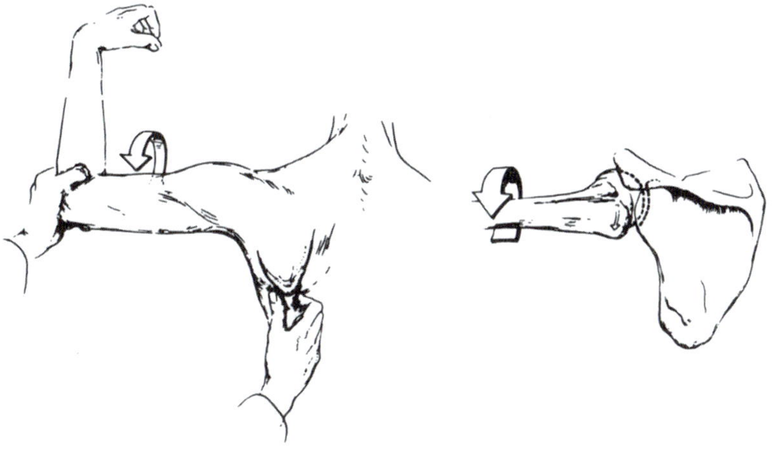

그림 55. 완전벌림(full abduction)은 위팔뼈를 가쪽돌림하였을때만 가능하다.

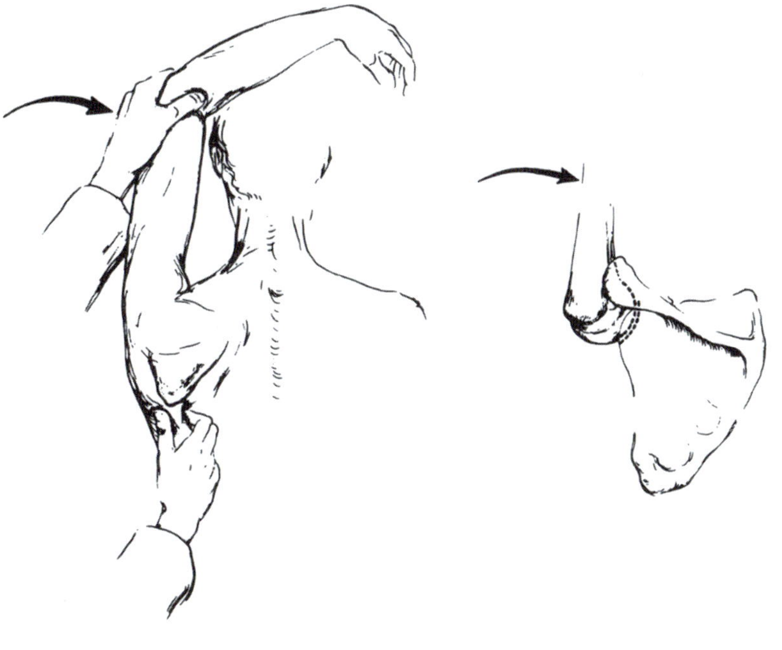

그림 56. 가쪽돌림(외회전, external rotation)은 외과목이 밖으로 회전되어 어깨봉우리의 꼭대기로부터 멀어지기 때문에 위팔뼈머리(상완골두)의 관절면이 넓어진다.

그러나 이 방법에서는 약간의 어깨가슴관절(견흉관절)운동이 일어나게 된다. 다른 한 손은 팔꿉관절 바로 위를 잡고 팔을 옆으로 벌려 올릴 수 있는 만큼 위로 올린다.

벌림의 운동범위를 검사할 때 동통을 호소하거나 주저하는지를 살펴본다. 정상적인 순수한 어깨관절벌림은 약 90°이다. 어깨뼈가 움직이기 시작하면 검사자는 어깨뼈 위에 놓은 손으로부터 어깨뼈운동을 느낄 수 있을 것이다. 벌림은 약 120°까지 계속된다. 이 지점에서 위팔뼈의 외과목(surgical neck)은 어깨봉우리에 부딪히게 된다(그림 54). 위팔뼈를 가쪽으로 돌리면 위팔뼈외과목이 어깨봉우리에서 멀어지게 되고, 위팔뼈머리의 관절면이 넓어져 어깨관절벌림을 완전히 할 수 있게 된다(그림 55, 56).

다음에는 환자의 팔을 내리고 몸 앞을 가로질러 모아보게 한다. 정상모음의 운동범위는 약 45°이다. 반대측 어깨관절과 비교하여 검토한다. 어깨관절모음은 윤활주머니염이나 돌림근덮개(회전근개, rotator cuff), 특히 가시위근(극상근, supraspinatus)이 단열되었을 때 제한된다.

(2) 굽힘(flexion) 90˚, 폄(extension) 45˚: 팔을 몸 뒤로 지나치게 펴면, 몸은 앞으로 구부러지려는 경향을 보인다. 그러므로 몸 전체를 고정시키기 위하여 환자의 어깨봉우리 위에 한 손을 올려놓고 어깨뼈를 고정하여 몸이 앞으로 구부러지지 않도록 주의해야 한다. 다른 한 손은 팔꿉관절위를 잡고, 팔을 펴는 방향으로 움직인다. 팔의 정상펴기(신전, extension)의 운동범위는 약 45°가 된다. 그다음 해부학적 자세에서 팔을 올려 굽히도록 한다. 정상 굽힘의 운동범위는 약 90°이다. 반대편의 어깨관절도 같은 방법으로 굽히고 펴서 서로 비교해 본다.

(3) 안쪽돌림(internal rotation 55˚, 가쪽돌림(external rotation) 40~55˚: 안쪽돌림과 가쪽돌림을 검사하기 위하여 환자의 앞에 서서 허리에 팔꿈치를 고정시켜 안쪽돌림을 할 때 벌림으로, 가쪽돌림을 할 때 모음으로 대용 작용하는 것을 방지한다. 팔꿈치를 약 90°로 구부린 채로 어깨관절을 고정점으로 하고 검사자는 환자의 앞팔에서 손목을 잡고 팔을 가쪽으로 돌린다. 가쪽돌림의 정상 범위는 약 40° 내지 45°이다. 윤활주머니염은 운동을 제한시키는 한 요인이 된다. 다시 팔을 처음 자세로 하여 안쪽으로 돌리도록 한다. 정상적으로 팔은 약 55° 안쪽으로 돌아가게 되며, 그 이상의 각도를 넘어서게 되면 몸에 부딪혀 회전운동이 제한을 받게 된다.

⑤ 신경학적 검사(neurologic examination)

어깨관절에 분포되는 신경의 정상 여부를 판단하기 위하여 근력검사, 반사검사, 지각검사를 시행한다.

1) 근력검사(muscle testing)

어깨관절의 근력검사는 다음 아홉 가지 동작이 포함된다.

(1) 굽힘, (2) 폄, (3) 벌림, (4) 모음, (5) 가쪽돌림, (6) 안쪽돌림, (7) 어깨뼈올림(elevation), (8) 어깨뼈들임(retraction), (9) 어깨뼈내밈(protraction)

각 동작을 별개의 부류로 나누어 설명은 하지만, 실제로는 한 동작의 검사에서 다음 동작의 검사를 연속적으로 계속 검사하는 것이 좋다. 예를 들면 굽힘과 폄은 한 방향의 운동이므로 굽힘에 대한 검사와 폄에 대한 검사를 한 번에 연이어 하는 것이 좋다.

신경학적 검사를 할 때 환자는 서든지 앉든지 상관없이 항상 환자가 편안한 자세를 취하도록 한다. 팔이음뼈의 근육은 기능적 그룹으로 나누어 검사한다.

(1) 굽힘(flexion)

주동근 ① 어깨세모근 앞쪽부분(anterior portion of the deltoid)

- 겨드랑신경(axillary nerve, C5)

② 부리위팔근(오훼완근, coracobrachialis)

- 근육피부신경(musculocutaneous nerve, C5–C6)

보조근 ① 큰가슴근[빗장뼈갈래; 대흉근(pectoralis major), 쇄골두(clavicular head)]

② 위팔두갈래근(상완이두근, biceps brachii)

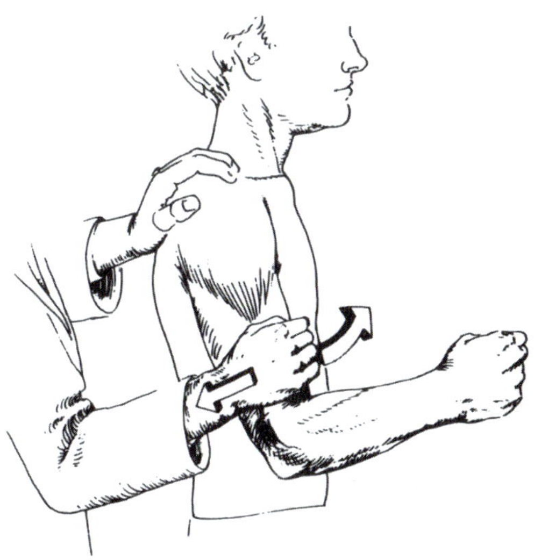

그림 57. 어깨관절굽힘 검사(shoulder flexion test)

검사자는 환자의 뒤에 서서 손바닥을 어깨봉우리 위에 올려놓아 어깨뼈를 고정하여 어깨세모근 앞쪽 부위를 만져본다. 다른 한 손은 팔꿉관절의 바로 위쪽에 놓아 검사자의 손가락으로 팔의 앞쪽 부분과 위팔두갈래근 부위를 감싸 쥔다(그림 57).

팔꿉관절을 90°로 구부린 상태에서 검사자는 환자에게 어깨를 올리도록 한다(어깨관절굽힘, shoulder flexion). 어깨관절을 올리는 동안 검사자는 환자가 최대의 저항을 이겨낼 수 있을 때까지 점차 저항을 주는 압력을 증가시킨다. 반대편 어깨도 같은 방법으로 검사하여 비교한 다음 근력 등급 차트에 검사결과에 따른 소견을 기록한다(도표 1).

도표 1. 근력 등급 차트

근력 등급	설 명
5–Normal	중력과 충분한 저항을 이겨내면서 관절운동 범위를 완전히 할 수 있을 때의 근력
4–Good	중력과 약간의 저항을 이겨내면서 관절운동 범위를 완전히 할 수 있을 때의 근력
3–Fair	중력만을 이겨내면서 관절운동 범위를 완전히 할 수 있을 때의 근력
2–Poor	중력에 대한 수평방향에서 관절운동 범위를 완전히 할 수 있을 때의 근력
1–Trace	약간의 근 수축은 보이지만 관절운동이 전혀 일어나지 않을 때의 근력
0–Zero	근 수축이 전혀 없을 때의 근력

(2) 폄(extension)

주동근 ① 넓은등근(광배근, latissimus dorsi)

- 가슴등신경(흉배신경, thoracodorsal nerve, C6, C7, C8)

② 큰원근(대원근, teres major)

- 아래어깨밑신경(하부견갑하신경, lower scapular nerve, C5, C6)

③ 뒤어깨세모근(삼각근후부, posterior deltoid)

- 겨드랑신경(액와신경, axillary nerve, C5, C6)

보조근 ① 작은원근(소원근, teres minor)

② 위팔세갈래근긴머리(상완이두근장두, triceps long head)

검사자는 환자의 뒤에 서서 한 손으로 어깨봉우리를 고정시킨다. 환자가 능동적으로 어깨관절을 뒤로 펼 때 다른 한 손을 어깨 뒷면에 놓아 뒤쪽면에서 어깨세모근의 긴장력을 만져본다. 저항을 주는 손은 엄지두덩과 손바닥을 위팔뼈 뒤쪽면을 향하게 놓고 팔꿈치 뒤쪽면의 바로 위를 잡는다. 어깨관절폄(shoulder extension)에 대한 근력검사를 하는 동안 엄지손가락으로 위팔세갈래근을 만져본다. 굽힘검사에서 폄검사로 부드럽게 전환하기 위하여 저항을 주던 손을 팔의 앞에서 뒤로 바꾼다. 환자에게는 팔꿈치를 구부리고 팔을 뒤쪽으로 천천히 올리도록 한다. 어깨관절을 펴는 동안 검사자는 환자가 이겨낼 수 있는 최대의 저항을 줄 때까지 서서히 압력을 증가시킨다(그림 58).

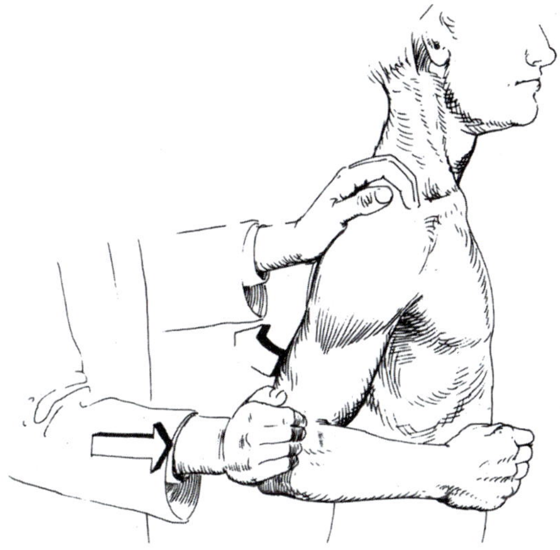

그림 58. 어깨관절 폄 검사(shoulder extension test)

(3) 벌림(외전, abduction)

주동근 ① 어깨세모근의 중앙부(middle portion of the deltoid)

- 겨드랑신경(액와신경, axillary nerve, C5, C6)

② 가시위근(극상근, supraspinatus)

- 위어깨신경(견갑상신경, suprascapular nerve, C5, C6)

보조근 ① 어깨세모근의 앞부분, 뒷부분(anterior & posterior portions of the deltoid)

② 앞톱니근(전거근, serratus anterior; 어깨뼈의 작용 방향으로)

검사자는 환자의 뒤에 그대로 서서 계속 어깨봉우리를 고정시킨다. 다만 손을 약간 가쪽으로 움직여서 팔이음뼈(견갑대)를 고정하면서 어깨세모근의 중앙부를 만져본다. 다른 손으로는 팔꿈치의 가쪽을 잡고 최대의 저항을 준다. 손바닥은 위팔뼈 가쪽위융기(상과)와 위융기선(상과선)을 향하여 압력을 가하여 손가락은 팔의 앞쪽면을 감아쥔다.

환자에게 팔을 옆으로 벌리라고 한 다음 그 방향으로 움직이기 시작하면 검사자는 환자가 이겨낼 수 있는 최대의 저항을 줄 때까지 서서히 압력을 증가시킨다(그림 59).

(4) 모음(adduction)

주동근 ① 큰가슴근(pectoralis major)

- 안·밖 앞가슴신경(내외 전흉신경, medial & lateral anterior thoracic nerve, C5, 6, 7, 8, T1)

② 넓은등근(latissimus dorsi)

- 가슴등신경(흉배신경, thoracodorsal nerve, C6, 7, 8)

보조근 ① 큰원근(대원근, teres major)

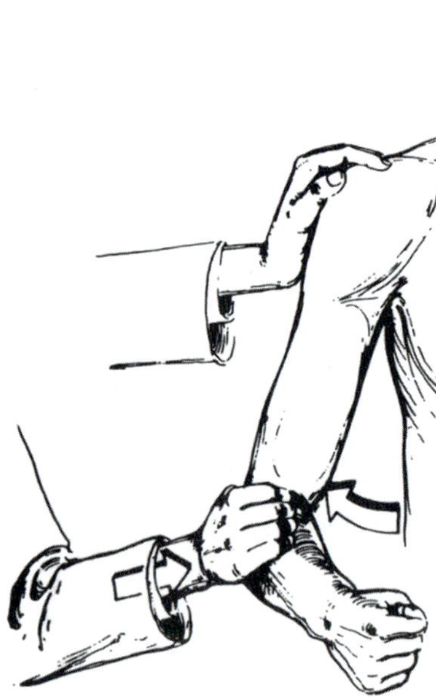

그림 59. 어깨관절벌림 검사(shoulder abduction test)

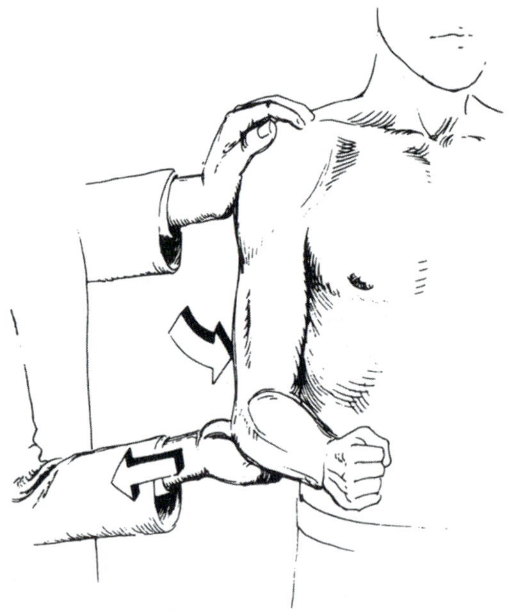

그림 60. 어깨관절모음 검사(shoulder adduction test)

② 세모근 앞쪽부분(anterior portion of deltoid)

검사자는 환자의 뒤에 그대로 서서 고정하는 손을 어깨봉우리 위에 올려놓고 저항을 주는 손은 팔꿈치 위에 놓는다. 큰가슴근은 주동근이기 때문에 고정하는 손을 어깨봉우리의 앞으로 그리고 약간 아래로 옮기면 검사할 때 큰가슴근을 쉽게 만져 볼 수 있다. 환자에게 팔을 약간 벌리도록 하고 저항을 주는 손은 위팔뼈 안쪽면을 향하여 놓는다. 환자에게 팔을 안으로 오므리도록 하고 검사자는 환자가 이겨낼 수 있는 최대 저항을 줄 때까지 서서히 압력을 증가시킨다(그림 60).

(5) 가쪽돌림(external rotation)

주동근 ① 가시아래근(극하근, infraspinatus)

- 위어깨신경(상견갑신경, suprascapular nerve, C5, 6)

② 작은원근(소원근, teres minor)

- 겨드랑신경가지(branch of axillary nerve, C5)

보조근 ① 뒤세모근(posterior portion of the deltoid)

검사자는 환자의 옆으로 자리를 옮겨 중립위(neutral position)에서 환자의 팔을 90°로 구부려 허리에 고정시킨다. 이것은 순수한 가쪽돌림에 대한 모음의 대용작용을 방지하려는 것이다. 검사자의 저항을 주는 손은 환자의 손목으로 옮겨 최대의 저항을 주기 위해 엄지두덩을 환자의 손등에 놓는다.

고정하는 부위나 저항을 주는 곳으로부터 가쪽돌림을 하는 근육이 멀리 떨어져 있기 때문에 검사하는 동안 검사자는 이 근육을 만져 볼 수 없을 것이다. 가쪽돌림근은 깊이 있어서 어떠한 방법으로도 만져 볼 수 없다. 환자에게 팔을 밖으로 회전하도록 한다.

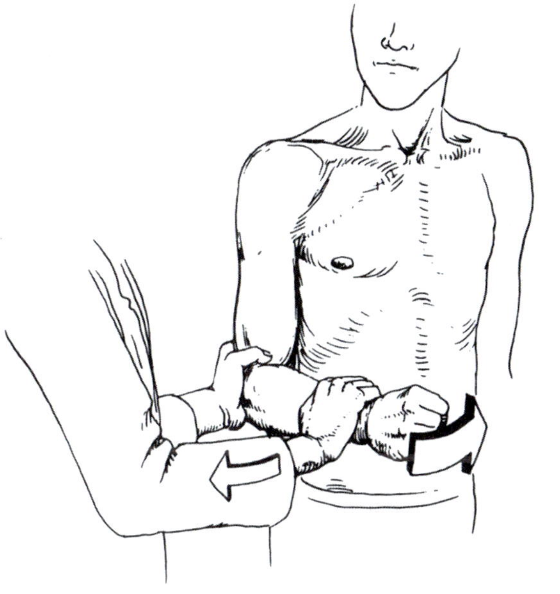

그림 61. 어깨관절가쪽돌림 검사(shoulder external roation test)

환자가 가쪽으로 돌릴 때 검사자는 환자가 이겨낼 수 있는 최대의 저항을 줄 때까지 압력을 서서히 증가시킨다(그림 61).

(6) 안쪽돌림(internal rotation)

주동근 ① 어깨밑근(견갑하근, subscapular)

- 위아래 어깨밑신경(상하 견갑하신경, upper & lower subscapular nerve, C5, 6)

② 큰가슴근(대흉근, pectoralis major)

- 안밖 앞가슴신경(내외 전흉신경, medial & lateral anterior thoracic nerve, C5, 6, 7, 8, T1)

③ 넓은등근(광배근, latissimus dorsi)

- 가슴등신경(흉배신경, thoracodorsal nerve, C6, 7, 8)

④ 큰원근(대원근, teres major)

- 아래어깨밑신경(하견갑하신경, inferior subscapular nerve, C5, 6)

보조근 ① 앞어깨세모근(anterior portion of the deltoid)

검사자는 환자의 옆에 그대로 서서 어깨봉우리를 고정시키고 환자의 팔꿈치를 90°로 구부려 허리에 단단히 고정시킨다. 팔꿈치의 고정은 순수한 안쪽돌림 동작에 대한 벌림의 대용

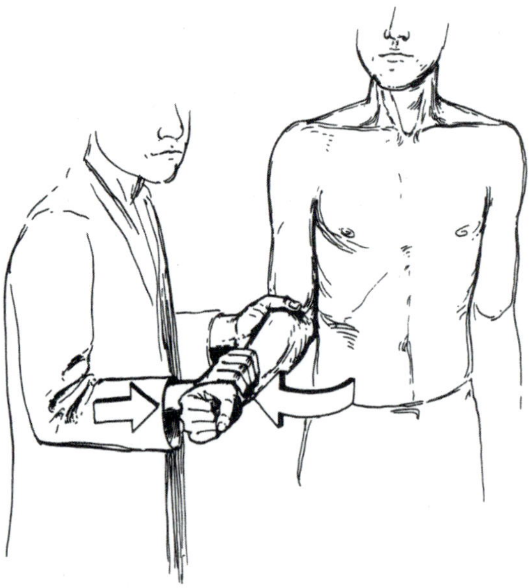

그림 62. 어깨관절안쪽돌림 검사(shoulder internal rotation test)

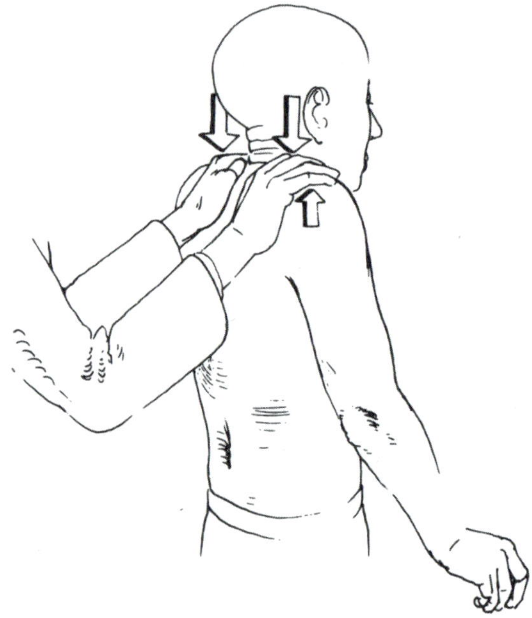

그림 63. 견갑올림(어깨 올리기) 검사(scapular elevation test)

작용을 방지하기 위한 것이다. 고정하는 손은 손목의 바로 위를 잡고 손가락은 손목 안쪽으로 감아쥐고 손바닥은 노뼈붓돌기(요골경상돌기, radial styloid process) 위에 놓고 손가락은 손목의 안쪽(volar surface)을 감싸 쥐면서 고정하도록 한다. 환자에게 팔을 몸의 앞쪽으로 서서히 돌리라고 말한다.

환자가 그렇게 할 때 검사자는 환자의 손목을 향하여 서서히 저항을 증가시킨다(그림 62).

(7) 어깨뼈올림(견갑골거상, scapular elevation)

주동근 ① 등세모근(승모근, trapezius)

- 척추더부신경(척추부신경, spinal accessory nerve)
- 11번째 뇌신경(cranial nerve XI)

② 어깨뼈올림근(견갑거근, levator scapulae)

- C3, C4 때론 긴어깨등신경(장견갑배신경) C5의 가지

보조근 ① 큰마름근(대능형근, rhomboid major)

② 작은마름근(소능형근, rhomboid minor)

검사자는 환자의 뒤에 서서 등세모근이 자유롭게 움직일 수 있는 자세에서 양손을 각각 어

깨봉우리 위에 올려놓는다. 환자가 어깨를 으쓱 올릴 때 양손은 저항을 주는 데 사용할 뿐 아니라 서로 반대측 어깨의 균형까지도 잡아 주어야 한다. 검사하는 동안 검사자의 엄지손가락은 등세모근의 가쪽 부위에 올려놓으면 이곳을 쉽게 만져 볼 수 있다. 어깨올림근은 등세모근아래 심층에 있는 어깨뼈의 위안쪽각(상내각)에서 시작하지만 만져 볼 수는 없다.

환자에게 양쪽 어깨를 으쓱 올려보라고 하여 환자가 최대 저항을 이겨낼 수 있을 때까지 저항을 주는 압력을 하방으로 서서히 증가시킨다(그림 63). 정상적으로 어깨뼈올림근은 최대의 압력을 주어 눌러도 어깨뼈올림을 유지할 수가 있다. 양쪽 어깨를 검사하고 올림의 차이가 있는지 관찰해 보아야 한다.

(8) 어깨뼈뒤당김(후인, scapular retraction)

주동근 ① 큰마름근(대능형근, rhomboid major)

- 어깨등신경[견갑배신경, C5(dorsal scapular nerve)]

② 작은마름근(소능형근, rhomboid minor)

- 어깨등신경[견갑배신경, C5(dorsal scapular nerve)]

보조근 ① 등세모근(승모근, trapezius)

검사자는 환자 앞에 서서 손바닥은 어깨봉우리 앞에, 손가락은 어깨 뒤로 하여 양손을 환자의 어깨 위에 올려놓는다. 양쪽 어깨를 젖히거나 구부릴 때 엄지손가락은 받침점으로, 어깨 위에 놓여진 손가락은 힘점으로 작용한다(그림 64).

환자에게 양쪽 어깨를 뒤로 젖혀 차려자세로 힘을 주도록 하고 검사자는 손가락으로 환자의 어깨가 앞으로 구부러지도록 서서히 압력을 가한다. 이때 주의해야 할 것은 손가락 끝으로 살점을 파내듯이 힘을 주어서는 안 된다.

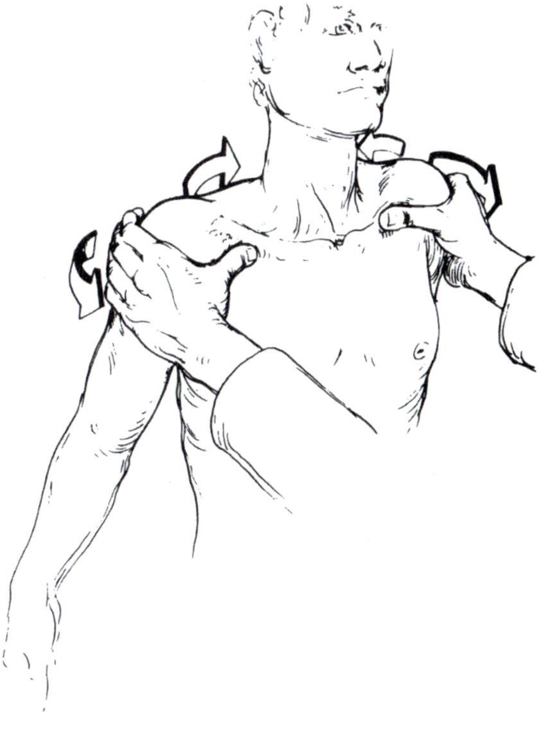

그림 64. 견갑뒤당김(차렷자세) 검사(scapular retraction test)

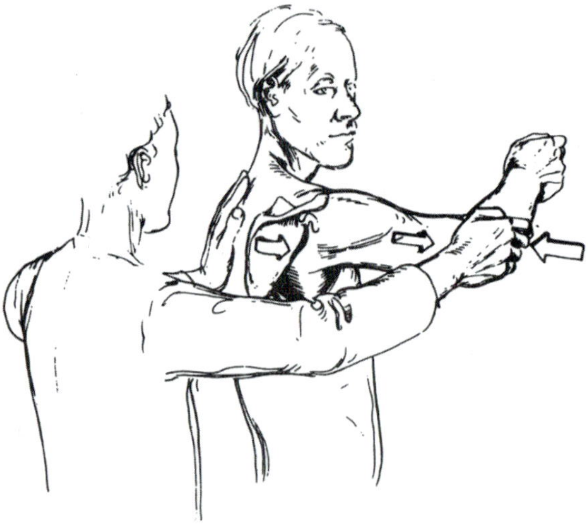

그림 65. 어깨뼈앞당김검사(견갑전인검사, scapular protraction test)

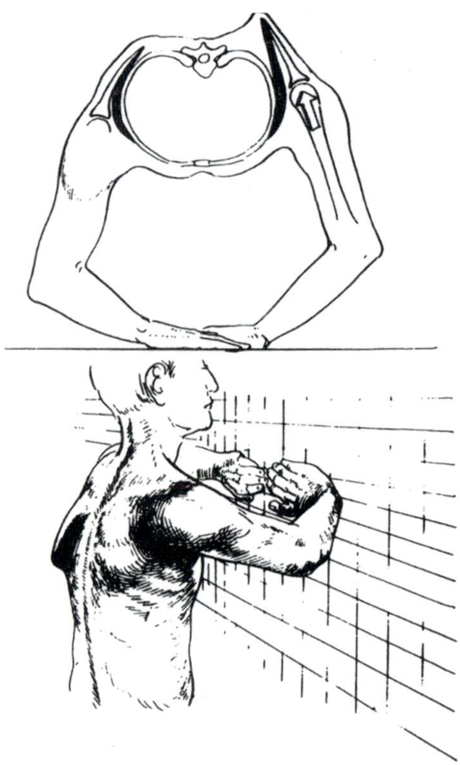

그림 66. 어깨날개(scapular winging)는 앞톱니근(serratus anterior)의 쇠약을 의미하며 환자가 벽을 향해 밀 때나 엎드려 팔꿈치펴기(push up) 할 때 입증된다.

(9) 어깨뼈앞당김(전인, scapular protraction)

주동근 ① 앞톱니근(전거근, serratus anterior)

- 긴가슴신경(장흉신경, long thoracic nerve, C5, 6, 7)

어깨뼈앞당김은 가슴우리(흉곽)에서 어깨뼈가 앞으로 움직이는 것을 말하며 특히 환자의 손끝이 닿지 않는 곳에 손끝을 간신히 대려고 할 때 잘 나타난다.

환자에게 지면과 평행하게 팔을 90°로 올리도록 하고 팔꿈치를 구부려서 손을 어깨에 대도록 한다. 순수한 어깨뼈앞당김에 대한 몸의 회전으로 대용 작용하는 것을 방지하기 위하여 한 손은 환자의 척추 위에 올려놓아 몸통을 고정시킨다. 저항을 주는 손은 팔꿈치 밑에 놓고 손바닥으로 감싸 쥔다. 마치 팔꿈치를 벽에 대는 것처럼 노력하면서 구부린 팔을 앞으로 밀게 한다. 환자가 앞으로 어깨를 내밀 때 운동의 반대 방향으로 최대의 저항을 이겨낼 수 있을 때까지 서서히 저항을 증가하도록 한다(그림 65). 이 검사를 할 때 어깨뼈가 새 날개(winging)처럼 되어 있지 않은지 살펴본다. 어깨날개(익상견갑, winging scapula)는 앞톱니근(전거근)이 약한 것을 의미한다. 이와 같은 앞톱니근의 쇠약은 엎드려서 팔꿈치펴기를 할 때나 벽을 향해 밀 때 잘 나타난다(그림 66).

2) 반사검사(reflex testing)

어깨관절을 가로지르는 위팔두갈래근과 위팔세갈래근은 반사검사를 해야겠지만 일차적으로는 팔꿉관절 근육들이기 때문에 자세한 것에 관해서는 91, 92페이지의 팔꿉관절검사에서 논하기로 하겠다.

3) 감각검사(sensation testing)

상지의 감각에 대한 분포는 신경학적 레벨에 따라 피부절 또는 밴드로서 묘사된다. 어깨관절 부위의 감각은 다음과 같다.

(1) 팔의 가쪽－C5, 신경근－순수하게 C5에 의해 지배되는 곳은 어깨세모근 가쪽의 둥근 반점 부위이다(겨드랑신경)(그림 67).

(2) 팔의 안쪽－T1 신경근

(3) 겨드랑－T2 신경근

(4) 겨드랑에서 젖꼭지(유두)까지－T3 신경근

(5) 젖꼭지(유두)－T4 신경근(그림 68).

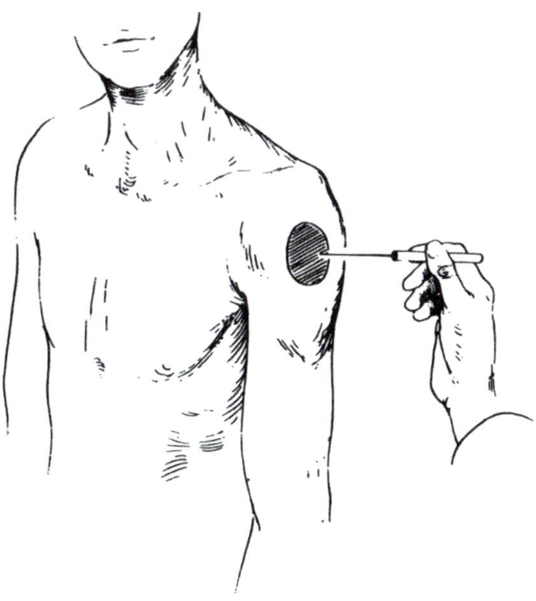

그림 67. 감각검사, 팔의 가쪽

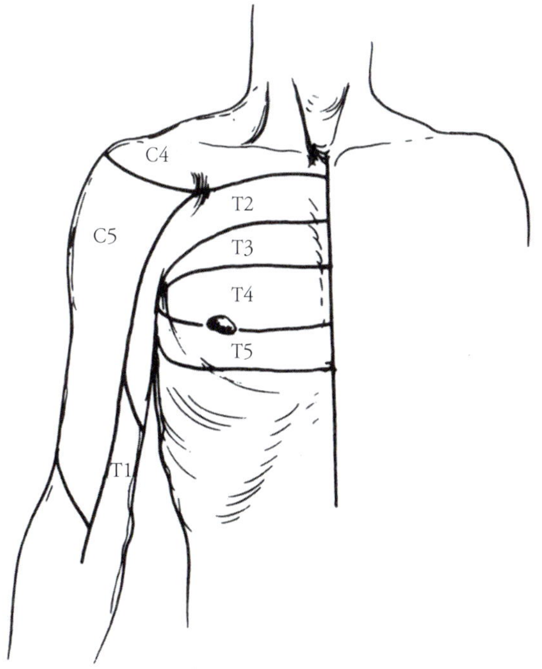

그림 68. C5의 신경학적 레벨(neurologic level)은 어깨관절 부위의 감각을 지배한다.

피부절의 감각을 서로 비교해 보기 위하여 양쪽을 검사하고 비교 평가하여야 한다. 어떤 신경학적 손상에 의해 침범된 피부절의 번호를 결정하는 것은 매우 중요하다. 근력검사 및 감각검사에서 얻어진 소견은 어떤 신경학적 레벨이 병적으로 침해되었는지 아닌지를 결정하는 데 이용된다.

어깨 주위의 감각이 정상인지를 검사하기 위하여 한 개의 핀으로 가볍게 각 피부절을 찌르며 어떻게 느껴지는지를 환자에게 말하도록 한다. 반대편도 찔러 본다. 각 피부절은 비슷한 방법으로 솔을 이용하여 검사한다. 양쪽 어깨의 감각이 같은지 틀리는지를 환자에게 말하게 한다. 비정상적인 감각(지각장애, paresthesia)은 감각이 과민(지각과민, hyperesthesia)하거나 감소(지각감퇴, hypoesthesia) 또는 전혀 없는 상태(무감각증, anesthesia)가 될 것이다.

겨드랑신경은 어깨관절 탈구로 인한 이차적인 손상을 입기 쉬우며 이 신경이 손상되면 어깨세모근 가쪽면의 반점이 무감각하게 된다.

감각검사의 결과는 객관적으로 알 수 있거나 확인할 수 있는 것이 아니며, 환자의 호소에 의한 주관적인 소견이기 때문에 만일 어떠한 이유로 환자가 검사자의 질문에 적절한 응답을 할 수 없다면 감각검사는 별로 가치가 없게 된다.

6 특수검사(special test)

특수검사는 각 관절의 해부학적 상태나 병적인 상태를 알아내는 데 적합하게 되어 있다. 이것은 특별한 질병을 밝히기 위하여 체계적으로 되어 있으며 이제까지의 검사에서 병변이 있다고 예견이 될 때 진단에 도움이 될 것이다.

어깨관절의 특수검사는 다음 세 가지가 있다.

1) 요르가손 검사(Yergason test)

위팔두갈래근 긴머리(상완삼두근장두, long head of biceps brachii)의 안정성 검사

2) 팔 떨어뜨리기 검사(drop arm test)

돌림근덥개(회전근개, rotator cuff)의 열상(tearing) 검사

3) 어깨관절 탈구에 대한 불안 검사(apprehension test)

1) 요르가손 검사(Yergason test)

이 검사는 위팔두갈래근힘줄이 위팔두갈래근도랑 안에 견고하게 있는지를 알아보기 위한 검사이다. 이 검사를 시행하기 위하여 환자에게 팔꿈치를 완전히 구부리게 한 다음 검사자의 한 손으로는 손목을 잡는다. 위팔두갈래근힘줄의 안정성을 검사하기 위하여 환자의 팔을 가쪽으로 돌리면서 동시에 팔꿈치를 아래 방향으로 당겨 내린다(그림 69). 만약 위팔두갈래근힘줄이 위팔두갈래근도랑 안에 불안정하게 되어 있으면 위팔두갈래근힘줄은 위팔두갈래근도랑에서 벗어나게 되며 이때 환자는 동통을 느끼게 될 것이다. 만약 위팔두갈래근힘줄이 안정되어 있다면 위팔두갈래근힘줄은 그대로 있게 되고 환자는 전혀 불편을 느끼지 않을 것이다(그림 70).

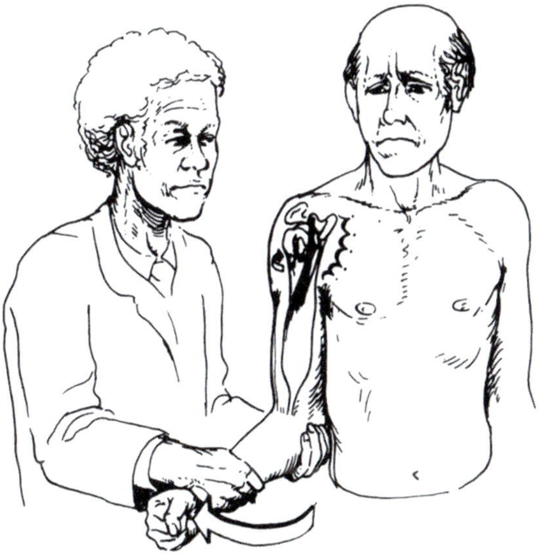

그림 69. 요르가손 검사(Yergason test): 위팔두갈래근도랑(상완이두근구, bicipital groove) 내에 위팔두갈래근긴머리(biceps long head)의 안정성 유무에 대한 검사

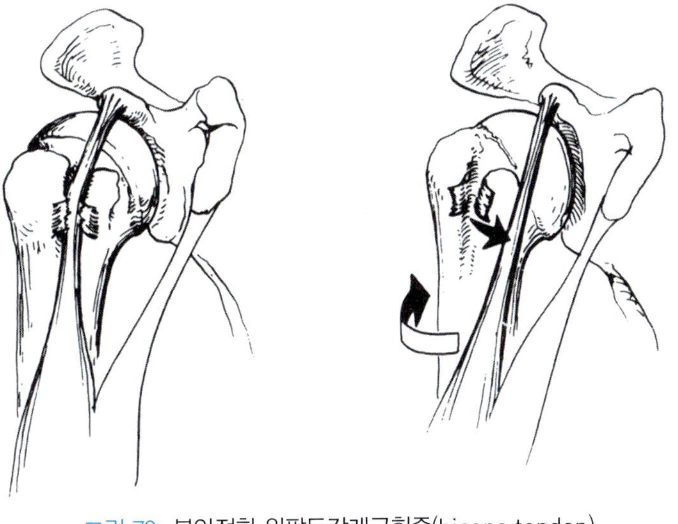

그림 70. 불안정한 위팔두갈래근힘줄(biceps tendon)

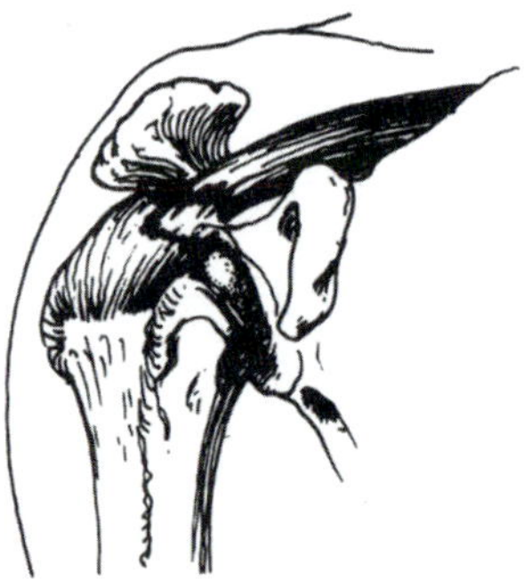

그림 71. 돌림근덥개의 열상 (rotator cuff tear)

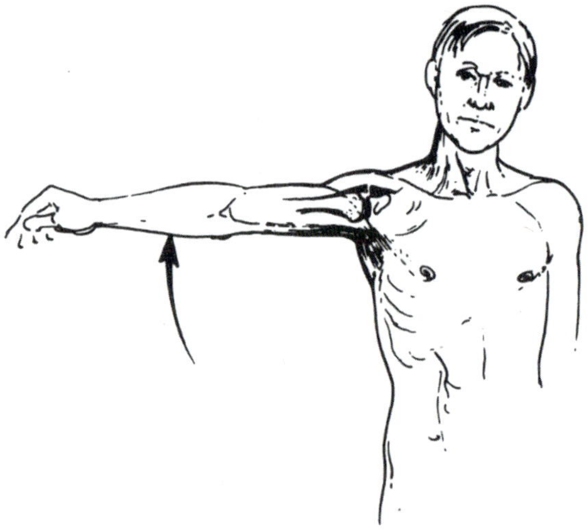

그림 72. 팔 떨어뜨리기 검사(drop arm test): 돌림근덥개의 열상 유무를 알아보기 위한 검사

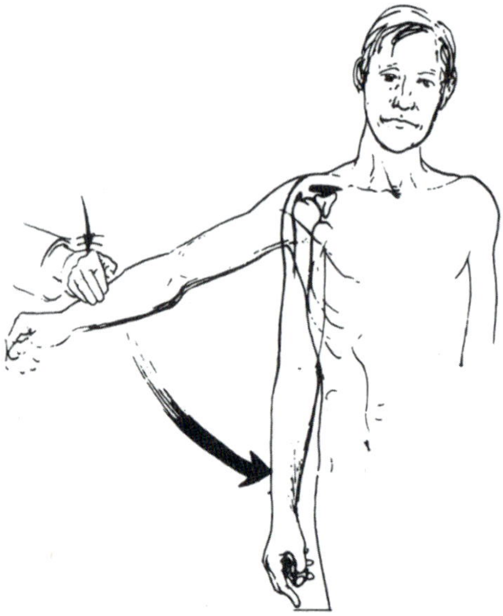

그림 73. 돌림근덥개에 열상이 있다면 팔을 떨어뜨리게 되며 팔을 천천히 옆으로 내릴 수 없게 된다.

2) 팔 떨어뜨리기 검사(drop arm test)

이 검사는 돌림근덥개(회전근개, rotator cuff)의 열상이 있는지 없는지를 알아보기 위한 검사다(그림 71). 먼저 환자에게 팔을 옆으로 완전히 벌리도록 한다(그림 72). 그 다음 그 팔을 천천히 내려보라고 한다. 만일 돌림근덥개에 열상이 있다면[특히 가시위근(극상근)에서] 팔은 약 90° 벌린 상태에서 몸 옆으로 뚝 떨어지게 된다(그림 73). 환자는 여러 번 시도해 보아도 부드럽게 천천히 팔을 내릴 수 없을 것이다. 만약 환자가 그대로 팔을 벌리고 있을 때, 검사자가 앞팔 위를 살짝 누르면 환자의 팔은 몸 옆으로 뚝 떨어지게 될 것이다.

3) 어깨관절 탈구에 대한 불안 검사(apprehension test)

만성 어깨관절 탈구를 검사하기 위하여 환자의 팔을 어깨관절이 탈구되기 쉬운 자세인 벌림, 가쪽돌림 상태로 만든다. 만약 어깨관절이 탈구될 듯하면 환자의 얼굴은 몹시 불안해할 것이고 아파서 소리를 지르게 될 것이며 좀 더 움직이면 저항을 주게 될 것이다(그림 74). 이 검사는 무릎뼈(슬개골) 탈구에 대한 무릎뼈 불안 검사(apprehension test)와 비슷하다.

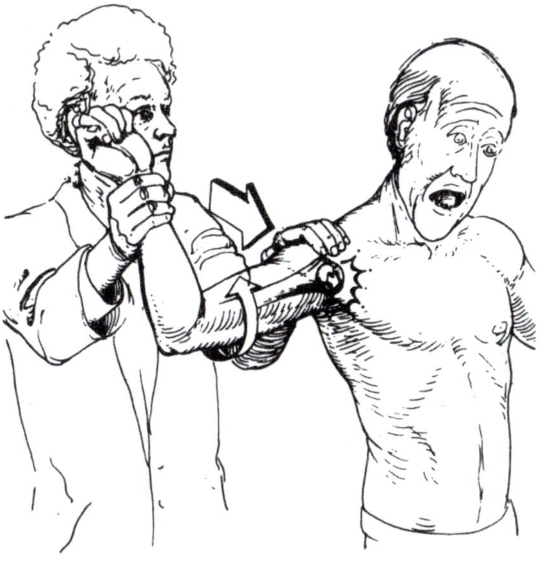

그림 74. 어깨관절 탈구에 대한 불안 검사(apprehension test)

7 관련 부위의 검사(examination of related areas)

어깨관절은 관련통이 나타나는 전형적인 부위이기 때문에, 어깨에 관련통이 나타날 수 있는 모든 부위의 검사를 할 필요가 있다.

심근경색(myocardial infarction)은 왼쪽 어깨로 통증이 방사될 수 있다. 어깨관절 증후는 가로막(횡격막) 자극과 깊은 관계가 있다. 왜냐하면, 어깨 위의 피부절과 가로막은 신경근 분포가 같기 때문이다. 그러므로 가로막의 병적 증후가 어깨관절에 연관되어 있는지를 알아보기 위하여 가슴과 위쪽 배를 면밀히 검사해야 한다(그림 75). 목뼈(경추)의 수핵탈출증이나 목의 일반외상과 같은 경우에도 어깨관절과 어깨뼈에 통증이 방사될 수 있다. 이런 형태의 방사통은 어깨뼈의 위안쪽에서 자주 느끼게 된다(그림 75).

때로 척추골절은 국소적 작열통(causal pain) 뿐 아니라 골절과 관계되는 근육이 지나가는 길을 따라 어깨에 통증이 퍼져서 뻗치게(방사) 될 것이다. 예를 들어 만일 목뼈(경추)에 골절이 있다면 마름근은 어깨뼈까지 동통을 전달할 것이다(그림 75).

어깨관절은 팔꿉관절과 위팔뼈 먼쪽 끝의 병변에 의하여 영향을 받게 되며 이 부위의 골절은 동통을 어깨관절 쪽으로 방사하게 될 것이다(그림 75). 그러나 이런 소견은 아주 드문 일이다.

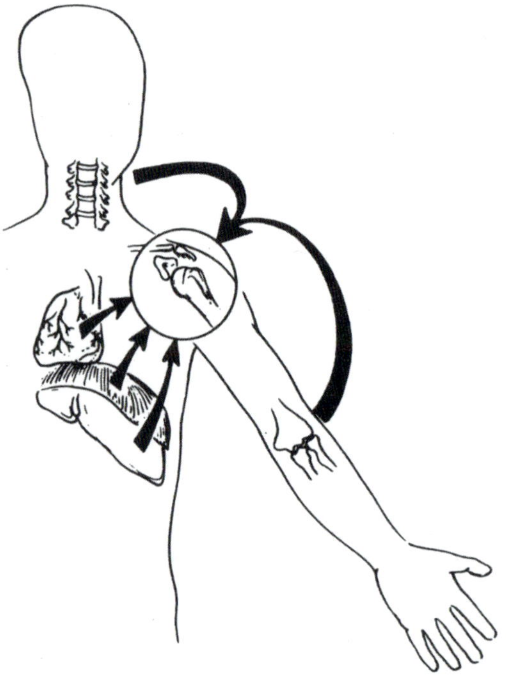

그림 75. 어깨관절에 방사통(radiating pain)이나 관련통(referred pain)을 일으킬 수 있는 관련 부위

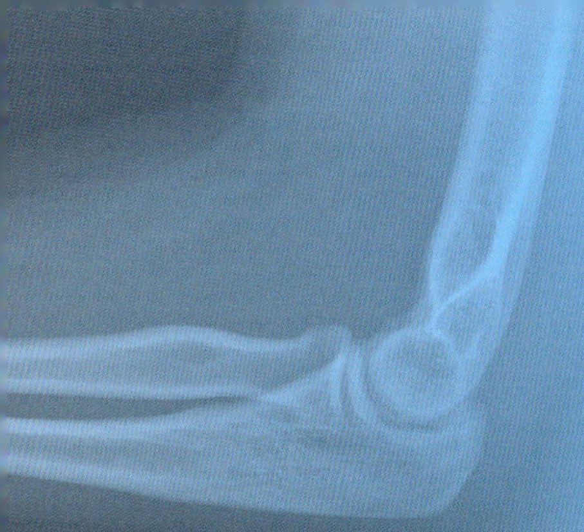

제2장

팔꿉관절(주관절)의 검진

physical examination of the elbow

1. 시진(inspection)
   1) 운반각(carrying angle)
   2) 부기(종창, swelling)
   3) 흉터(반흔, scar)

2. 뼈의 촉진(bony palpation)
   1) 안쪽위관절융기(내측상과, medial epicondyle)
   2) 위팔뼈의 안쪽관절융기위선(medial supracondylar line)
   3) 팔꿈치머리(주두, olecranon)
   4) 자뼈모서리(척골연, ulnar border)
   5) 팔꿈치머리오목(주두와, olecranon fossa)
   6) 가쪽위관절융기(lateral epicondyle)
   7) 위팔뼈의 가쪽관절융기위선(외측과상선, lateral supracondylar line)
   8) 노뼈머리(요골두, radial head)

3. 연부조직의 촉진(soft tissue palpation)
   1) 제1구역–안쪽면(내측면)
   2) 제2구역–뒤쪽면(후면)
   3) 제3구역–가쪽면(외측면)
   4) 제4구역–앞쪽면(전면)

4. 관절운동 범위(ROM; range of motion)
   1) 능동관절운동 범위 검사(active range of motion test)
   2) 수동관절운동 범위 검사(passive range of motion test)

5. 신경학적 검사(neurologic examination)
   1) 근력검사(muscle testing)
   2) 반사검사(reflex testing)
   3) 감각검사(sensation testing)

6. 특수검사(special test)
   1) 인대의 안정성 검사(test ofr ligamentous stability)
   2) 티넬 징후(Tinel sign)
   3) 테니스엘보 검사(tennis elbow test)

7. 관련 부위의 검사(examination of related areas)

팔꿉관절의 검진

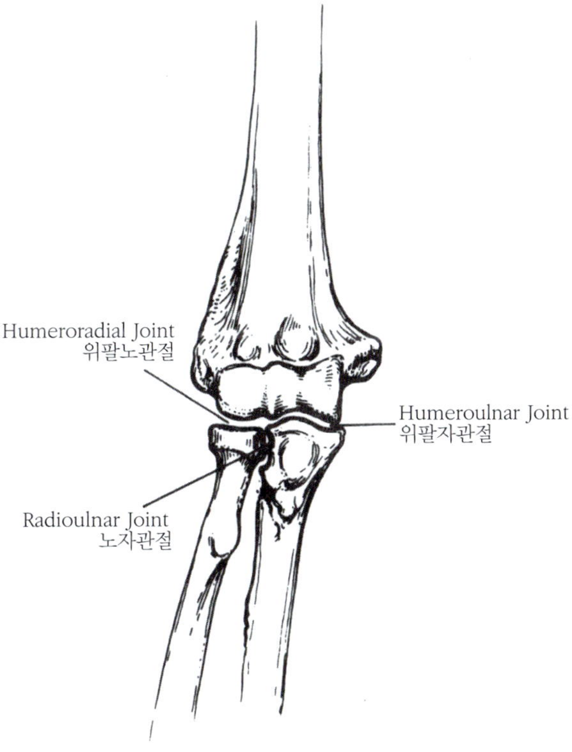

그림 1. 팔꿉관절의 세 관절

접번(경첩) 관절인 팔꿉관절은 견고한 뼈의 지지를 받고 있는 비교적 안정된 관절이며 다음 세 개의 관절로 구성되어 있다(그림 1).

1) 위팔자관절(상완척골관절, humeroulnar joint)

2) 위팔노관절(상완요골관절, humeroradial joint)

3) 노자관절(요척관절, radioulnar joint)

팔꿉관절의 검사는 위의 관절과 주위의 연부조직이 포함된다.

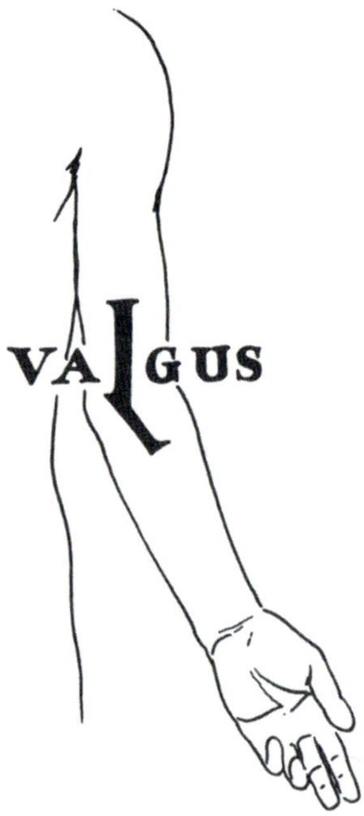

그림 2. 외반각(valgus angle)

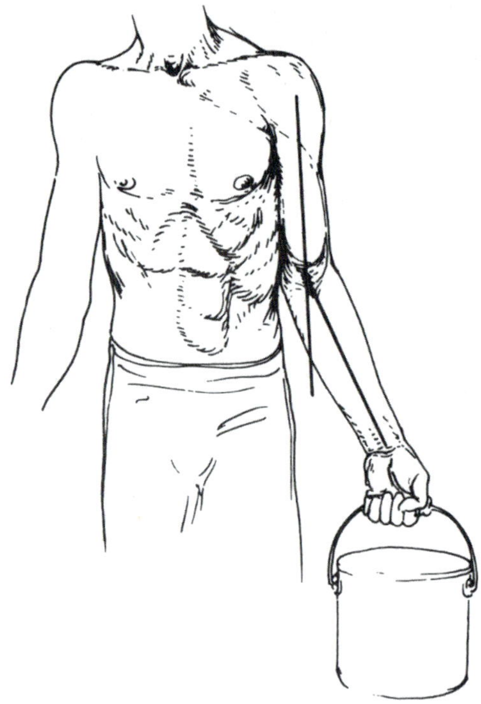

그림 3. 운반각(carrying angle)

1 시진(inspection)

1) 운반각(carrying angle)

상지의 해부학적 자세 즉 손바닥을 앞으로 향한 자세에서 팔꿉관절을 폈을 때 위팔과 앞팔의 세로축(종축)은 운반각(carrying angle)이라고 하는 밖굽이각(valgus angle)을 형성한다. 밖굽이(외반, valgus)란 중앙선에서 멀어지는 것 또는 가쪽으로 기울어진 것을 말하며 valgus의 'L'자와 lateral의 'L'자를 관련지어 생각하면 쉽게 기억할 수 있다(그림 2).

정상적인 운반각은 남자는 약 5° 정도이며 여자는 10°에서 15° 사이이다. 운반각도는 엉덩뼈능선(iliac crest) 위의 허리가 움푹 들어간 곳, 소위 S라인에 팔꿈치가 잘 맞도록 되어 있다. 이 각도는 무거운 물건을 들 때 특히 두드러지게 나타난다(그림 3).

(1) 밖굽이팔꿈치(외반주, cubitus valgus): 운반각이 정상 범위인 5°에서 15°보다 그 이상일 경우에는 비정상적이다. 운반각이 이와 같이 증가되는 원인은 가쪽위융기(lateral

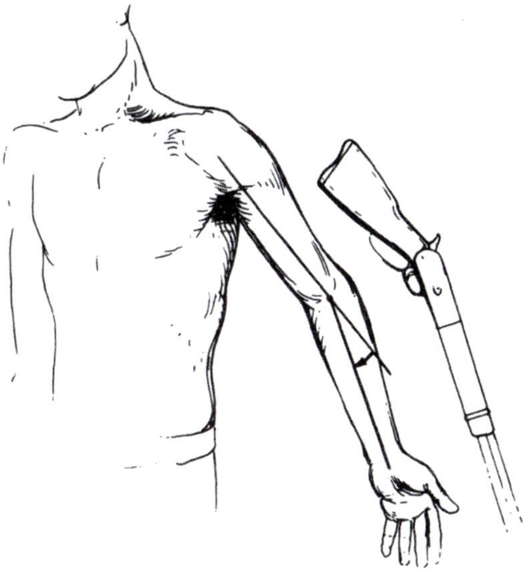

그림 4. 총상 기형(안굽이팔꿈치, gunstock deformity)

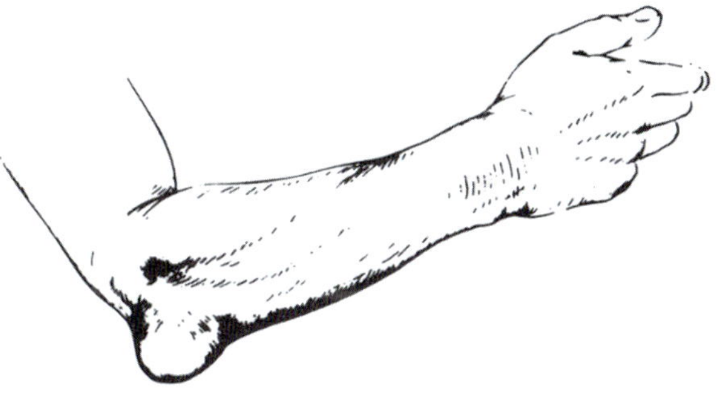

그림 5. 팔꿈치머리 윤활주머니(주두윤활낭)의 국소성 부기

epicondyle) 골절로 인한 이차적인 뼈끝선(골단선)의 손상으로 기인될 수 있으며 주로 손의 자신경 지배영역에 나타나는 지연성 자신경 마비(delayed ulnar nerve palsy)의 원인이 될 수도 있다.

(2) 안굽이팔꿈치(내반주, cubitus varus): 운반각의 감소를 안굽이각(varus angle)이라 하며 총상기형(gunstock deformity)이라고도 한다(그림 4). 이것은 어린아이의 경우 위팔뼈의 말단이 골단면에서 부정유합(malformation) 상태가 되거나 성장이 지연되는 위융기골절(supracondylar fracture)과 같은 외상(trauma)으로 기인된다. 그 발생 빈도는 외반주보다 훨씬 빈번하다.

먼저 팔꿉관절을 검사하려면 환자의 팔꿉관절을 완전히 펴서 검사를 해야 하는데 그 이유는 굽힘 상태에서는 운반각이나 외반 또는 내반의 기형을 알 수 없기 때문이다. 운반각은 양쪽을 대칭적으로 검사하고 비대칭이라면 각도를 측정하여 정상과 비교해 본다.

2) 부기(종창, swelling)

부기는 국소성 부기(local swelling)와 산재성 부기(diffuse swelling)가 있다. 국소적인 부기는 주로 혹이나 팔꿈치머리 윤활주머니(olecranon bursa)가 부은 것처럼 피부밑에 특수한 덩어리가 나타나며 이러한 부기는 윤활주머니에만 국한된다(그림 5). 팔꿉관절의 산재성 부기는 팔꿉관절 전체가 붓게 되며 환자는 팔꿉관절을 굽힘 상태로 유지하여(약 45°) 부기가 최대 용적이 되게 하고 최소의 통증을 느끼도록 한다.

위팔뼈 말단의 위융기골절과 팔꿉관절의 압좌상(crush injury)은 산재성 부기의 원인이 되는 두 가지 외상이다.

일반적으로 국소성 부기는 관절주머니나 윤활주머니 안에 생기게 되며 근접조직으로는 퍼지지 않는 반면에, 산재성 부기는 팔꿉관절 전체가 붓게 되고 퍼져 나가게 된다. 이 두 가지 형태의 부기는 그 부위에 정상상태에서 볼 수 있는 피부의 주름을 볼 수 없게 만든다.

3) 흉터(반흔, scar)

팔꿉관절의 화상환자는 보통 피부 표면에 흉터가 생기게 되며 팔꿉관절 운동의 장애가 되는 관절구축으로 발전하게 된다. 앞팔 상부와 팔오목(cubital fossa)의 바늘뚫기 흉터(needle puncture scar)는 의사나 환자 자신이 행하는 정맥주사로 인해 이차적으로 생길 수 있다.

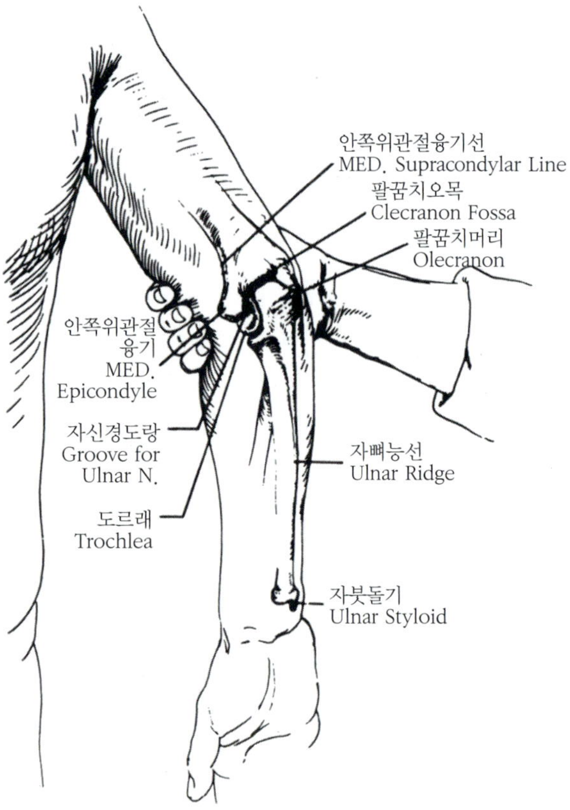

그림 6. 팔꿉관절의 해부(후면)

2 뼈의 촉진 (bony palpation)

검사자는 환자의 옆에 서서 한 손으로 위팔의 앞가쪽면을 잡는다. 다른 한 손으로는 위팔의 두 근육을 감싸쥐고 팔꿉관절을 약 90° 정도 굽혀서 팔꿈치머리돌기(olecranon process)가 잘 보이도록 팔을 좀 더 벌려서 편다(그림 6).

팔꿉관절을 움직이는 동안 어떤 염발음(crepitation)이 느껴지는지도 관찰해야 한다. 염발음은 윤활주머니(활액낭)가 두꺼워졌거나 골절 또는 골관절염이 원인이 될 수도 있다. 동통, 부기, 국소열감의 유무도 함께 검사해야 한다.

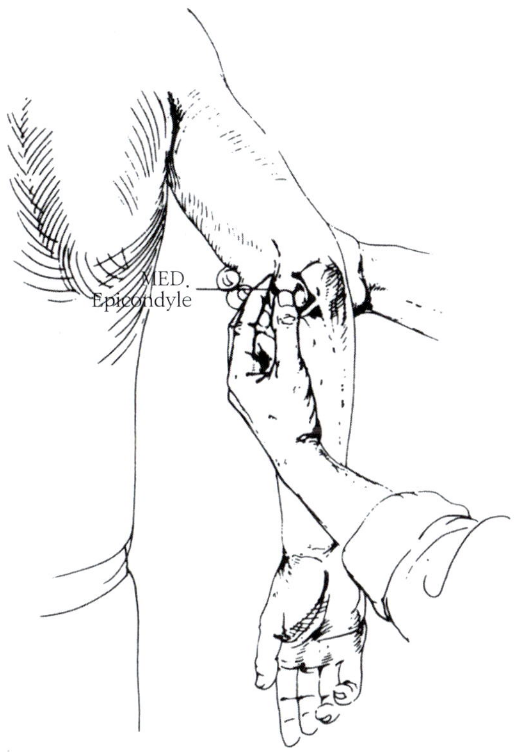

그림 7. 위팔뼈 안쪽위관절융기의 촉진

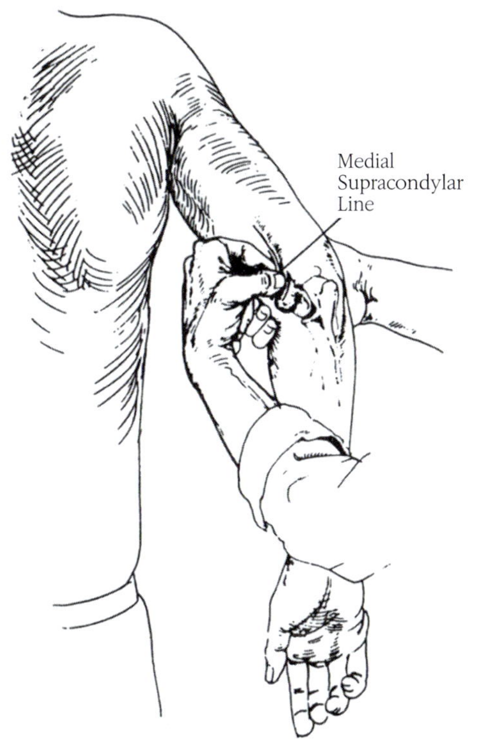

그림 8. 위팔뼈안쪽관절융기위선(내측과상선, supracondylar line)의 촉진

1) 안쪽위관절융기(내측상과, medial epicondyle)

안쪽위관절융기는 위팔뼈 먼쪽부분(원위부)의 안쪽에 위치해 있다(그림 7). 이것은 다소 크며 피하조직에 있고 뼈의 외형은 주위조직으로부터 눈에 띄게 두드러져 있다. 안쪽위관절융기는 어린아이에게서 골절이 자주 일어나는 부위이다.

2) 위팔뼈의 안쪽관절융기위선(medial supracondylar line)

위팔뼈관절융기에서 직선 상으로 위쪽을 향해 움직여 뼈가 약간 융기된 부분을 만져본다(그림 8). 비록 이것은 손목굽힘근(wrist flexor)이 이는곳으로 두꺼운 근육에 의하여 덮여 있기는 하지만 아주 명확하지는 않다. 검사자는 선을 따라 올라가면서 표면에 따라 나타나는 뼈의 융기도 검사해야 한다. 때때로 작은 뼈의 돌출은 안쪽관절융기위선(과상선)을 따라 나타나며 정중신경을 방해함으로써 정중신경을 압박하는 원인이 될 수 있다. 안쪽관절융기위

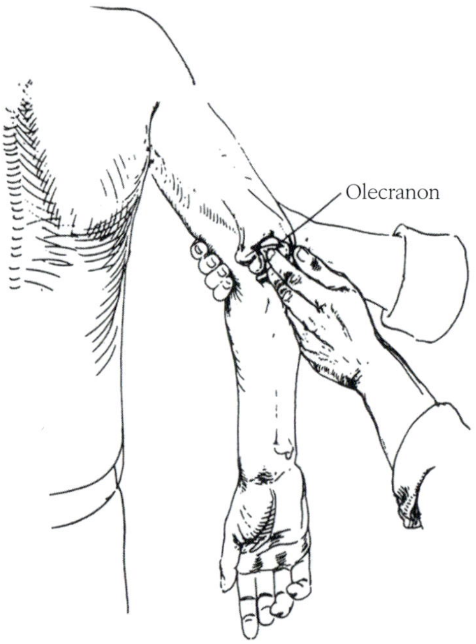

그림 9. 팔꿈치머리(주두, olecranon)

선(과상선)을 따라 아래쪽으로 만져본 다음 다시 안쪽위융기(내측상과)로 되돌아온다. 팔꿉관절은 대개 이와 같이 직선 상으로 만져 볼 수 있다는 점을 주목해야 한다. 양쪽의 팔꿈치오목, 자면(척골면), 가쪽위관절융기(외측상과)와 관절융기위선(과상선)은 이러한 방법으로 검사하는 것이 가장 효과적이다.

3) 팔꿈치머리(주두, olecranon)

팔꿈치머리는 자뼈(척골)의 상단에 있는 큰돌기(large process)이다(그림 9). 그것은 콘 모양으로 되어 있고 팔꿉관절의 굽힘을 최대로 허용하도록 느슨하고 넓은 피부로 덮여 있으며 비교적 끝이 뾰족하게 되어 있다. 팔꿉관절을 굽히면 팔꿈치머리는 팔꿈치머리오목(주두와)의 밖으로 움직이게 되어 팔꿈치머리를 만져보기 쉽게 된다. 팔꿈치머리를 만져보면 피부 밑에 바로 있는 조직처럼 느껴지지만 실제로는 팔꿈치머리 윤활주머니, 위팔 세갈래근(상완 삼두근) 그리고 점막이 덮여 있다. 윤활주머니와 힘줄은 팔꿈치머리의 끝에 얇게 덮여 있어서 팔꿈치머리를 만져 볼 때 방해가 되지는 않는다.

4) 자뼈모서리(척골연, ulnar border)

팔꿈치머리에서부터 자뼈(척골)의 붓돌기(경상돌기, ulnar styloid process)까지 비교적 직선으로 되어 있는 자뼈 뒤쪽면(척골 후면)을 따라 내려가면서 만져본다(그림 10). 그다음에 같은 길을 따라 다시 팔꿈치머리로 되돌아온다(그림 11).

5) 팔꿈치머리오목(주두와, olecranon fossa)

팔꿈치머리오목은 위팔뼈 뒤쪽면(위팔뼈 후면)의 먼쪽끝(원위단)에 위치하고 있으며 팔꿉관절을 폈을 때 팔꿈치머리가 들어가는 곳이다(그림 12). 그것은 지방으로 채워져 있으며 위팔세갈래근(상완삼두근)과 힘줄막(건막)으로 덮여 있어 정확히 만져보기는 어렵다. 팔꿉관절

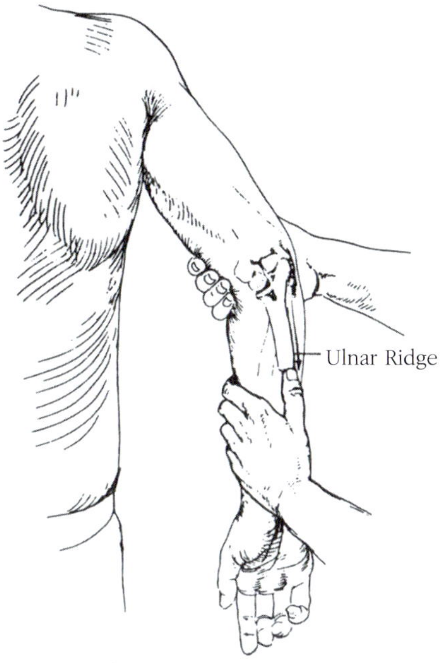

그림 10. 자뼈 능선(ulnar ridge)을 따라 뒤쪽 자뼈경계면(posterior ulnar border)의 촉진

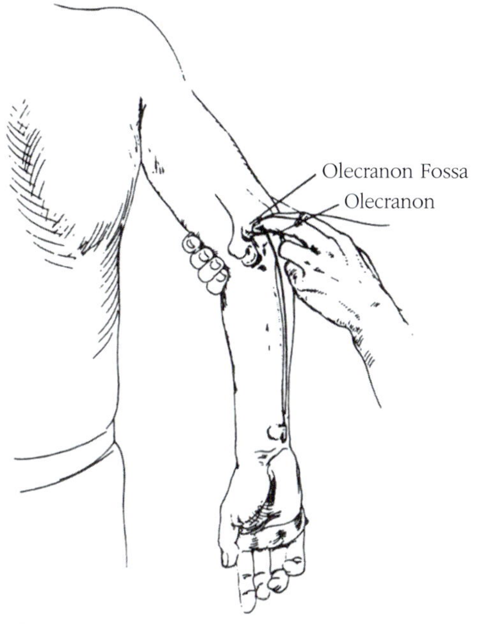

그림 11. 팔꿈치머리(olecranon)와 팔꿈치오목(olecranon fossa)의 촉진

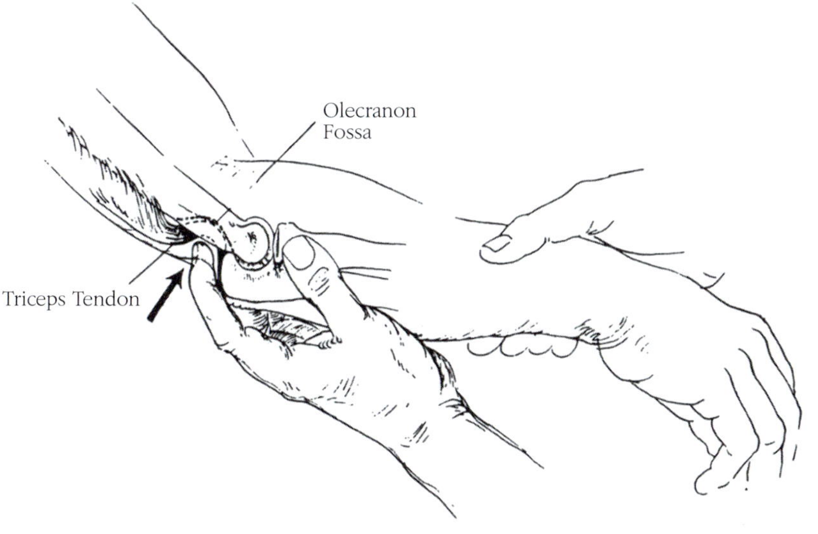

그림 12. 팔꿈치머리와 팔꿈치오목(주두와, olecranon fossa)과 위팔세갈래근 힘줄(상완삼두근건, triceps tendon)

을 약간 펴면 위팔세갈래근은 느슨하게 되며 이는곳과 닿는곳이 근접하게 되어 팔꿈치머리오목의 일부분을 만져 볼 수 있게 노출된다. 팔꿉관절을 좀 더 펴면 팔꿈치머리돌기가 팔꿈치머리오목 속으로 들어가게 되므로 만져 볼 수가 없다.

6) 가쪽위관절융기(lateral epicondyle)

가쪽위융기는 팔꿈치머리돌기의 가쪽에 있다. 약간 돌출되어 있기는 하지만 안쪽 위융기보다는 적은 편이다(그림 13, 14).

7) 위팔뼈의 가쪽관절융기위선(외측과상선, lateral supracondylar line)

이것은 안쪽융기위선보다 훨씬 더 명확하고 길며 거의 세모근거친면(삼각근조면, deltoid tuberosity)까지 확장되어 있다. 가쪽위융기(외측상과)에서 가쪽융기위선(외측과상선)을 따

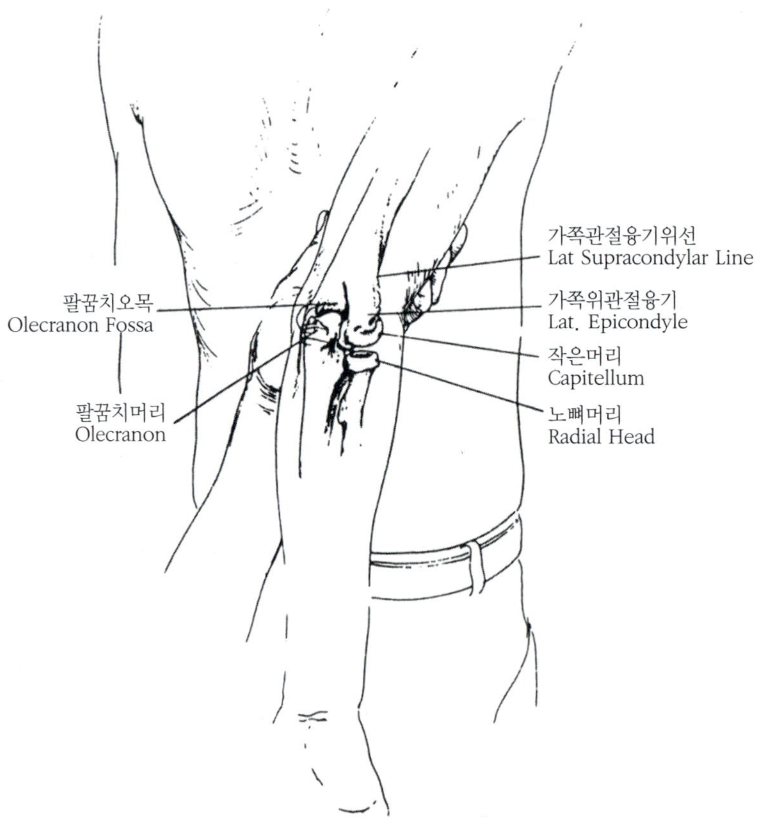

그림 13. 팔꿉관절의 해부(측면)

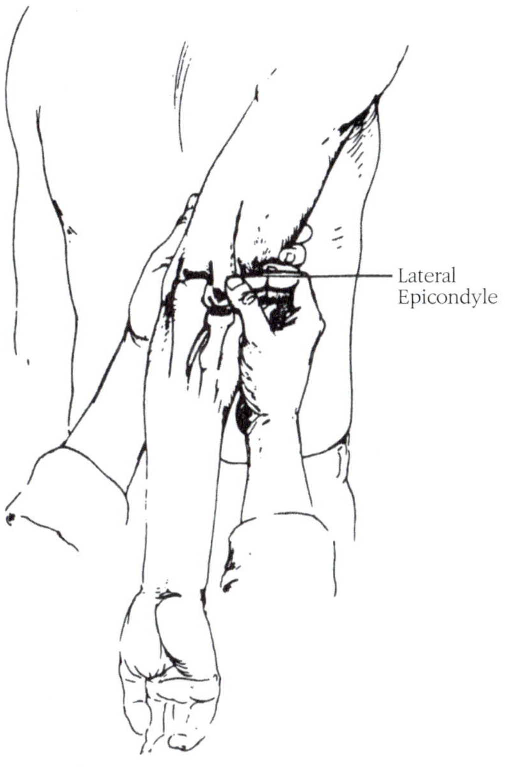

그림 14. 위팔뼈의 가쪽위관절융기(상완골 외측상과, lateral epicondyle)

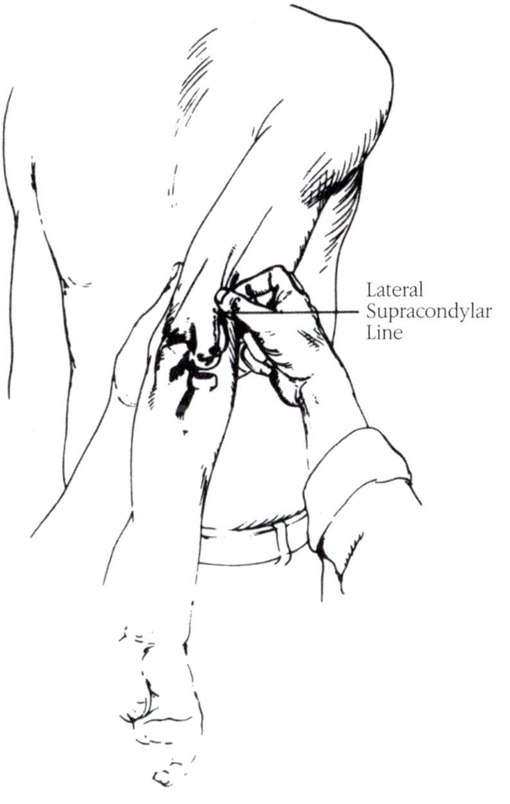

그림 15. 위팔뼈의 가쪽관절융기위선(외측과상선, lateral supracondylar line)

라 만져본 다음 다시 가쪽위융기(외측상과)로 돌아온다(그림 15).

안쪽위융기(내측상과), 팔꿈치머리돌기(주두), 가쪽위융기(외측상과)는 재미있는 부위인데 거의 기하학적 형태로 정돈되어 있어서 검사자의 엄지손가락을 가쪽위융기 위에, 검지손가락을 팔꿈치머리에, 가운데손가락은 안쪽위융기에 놓으면 쉽게 평가할 수 있게 된다. 환자의 팔꿉관절을 90°로 구부리면 검사자의 세 손가락은 이등변 삼각형을 이루게 된다(그림 16). 환자의 팔꿉관절을 완전히 펴면 검사자의 세 손가락은 거의 일직선 상태를 유지하게 된다(그림 17). 이렇게 일직선으로 정돈된 상태에서 눈에 뜨일 만큼 벗어나 있을 경우에는 어떤 해부학적인 문제가 있을 수도 있으므로 좀 더 세밀히 관찰해야 할 것이다.

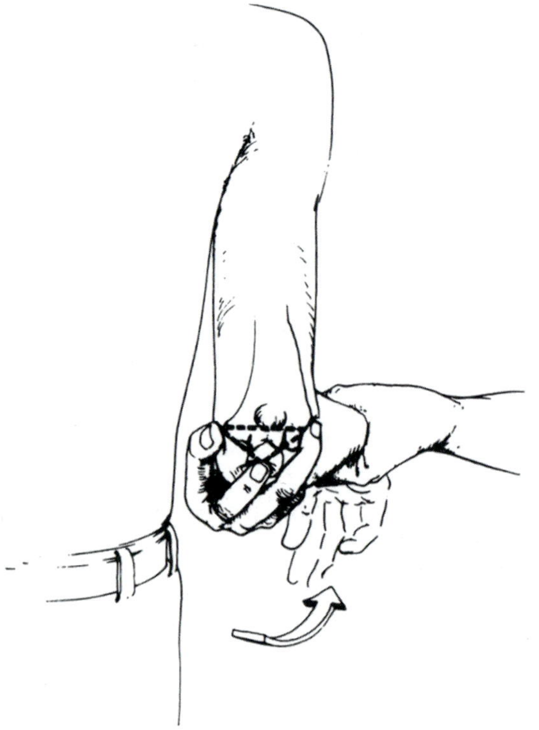

그림 16. 팔꿉관절을 굽혔을 때 팔꿈치머리, 안쪽위관절융기, 가쪽위관절융기는 이등변삼각형을 이룬다.

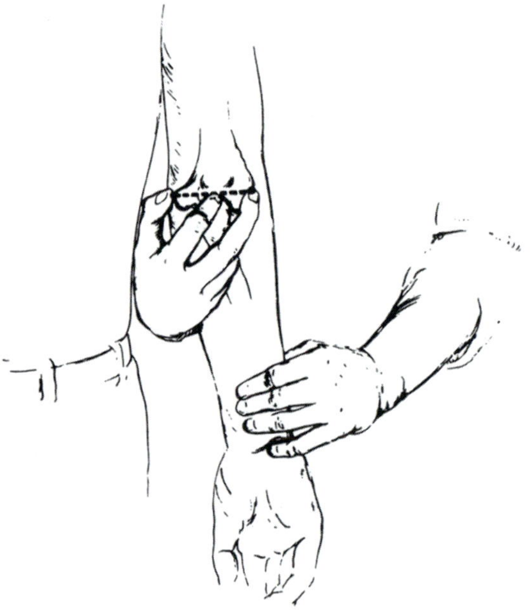

그림 17. 팔꿉관절을 폈을 때 팔꿈치머리, 안쪽위관절융기 가쪽위관절융기는 일직선 상에 있다.

8) 노뼈머리(요골두, radial head)

환자의 팔을 옆으로 벌려 (외전) 환자에게 팔꿉관절을 90° 굽힌 상태로 유지하도록 한다. 노뼈머리의 위치를 알기 위하여 가쪽위융기(lateral epicondyle)를 다시 찾고 손목관절폄근그룹(수근신전근그룹, wrist extensor muscle group)의 바로 안쪽 뒤면에서 일부가 눈에 띄게 약간 들어간 곳을 찾을 때까지 아래방향으로 약 2.5 cm 정도 움직인다(그림 18). 노뼈머리(요골두)는 이곳의 깊은곳(심부)에 있고 손목폄근(수근신전근)의 두꺼운 근육층을 통해서 만져 볼 수 있다. 환자에게 앞팔(전완)을 처음에는 뒤치기(뒤침)로, 다음에는 엎치기(엎침)로 돌리도록 하면 노뼈머리(요골두)는 엄지손가락 밑에서 회전하는 것을 느끼게 될 것이다(그림 19). 만일 환자가 엎치기와 뒤치기 동작을 완전히 할 수 있다면 노뼈머리의 약 3/4은 만져 볼 수가 있다. 노뼈(요골)는 몸쪽부위(근위부)에서는 위팔(상완)의 위팔뼈작은머리(위팔뼈소두, capitellum of the humerus)와 관절을 이루며 먼쪽부위(원위부)에서는 자뼈(척골)의 노뼈패임(요골절흔, ulnar radial notch)과 관절을 이루고 있다. 위팔뼈작은머리(위팔뼈

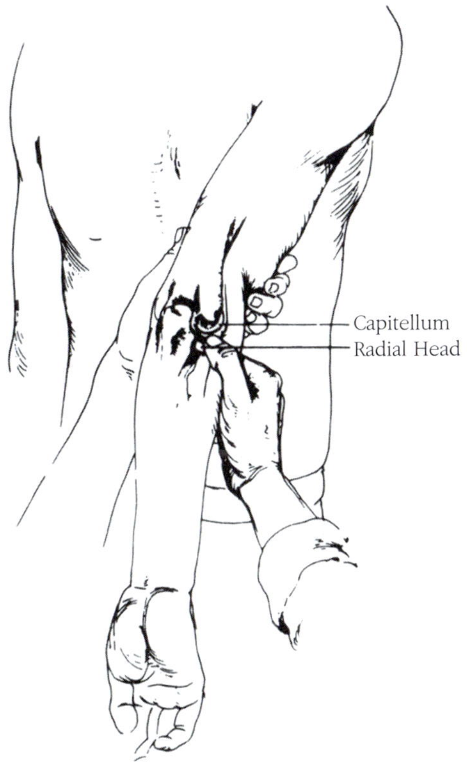

그림 18. 노뼈머리(요골두, radial head)는 손목관절 폄근도랑의 안쪽 뒤쪽의 약간 오목한 곳에 있다.

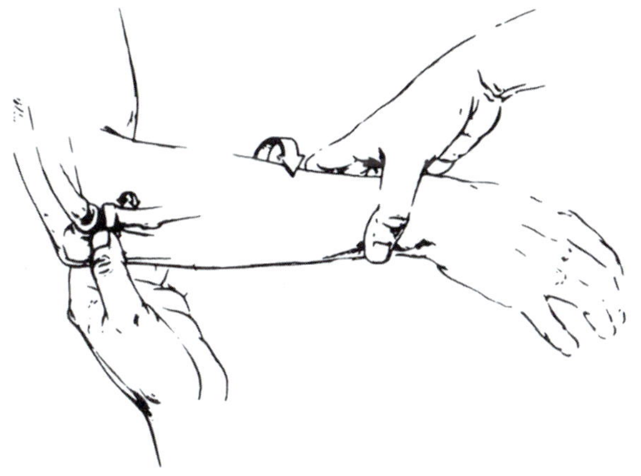

그림 19. 노뼈머리의 촉진: 앞팔을 엎치고 뒤쳐 보면 검사자의 엄지손가락 밑에서 노뼈머리(요골두)가 돌아가는 것(회전)을 느낄 수 있다.

소두)와 자뼈(척골)의 노뼈패임(요골절흔)은 깊은 곳에 있기 때문에 만져 볼 수는 없다. 노뼈머리(요골두) 주위와 노뼈머리안쪽의 동통은 뼈머리(골두) 자체의 윤활관절막염(활막염, synovitis)이나 골관절염(osteoarthritis)을 나타내는 것이다. 노뼈머리(요골두)는 선천적 또는 외상으로 인하여 탈구가 되었을 경우 제 위치를 벗어나게 되어 쉽게 만져 볼 수가 있다.

3 연부조직의 촉진(soft tissue palpation)

팔꿉관절의 연부조직 검사는 다음 네 부분으로 나눈다. 즉, 1) 안쪽면(내측면), 2) 뒤쪽(후면), 3) 가쪽면(외측면), 4) 앞쪽면(전면)이다. 팔꿉관절의 뼈의 구조는 직선 상으로 만져 볼 수 있다. 왜냐하면 팔꿉관절 주위의 연부조직은 세로로 연결되어 있기 때문에 그 방향을 따라 직선 상으로 만져 볼 수 있다.

1) 제1 구역 – 안쪽면(내측면)

안쪽면의 연부조직을 좀 더 잘 알기 위하여 환자의 팔꿈치를 90° 구부린 상태에서 어깨를 약간 펴고(폄), 벌리도록(외전) 한다. 팔굽관절의 연부조직을 촉진하는 동안 이 자세를 유지하여야 한다.

(1) 자신경(척골신경, ulnar nerve): 자신경은 안쪽위융기와 팔꿈치머리돌기 사이의 오목한 곳에 있으며 이곳을 검지손가락과 가운데손가락으로 만져보면 손가락 밑에 부드러우며 둥근 관 모양으로 되어 있는 것을 만져 볼 수 있을 것이다(그림 20). 가능한 한 이 경로를 따라 팔의 위쪽까지 만져 나가며, 다시 안쪽위융기에 있는 도랑(구, groove)까지 되돌아온다.

이렇게 하면 위팔뼈 도랑에서 신경이 벗어났는지도 쉽게 확인할 수 있다. 이 부위의 연부조직의 비후(thickening)는 보통 흉터 형성으로 인한 것이며 이것이 신경을 압박하는 원인이 되기도 한다. 또한, 손의 자신경이 지배하는 부위인 넷째, 다섯째 손가락에서 저리는 듯한 감각(tingling sensation)이 나타나게 된다. 신경의 촉진은 부드럽게 해야 하는데 그렇게 하지 않을 경우 앞팔(전완)에서부터 손의 자뼈신경지배(척골신경지배)를 받는 곳까지 마치 바늘에 찔리는 것 같은 쇼크를 경험하게 될 것이다.

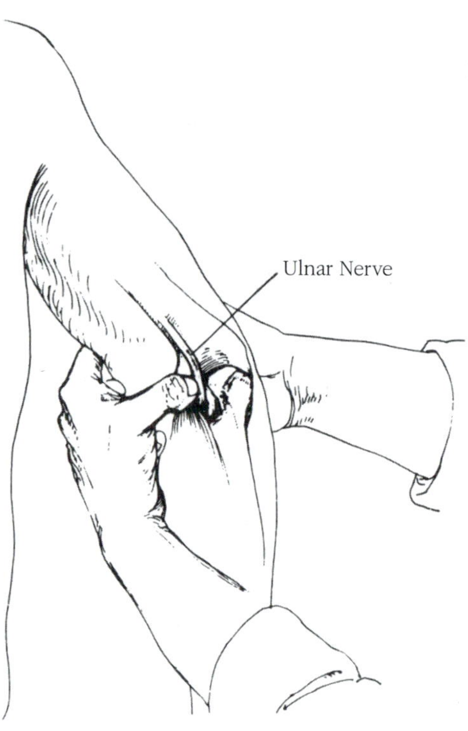

그림 20. 자신경(척골신경, ulnar nerve)

자뼈(척골)는 이러한 저린 감각 때문에 재미있는 뼈(funny bone)라고도 한다. 자신경은 아래쪽으로 주행하며 팔꿈관절을 가로질러 앞팔의 입구에 이르러 자쪽손목굽힘근(척측수근굴근)을 꿰뚫고 지나간다. 자신경은 안쪽위융기 골절(medial epicondyle fracture), 융기위골절(supracondylar fracture)로 인하여 이차적인 손상을 받거나 직접적인 외상에 의하여 손상을 받을 수도 있다. 그러나 신경이 끊어지는 일은 드물다.

(2) 손목관절굽힘근군-엎침근군(수근관절굴곡근-회내근군): 이 근군은 네 개의 근육으로 구성된다: 1) 원엎침근, 2) 노쪽손목굽힘근(요측수근굴근), 3) 손바닥긴근(장장근), 4) 자쪽손목굽힘근(척측수근굴근)이다. 이 네 개의 근육은 안쪽위융기의 온힘줄(공통건, common tendon)의 이는곳으로서 시작하여 앞팔 아래쪽으로 달리는(주행) 방향이 나누어진다. 이 근육의 달리는 방향과 위치는 다음과 같이 기억하면 좋다. 앞팔의 안쪽위융기 위에 검사자의 손바닥을 펼쳐 놓으면 엄지손가락은 원엎침근(pronator teres), 검지손가락은 노쪽손목굽힘근(요측수근굴근, flexor carpi radialis), 가운데손가락은 손바닥긴근(장장근, palmaris longus), 넷째 손가락은 자쪽손목굽힘근(척측수근굴근, flexor carpi ulnaris)을 나타낼 것이다(그림 21).

손목관절의 굽힘근군은 처음에는 한 단위로 촉진한 다음 개별적으로 촉진한다. 검사자는 안쪽위융기와 위융기선(상과선)의 근육의 이는곳에서부터 앞팔과 손목까지 만져보면서 압통이 있는가를 검사한다(그림 22). 손목관절 굽힘, 엎치기(엎침)를 요하는 운동(골프, 테니스, 스크루 드라이버의 사용)에 의해 좌상(strain)을 받았을 경우에는 이 근육과 이 근육의 이는곳에 압통을 느끼게 될 것이다. 손바닥긴근(장장근), 노쪽손목굽힘근(요측수근굴근), 자쪽손목굽힘근(척측수근굴근)은 손목에서 만져 볼 수 있음을 주목해야 한다. 손목관절굽힘근은 엎침근(회내근) 그룹은 위팔두갈래근(상완이두근)의 근력이 떨어졌거나 (저하되었거나) 없어졌을 때(소실되었을 때) 이 근육의 대용작용을 위하여 외과적으로 위팔뼈(상완)의 몸쪽(근위)으로 옮겨 줄 수가 있다.

(3) 원엎침근(pronator teres): 이 근육은 다른 근육에 의해 덮여 있어서 분명히 만져 볼 수가 없다.

(4) 노쪽손목굽힘근(요측수근굴근, flexor carpi radialis): 환자에게 주먹을 꽉 쥐게 한 다음 환자의 손목

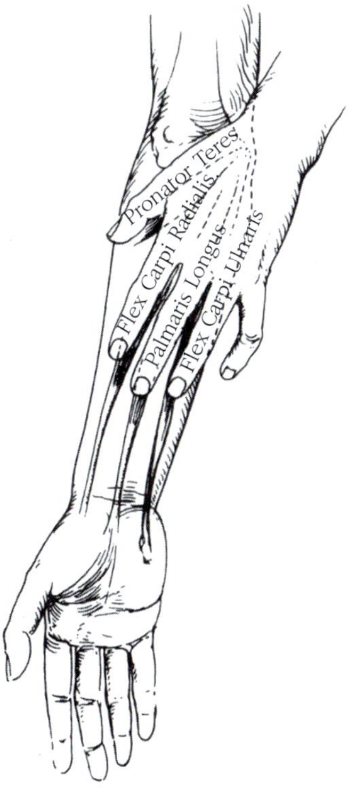

그림 21. 손목관절굽힘근 – 엎침근군
원엎침근(pronator teres)
노쪽손목굽힘근(flexor carpi radialis)
손바닥긴근(palmaris longus)
자쪽손목굽힘근(flexor carpi ulnaris)

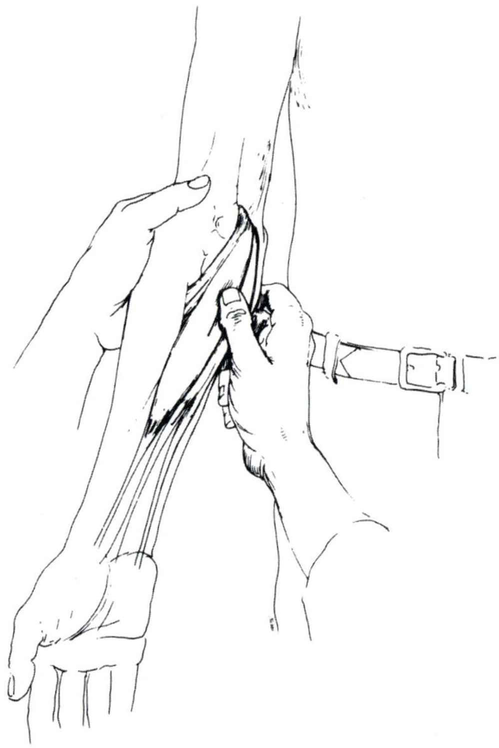

그림 22. 손목관절굽힘근(wrist flexor)의 촉진

을 노뼈쪽(요골측)으로 기울여 굽히게 한다. 노쪽손목굽힘근은 손바닥긴근에서 노뼈쪽으로 두드러져 있으며 안쪽위융기의 몸쪽으로 향해 올라가면서 이는곳을 만져 볼 수가 있다.

(5) 손바닥긴근(장장근, palmaris longus): 페이지 128(그림 65)을 참조할 것.

(6) 자쪽손목굽힘근(척측수근굴근, flexor carpi ulnaris): 환자가 주먹을 꽉 쥐어도 이 근육은 손바닥긴근이나 자쪽손목굽힘근보다는 별로 돌출되지 않지만 콩알뼈(두상골)의 몸쪽부위(근위부)인 긴손바닥근(장장근)의 자뼈쪽(척골측) 위에서 찾아볼 수 있다. 이 근육의 이는곳인 위팔뼈 안쪽위융기를 향하여 올라가면서 이 근육을 만져본다.

(7) 안쪽곁인대(내측부인대, medial collateral ligament): 팔꿉관절의 안쪽곁인대는 위팔 자뼈관절을 고정시키는 것 중의 하나이다.

그것은 부채 모양으로 되어 있고 무릎 안쪽곁인대와 유사하며 안쪽 위융기에서 시작하여 자뼈도드래패임(척골활차절흔, ulna's trochlear notch)의 안쪽면까지 확장되어 있다(그림 23). 이것은 직접 만져 볼 수는 없으나 팔꿉관절의 갑작스러운 또는 강제적인 외반으로 인하여 염좌(sprain)가 초래될 수 있으므로 이곳에 압통의 유무를 검사해야만 한다(인대의 안정성에 대한 검사는 이 장의 특수검사 부분에 있다).

(8) 융기위(과상)임파절(supracondylar lymph node): 융기위 임파절의 부기에 대한 것을 알기 위하여 안쪽 융기위선(과상선)을 검사한다. 만일 이곳이 부어 있다면 검사자의 손가락 밑에 미끄러운 덩어리 같은 것을 느낄 수 있을 것이다(그림 24). 임파선의 부기는 주로 손

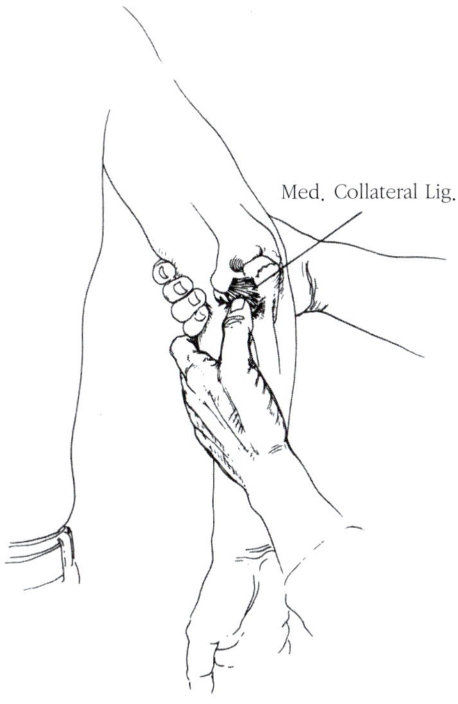

그림 23. 팔꿈관절의 안쪽곁인대(medial collateral ligament)

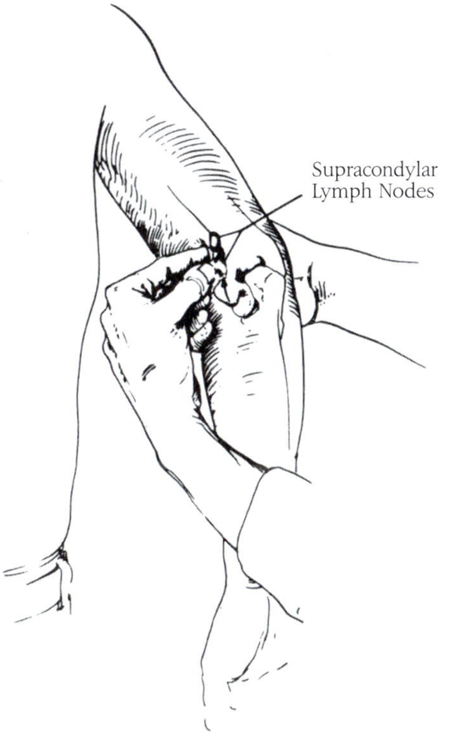

그림 24. 종창된 융기위(과상) 임파절(supracondylar lymph node)

이나 앞 팔의 2차 감염을 의미한다. 검사자가 경험이 많아지면 임파절의 촉진은 안쪽 융기위선(과상선)의 뼈를 촉진할 때 함께 만져 볼 수 있다.

2) 제2 구역 – 뒤쪽면(후면)

(1) 팔꿈치머리 윤활주머니(주두활액낭, olecranon bursa): 팔꿈치머리 윤활주머니는 팔꿈치머리를 덮고 있으며 명확하게 만져지지는 않는다. 그러나 이 부위는 주의 깊게 만져보아야 한다. 윤활주머니의 염증(윤활주머니염, bursitis) 또는 비후되어 있을 때 이 부위는 물렁물렁하게 부어 있는 것처럼 느껴질 것이다(그림 25). 이 부위를 촉진하면서 자뼈의 뒤쪽을 따라 류마토이드 결절(rheumatoid node)이 있는지도 검사한다.

(2) 위팔세갈래근(상완삼두근, triceps muscle): 이 근육의 이름이 나타내듯이 위팔세갈래근은 긴머리(장두, long head), 가쪽머리(외측두, lateral head), 안쪽머리(내측두, medial

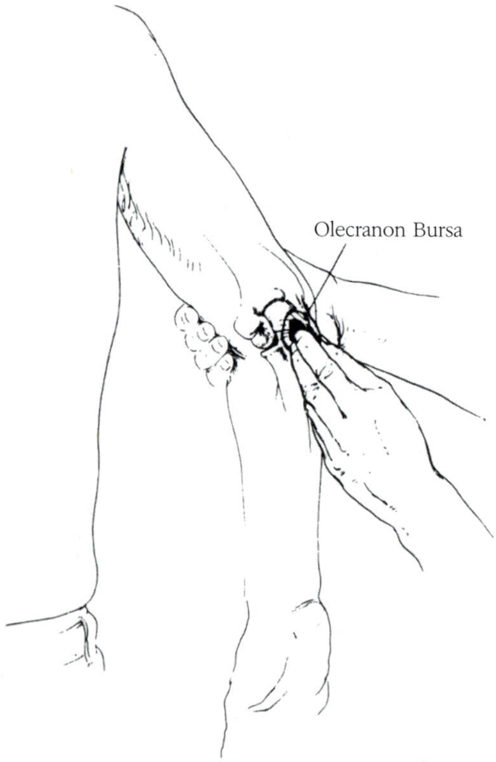

그림 25. 팔꿈치머리 윤활주머니(주두활액낭, olecranon bursa)

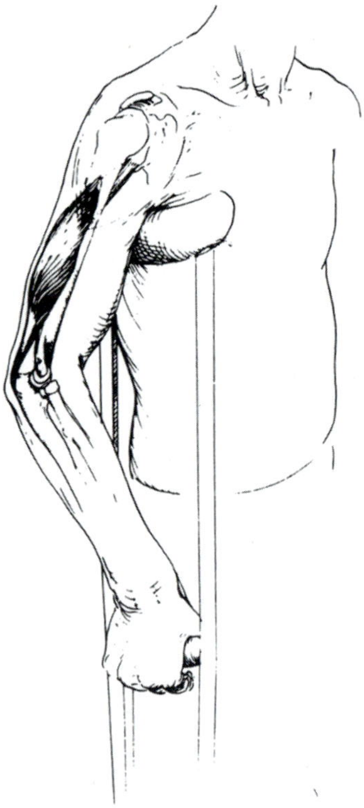

그림 26. 체중을 크랏취에 주었을 때 위팔세갈래근(상완삼두근)은 두드러지게 된다. 이 근육은 크랏취를 사용하는데 꼭 필요하다.

head)의 세 개의 머리(이는곳)를 가지고 있다. 긴머리는 어깨관절과 팔꿉관절을 가로지르는 2관절 근육이다. 이 근육을 쉽게 만져보려면 지팡이나 목발 위에 체중을 지지하는 것처럼 탁자나 책상 같은 곳에 몸을 의지하도록 한다. 위팔세갈래근은 목발보행을 하는 데 없어서는 안될 근육이며 위팔의 뒤쪽에 명확히 두드러져 나타난다(그림 26).

위팔세갈래근의 긴머리는 뒤안쪽(후내측)의 피부아래(피하)에 있다. 긴머리의 이는곳을 향하여 촉진한다(그림 27). 계속해서 가쪽머리(외측두)와 공통근복을 형성하는 부위까지 되돌아온다. 가쪽머리는 팔의 뒤가쪽면(후외측면)에 있으며 긴머리와 같은 방법으로 촉진할 수 있다. 안쪽머리 또는 깊은머리(내측두 또는 심층두, deep head)는 긴머리 밑의 깊은 곳에 있지만 긴머리 밑의 위팔뼈 먼쪽끝(위팔뼈 원위단)의 안쪽면(내측면)에서 정확히 만져 볼 수 있다(그림 28). 먼쪽끝(원위단)으로 퍼져 있는 위팔세갈래근힘줄막[위팔세갈래근건막(triceps aponeurosis)]은 넓고 얇으며 단지 팔꿈치머리돌기의 몸쪽끝(근위단)에서 만져 볼 수 있다.

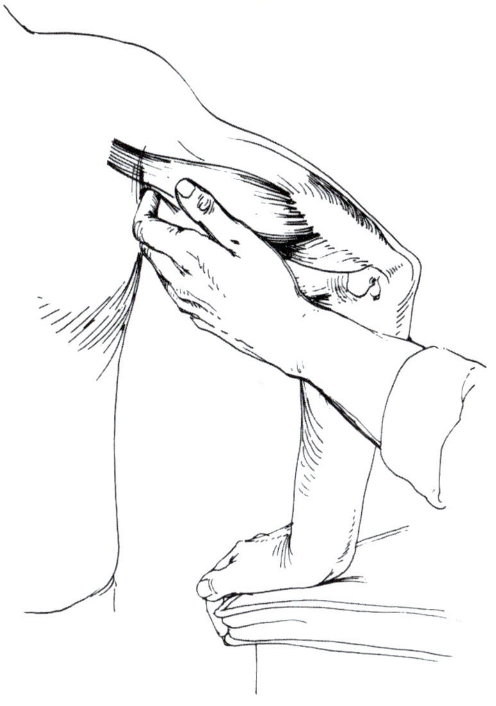

그림 27. 위팔세갈래근의 긴머리(상완삼두근의 장두, triceps long head)

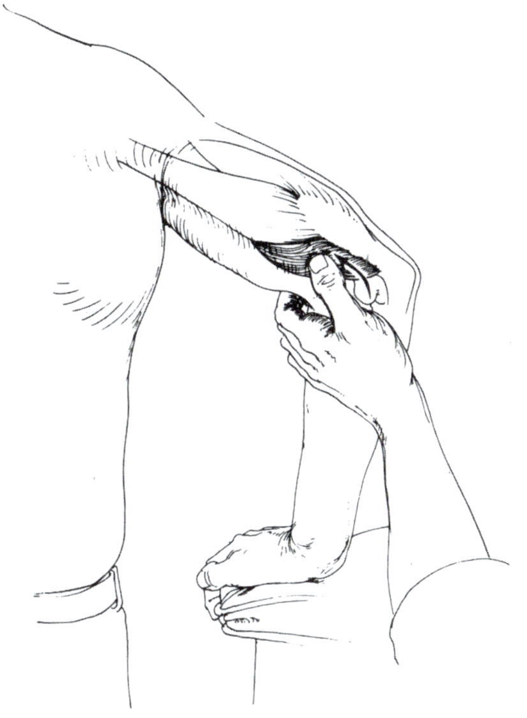

그림 28. 위팔세갈래근의 안쪽머리(상완삼두근의 내측두, triceps medial head)

이 경로를 따라, 외상으로 인한 2차적 손상이나 압통이 있는지에 대한 검사도 해야 한다.

3) 제3 구역 – 가쪽면(외측면)

(1) 손목폄근(수근신전근, wrist extensor): 손목폄근은 가쪽위융기와 가쪽융기위선(외측과상선)이 이는곳이며 일반적으로 세 개의 움직이는 뭉치(the mobile wad of three)라고도 한다. 이 그룹은 세 개의 근육으로 구성된다. 즉 ① 위팔노근(상완요골근, brachioradialis), ② 긴노쪽손목폄근(장요측수근신근, extensor carpi radialis longus), ③ 짧은노쪽손목폄근(단요측수근신근, extensor carpi radialis brevis)이다.

이들 세 근육은 기다란 근육들이며 처음에는 한 단위로 만져본다. 이 근육들은 피부아래(피하)에 있어서 검사자의 손가락으로 쉽게 만져 볼 수 있으며 잡아서 움직여 볼 수도 있다(그림 29). 근육의 경도(consistency)는 환자의 앞팔(전완)을 중립위[엎침(회내)도 뒤침(회외)도 아닌 상태]로 놓고 손목의 힘을 빼고 있을 때 가장 평가하기가 좋다.

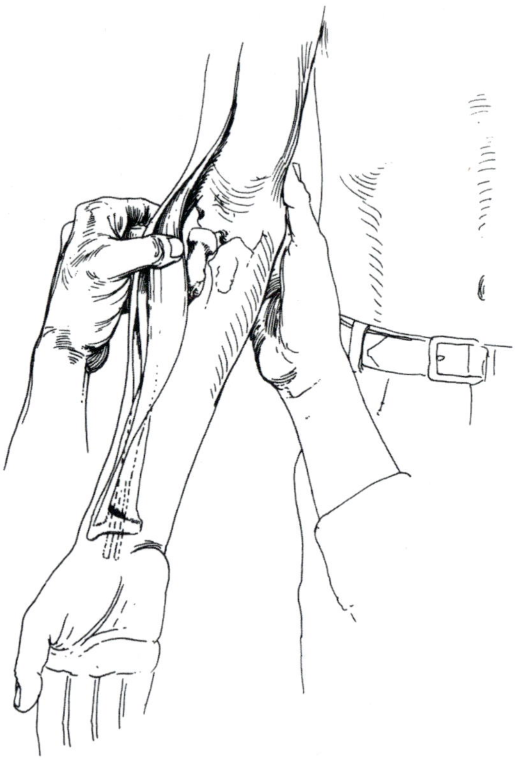

그림 29. mobile wad of three – 손목관절폄근

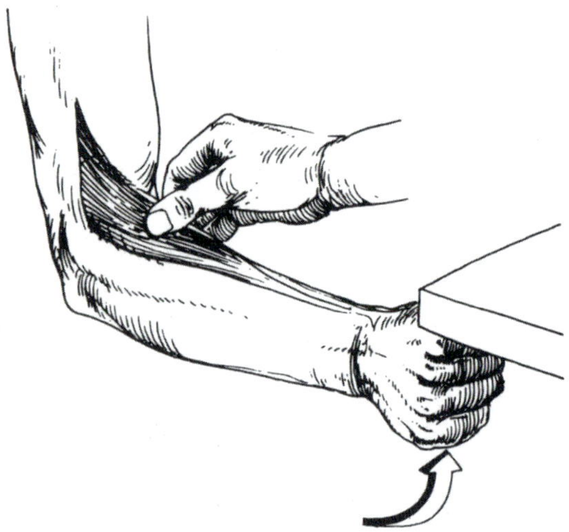

그림 30. 위팔노근(상완요골근, brachioradialis)의 촉진

(2) 위팔노근(상완요골근, brachioradialis): 위팔노근은 위팔의 가쪽융기위능선(외측 과상능, lateral supracondylar ridge)에서 기시한다. 이 근육을 좀 더 두드러져 보이게 하기 위해서는 환자에게 주먹을 쥐게 한 다음 책상 모서리 밑에 중립위로 놓은 다음 책상을 들어 올려 보면 위팔노근은 앞팔의 앞가쪽면(전외측면)에서 쉽게 볼 수 있게 된다(그림 30). 이는곳에서 노뼈붓돌기(요골경상돌기, radial styloid process)의 닿는곳까지 만져보고 그 경로에서 압통이나 손상 여부를 살펴본다. 위팔노근은 한 뼈의 먼쪽끝(원위단)에서 다른 뼈의 먼쪽 끝으로 이어지는 단 하나의 근육이다. 이 근육은 손목폄근 그룹의 한 부분이기는 하지만 실제로는 팔꿉관절 굽힘근의 기능을 하고 있다.

(3) 긴노쪽손목폄근(장요측수근신근, extensor carpi radialis longus), 짧은노쪽손목폄근(단요측수근신근, extensor carpi radialis brevis): 이 근육들을 두드러져 보이게 하기 위하여 환자에게 주먹을 쥐고 손목관절을 펴게 한 다음 손등에 저항을 준다. 그러면 이 근육들은 제2, 제3 손허리뼈(중수골) 몸쪽부분에서 손목관절에 이르는 곳까지 윤곽이 두드러지고

가쪽위융기를 향하여 위로 올라가면서 이 근육의 몸쪽 부위를 만져 볼 수 있다. 이들 근육은 앞팔의 대부분의 근육들처럼 이는곳에서 닿는곳까지 위팔뼈의 가쪽 상과에서 직선이 아닌 사선으로 주행하고 있다는 점을 유의해야 한다. 일반적으로 알려져 있는 일이지만 이 세 근육[특히 짧은노쪽손목폄근(단요측수근신근)]은 테니스엘보(tennis elbow)와 관계가 깊다. 이것은 과도한 외력으로 긴장(strain)된 폄근근(신전근)의 팔꿉의 가쪽위융기나 이 근육의 경로를 따라 동통을 일으키게 되는 원인이 된다. 어떤 경우에 있어서는 동통이 어깨까지 관련이 된다(그림 50). 테니스엘보의 검사는 이 장의 특수검사에서 기술한다(그림 49).

(4) 가쪽곁인대(외측측부인대, lateral collateral ligament): 이 인대는 로프와 같은 구조로서 무릎관절의 가쪽곁인대와 유사하다. 또한 이것은 가쪽위융기에서 노뼈를 감싸고 있는 고리인대(윤상인대, annular ligament)의 옆까지 연결되어 있으며 이 인대의 염좌는 보통 급격한 내반 방향의 외력 결과로 초래되며 촉진 시 압통을 느끼게 된다.

(5) 고리인대(윤상인대, annular ligament): 윤상인대는 가쪽곁인대에 붙어 있으며 노뼈머리와 노뼈목(요골두와 요골경)을 둘러싸고 있고 노자관절(요척관절)을 지지한다(그림 31). 가쪽곁인대와 고리인대는 직접 만져 볼 수는 없지만, 이 부위에 인대 자체나 노뼈머리(요골두)에 장애가 있는지를 알아보기 위하여 반드시 검사해야 한다(가쪽곁인대의 안정성 검사는 이 장의 특수검사에서 다루기도 한다).

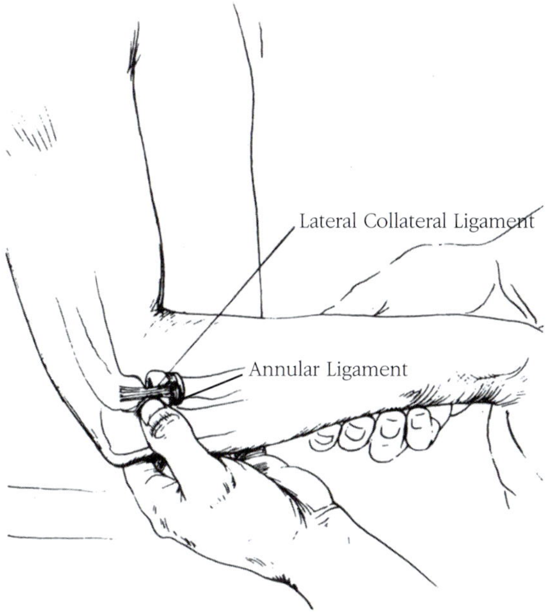

그림 31. 고리인대(윤상인대, annular ligament)와 가쪽곁인대(lateral collateral ligament)

4) 제4 구역 – 앞쪽면(전면)

(1) 팔오금(주와, cubital fossa): 팔오금은 삼각형의 형태로서 가쪽은 위팔노근(상완요골)에 의하여, 안쪽은 엎침근에 의하여, 위쪽면(상면)은 위팔뼈의 양측위융기 사이에 그려진 가상의 선에 의하

여 이루어져 있다(그림 32). 팔오목의 가쪽에서 안쪽으로 통과하는 조직은 위팔두갈래근힘줄(상완이두근건, biceps tendon), 위팔동맥(상완동맥, brachial artery), 정중신경(median nerve), 근육피부신경(근피신경, musculocutaneous nerve)이다.

(2) 위팔두갈래근힘줄(상완이두근건, biceps tendon): 위팔두갈래근힘줄과 위팔두갈래근의 근복은 환자가 테이블 밑에서 주먹을 쥐고(회의 상태로) 테이블을 들어 올릴 때 쉽게 만져 볼 수 있다. 힘줄은 길고 팽팽하며 위팔노근(상완요골) 안쪽에서 두드러져 나타난다(그림 33). 먼저 위팔두갈래근의 긴 근복을 검사한다. 이 근육의 이는곳도 닿는곳도 만져 볼 수는 없지만 근복과 건은 확실히 만져 볼 수 있다. 가능한 한 위팔두갈래근힘줄의 먼쪽 부위를 추적해 내려가면서 손목관절굽힘근 그룹을 가로질러 위팔두갈래근을 고정하는 안쪽의 넓은 위팔두갈래근힘줄막을 살펴본다. 위팔두갈래근힘줄(정지 또는 그 근처)의 파열(rupture)은 강한 저항에 대항하여 팔꿉관절을 굽혔을 때 발생된다. 그다음에 팔오목 전면은 압통이 있게

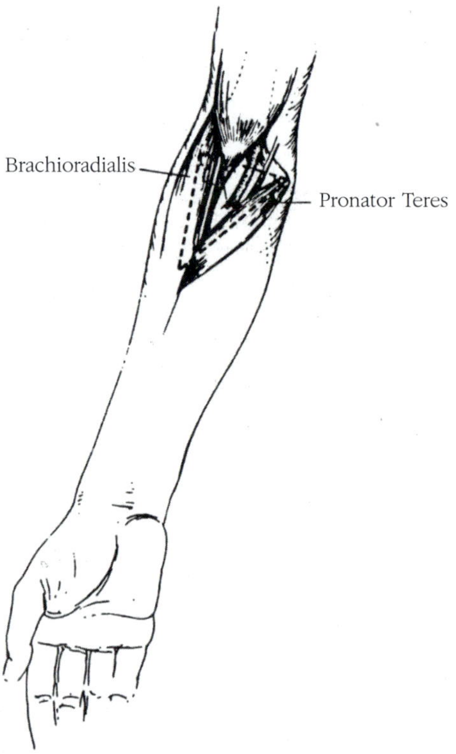

그림 32. 팔오목(cubital fossa)
완요골근(brachioradialis)과 원엎침근(pronator teres)과 팔꿉관절 가로선이 이루는 삼각지역

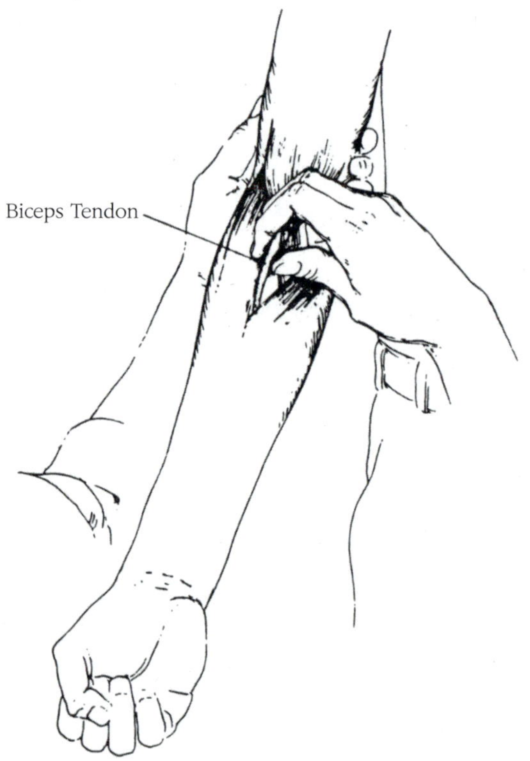

그림 33. 위팔두갈래근힘줄(상완이두근건, biceps tendon)

되고 위팔두갈래근힘줄은 더 이상 만져 볼 수 없게 된다. 근복은 수축되어 단열된 힘줄은 상방으로 당겨 올라가서 위팔에 알뿌리(구근) 형태의 근육 덩어리가 형성된다.

(3) 위팔동맥(상완동맥, brachial artery): 위팔동맥의 맥박은 위팔두갈래근힘줄의 바로 안쪽에서 느껴 볼 수 있다(그림 34).

(4) 정중신경(median nerve): 정중신경은 둥글고 관상구조로 되어 있으며 위팔동맥의 바로 안쪽에 있다. 이 신경의 경로는 팔꿉관절을 지나서 엎침근을 관통하여 손으로 향하는 앞팔로 들어간다(그림 35).

(5) 근육피부신경(근피신경, musculocutaneous nerve): 이 신경은 위팔두갈래근힘줄의 가쪽에 있고 앞팔의 감각을 지배한다. 신경은 만져 볼 수는 없지만 이 근육의 위치를 알아두는 것은 임상적인 의의가 있다. 이 부위는 팔꿉관절 선상의 약 2.5~5 cm 되는 곳인 위팔노근(상완요골)의 심부에 있다. 팔오목을 촉진할 때 위팔뼈 아래끝의 관절주머니의 부착부에 어떤 압통이 있는지 유의해 본다. 이 부위의 압통은 팔꿉관절이 지나치게 펴져서 손상을

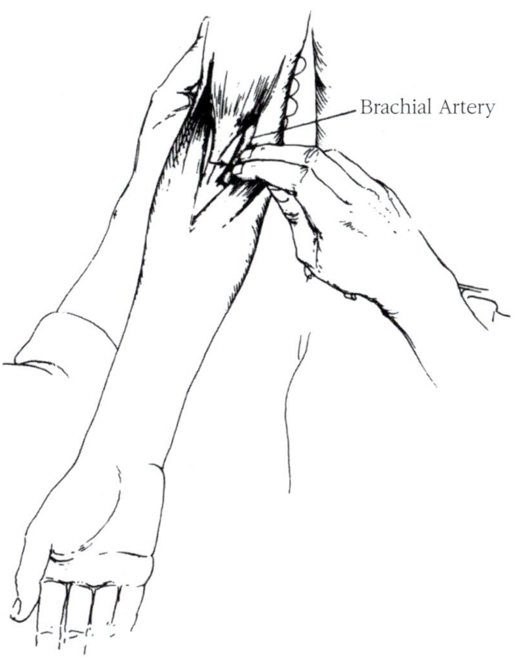

그림 34. 위팔동맥(상완동맥, brachial artery)

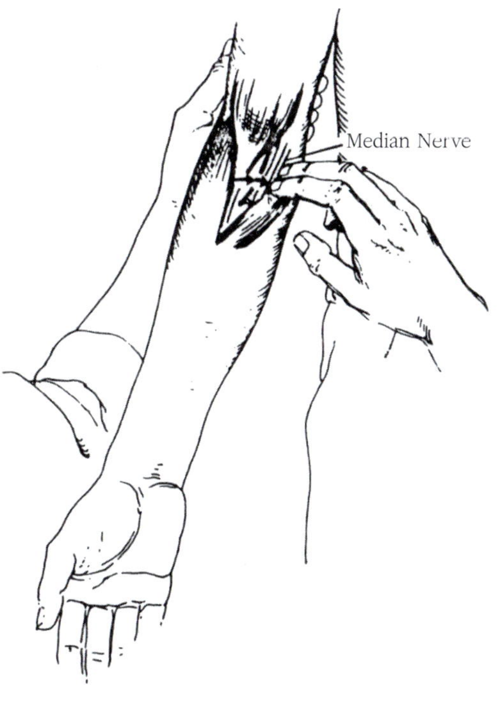

그림 35. 정중신경(median nerve)

받게 되는 원인이 될 수 있으며 관절주머니 앞쪽면(전면)에 염좌를 일으킨다.

4 관절운동 범위(ROM; range of motion)

상지는 상당히 광범위한 관절운동 범위가 요구되며, 심한 운동각도의 제한은 일상생활 동작(스스로 식사하는 것 같은)을 수행하는데 지장을 준다. 기본적으로 팔꿉관절의 운동 범위는 1) 굽힘(굴곡, flexion), 2) 폄(신전, extension), 3) 앞팔엎침(전완회내, forearm pronation), 4) 앞팔뒤침(전완회외, forearm supination)의 네 가지가 있다. 굽힘과 폄은 주로 위팔노뼈관절(상완요골관절, humeroradial joint)과 위팔자뼈관절(상완척골관절, humeroulnar joint)에서 시작되며 뒤침과 엎침은 팔꿉관절(주관절, elbow joint)과 손목관절의 노자관절(요척관절, radioulnar joint)에서 일어난다. 엎침과 뒤침을 하는 동안 노뼈머리(요골두, radial head)는 위팔뼈작은머리(상완골소두)와 더불어 위팔노관절(상완요골관절, humeroradial joint)에서 회전한다.

능동관절운동 범위 검사를 할 때, 환자는 앉거나 서서 하지만 검사자는 환자의 옆에 또는 환자의 발 앞에 서 있어야 한다.

1) 능동관절운동 범위 검사(active range of motion test)

이 검사는 도움 없이 팔꿉관절을 움직이는 환자의 능력 한계를 나타내기 때문에 '능동'이라고 칭한다. 만일 환자가 능동관절운동 범위 검사를 할 수 없다면 수동관절운동 범위 검사를 해야 한다.

(1) 굽힘 0~135°: 환자에게 팔꿉관절을 구부려 손을 어깨에 닿게 해보라고 한다. 굽힘운동은 팔의 앞쪽에 있는 근육에 의하여 제한되지만, 정상이라면 어깨에 손을 닿을 수 있다(그림 36).

(2) 폄(신전, extension) 0~5°: 팔꿉관절의 폄은 위팔세갈래근(상완삼두근)에 의하여 움직여진다. 팔꿉관절이 펴지는 한계는 팔꿈치머리(주두, olecranon)가 팔꿈치머리오목(주두와, olecranon fossa)과 마주치는 지점에 따라 결정된다. 환자에게 할 수 있는 만큼 팔을 쭉 펴 보도록 한다. 대부분의 남성은 0°까지 팔을 펼 수 있지만, 역도 선수처럼 근육이 발달된 사

람은 위팔두갈래근(상완이두근)의 긴장력 때문에 0°까지 팔을 펼 수 없는 경우도 있다. 여성은 정상적으로 최소 0°까지는 팔꿈치를 펼 수 있으며 많은 여성들은 그 이상을 넘어 5° 정도까지 펼 수 있다. 굽힘과 폄은 하나의 연속적인 동작으로 시행할 수 있으며 양쪽 팔꿉관절은 동시에 검사해야 한다(그림 36).

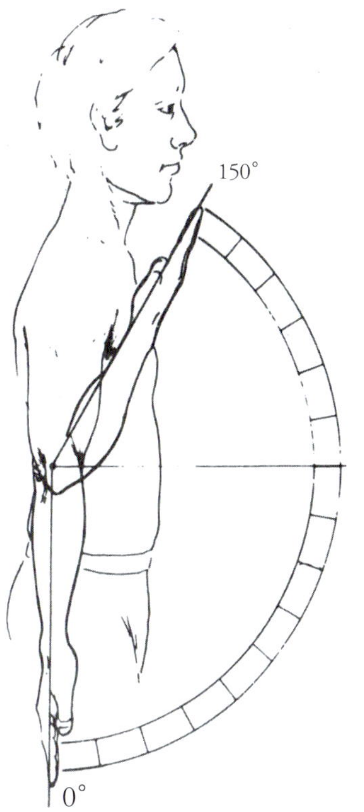

그림 36. 팔꿉관절 굽힘(flexion)과 폄(extension)의 관절운동 범위

(3) 뒤침(회외) 90°: 뒤침의 한계는 노뼈(요골, radius)가 자뼈(척골, ulna)를 감돌아 회전할 수 있는 각도에 의하여 결정된다. 팔꿉관절과 손목관절의 노자관절(요척관절, radioulnar joint)에 병변이 있으면 회전운동은 제한된다.

뒤침(회의)의 능동관절운동 범위 검사를 할 때는 환자에게 팔꿈치를 90°로 구부리게 한 다음 구부린 팔꿈치를 허리에 붙이도록 한다. 이 자세는 앞팔뒤침(전완회외)에 대한 어깨관절 모음(내전)과 굽힘의 대용작용을 방지하기 위한 것이다. 환자에게 주먹을 꽉 쥐게 하여 손바닥을 아래로 한 다음 손바닥이 위로 향할 때까지 주먹을 회전하게 한다. 뒤침(회외)의 정상 운동범위는 손바닥이 바로 위로 향할 때까지 돌릴 수 있다.

뒤침을 검사할 수 있는 또 다른 방법은 환자의 양손에 연필을 쥐게 한 다음 양쪽 앞팔을 동시에 뒤치게 한다. 정상적인 뒤침은 연필이 바닥과 평행하게 된다. 이러한 자세에서 비대칭이 나타날 경우에는 앞팔뒤침운동(전완회외운동)에 제한이 있다는 것을 나타내는 것이다.

(4) 엎침(회내) 90°: 뒤침(회외)에서와 같이 정상 엎침의 한계는 노뼈(요골)가 자뼈(척골)를 감돌아 회전할 수 있는 각도에 따라 결정된다. 엎침은 팔꿉관절과 손목관절에서 노자관절(요척관절)의 병변이나 앞팔(전완) 안의 병변에 의하여 제한될 수 있다.

엎침(회내)의 능동 운동범위 검사를 하려면, 환자는 팔꿈치를 구부려서 허리에 붙이고 연필을 쥐고 뒤침(회외)에서와 같은 자세로 유지한다. 완전뒤침(full supination)을 한 자세에서 환자에게 손바닥이 아래로 향할 때까지 주먹을 돌리도록 한다(그림 37). 정상 엎침운동 손바닥이

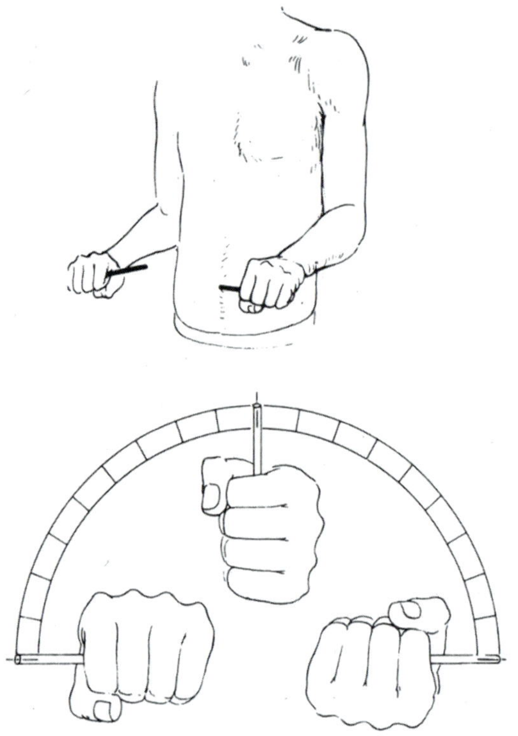

그림 37. 팔꿉관절. 뒤침(회외, supination)과 엎침(회내, pronation)의 관절운동 범위

바닥과 평행하게 되고 연필은 뒤침(회외)의 위치에서 180° 회전하게 된다. 연필의 위치가 비대칭적으로 되어 있으면 엎침의 운동범위가 제한되어 있다는 것을 뜻한다.

이 두 동작은 기본적으로 하나의 연속된 동작으로 이루어지기 때문에 엎침과 뒤침은 한 번의 검사로 연이어 시행해야 한다.

2) 수동관절운동 범위 검사(passive range of motion test)

이 검사는 환자가 능동관절운동 범위 검사를 시행할 수 없을 때 실시한다. 관련된 운동은 한 단위로 검사하는 것이 쉽고 효과적이므로 수동관절운동 범위 검사는 (1) 굽힘과 폄, (2) 뒤침(회외)과 엎침(회내)의 두 단계로 분류해서 시행한다.

(1) 굽힘과 폄: 환자의 팔꿈치를 허리에 붙이고, 한 손으로 팔꿈치머리돌기(주두, olecranon)를 감싸쥐고 환자의 몸을 향하여 팔을 고정시킨다. 다른 한 손은 환자의 손목을 잡은 다음 환자에게 허락되는 범위 내에서 팔꿉관절을 굽히고 펴도록 한다. 만일 검사자가 팔꿉관절 내에 운동의 제한을 느끼거나 관절이 뻣뻣하게 느껴지면 앞팔을 중립위(neutral position)로 하여 움직여 본다. 검사자는 운동의 제한이 우연한 것인지, 병변에 의한 것인지를 결정해야 한다. 그리고 환자의 정상쪽을 토대로 비교해 보기 위하여 정상쪽 팔꿉관절을 굽히고 펴보도록 한다. 장애의 잠재 요인 및 형태에 대한 소견과 제한된 운동 각도를 기록한다.

(2) 뒤침과 엎침: 앞에서와 같은 자세에서 환자의 팔꿈치를 고정시키고 다른 손으로 마치 악수하는 것처럼 환자의 손을 잡는다. 손은 운동을 조절할 정도로 꼭 잡아야 하지만 환자가 불쾌할 정도로 꽉 잡아서는 안 된다. 관절운동 범위를 완전히 할 수 있는지 없는지를 알기 위하여 서서히 앞팔을 뒤침과 엎침을 시킨다. 운동의 제한이나 손실은 제한된 형태와 제한된

각도로 양면에서 평가되어야 한다.

⑤ 신경학적 검사(neurologic examination)

신경학적 검사는 팔꿉관절근육을 지배하는 신경의 정상 여부를 알 뿐만 아니라 근력의 강도를 평가하기 위한 근력검사도 포함한다. 검사는 1) 근력검사, 2) 반사검사, 3) 감각검사의 세 부분으로 나뉜다.

1) 근력검사(muscle testing)

팔꿉관절의 근력검사는 기본적으로 굽힘(굴곡, flexion), 폄(신전, extension) 엎침(회내, pronation), 뒤침(회외, supination)의 운동과 관계된다. 근력에 따라서 논하고자 할 때는 이러한 운동을 개별적으로 분류하지만, 검사를 할 때에는 중간에서 쉬지 말고 한 동작에서 다른 동작으로 연이어 검사하는 것이 훨씬 좋다. 환자는 팔꿉관절을 검사할 때에 앉거나 서거나 어떤 자세도 좋지만 다만 환자의 편안한 자세에 따라야 할 것이다.

(1) 굽힘(굴곡, flexion)

주동근 ① 위팔근(상완근, brachialis)

근육피부신경(근피신경, musculocutaneous nerve C5, C6)

② 위팔두갈래근(상완이두근, biceps)[앞팔을 뒤침(회외)을 했을 때]

보조근 ① 위팔노근(상완요골근, brachioradialis)

② 뒤침근(회외근, supi-nator)

검사자는 환자의 앞에 서서 팔꿉관절의 몸쪽 뒤쪽(근위 후방)을 감싸 쥐어 고정한다. 저항을 주는 손은 환자의 손목을 안쪽으로 잡는다(그림 38).

환자에게 팔을 서서히 구부려 보라고 말한 다음 약 45° 정도 구부렸을 때부터 저항을 주기 시작한다. 환자가 이겨낼 수 있는 최대의 저항을 결정한 다음 똑같은 방법으로 반대쪽 팔꿉관절을 검사하고 비교해 본다. 근력 평가표에 따른 근력을 기록한다(제1장 어깨관절 도표 1을 참조할 것).

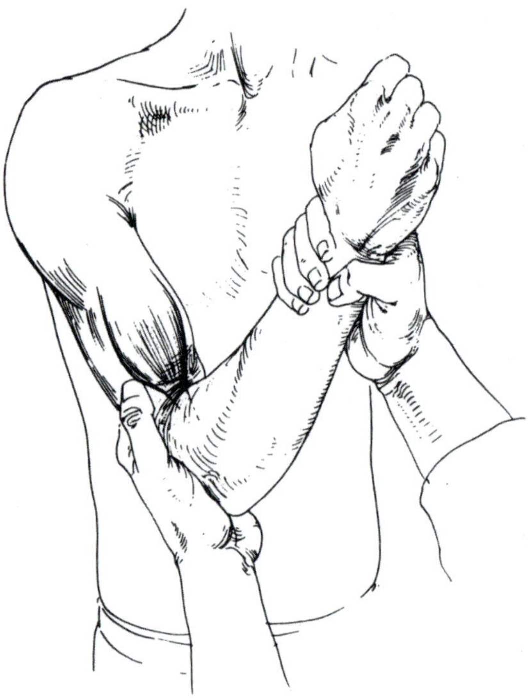

그림 38. 굽힘(굴곡)의 근력검사

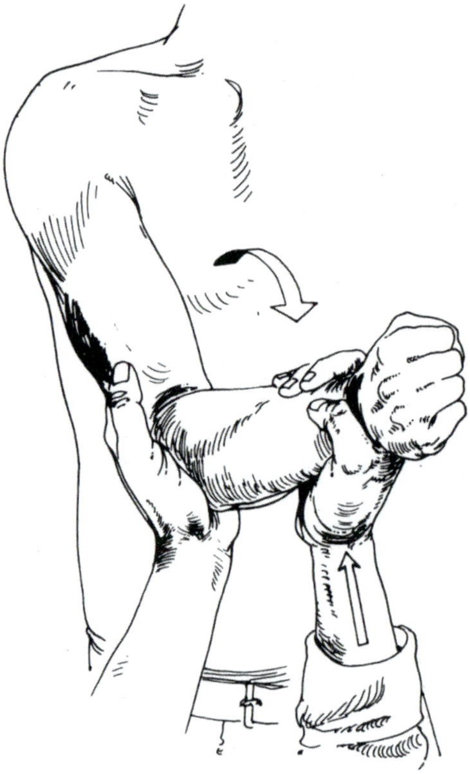

그림 39. 폄(신전)의 근력검사

(2) 폄(신전, extension)

주동근 ① 위팔세갈래근(상완삼두근, triceps brachii)

노신경(요골신경, radial nerve, C7)

보조근 ① 팔꿈치근(주근, anconeus)

환자의 앞에 서서 굽힘검사 때와 같은 모양으로 손의 자세를 유지한다.

구부린 팔을 서서히 펴도록 환자에게 말한다. 팔꿉이 약 90°가 되기 전에 환자가 이겨낼 수 있는 최대의 저항을 결정할 때까지 저항을 증가시킨다. 저항을 주는 압력은 일정하면서도 정확히 주어야 한다. 급격한 저항이나 밀어붙이는 듯한 저항은 정확한 근력을 평가할 수 없게 된다(그림 39).

(3) 뒤침(회외, supination)

주동근 ① 위팔두갈래근(상완이두근, biceps)

근육피부신경(근피신경, musculocutaneous nerve, C5, C6)

② 뒤침근(회외근, supinator)

노신경(요골신경, radial nerve, C6)

보조근 ① 위팔노근(상완요골근, brachioradialis)

위팔두갈래근은 팔꿉관절의 굽힘근의 기능 뿐 아니라 뒤침(회외)의 역할도 한다. 이러한 기능은 콜크병 마개를 빼려고 콜크스크류를 비트는 동작(뒤침)과 병마개를 잡아 빼는 동작(굽힘)에서 잘 볼 수 있다(그림 40).

검사자는 환자의 앞에 서서 환자의 팔꿉관절을 몸 옆에 고정해 준다. 이렇게 팔꿉관절을 고정하는 것은 앞팔뒤침을 시도할 때 어깨관절 모음(내전)과 가쪽돌림(외회전)의 대용작용을 방지하기 위한 것이다. 저항을 주는 손의 엄지두덩(모지구)은 환자의 노뼈(요골) 등쪽 부위에 놓고 검사자의 손가락은 자뼈(척골)를 안쪽(내측)으로 감싸 쥔다(그림 41).

환자에게 손바닥을 아래로 한 자세(엎침)에서 손목을 밖으로 돌리라고(뒤침) 지시한 다음 환자가 뒤침으로 앞팔을 움직일 때 검사자의 저항을 주는 손의 압력은 환자가 최대 저항을 이겨낼 수 있을 때까지 노뼈쪽(요골측)을 향하여 서서히 증가시킨다.

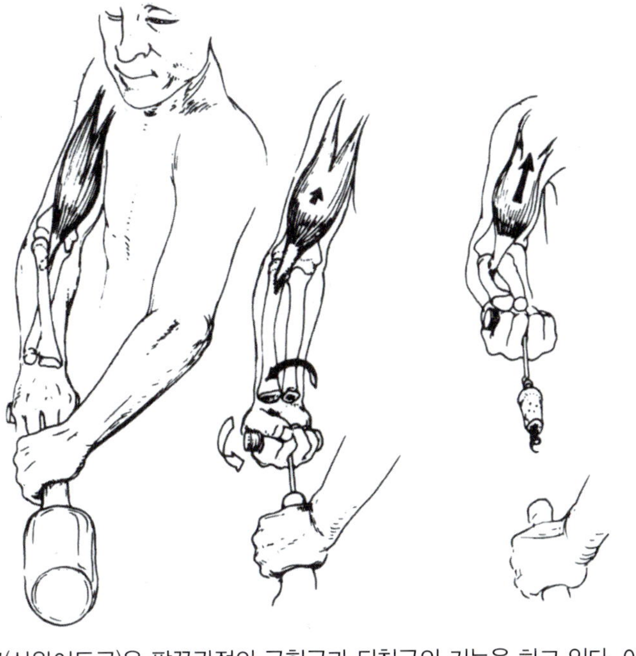

그림 40. 위팔두갈래근(상완이두근)은 팔꿉관절의 굽힘근과 뒤침근의 기능을 하고 있다. 이 기능은 콜크병 마개의 콜크스크류를 비틀어 넣는 동작과 콜크병 마개를 잡아당기는 동작으로 설명할 수 있다.

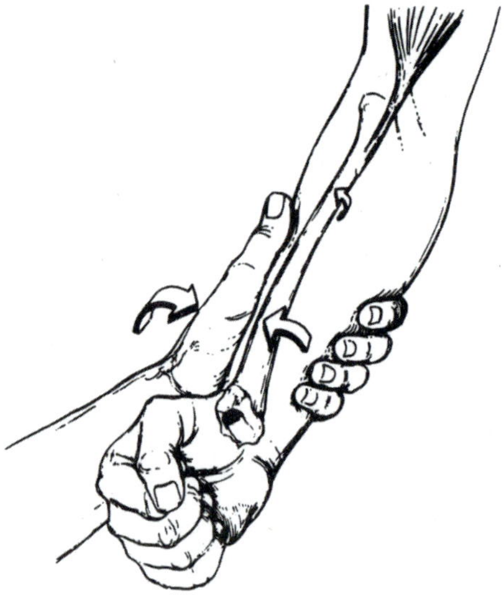

그림 41. 뒤침(회외)의 근력검사

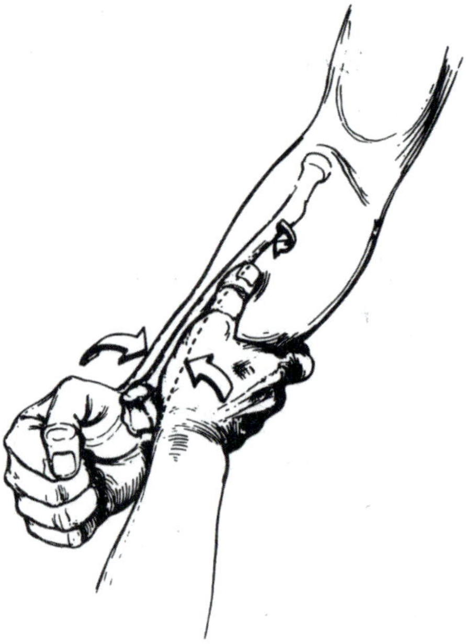

그림 42. 엎침(회내)의 근력검사

(4) 엎침(회내, pronation)

주동근 ① 원엎침근(원회내근, pronator teres)
정중신경(median nerve, C6)
② 네모엎침근(방형회내근, pronator quadratus)
정중신경앞뼈사이가지(전골간지, ant. interosseous branch of median nerve, C8, T1)

보조근 ① 노쪽손목굽힘근(요측수근굴근, flexor carpi radialis)

검사자는 환자의 앞에 서서 순수한 앞팔엎침(전완회내)에 대한 어깨관절 벌림(외전)과 안쪽돌림(내회전)의 대용작용을 방지하기 위하여 팔꿉관절을 계속 고정시킨다. 저항을 주는 손의 엄지두덩은 노뼈먼쪽끝(요골원위단, radial distal end)의 바닥면에 놓고 손가락으로는 자뼈(척골)의 뒤쪽면(후면)을 감싸 쥔다(그림 42). 이것은 검사자의 저항을 주는 손을 손목의 등쪽에서 바닥쪽으로 돌리는 것뿐이다.

환자에게 손바닥을 위로 한 자세(뒤침)에서 손목을 안으로 돌리라고(엎침) 말한다. 환자가 손목을 안으로 돌리기 시작하면 환자가 최대의 저항을 이겨낼 때까지 노뼈쪽(요골측)을 향하여 저항을 증가시킨다.

2) 반사검사(reflex testing)

팔꿉관절을 지배하는 신경이 정상인지를 평가하는 세 가지 반사는 1) 위팔두갈래근힘줄반사(상완이두근건반사, biceps reflex), 2) 위팔노근힘줄반사(상완요골근건반사, brachioradialis reflex), 3) 위팔세갈래근힘줄반사(상완삼두근건반사, triceps reflex)이다. 이것은 즉 깊은힘줄반사(심부건반사, deep tendon reflex), 하위운동신경원반사(lower motor neuron reflex)로서 코드(cord)를 따라 앞뿔세포(전각세포, anterior horn cell)까지 이어지며 말초신경(peripheral nerve)을 경유해 근육으로 들어간다.

(1) 위팔두갈래근힘줄반사(상완이두근건반사, biceps tendon reflex) - C5: 위팔두갈래근은 신경학적 레벨 C5, C6의 근육피부신경에 의하여 지배받지만 이 반사는 주로 C5의 기능이다. 따라서, 위팔두갈래근의 반사검사는 주로 C5의 신경학적 레벨의 기능을 평가하는 것이라 할 수 있다.

반사검사를 할 때에는 환자의 앞팔을 검사자의 반대측 앞팔에 걸쳐놓고 검사자는 팔꿉관절 안쪽 아래에서 환자의 팔을 지지한다. 검사자의 엄지손가락을 팔오목의 위팔두갈래근힘줄위에 놓는다(그림 43). 환자가 팔꿉관절을 약간 굽히면 검사자의 엄지손가락 밑에 위팔두갈래근힘줄이 돌출되는 것을 느끼게 될 것이다(그림 43).

검사자의 앞팔 위에 환자의 팔을 걸쳐 완전히 이완되도록 한다. 환자가 완전히 힘을 뺏을 때 반사 망치의 좁은 끝으로 검사자의 엄지손가락 손톱 위를 가볍게 치면 위팔두갈래근이 약간 움찔하게 된다. 검사자는 그러한 움직임을 보거나 느낄 수 있어야 할 것이다(그림 43).

약간의 반응이 있다면 위팔두갈래근의 신경지배를 하고 있는 C5의 신경학적 레벨이 정상이라고 생각할 수 있다. 여러

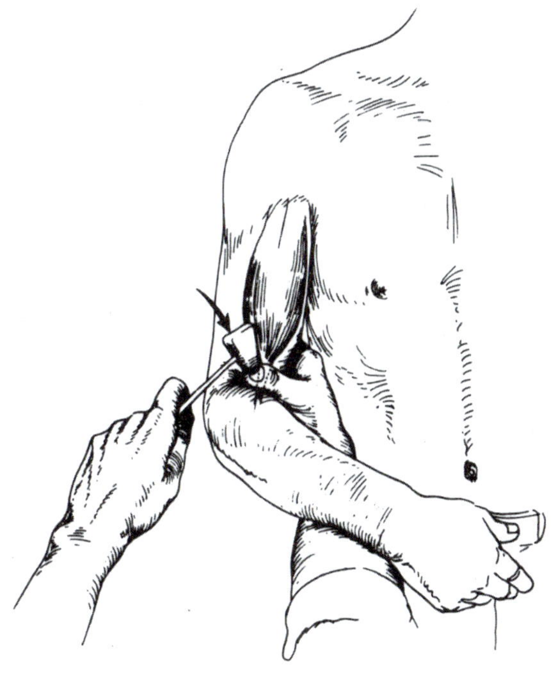

그림 43. 위팔두갈래근힘줄반사(상완이두근건반사, biceps reflex)

번 반사검사를 시도해 보아도 아무런 반응이 없다면 C5의 신경뿌리에서 위팔두갈래근까지의 어디엔가 장애가 있을 것이다. 반사의 항진은 뇌혈관장애[cerebrovascular attack(stroke)]일 것이며 반사의 저하는 경추의 추간판탈출증(herniated cervical disc)으로 인한 이차적인 말초신경 손상과 같은 하위운동 신경원 장애일 것이다(뇌는 하위 운동신경원 반사에 능가하는 억제제어 조정을 하며 과잉동작을 방지한다는 것을 유의해야 한다). 양측의 반사를 검사하고 비교해 본다. 정상이라면 양쪽의 반사가 똑같이 나타날 것이다. 반사는 정상(normal), 항진(increase), 저하(decrease)로 표기한다.

(2) 위팔노근힘줄반사(상완요골근건반사, brachioradialis tendon reflex) – C6: 위팔노근은 C5, C6에서 나오는 노신경(요골신경)에 의하여 지배받는다. 그러나 반사는 주로 C6의 기능이다. 반사검사를 하기 위하여 위팔두갈래근힘줄반사에서와 같은 방법으로 환자의 팔을 지지한다. 반사망치의 편평한 부분을 사용하여 노뼈(요골)가 움찔하도록 노뼈아래 끝에서 위팔노근(상완요골근)의 힘줄을 살짝 두드린다(그림 44). 그런 다음 반대쪽 팔과 비교해서 결과를 기록한다.

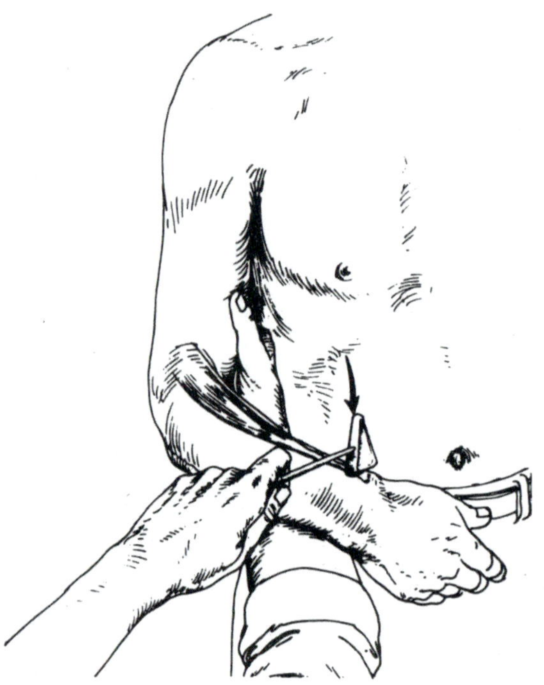

그림 44. 위팔노근힘줄반사(상완요골근건반사, brachioradialis reflex)

(3) 위팔세갈래근힘줄반사(상완삼두근건반사, triceps tendon reflex) – C7: 위팔세갈래근은 노신경(요골신경)에 의하여 지배받는다. 이 반사는 주로 C7의 기능이다.

앞에 했던 두 방법과 같은 자세로 환자의 팔을 유지한다. 환자에게 완전히 힘을 빼라고 말한다. 완전히 힘을 빼었다고 생각되면(위팔세갈래근의 긴장력이 빠지는 것을 느낄 수 있다) 반사망치의 뾰족한 쪽으로 팔뒤꿈치의 팔꿈치머리오목(주두와, olecranon fossa)을 가로지르는 지점에서 위팔세갈래근힘줄을 살짝 두드린다(그림 45). 검사자는 반사를 볼 수 있어야 하고 받치고 있는 앞팔에서 약간 움찔하는 것처럼 느껴야만 될 것이다.

3) 감각검사(sensation testing)

팔꿉관절 주위의 감각은 네 개의 신경에 의하여 지배되고 있다.

① C5 – 위팔가쪽(상완외측) – 겨드랑신경(액와신경)의 감각가지(sensory branch of the axillary nerve)

② C6 – 앞팔가쪽(전완외측) – 근육피부신경(근피신경)의 감각가지(sensory branch of the musculocutaneous nerve)

③ C8 – 앞팔안쪽(전완내측) – 앞팔피부신경(앞팔피신경, antebrachial cutaneous nerve)

④ T1 – 위팔안쪽(상완내측) – 위팔피부신경(위팔피신경, brachial cutaneous nerve)(그림 46)

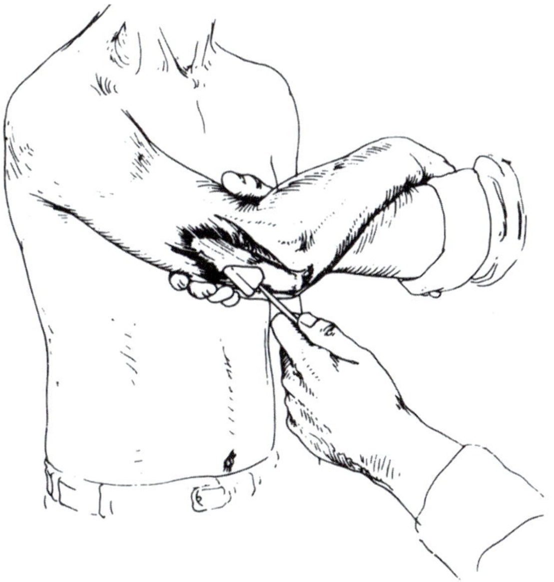

그림 45. 위팔세갈래근힘줄반사(상완삼두근건반사, triceps reflex)

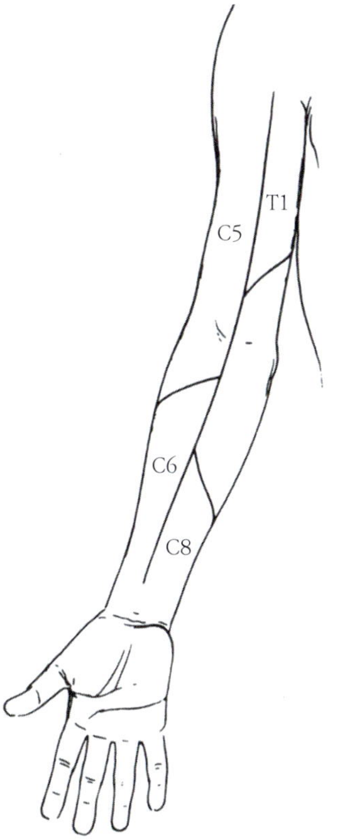

그림 46. 팔꿉관절 주위의 감각

6 특수검사(special test)

1) 인대의 안정성 검사(test for ligamentous stability)

이 검사는 팔꿉관절의 안쪽곁인대(내측측부인대, medial collateral ligament)와 가쪽곁인대(외측측부인대, lateral collateral ligament)의 안정성을 평가하기 위한 검사이다. 이 검사를 하기 위하여 검사자의 한 손은 환자의 팔꿉관절 뒷면을 감싸 쥐고 다른 한 손으로는 환자의 손목을 잡는다. 검사할 때에 검사자의 팔꿉관절을 잡은 손은 받침점으로 작용하고 다른 한 손은 미는 힘으로 작용한다. 먼저 환자에게 팔꿉관절을 약간 구부리도록 하고 관절의 안쪽에서 외반 압력이 생기도록 환자의 앞팔을 가쪽으로 힘을 가한다(그림 47). 검사자의 손 밑에서 안쪽에 어떤 틈이 생기는지 주의해 본다. 그런 다음 반대 방향으로 앞팔의 안쪽에 내반압이 생기도록 앞팔을 안쪽으로 밀어 본다. 다시 가쪽에 어떤 틈이 생기는지 검사한다. 팔꿉관절을 받치고 있는 손은 팔꿉관절을 고정하는 받침점으로 사용할 뿐 아니라 검사하는 동안 곁인대를 촉진하는 데도 사용한다.

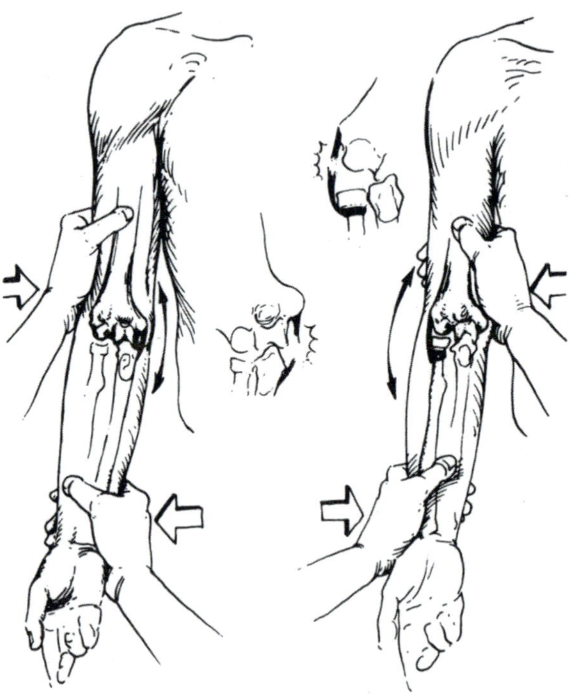

그림 47. 인대 안정성 검사

2) 티넬 징후(Tinel sign)

티넬 징후는 신경 내의 신경종 위에 압통을 유발하는 검사이다. 만일 자신경(척골신경) 내에 신경종이 있다면 팔꿈치머리(주두, olecranon)와 안쪽위융기(내측상과, medial epicondyle) 사이의 도랑(오목한 곳)을 두드리면 앞팔에서 손의 자신경(척골신경)이 지배되는 곳까지 저리는 듯한 감각(tingling sensation)을 느끼게 될 것이다(그림 48).

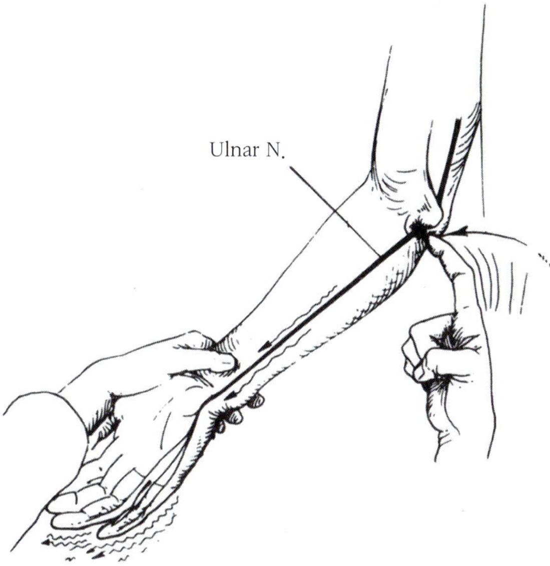

그림 48. 티넬 징후(Tinel sign)

3) 테니스엘보 검사(tennis elbow test)

이 검사는 테니스엘보의 동통을 재현하기 위한 검사다. 환자의 앞팔(전완)을 고정하고 환자에게 주먹을 쥔 채로 손목을 펴도록 한다. 환자가 팔꿉관절을 펼 때 검사자는 굽힘 방향으

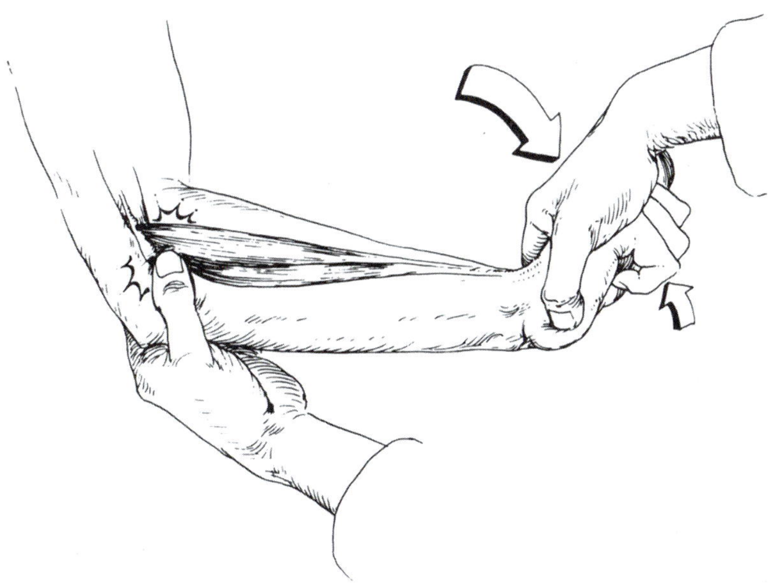

그림 49. 테니스엘보 검사(tennis elbow test)

로 저항을 준다(그림 49). 환자가 테니스엘보의 진단명을 가지고 있을 경우 환자는 손목폄근그룹(수근신전근군, wrist extensor groups)의 기시 부분인 가쪽위융기(외측상과, lateral epicondyle)에 갑자기 심한 통증을 느끼게 될 것이다.

7 관련 부위의 검사(examination of related areas)

목뼈(경추)의 추간판탈출증이나 골관절염일 경우 팔꿉관절에 관련 통을 일으키게 된다. 때로 손목관절의 류머치스성 관절염일 경우에도 팔꿉관절 부위에 이러한 증상이 나타날 수 있는데 그 이유는 손목관절의 굽힘근이나 폄근이 손목관절과 팔꿉관절을 지나가는 두 관절 근육이기 때문이다. 같은 모양으로 어깨관절에 병변이 있을 때에도 이러한 증상이 나타날 수 있다(그림 50). 그러나 팔꿈치의 관련통은 어깨의 관련통보다 많지는 않다.

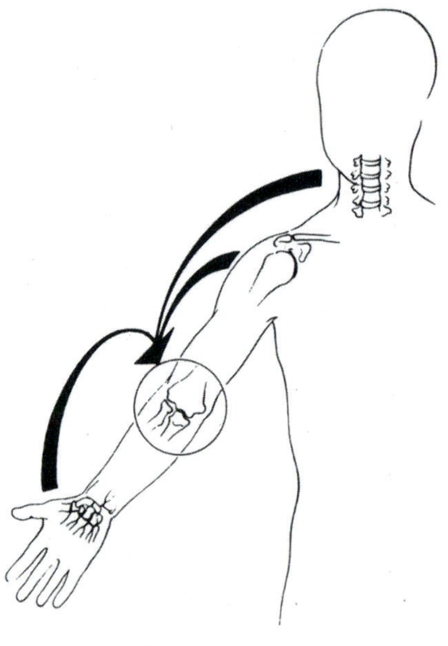

그림 50. 손목관절, 어깨관절, 목뼈의 병변은 팔꿉관절에 관련된 증상이 나타날 수 있다.

제3장

손목관절(수근관절)과 손의 검진

Physical examination of the wrist and hand

1. 시진(inspection)
   1) 손바닥: 손바닥면(palmar surface)
   2) 손등: 손등쪽면(dorsal surface)

2. 피부의 촉진

3. 뼈의 촉진
   1) 손목관절의 뼈
   2) 노뼈붓돌기(radial styloid process)
   3) Anatomic snufbox
   4) 손배뼈(주상골, navicular, scaphoid bone)
   5) 큰마름뼈(대능형골, trapezium)
   6) 노뼈의 결절(tubercle of the radius)
   7) 알머리뼈(capitate)
   8) 반달뼈(lunate)
   9) 자뼈붓돌기(ulnar styloid process)
   10) 세모뼈(삼각골, triquetrum)
   11) 콩알뼈(두상골, pisiform)
   12) 갈고리뼈의 후크(hook of the hamate)
   13) 손허리뼈(metacarpals)
   14) 제1손허리뼈(first metacarpal)
   15) 손허리손가락관절(metacarpo-phalangeal joints)
   16) 손가락마디뼈(지절골, phalanges)

4. 연부조직의 촉진
   1) 손목관절 제1구역: 노뼈붓돌기(radial styloid process)
   2) 손목관절 제2구역: 노뼈결절[tubercle of the radius, 리스터 결절(Lister's tubercle)]
   3) 손목관절 제3구역: 자뼈붓돌기(ulnar styloid process)
   4) 손목관절 제4구역: 콩알뼈(손바닥면, pisoifrm)
   5) 손목관절 제5구역: 긴손바닥근과 손목굴(장장근과 수근터널, palmaris longus and carpal tunnel)
   6) 손 제1구역: 엄지두덩(thenar eminace)
   7) 손 제2구역: 새끼두덩(hypothenar eminance)
   8) 손 제3구역: 손바닥(palm)
   9) 손 제4구역: 손등
   10) 손 제5구역: 손가락마디뼈
   11) 손 제6구역: 손가락바닥[지복(指腹), finger tuft]

5. 관절운동 범위(range of motion)
   1) 능동관절운동 범위 검사(active range of motion test)
   2) 수동관절운동 범위 검사(passive range of motion test)

6. 신경학적 검사(neurologic examination)
   1) 근력검사(muscle testing)
   2) 손가락(finger)
   3) 감각검사(sensation testing)

7. 특수검사(special test)
   1) 손가락의 긴굽힘근(long flexor) 검사

8. 관련 부위의 검사

손목관절(수근관절)과 손의 검진

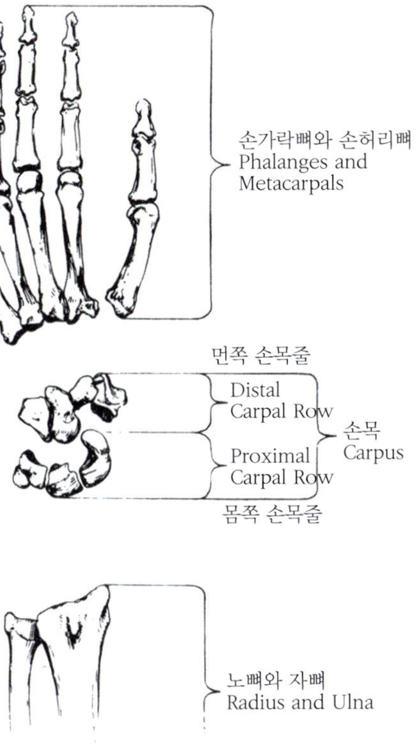

그림 1. 손목관절과 손의 골격 해부

손목관절(수근관절)과 손은 복잡한 구조로 되어 있고 일상생활의 거의 모든 동작을 완수하는 기능을 갖고 있으며 섬세한 균형을 이루고 있는 관절이다(그림 1).

손은 상지의 가장 활동적인 부분인 동시에 가장 보호받고 있지 못한 부분이기 때문에 상처받기 쉽고 손상의 빈도도 높은 곳이다. 손을 치료하기 전에 검사를 정확히 해야 하고 손 자체의 병변이나 손 이외에서 유래된 병변은 조직적인 방법으로 검사해야만 한다.

이미 앞에서 언급한 바와 같이 양쪽을 비교하는 것은 병변의 징후를 알아내는 가장 빠른 방법이며 이것은 특히 손목관절과 손을 검진할 때 아주 편리하다.

1 시진(inspection)

먼저 환자가 손을 자연스럽게 그리고 쉽게 사용하는지 또는 보호하려고만 하는지를 관찰한다. 환자가 처음 진찰실에 들어올 때 상지를 정상적으로 그리고 대칭으로 움직이는지를 주의해 보아야 한다.

왜냐하면 손의 병변은 흔드는 동작에 영향을 주기 때문이다. 대부분의 경우에 있어서 환자는 손상된 손을 가슴 앞으로 가로질러 고정하고 있거나 몸 옆에 붙여 뻣뻣한 자세를 취하게 된다.

손목관절(수근관절)과 손은 신체의 다른 부위와 관련된 증후가 나타날 수 있기 때문에 검사할 때 경추를 포함한 상지 전체를 노출할 필요가 있다. 그러므로 환자에게 허리까지 옷을 벗으라고 말한 다음 환자가 그렇게 할 때 환자의 손동작을 관찰하도록 한다. 정상적인 손의 동작은 부드럽고 자연스럽게 보이며 손가락도 일정하게 움직이지만 비정상적인 동작은 뻣뻣하고 부자연스럽게 움직일 것이다. 때로 어깨나 팔꿈치의 동작을 변경하여 손의 병변에 대한 동작을 보상할 수가 있다.

양손을 기능적인 면에서 관찰한 다음 손의 전체적인 구조를 검사한다. 초보적인 일 같지만 양손에 각각 손가락이 다섯 개인지를 세어 보는 일은 중요하다. 얼핏 보아서는 환자의 손가락이 없는 것을 모르고 지나칠 수가 있다. 예를 들어 한 손가락이 절단되어 외과적으로 절단된 부위에 다른 손가락을 대치할 수도 있으며 신생아의 경우처럼 선천적으로 손가락이 없든가 또는 정상아 보다 많은 경우가 있기 때문에 손가락을 세어 보는 일은 아주 중요하다.

시진할 때 손의 자세를 관찰하는 것은 매우 중요하다. 쉬고 있는 손의 자세는 손허리손가락관절(MP joint)과 손가락사이관절(IP joint)이 약간 구부러져 있으며 손가락은 거의 나란히 놓여 있게 된다(그림 2). 다른 손가락과 비교해서 한 손가락이 펴져 있으면 이 손가락의 굽힘근힘줄(flexor tendon)은 손상이 되었거나 끊어져 있음(단열, tearing)을 의심할 수 있다(그림 3).

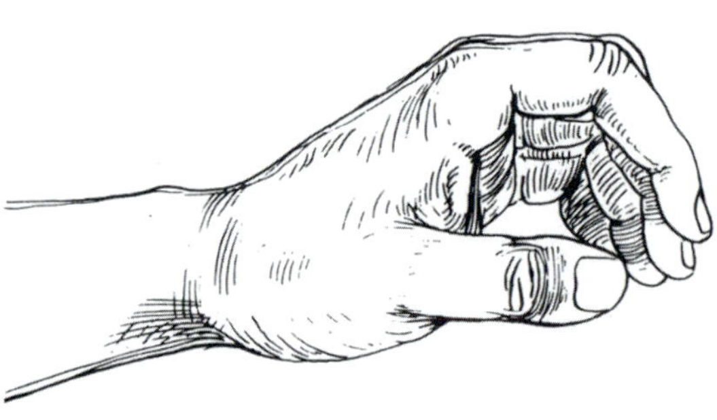

그림 2. 손의 자세

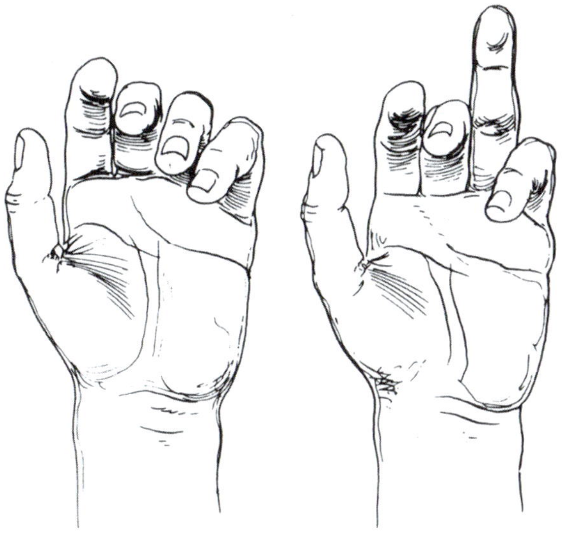

그림 3. 다른 손가락은 구부러져 있는데 한 손가락만 펴져 있으면 그 손가락의 굽힘근힘줄 손상을 의심할 수 있다.

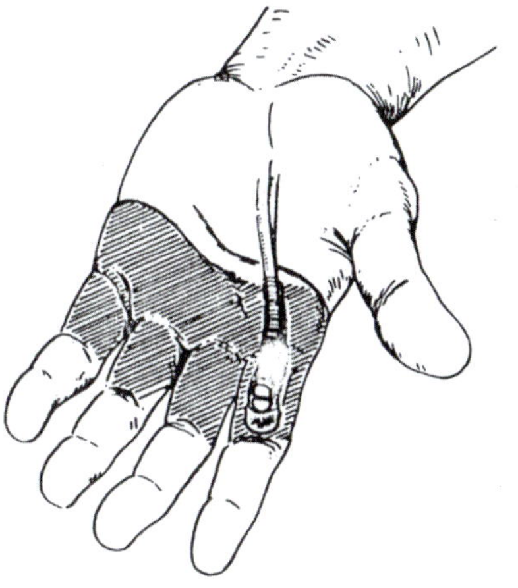

그림 4. 빗선 친 부분은 "no man's land"라고 부른다.

1) 손바닥: 손바닥면(palmar surface)

손과 손목 관절의 바닥에는 많은 피부의 선(손금)이 있다. 그 부위의 피부에는 근막이 부착하고 있다. 중요한 손금은 다음과 같은 것이 있다.

(1) 먼쪽손금(distal palmar crease): 손허리손가락관절(지절배면, knuckle)에서 접혀지는 손금이며 no man's land(얕은손가락굽힘근힘줄과 깊은손가락굽힘근힘줄이 한 개의 힘줄집 내에서 시작하는 곳)의 먼쪽 부위에 해당한다(그림 4).

(2) 몸쪽손금(proximal palmar crease): 손가락 기저부에서 접혀지는 손금이다(no man's land 내에 있다).

(3) 몸쪽손가락사이주름(proximal interphalangeal crease): 손가락의 몸쪽손가락사이관절(PIP joint)에서 접혀지는 손금이며 no man's land의 먼쪽 부위에 해당한다.

(4) 엄지두덩주름(thenar crease): 엄지두덩의 윤곽을 나타내는 손금이다(그림 5).

때로 환자의 늘 사용하는 손(우세손, dominant hand)은 단지 손금에 대한 검사만으로도 식별이 가능하다. 늘 사용하는 손의 근육은 잘 발달되어 있기 때문에 반대쪽 손보다 손금이 깊고 굳은살이 뚜렷하며 손이 약간 커 보인다.

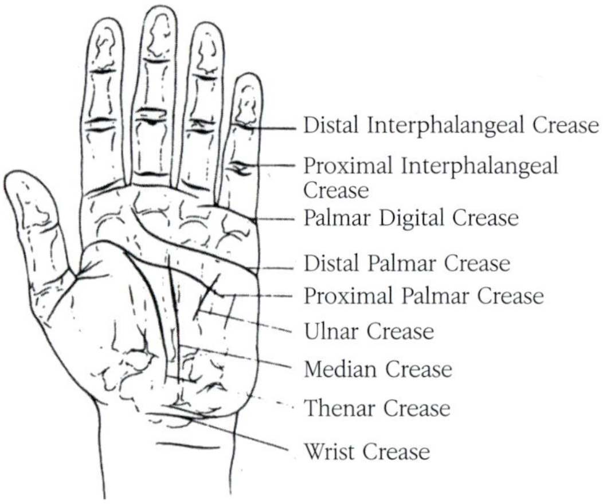

그림 5. 손금

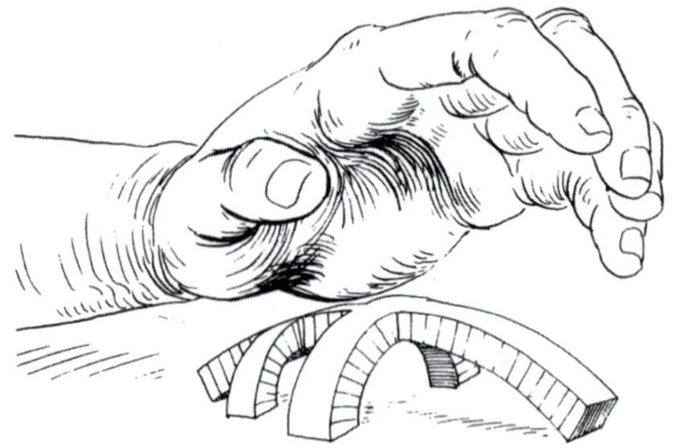

그림 7. 손의 아치는 내재근(intrinsic muscle)에 의하여 받쳐져 있다.

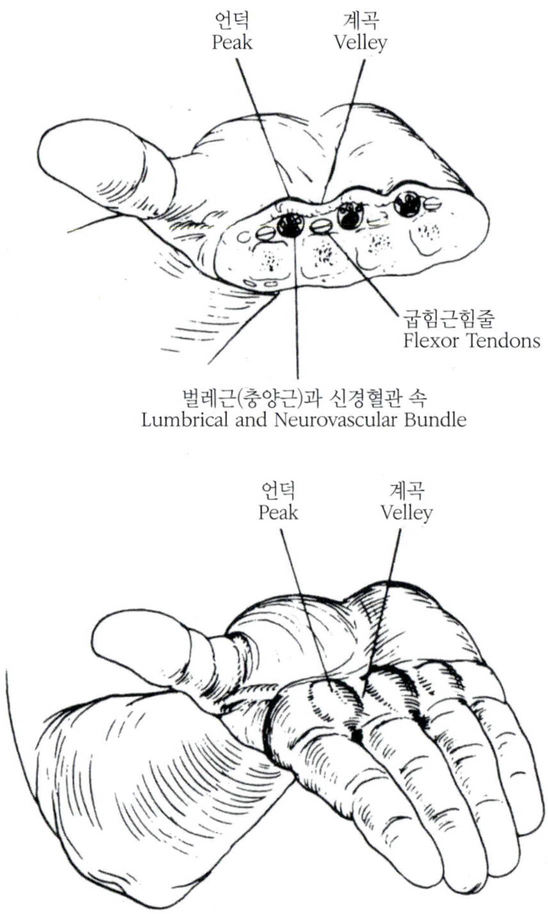

그림 6. 손바닥의 모양과 심층 해부

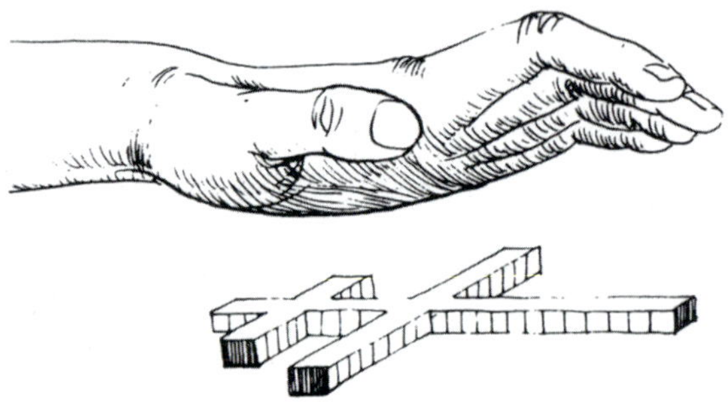

그림 8. 손의 내재근의 결손이나 위축은 손바닥을 편평하게 만든다.

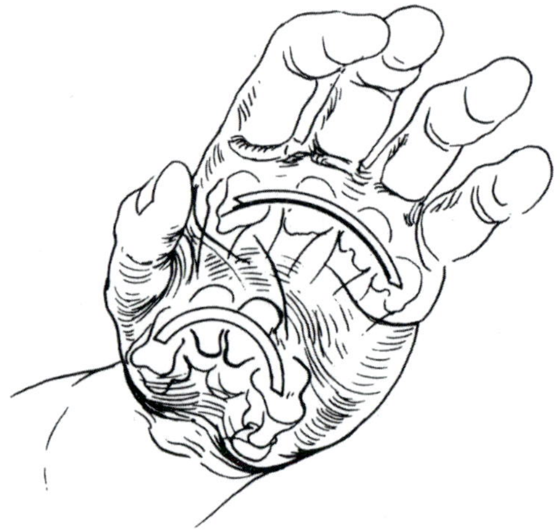

그림 9. 손과 손목관절의 두 개의 가로아치(횡아치, transverse arch)

손바닥의 윤곽을 이루는 엄지두덩(thenar eminence)과 새끼두덩(hypothenar eminence)은 중요하다. 그곳에는 각각 엄지손가락과 새끼손가락에 관계하는 근육이 있기 때문이다. 새끼두덩과 엄지두덩은 외형상 불룩하기 때문에 손바닥 중앙을 더욱 오목하게 만든다(그림 6, 72). 이러한 모양은 실제로 세 개의 아치에 의해 이루어진다(그림 7). 두 개의 아치(한 개는 손목뿌리, 또 한 개는 손허리뼈머리와 목은 손등을 가로 지르며 한 개의 아치는 손바닥 중앙의 세로축(장축)을 통과한다.

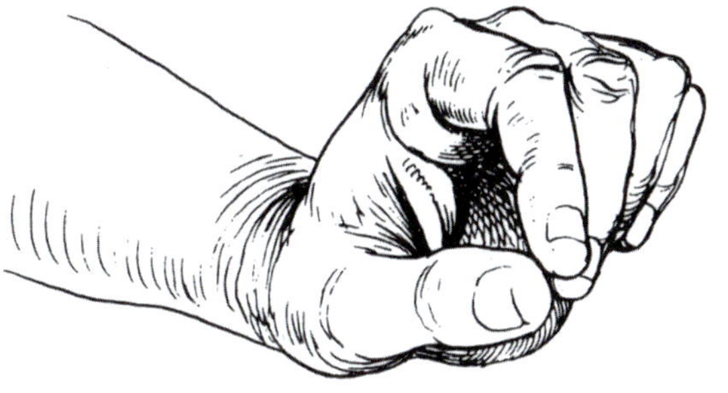

그림 10. 손가락의 집기 동작(pinch motion)

이러한 아치는 손의 내재근(intrinsic muscle)에 의해 받쳐지고 있으며 이 근육이 마비되거나 위축되면 손바닥의 정상적인 형태는 소실되어 오목한 곳이 없이 편평해진다(그림 8, 9). 이들 아치의 위치관계는 엄지두덩을 올려 주어 엄지손가락과 검지손가락 그리고 가운데손가락으로 잘 잡을 수 있게 한다(그림 10).

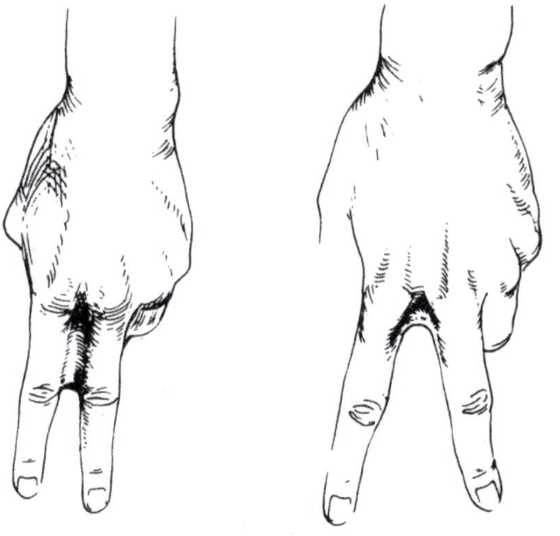

그림 11. 왼쪽: 두 손가락 사이의 비정상 피부막(합지증, syndactyly), 오른쪽: 정상 손가락 피부막

손바닥의 손허리손가락관절부위(MP joint area)는 '언덕과 계곡' 같은 특징을 나타낸다. 근육이 불룩한 부분인 언덕은 손가락을 지배하는 신경혈관다발(neurovascular bundle)과 벌레근(충양근, lumbrical muscle)이 있으며 약간 움푹한 부분인 계곡에는 손허리 손가락사이관절을 통과하는 굽힘근힘줄의 통로로 되어 있다(그림 6). 정상적으로 손가락 사이에는 약간의 피부막(물갈퀴, web)이 형성되어 있으며 엄지손가락과 검지손가락 사이는 좀 더 넓은 피부막으로 형성되어 있다. 이러한 피부막이 비정상적으로 손가락의 먼쪽 부위까지 붙어 있으면(합지증, syndactyly) 손가락의 벌림 운동범위가 줄어들기 때문에 손의 기능이 제한된다(그림 11).

2) 손등: 손등쪽면(dorsal surface)

손등에서 손허리손가락관절(MP joint) 사이의 계곡을 살펴보면 양쪽 손등은 대칭으로 되어 있다. 일반적으로 양손의 계곡은 깊이가 거의 같으며 한 손의 손허리손가락관절 주위가 부기가 있게 되면 그 손의 계곡의 깊이는 감소되고 부기가 아주 심하면 계곡을 구별할 수 없게 된다. 손허리손가락관절은 주먹을 꽉 쥐었을 때 관찰하며 반대쪽 손과 비교해 보아야 한다(그림 12). 보통, 가운데손가락의 손허리손가락관절이 가장 두드러지게 된다. 개별적인 손허리뼈(metacarpal bone)의 길이 차이는 손허리뼈머리(metacarpal head)의 크기 차이와 상응하지만 손허리손가락관절 사이의 뚜렷한 차이는 질병이나 외상을 의미하는 것이다. 또한, 손허리손가락관절(MP joint), 먼쪽손가락사이관절(DIP joint), 몸쪽손가락사이관절(PIP

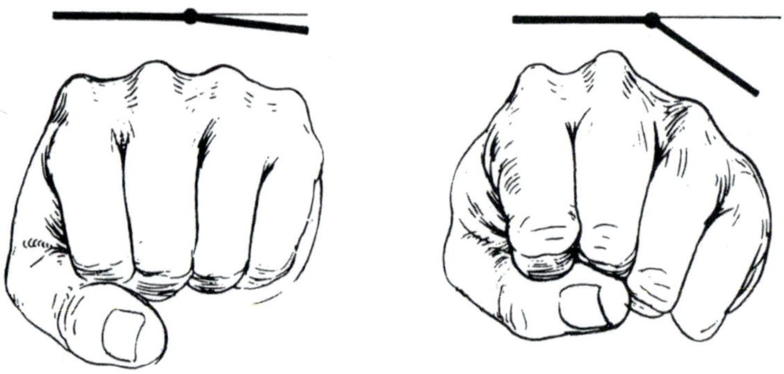

그림 12. 왼쪽: 정상적인 손허리손가락관절, 오른쪽: 주먹을 쥐었을 때의 손허리손가락관절

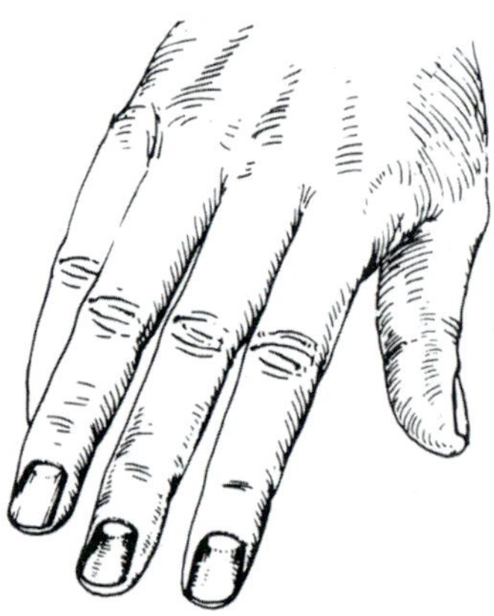

그림 13. 손과 손톱의 양호한 상태

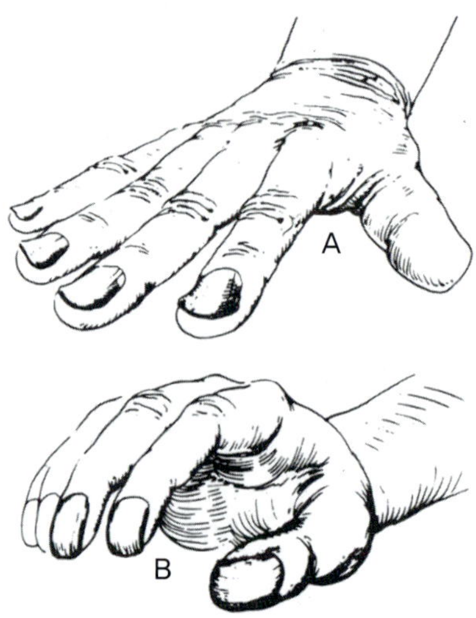

그림 14. A. 스푼형의 손톱(spoon nail), B. 곤봉형의 손톱(clubbed nail)

joint)도 관찰해 보고 양쪽 손을 동시에 비교해 보아야 한다.

손톱의 색깔이나 일반 상태 역시 병적인 문제를 나타낼 수 있으므로 시진을 하는 동안 절대로 빠뜨려서는 안 된다. 정상적인 손톱의 색깔은 핑크색이며 청백색이나 흰색의 손톱밑[조상(爪床, nail bed)]은 빈혈이나 순환장애를 나타내는 것이다. 상태가 양호한 손톱은 갈라지거나 반점이 없으며 손톱 밑의 반월모양은 백색으로 나타난다(그림 13). 병적 상태의 손톱은 숟가락모양이나 곤봉모양을 나타낸다. 숟가락모양의 손톱(spoon nail)은 약한 구조로 되어 있으며 손톱이 우묵하게 들어가 있고 보통 심한 손톱무좀(조진균증, fungus infection) 때문에 초래된다(그림 14 A). 곤봉모양의 손톱(clubbed nail)은 돔(dome) 형태로, 정상보다 넓고 크다(그림 14 B). 이것은 대부분 손톱 밑의 연부 조직이 비대해진 때문이며 호흡기나 선천성 심장질환을 의미하는 수도 있다.

2 피부의 촉진

피부는 그 밑에 있는 뼈와 함께 만져 볼 수 있다. 그러나 손의 피부는 외상으로 손상 받기 쉽기 때문에 여기에서는 분리하여 만져보도록 한다.

손과 손가락의 바닥은 피부 아래의 조직을 보호해야 하기 때문에 손등보다 두껍다. 손바닥의 피부는 손금(palmar crease)에서 근막에 의해 고정되어 있기 때문에 손으로 물건을 확실하게 잡을 수 있으며 손등의 피부는 느슨하게 되어 있어서 주먹을 쥘 때 손허리손가락관절을 최대한 구부릴 수 있다. 손바닥의 감염으로 인한 이차적인 부기는 임파관을 따라 손등에 전달되어 손 자체는 더욱 커지게 된다. 손가락의 피부는 손가락의 안쪽과 가쪽을 따라 피부에서 뼈까지 주행하는 작은 인대들(Cleland's and Grayson's ligaments)과 격막(septum)에 의하여 고정된다.

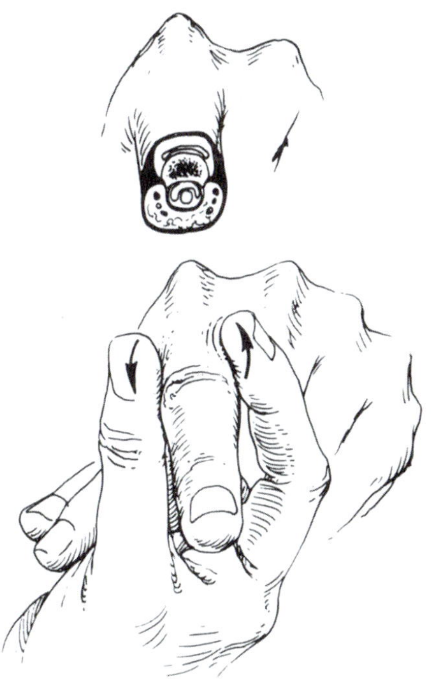

그림 15. 손가락의 피부는 피부와 뼈를 연결하는 작은 인대와 격막(septum)으로 고정되어 있다.

그래서 손가락을 싸고 있는 피부는 약간의 회전운동만 허용된다. 이렇게 고정이 되어 있지 않으면 피부가 손가락을 싸고돌기 때문에 손으로 어떠한 물건도 잡기가 어려울 것이다(그림 15).

손목과 손을 촉진할 때 이상한 열감이나 피부가 건조하지 않은가를 조사한다. 피부의 과도한 국소열감은 화농성 감염의 징후이며 심하게 건조한 상태(무한증, anhydrosis)는 말초신경손상을 의심해 볼 수 있다. 사진에서 발견된 상해, 부기, 흉터(반흔)에 대해서는 특히 주의해서 만져보아야만 한다. 부동성 흉터(연부조직이나 뼈에 유착된)나 흉터조직 내에 나타나는 압통도 주의하여 살펴본다.

3 뼈의 촉진

손목관절과 손을 촉진하려면 검사자의 엄지손가락은 환자의 노뼈붓돌기(radial styloid process) 위에 놓고 검지와 가운데손가락은 자뼈붓돌기(ulnar styloid process)에 놓는다. 이 두 뼈의 돌출은 손뿌리(수근부위)의 기본적인 참고점(reference point)이 된다(그림 17). 이

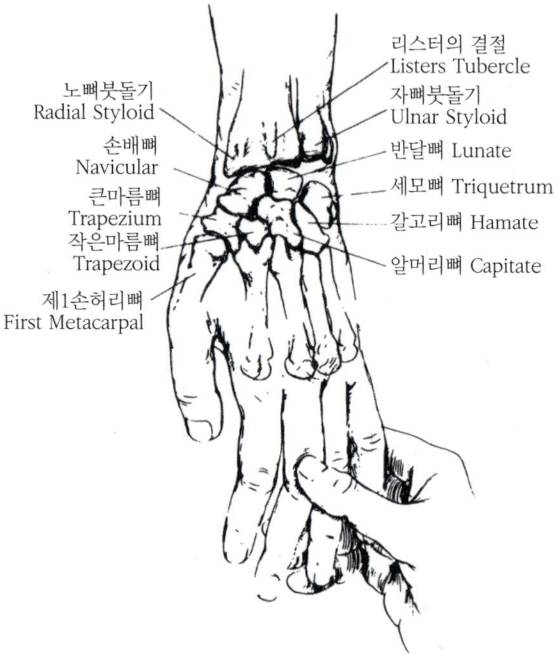

그림 16. 손목뼈(손등면)

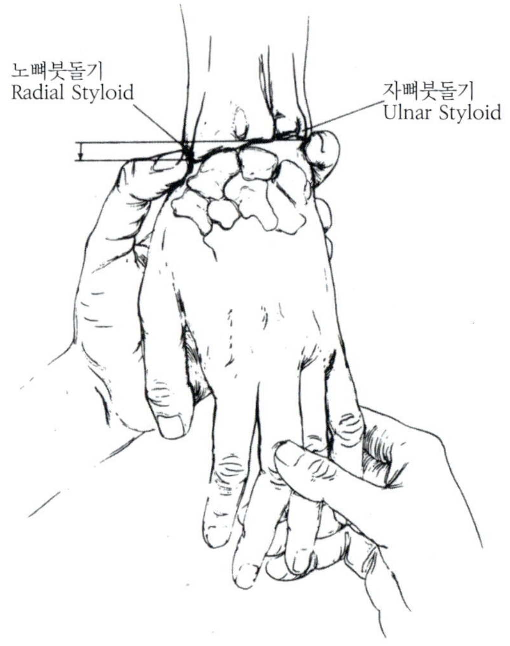

그림 17. 손목관절 촉진의 기본점이 되는 자뼈붓돌기와 노뼈붓돌기. 노뼈붓돌기는 자뼈붓돌기보다 먼쪽 방향으로 길다.

지점에서부터 손의 뼈와 연부조직의 구조를 처음부터 끝까지 직선상으로 만져본다.

1) 손목관절의 뼈

손목관절은 두 줄로 된 여덟 개의 손목뼈로 구성된다. 두 줄은 몸쪽 손뿌리줄(수근열, proximal carpal row)과 먼쪽 손뿌리줄(distal carpal row)이다. 몸쪽 손뿌리줄은 노뼈에서부터 자뼈까지 손배뼈(주상골, navicular, scaphoid), 반달뼈(월상골, lunate), 세모뼈(삼각골, triquetrium), 콩알뼈(두상골, pisiform)로 구성되며 먼쪽 손뿌리열은 큰마름뼈(대능형골, trapezium), 작은마름뼈(소능형골, trapezoid), 알머리뼈(유두골, capitate), 갈고리뼈(유구골, hamate)로 구성된다(그림 16).

2) 노뼈붓돌기(radial styloid process)

노뼈붓돌기는 손바닥을 앞쪽으로 향한 해부학적 자세로 했을 때 손의 가쪽에 있다(그림 17). 검사자가 이 뼈의 맨 끝 부분을 만져 볼 때 가쪽 가장자리에 있는 작지만 분명한 도랑(groove)을 만져 볼 수 있다(그림 18). 그곳에서 붓돌기를 만져보고 앞 팔의 거의 중간까지 계속 만져 본 다음 손목관절의 바로 몸쪽에 있는 노뼈붓돌기의 가장 돌출된 지점으로 되돌아온다.

3) Anatomic snuffbox

Anatomic snuffbox는 노뼈붓돌기의 바로 아래 먼쪽 손등쪽(distal & dorsal)에 있으며 작고 오목한 곳이다. 이것은 환자가 엄지손가락을 옆으로 벌려 약간 위로 올리면 윤곽이 뚜렷해지고 만져 볼 수 있게 된다(그림 43).

4) 손배뼈(주상골, navicular, scaphoid bone)

손배뼈는 손뿌리의 노뼈쪽에 위치한다. 이 뼈는 snuffbox의 밑바닥에 있다. 손배뼈는

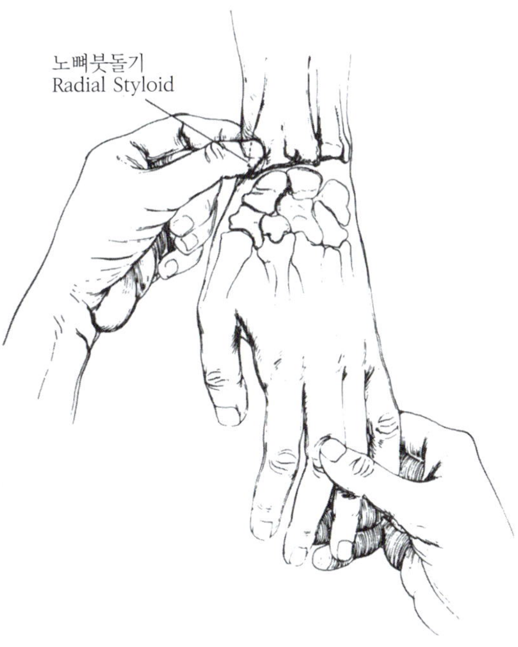

그림 18. 노뼈붓돌기(요골 경상돌기, radial styloid process)

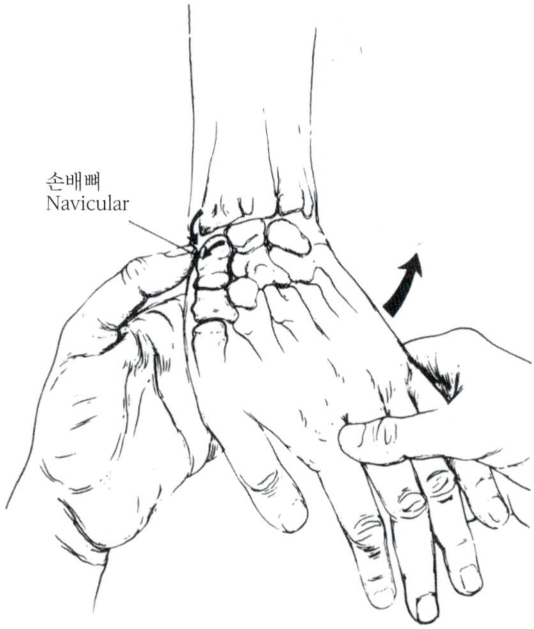

그림 19. 손목관절을 자쪽으로 굽히면 손배뼈(주상골, navicular)는 쉽게 만져 볼 수 있다.

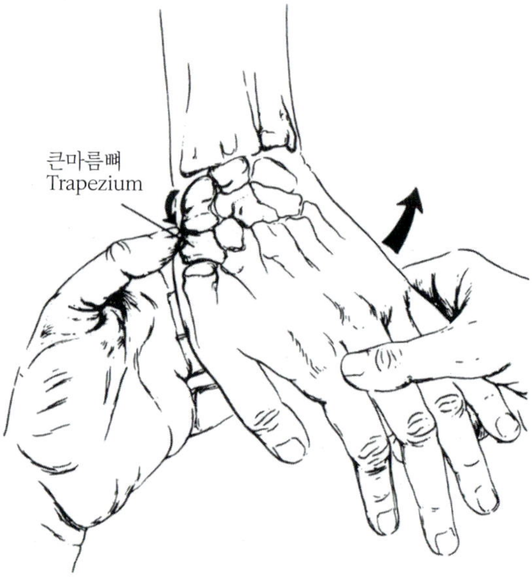

그림 20. 큰마름뼈(trapezium) 만져보기

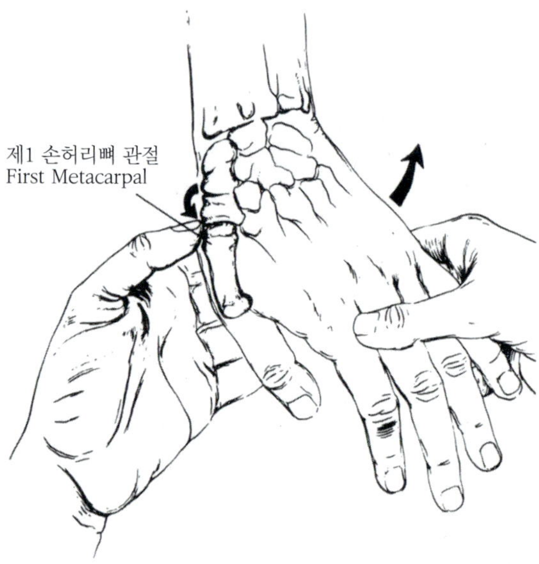

그림 21. 큰마름뼈와 제1 손허리뼈 관절

몸쪽 수근열에서 제일 큰 뼈이며 모든 손목뼈 중에서 가장 골절이 잘 되는 뼈이다. 손목관절을 자쪽으로 굽히면 손배뼈는 노뼈붓돌기 아래로 미끄러져 나오게 되어 만져 볼 수 있다(그림 19).

5) 큰마름뼈(대능형골, trapezium)

큰마름뼈는 손뿌리(수근)의 노뼈쪽에 위치하며 제1 손허리뼈(중수골)와 관절을 이룬다(그림 20). snuffbox에서 하방으로 움직이면 큰마름뼈와 제1 손허리뼈 관절을 만져 볼 수 있다. 관절모양은 말안장과 같고 엄지손가락 도랑의 바로 몸쪽(proximal)에 있다(그림 21, 22). 이 뼈는

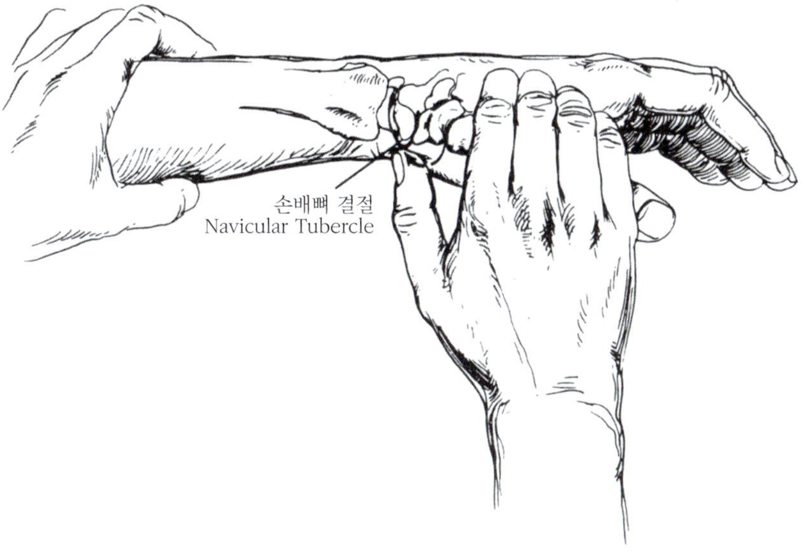

그림 22. 큰마름뼈와 제1 손허리뼈는 노뼈쪽에서 만져 볼 수 있고 손배뼈 결절(navicular tubercle)은 몸쪽에서 만져 볼 수 있다.

환자에게 엄지손가락을 구부렸다 폈다 하게 하면 더 쉽게 만져 볼 수 있다.

6) 노뼈의 결절(tubercle of the radius)

리스터 결절(Lister's tubercle)은 노뼈붓돌기에서 자뼈붓돌기까지 가로지르는 손목 등쪽의 약 1/3되는 노뼈쪽에 있다. 이것은 작고 세로로 놓여 있으며 뼈의 돌기나 결절과 같이 느껴진다(그림 23).

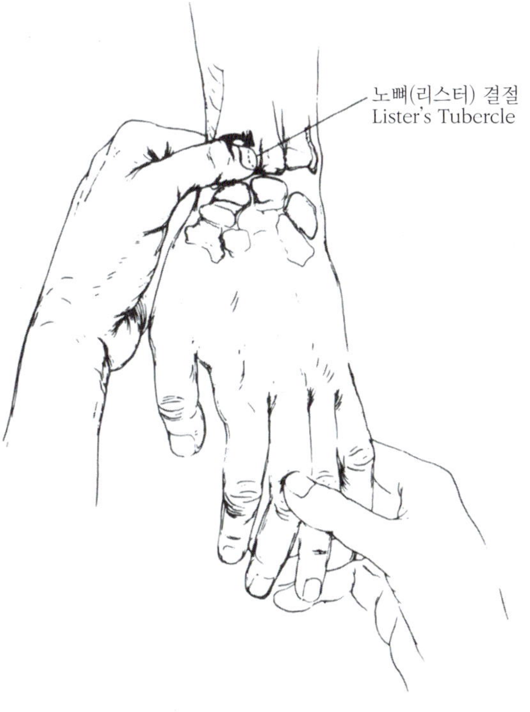

그림 23. 노뼈결절(리스터 결절)의 촉진

7) 알머리뼈(capitate)

리스터의 결절에서 손 등쪽으로 움직여 보면 손목뼈 중에서 제일 크고 가장

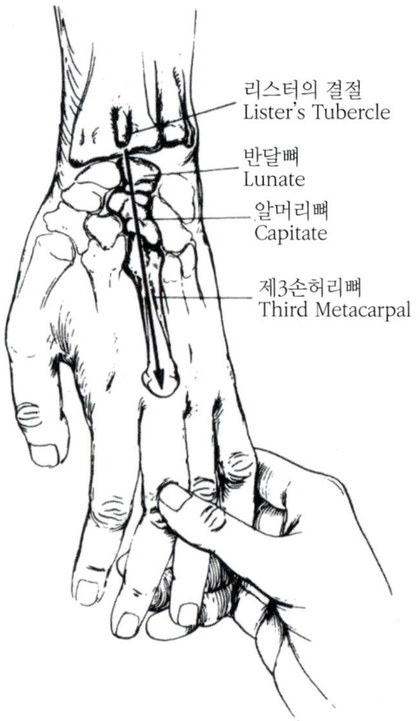

그림 24. 노뼈결절, 반달뼈, 알머리뼈, 제3 손허리뼈의 정돈 선

두드러진 제3 손허리뼈의 기저부와 만나게 된다(그림 25). 알머리뼈는 노뼈결절과 제3 손허리뼈 사이의 먼쪽 손뿌리열(원위 수근열, distal carpal row)에 위치한다. 이것은 모든 손목뼈 중에서 제일 크며 제3 손허리뼈 기저부의 바로 몸쪽에서 만져 볼 수 있다(그림 24). 검사자는 환자의 손목관절을 중립위로 하고 알머리뼈 부위를 눌러보면 약간 함몰된 것을 느끼게 되는데 실제로 이것은 알머리뼈 자체의 커브로 형성된 것이다(그림 26). 손목관절을 굽히면 함몰부위는 하방으로 구르게 되며 알머리뼈는 반달뼈(lunate) 아래로 미끄러져 나오게 된다.

8) 반달뼈(lunate)

반달뼈는 알머리뼈(capitate)의 바로 위에 있으며 두번째로 골절이 잘 되고 탈구도 잘 되는 뼈이다. 이 뼈는 몸쪽손뿌리열(수근열, proximal carpal row)에 있으며 위로는 노뼈와 아래로는 알머리뼈와 관절을 이루고 있다. 또한, 이 뼈는 노뼈결절의 바로 아래에서 만져 볼 수 있다. 환자에게 손목관절을 굽히고 펴게 하면 반달뼈와 알머리뼈에서 관절의 움직임을 느낄

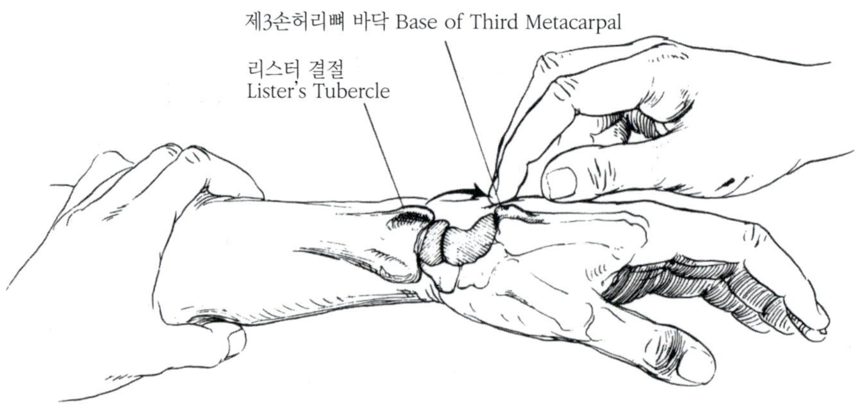

그림 25. 제3 손허리뼈 바닥(기저부) 만져보기

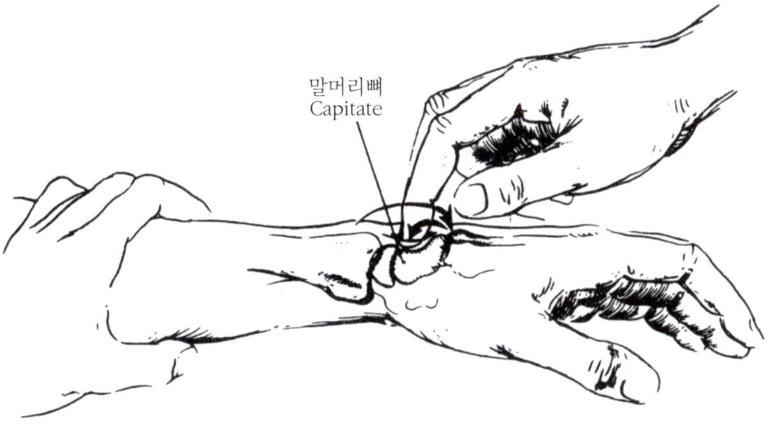

그림 26. 손등의 알머리뼈(capitate) 부위에는 작은 함몰부위가 만져진다.

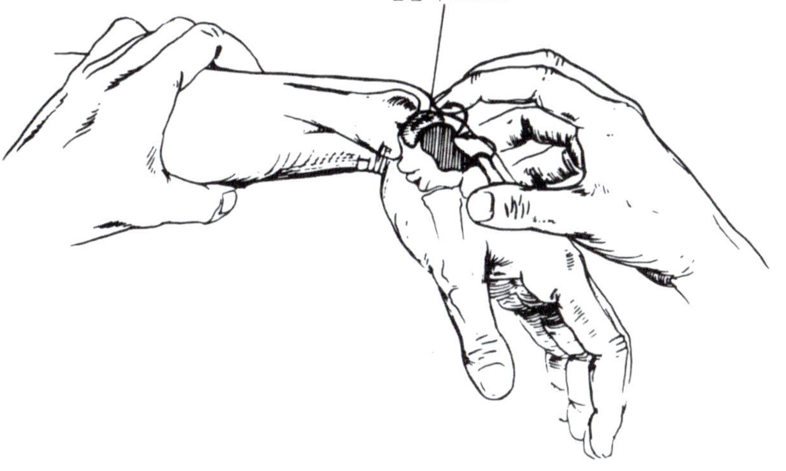

그림 27. 손목관절을 굽히면 반달뼈(lunate)는 쉽게 만져진다.

수 있다(그림 27). 반달뼈, 알머리뼈 그리고 제3손허리뼈의 기저부는 일렬로 되어 있으며 제3손허리뼈의 기저부에 부착하는 짧은노쪽손목폄근힘줄에 의하여 덮여 있다(그림 25).

9) 자뼈붓돌기(ulnar styloid process)

기본자세로, 검사자의 손가락을 자뼈와 노뼈붓돌기 위에 놓고 양쪽을 비교해 본다. 자뼈붓돌기는 노뼈붓돌기 만큼 먼쪽(distal)으로 뻗어 있지 않으나(그림 17) 노뼈붓돌기보다는 더 돌출되고 두툼하다(그림 28). 해부학적 자세에서 볼 때, 자뼈붓돌기는 손목관절 안쪽에 있는 것이 아니라 안쪽 뒤쪽(medial posterior side)에 위치한다. 자뼈와 자뼈붓돌기는 실제로 손

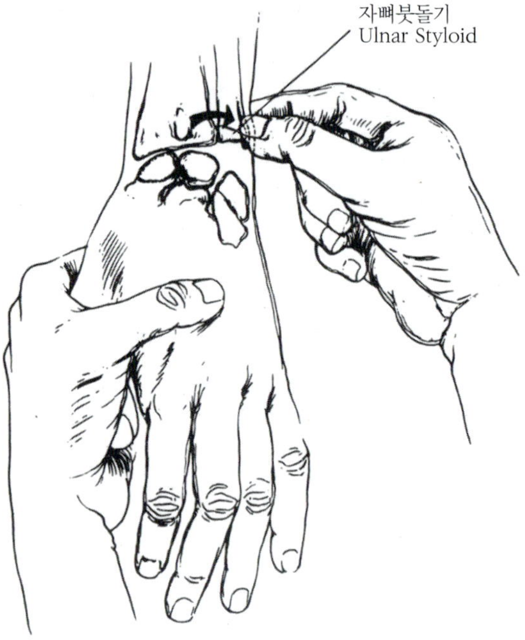

그림 28. 자뼈붓돌기

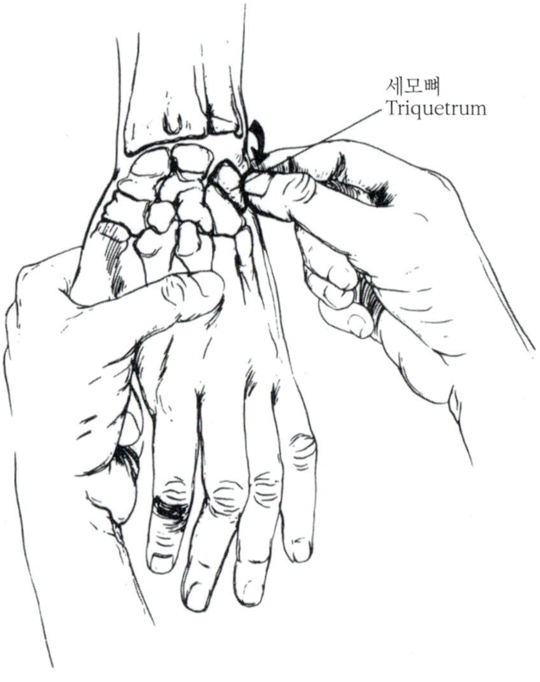

그림 29. 손목관절을 노쪽으로 굽히면 세모뼈(삼각골, triquetrum)는 쉽게 만져진다.

목관절과 관절을 이루고 있지 않으면 단지 노뼈와 몸쪽손뿌리열(수근열)만이 관절을 이루고 있다. 팔꿉관절의 팔꿈치머리(주두돌기, olecranon process)까지 피부 아래의 자뼈가장자리(subcutaneous ulnar border)를 따라 만져 본 다음 다시 같은 길을 따라 자뼈붓돌기로 되돌아온다. 자뼈붓돌기의 맨 끝에는 손등쪽으로 얕은 도랑(groove)이 세로축(장축)으로 놓여 있다(그림 59). 자쪽손목폄근힘줄(extensor carpi ulnaris tendon)은 이 고랑(groove)을 지나가고 있다. 자쪽손목폄근힘줄은 손을 노쪽으로 굽혀 힘줄이 수축되었을 때 가장 쉽게 만져 볼 수가 있다.

10) 세모뼈(삼각골, triquetrum)

세모뼈는 몸쪽손뿌리열(수근열)에 있으며 자뼈붓돌기 바로 아래에 있다. 세모뼈를 쉽게 만져보려면 세모뼈가 자뼈붓돌기 밑에서 밖으로 움직이도록 손을 노쪽빗김(radial deviation)시킨다(그림 29). 그렇게 해도 세모뼈는 콩알뼈(pisiform) 밑에 있기 때문에 찾아보기는 쉽지 않다. 세모뼈는 손상 받기 쉬우며 모든 손목뼈 중에서 골절의 빈도는 세 번째로 높다.

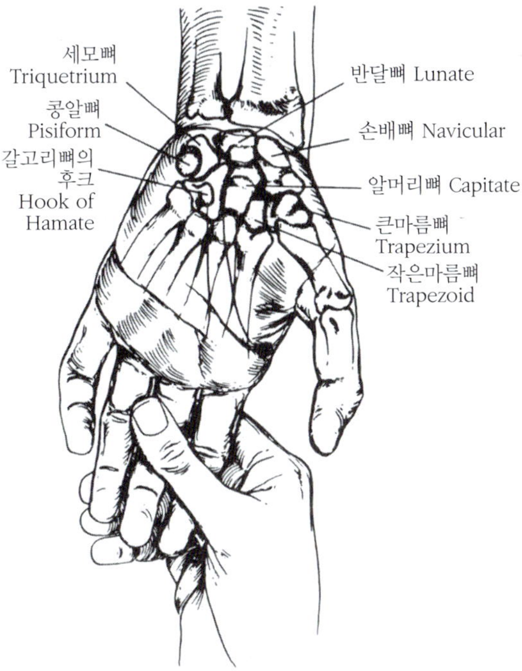

그림 30. 손목뼈(손바닥면)

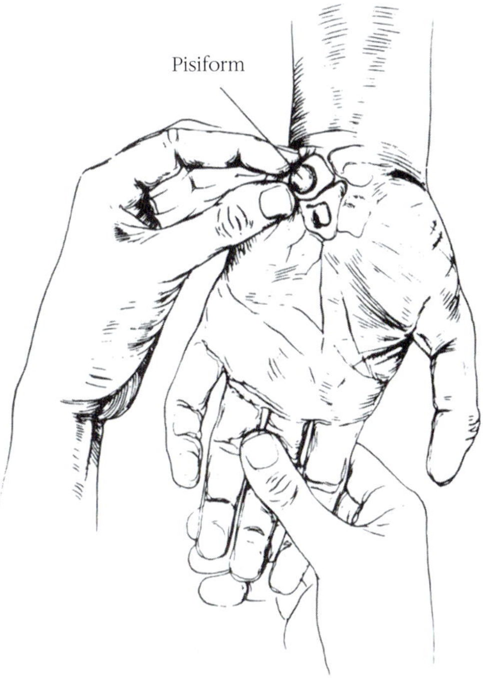

그림 31. 콩알뼈(두상골, pisiform)

11) 콩알뼈(두상골, pisiform)

세모뼈의 손바닥 측에 콩알뼈를 살펴보면 작고 콩알같이 생긴 뼈가 만져지는데 이 뼈에는 자쪽손목굽힘근힘줄(flexor carpi ulnaris tendon)이 부착되어 있다(그림 30, 31).

12) 갈고리뼈의 후크(hook of the hamate)

갈고리뼈의 후크는 콩알뼈에서 약간 먼 노쪽에 있다. 이 위치를 알기 위하여 검사자의 엄지손가락의 손가락사이관절을 콩알뼈 위에 놓고 엄지손가락 끝을 환자의 엄지와 검지 사이의 피부막을 향하여 놓는다(그림 32). 그다음 엄지손가락 끝을 환자 손바닥에 놓는다. 갈고리뼈의 후크는 엄지손가락 끝 바로 밑에 있다. 그러나 이 후크는 연부 조직층에 묻혀 있기 때문에 이 윤곽을 찾아보려면 꽉 눌러 보아야 한다(그림 33). 이 후크는 손으로 들어가는 자신경과 자동맥이 통과하는 가이온 터널(Guyon tunnel)의 가쪽모서리(노뼈측)를 형성하기 때문에 임상적으로 중요한 곳이다(그림 63). 터널의 안쪽모서리는 콩알뼈에 의하여 형성된다.

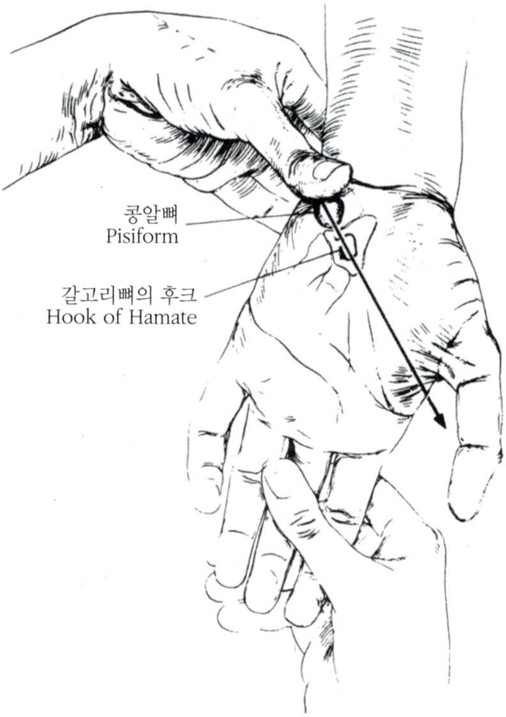

그림 32. 갈고리뼈의 후크(유구골 후크, hook of hamate)는 엄지와 검지손가락 사이와 콩알뼈 사이를 연결한 직선 상에 있다.

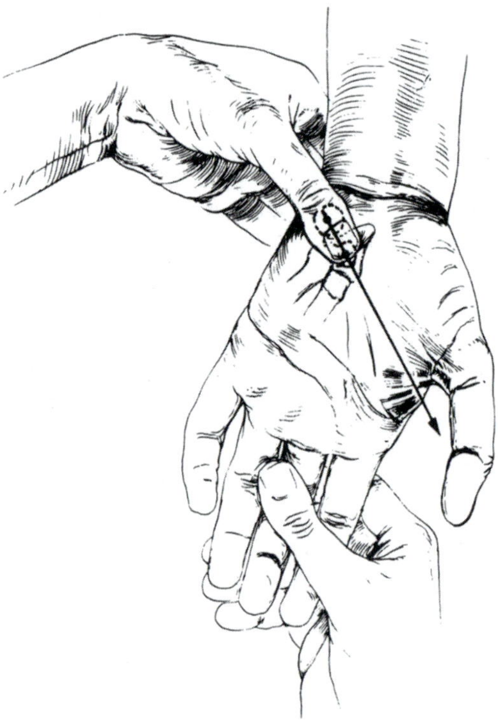

그림 33. 갈고리뼈 후크의 촉진

13) 손허리뼈(metacarpals)

손허리뼈는 검지손가락에서부터 새끼손가락까지 차례로 만져본다. 환자의 손등에 검사자의 엄지손가락을 올려놓고 손바닥에는 검지와 가운데손가락을 제2 손허리뼈 첫마디(기저부)에 놓고 이 뼈의 전체길이를 따라 만져본다. 손등에서 노뼈쪽의 손허리뼈는 거의 피부 아래에 있어서 쉽게 만져 볼 수 있다(그림 34). 손등을 따라 뼈의 단절, 이상 생성물, 이상한 압통 등이 있으면 골절의 가능성을 암시하는 것이다. 제3, 제4, 제5, 손허리뼈도 같은 방법으로 만져보아야 한다. 제2, 제3, 손허리뼈는 손목부위(수근부, carpus)에서 견고히 고정되어 움직일 수 없다. 그러나 검지와 가운데손가락의 섬세한 동작과 집는 동작(pinch motion)을 수행하는데 필요한 안정성이 있다. 그에 반하여 제4, 제5 손허리뼈의 손목부위는 움직일 수 있어서 반지손가락과 새끼손가락의 운동범위를 넓게 해주고 손바닥 자뼈쪽의 손가락을 힘껏 쥘 수 있게 하여 손에 쥔 물건을 미끄러져 빠지지 않게 한다(그림 35, 36, 37).

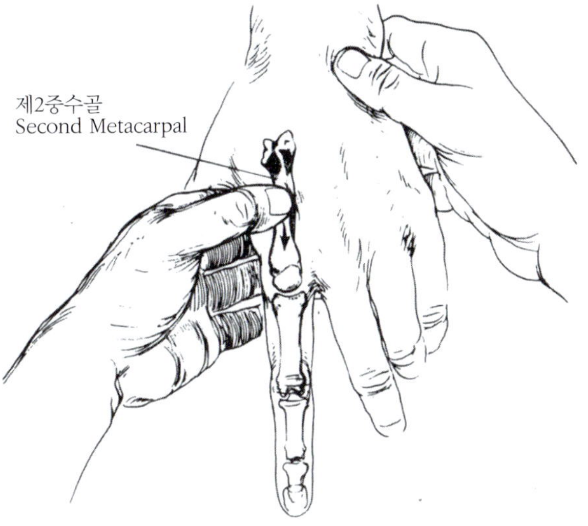

그림 34. 제2 손허리뼈(second metacarpal) 만져보기

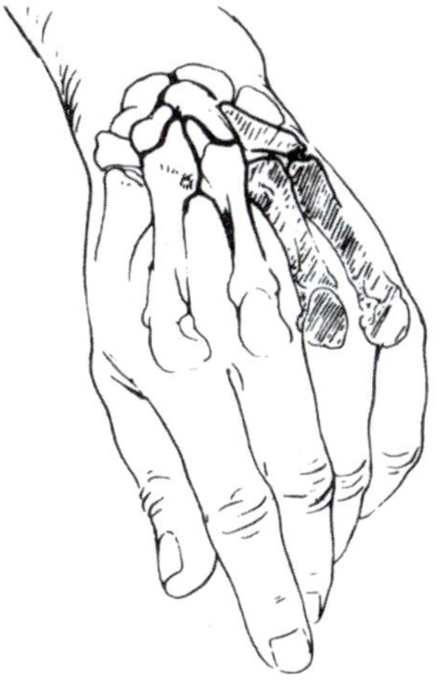

그림 35. 제2, 제3 손허리뼈는 거의 피하에 있고 쉽게 만져진다.

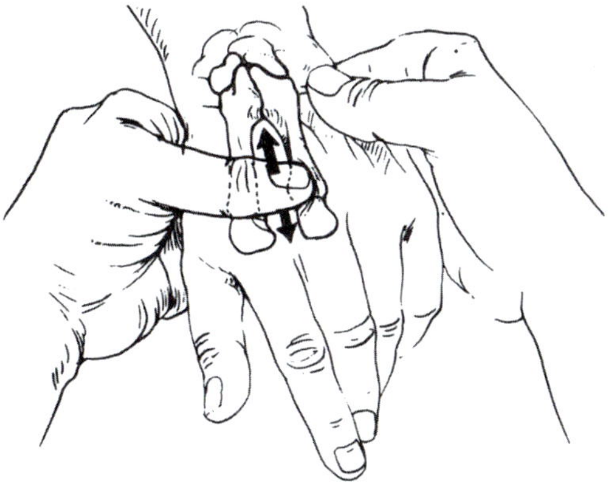

그림 36. 제2, 제3 손허리뼈는 움직이지 않는다(안정성).

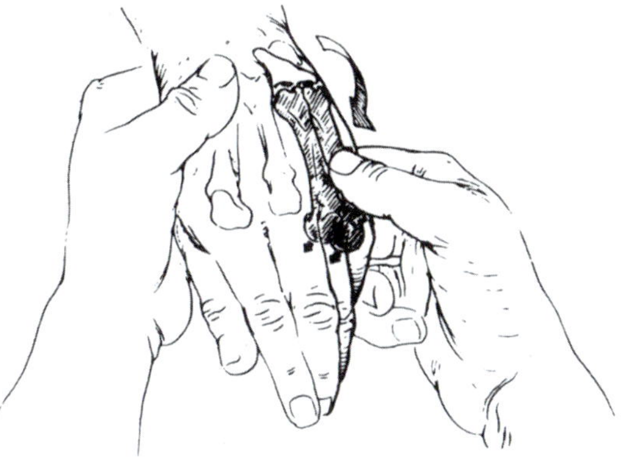

그림 37. 제4, 제5 손허리뼈는 움직일 수 있다.

14) 제1 손허리뼈(first metacarpal)

제1 손허리뼈는 anatomic snuffbox에서 손허리손가락뼈관절(MP joint)까지 계속 만져본다. 제1 손허리뼈는 다른 손허리뼈 보다 굵고 짧다는 것을 유의해야 한다. 손허리뼈 양쪽 끝의 관절에서 일어나는 압통은 특별히 주의를 요한다(그림 38).

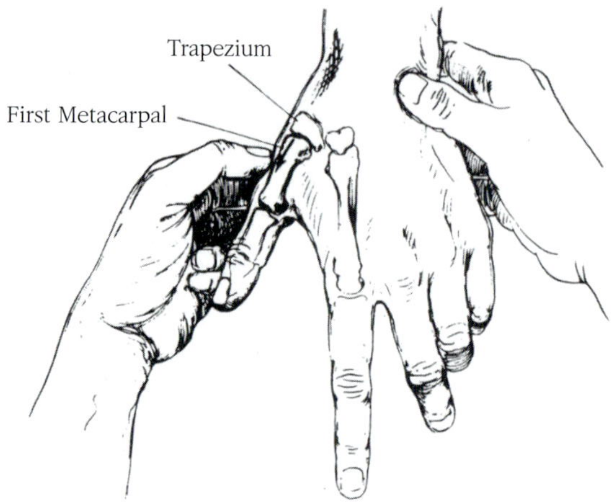

그림 38. 제1 손허리뼈(1st metacarpal) 만져보기

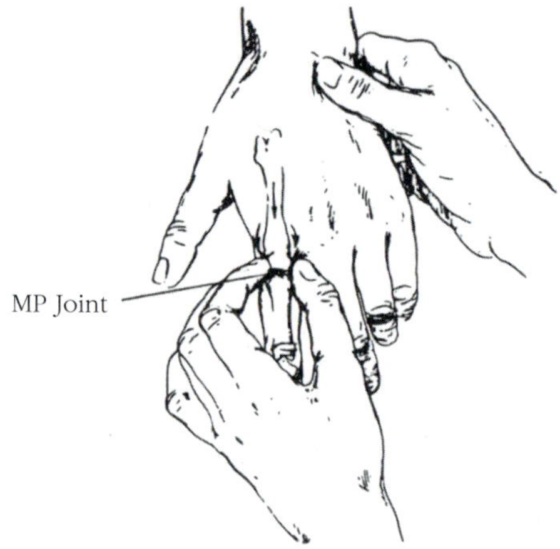

그림 39. 손허리손가락관절(metacarpophalangeal joint; MP joint)에서 관절융기(condyle)을 만져 볼 수 있다.

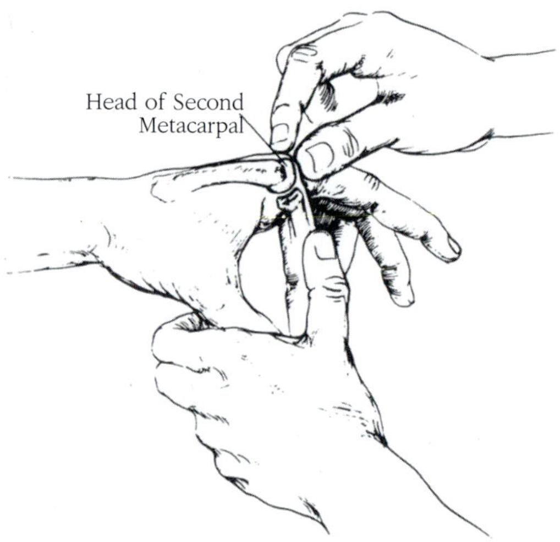

그림 40. 손허리손가락관절(metacarpophalangeal joint)을 굽히면 제2 손허리뼈머리(head of second metacarpal)를 쉽게 만져 볼 수 있다.

15) 손허리손가락관절(metacarpophalangeal joints)

손허리뼈에서 먼쪽으로 이동하면 방추상의 관절(손허리손가락관절, knuckles)을 만져 볼 수 있다. 굽히면 관절이 노출되어 손허리뼈의 융기(condyle)를 쉽게 만져 볼 수 있게 되고 관절선은 더욱 분명해진다(그림 39, 40). 손등에서 손허리손가락관절 사이의 함몰부위를 만져 볼 수 있다. 이곳은 손가락으로 들어가는 폄근힘줄이 통과한다. 손허리뼈의 골절은 뼈의 몸통(shaft)과 머리(head) 부분을 이어주는 목(경부, neck) 부분에서 가장 잘 일어난다. 골절의 빈도는 제5 손허리뼈가 가장 높다. 먼쪽손금(distal palmar crease)은 손허리손가락관절이 접히는 손바닥에 있다.

16) 손가락마디뼈(지절골, phalanges)

손에는 각각 열네 개의 손가락마디뼈가 있다. 엄지손가락에는 두 개, 다른 손가락에는 세 개씩 있다. 첫마디뼈(기절골)와 중간마디뼈(중절골, proximal and middle phalanges)는 몸쪽손가락사이관절(PIP joint)을 형성하고 끝마디뼈(말절골)와 중간마디뼈(distal and middle phalanges)는 먼쪽손가락사이관절(DIP joint)을 형성한다(그림 41). 검사자는 손가락을 만져보면서 어떤 손가락 하나가 같은 손의 다른 손가락이나 반대쪽의 같은 손가락과 차이가 있게 느껴지는 것을 알 수 있을 것이다. 예를 들면 골절된 손가락이나 변형 치유된 손가락은 손가락마디뼈를 따라 매끈하지 못하고 골절 부위에는 가골(callosity)이 발생하게 된다. 손가락사이관절(IP joint)에서는 부기, 압통, 대칭의 여부를 검사하고 반대쪽 손과 비교해 본다.

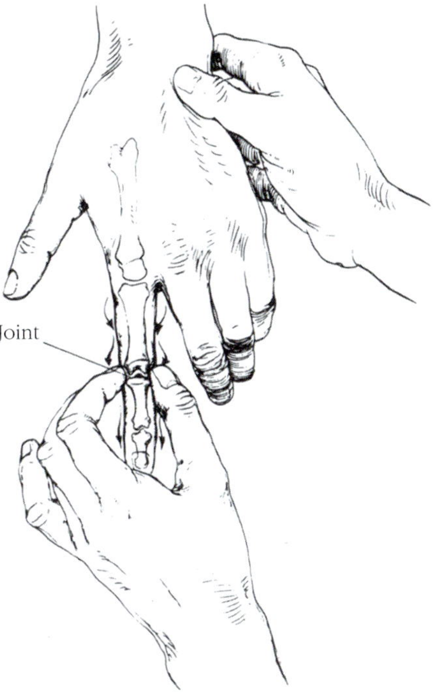

그림 41. 몸쪽손가락관절(PIP joint) 만져보기

4 연부조직의 촉진

손목관절과 손의 연부조직 검사는 좀 더 임상상(clinical picture)을 잘 나타내기 위하여 임상구역으로 나눈다. 비록 여기에서는 임상구역을 개개의 독립된 구역으로 기술하지만 실제로 각 구역을 그와 같이 분명하게 나눌 수는 없고 각 구역은 임상적으로나 해부학적으로 서로 밀접하게 관련되어 있다. 손목관절에는 손등에 여섯 개의 통로(터널)가 있고(그림 47) 폄근힘줄이 통과하고 있으며 손바닥에는 두 개의 통로가 있어 신경, 동맥, 굽근 힘줄이 통과하고 있다. 이 터널들은(그 내부의 조직과) 만져 볼 수 있고 개개의 터널은 각 임상 구역에 따라 자세히 기술할 것이다.

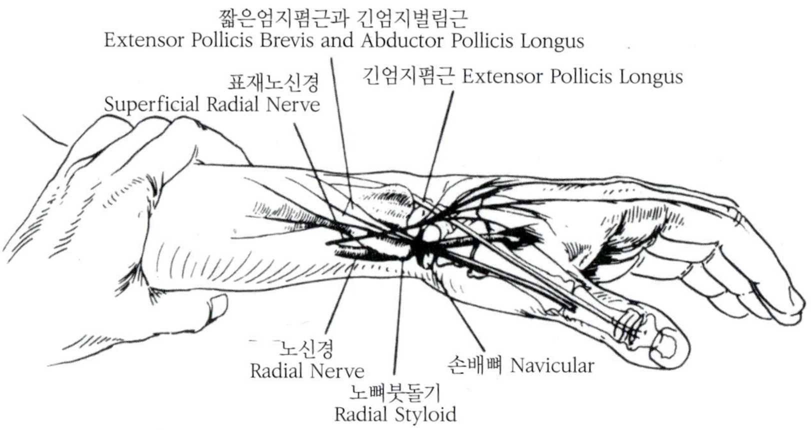

그림 42. snuffbox 주위의 뼈와 연부조직

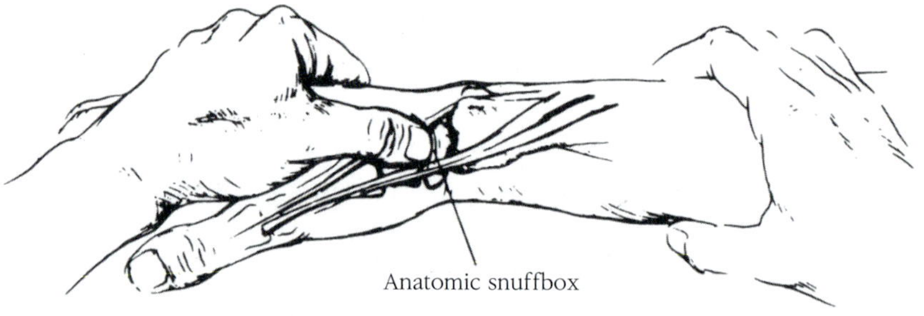

그림 43. anatomic snuffbox

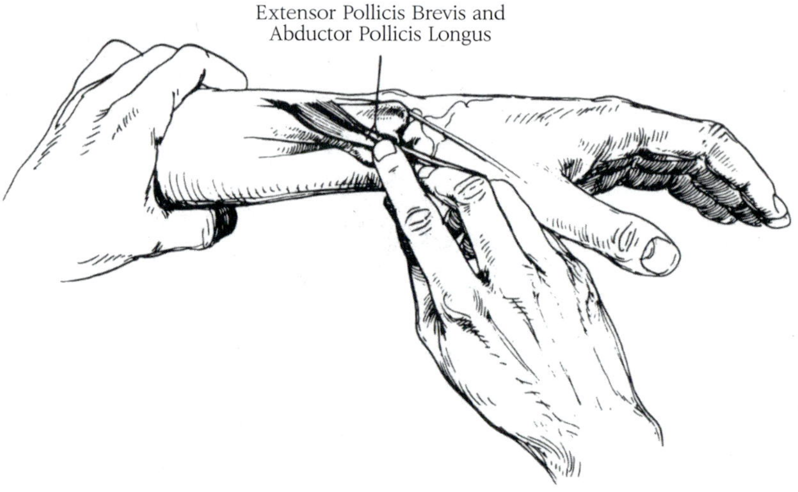

그림 44. snuffbox의 노쪽모서리는 긴엄지벌림근힘줄(abductor pollicis longus tendon)과 짧은엄지폄근힘줄(extensor pollicis brevis tendon)로 되어 있다.

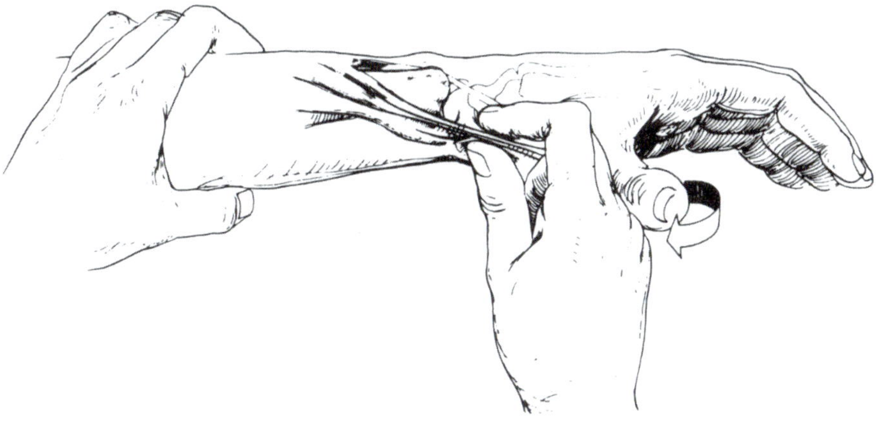

그림 45. 긴엄지벌림근힘줄과 짧은엄지폄근힘줄은 엄지손가락을 폈을 때 뚜렷하게 나타난다.

1) 손목관절 제1 구역: 노뼈붓돌기(radial styloid process)

(1) anatomic snuffbox: 이것은 노뼈붓돌기의 먼쪽 손등쪽에 있다. anatomic snuffbox의 경계를 이루는 힘줄은 엄지손가락을 폈을 때 가장 두드러지게 나타난다(그림 45). snuffbox의 노쪽모서리(radial border)는 긴엄지벌림근힘줄(abductor pollicis longus tendon)과 짧은엄지폄근힘줄(extensor pollicis brevis tendon)로 구성되며 붓돌기의 가쪽면의 작은 고랑(groove)에 붙어서 지나가고 있다(그림 44).

snuffbox의 자쪽모서리(ulnar border)는 긴엄지폄근힘줄(extensor pollicis longus tendon)로 되어 있고 바닥면에는 손배뼈(navicular bone)로 되어 있다(그림 43). snuffbox 바닥면에서 발생되는 압통은 골절을 암시한다. 때로 노동맥의 심층가지(deep branch of the radial artery)는 이 동맥의 손배뼈를 가로지르는 지점에서 만져 볼 수 있다(그림 46). 또한, 겉에 있는 노신경 끝가지(말단지, terminal branches of the superficial radial nerve)는 그 신경이 긴엄지폄근(extensor pollicis longus tendon)과 교차되는 지점에서 만져 볼 수 있다(그림 42).

(2) 터널 Ⅰ: 터널 Ⅰ은 손목관절의 제1 구역에 있고 긴엄지벌림근힘줄(abductor pollicis longus tendon)과 짧은엄지폄근힘줄(extensor pollicis brevis tendon)이 통과하고 있다(그림 48). 앞에서 언급한 바와 같이 이들 힘줄은 anatomic snuffbox의 노쪽모서리를 나타내고 있다. 환자의 엄지손가락을 펴면, 그 터널의 출구에서 두 개의 힘줄은 식별할 수가 있다. 힘줄의 착점 근처에서 짧은엄지폄근(extensor pollicis brevis)은 긴엄지벌림근(abductor

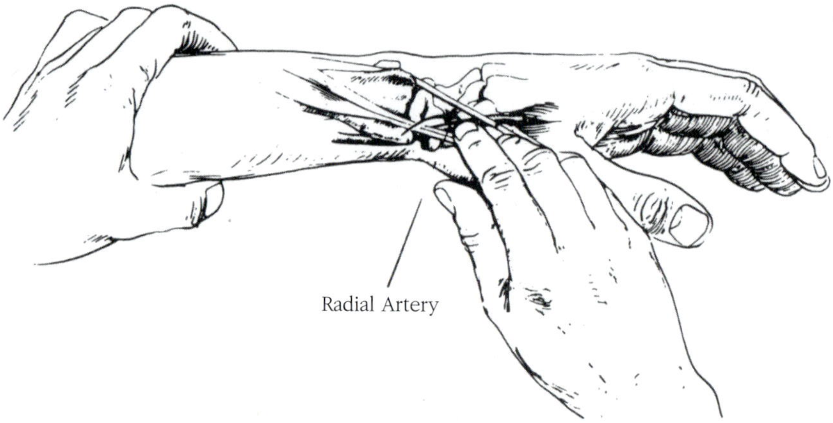

그림 46. 노동맥(radial artery) 만져보기

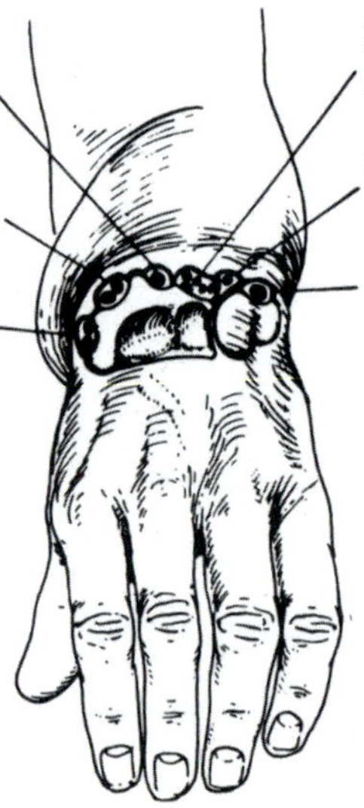

그림 47. 손등의 손목관절터널에는 폄근힘줄(extensor tendon)이 통과하고 있다.

pollicis longus)의 자쪽에 있다. 터널 I은 협착성 힘줄집염(stenosing tenosynovitis-De Quervain's disease)이 발생하는 부위이기 때문에 임상적으로 중요하다. 협착성 힘줄초염은 활막의 염증으로 터널의 입구가 좁아져서 힘줄이 움직일 때 동통을 유발시키는 원인이 된다. 이 부위를 촉진할 때 유발되는 압통은 협착성 힘줄집염을 의미하는 것이다. 터널 I에 있는 힘줄의 협착성 힘줄집염에 대한 특별한 검사를 하려면 환자에게 엄지손가락을 손안에 넣고 주먹을 주게 한다. 그다음 검사자는 한 손으로 앞 팔을 고정하고 다른 한 손으로는 환자의 손목관절을 자쪽굽힘(ulnar deviation)시킨다. 이때 환자가 터널부위에 예리한 통증을 느끼

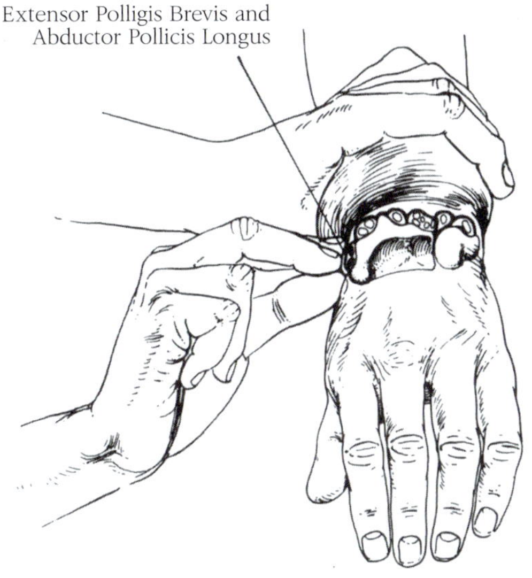

그림 48. 터널 Ⅰ에는 긴엄지벌림근힘줄(abductor pollicis longus tendon)과 짧은엄지폄근힘줄(extensor pollicis brevis tendon)이 들어 있다.

게 되면 협착성 힘줄집염을 의심할 수 있다(Finkelstein 검사, 그림 49).

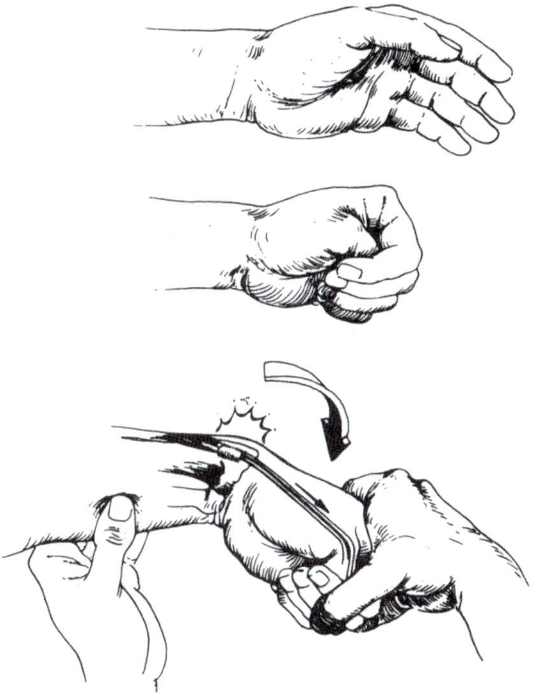

그림 49. 휜켈스타인 검사(Finkelstein test)

2) 손목관절 제2 구역: 노뼈결절[tubercle of the radius, 리스터결절(Lister's tubercle)]

(1) 터널 Ⅱ: 터널 Ⅱ는 노뼈결절의 노쪽(요골측)에 있고 긴노쪽 손목폄근 힘줄(extensor carpi radialis longus tendon)과 짧은노쪽손목폄근힘줄(extensor carpi radialis brevis tendon)이 들어 있다(그림 50).

이것을 만져보기 위해 우선 환자에게 주먹을 힘껏 쥐라고 한다. 그러면 이 근육들의 힘줄(tendon)은 노뼈결절의 노쪽에 약

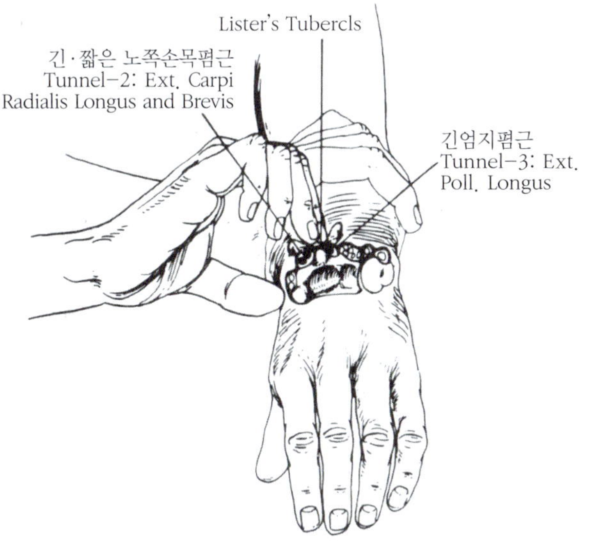

그림 50. 터널 Ⅱ에는 긴·짧은 노쪽손바닥폄근힘줄(extensor carpi radialis longus and brevis tendon) 터널 Ⅲ에는 긴엄지폄근(extensor pollicis longus)이 들어 있다.

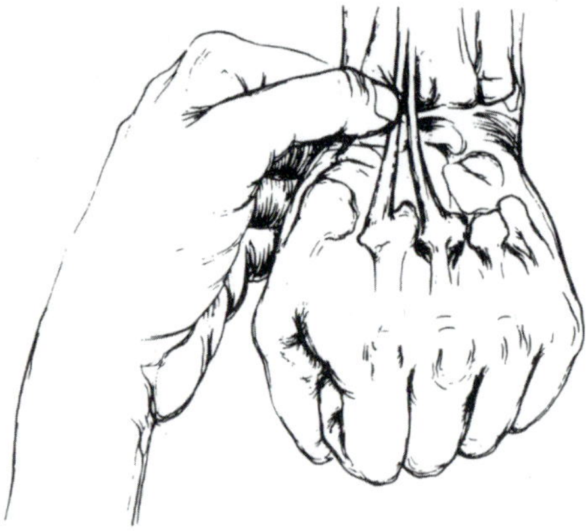

그림 51. 긴 · 짧은 노쪽손바닥폄근힘줄은 주먹을 꽉 쥐었을 때 만져 볼 수 있다.

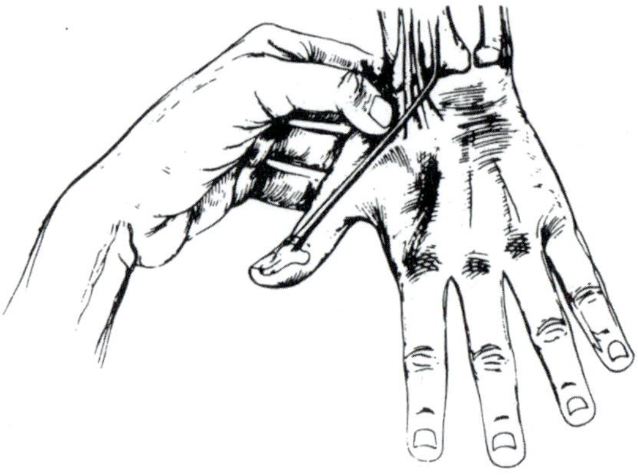

그림 52. 긴노쪽손바닥 폄근힘줄과 짧은노쪽손바닥 폄근힘줄은 노뼈결절의 노쪽에 위치한다.

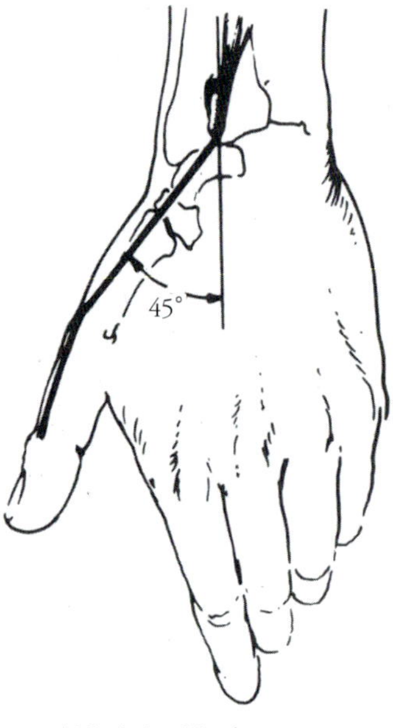

그림 53. 긴엄지폄근힘줄(extensor pollicis longus tendon)의 주행

간 두드러져 나온다(그림 51). 임상적으로 긴노쪽 손목폄근과 짧은노쪽손목폄근은 힘줄이행술(tendon transplants)에 이용된다(그림 52).

(2) 터널 III : 터널 Ⅲ은 노뼈결절의 자쪽에 있으며 snuffbox의 자뼈모서리의 경계를 짓는 긴엄지폄근(extensor pollicis longus)이 통과한다(그림 42, 50). 긴엄지폄근힘줄은 손등의 노뼈결절을 통과하는 곳에서 45° 정도 휘어서 나간다. 거기에서 터널 Ⅱ의 긴노쪽손목폄근힘줄과 짧은노쪽손목폄근힘줄의 위를 지나 엄지손가락으로 들어간다(그림 53). 이 힘줄의 길이를 따라 만져보면서 단열(tearing)의 징후가 있는지를 찾아본다. 만일 손등의 노뼈결절이 콜리스 골절(Colles' fracture)로 침해를 받았다면 긴엄지폄근힘줄은 노뼈결절의 위에 있기 때문에 골절된 노뼈결절의 사이에 끼워지게 되고 거칠어진 노뼈결절의 마찰로 인하여 단열될 수 있다. 류머티스성 관절염으로 인한 활막염(synovitis)은 노뼈결절의 마찰을 증대시키고 힘줄이 마모되는 원인이 되므로 긴엄지폄근힘줄이 단열되는 경우도 있다.

(3) 터널 Ⅳ: 터널 Ⅲ의 바로 자쪽에 있는 터널 Ⅳ는 노자관절(요척관절, radioulnar articulation)의 바로 노뼈쪽에 있으며 손가락폄근힘줄(extensor digitorum communis tendon)과 집게폄근힘줄(extensor indicis tendon)이 통과한다(그림 54). 환자의 모든 손가락을 폈을 때 모든(온) 집게폄근힘줄은 만져 볼 수 있지만, 그것은 터널 Ⅰ, Ⅱ, Ⅲ에서 만큼 분명하게 만져지지는 않는다. 손가락 개개의 폄근의 힘줄은 손목부위(carpus)와 손허리손가락관절(MP joint) 사이에서 촉진할 수 있다(그림 55). 손가락폄근을 만져 본 후 환자에게 검지손가락을 굽히고 펴게 하여 집게폄근힘줄의 독자적인 운동을 관찰한다.

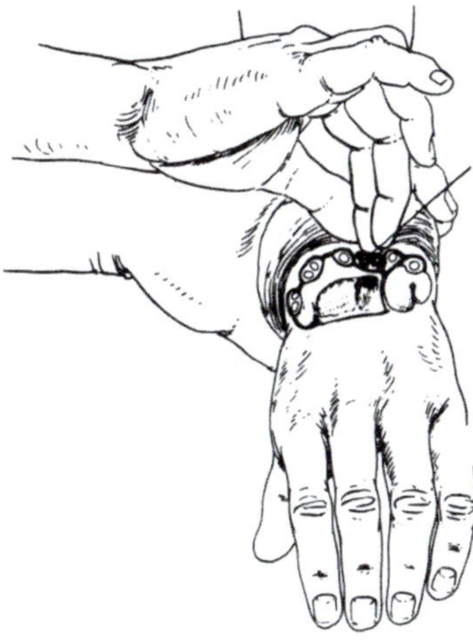

그림 54. 터널 Ⅵ에는 손가락폄근힘줄(extensor digitorum communis tendon)과 집게폄근힘줄(extensor indicis tendon)이 들어 있다.

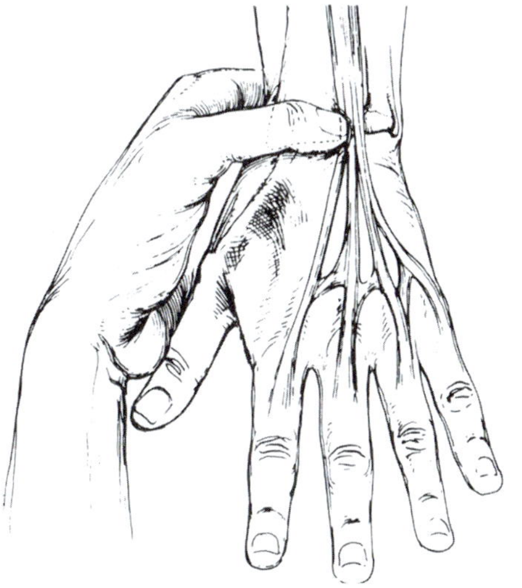

그림 55. 손등의 각 폄근힘줄은 손목뼈 부위에서부터 손허리손가락관절까지 만져본다.

집게폄근힘줄은 검지손가락을 따라 만져보지만, 터널 레벨에서 명확하게 찾아볼 수 없다는 것도 알아야 한다. 손목관절과 손가락의 폄근힘줄은 모두 류머티스성 관절염에 걸리기 쉬우며 촉진할 때 누르면 아프게 될 것이다. 집게폄근(extensor indicis)은 가끔 긴엄지폄근을 대신하여 근 이행술을 시행할 때 이용된다. 때로 제리 모양의 내용물이 함유된 완두콩만한 크기의 낭종(ganglion)은 손목관절 등쪽이나 바닥 쪽에 생기게 된다. 그와 같은 갱그리온(ganglion)은 보통 결체조직(connective tissue)에 고정되어 있지 않으며 눌러도 아프지 않다(그림 56).

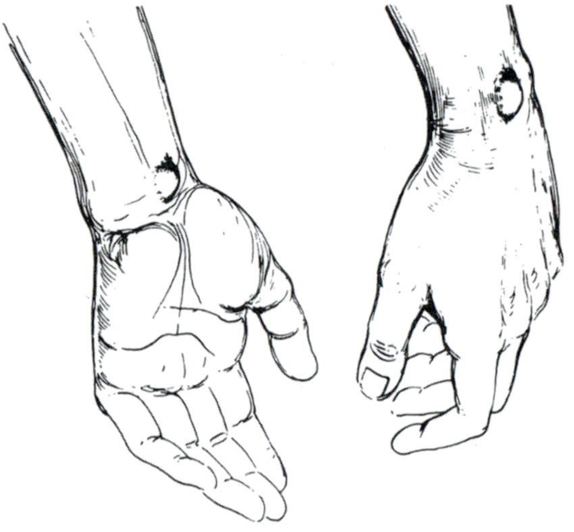

그림 56. 갱그리온(ganglion)은 손목의 바닥면이나 손등면에서 볼 수 있다.

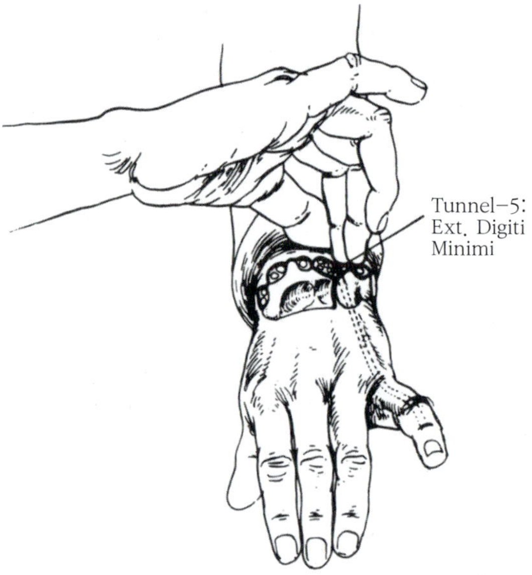

그림 57. 터널 V에는 새끼폄근(extensor digiti minimi)이 들어 있다.

3) 손목관절 제3 구역: 자뼈붓돌기(ulnar styloid process)

자뼈붓돌기 부근의 동통은 자뼈붓돌기 자체에 병변이 있든가 콜리스 골절(Colles' fracture)로 인한 자뼈 먼쪽끝의 골절과 관련되어 있을 것이다. 만일 붓돌기가 류머티스성 관절염으로 침식되었다면 국소적 동통과 부기 그리고 기형이 생길 수 있다.

(1) 터널 V: 터널 V는 손목관절 손등쪽에서 먼쪽 노자관절부위(요척관절부, radioulnar area)에 위치하고 있는 새끼폄근힘줄(extensor digiti minimi)이 통과하고 있다. 이 터널은 자뼈붓돌기의 노쪽에 있는 약간 함몰된 곳에서 만져 볼 수 있다. 새끼폄근힘줄을 만져보기 위해서는 환자에게 테이블이나 책상 위에 손가락을 펴놓고 새끼손가락만 위로 올려 보게 한다. 자뼈붓돌기의 노쪽 함몰부위를 눌러보면 이 근육의 움직임을 느껴 볼 수 있다(그림 57). 시지폄근(extensor indicis)처럼 새끼폄근도 독자적으로 움직일 수 있다. 검지손가락과 새끼손가락은 펴고 다른 손가락은 굽히면 이 두 손가락의 독자적인 동작을 쉽게 입증할 수 있다(그림 58).

새끼폄근힘줄은 노자관절 위로 지나가기 때문에, 이 관절이 류머티스성 관절염에 침범되면 영향을 받게 된다. 자뼈머리가 손등 쪽으로 탈구되면 그것으로 인한 마찰 또는 활막염(synovitis)으로 새끼폄근힘줄은 마모되기가 쉽다.

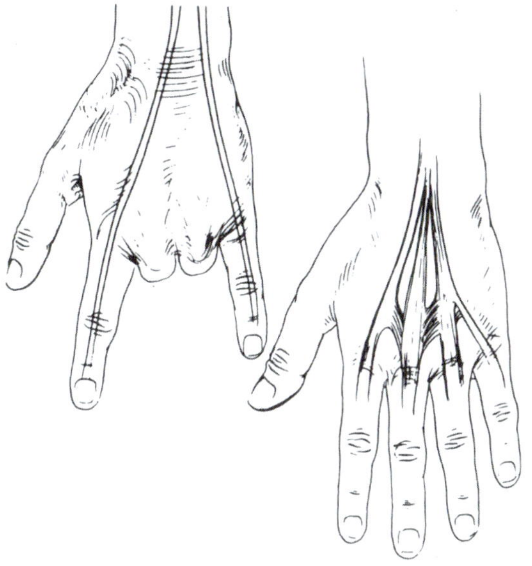

그림 58. 집게폄근(extensor indicis)과 새끼폄근(extensor digiti minimi)은 독자적으로 작용한다.

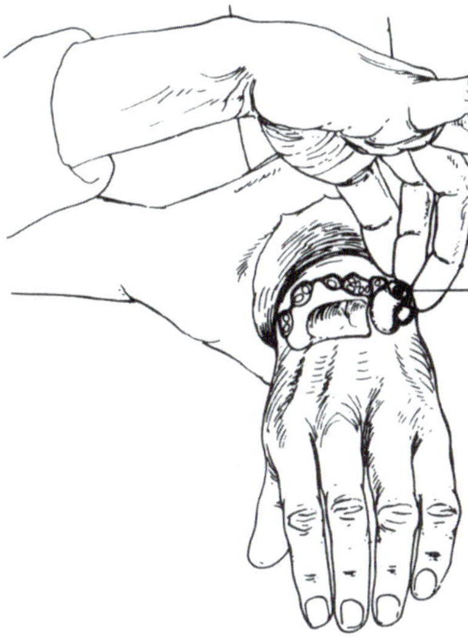

그림 59. 터널 VI에는 자쪽손목폄근힘줄(extensor carpi ulnaris tendon)이 들어 있다.

(2) 터널 VI: 터널 VI은 자뼈머리와 자뼈붓돌기의 첨단 사이에 있는 고랑(groove)으로서 자쪽손목폄근힘줄(extensor carpi ulnaris tendon)이 통과하고 있다(그림 59). 자쪽손목폄근힘줄은 자뼈붓돌기 위를 지나서 제5 손허리뼈 기저부의 자쪽에 부착되는 지점에서 만져 볼 수 있다. 자쪽손목폄근힘줄은 환자의 손목관절을 폄, 자쪽 편위를 시킬 때 좀 더 잘 만져 볼 수 있다(그림 60). 자뼈붓돌기의 먼쪽끝 골절을 수반한 콜리스 골절(Colles' fracture)이 되었을 때는 터널 VI의 손등쪽 손목인대(dorsal carpal ligament)가 단열될 수도 있다. 따라서 자쪽손목폄근힘줄은 엎침(회내, pronation)을 할 때 붓돌기를 넘어서 탈구되는 것이다. 이러한 경우에 검사자는 딸가닥하는 소리를 들을 수 있고 환자는 동통을 수반하게 될 것이다. 류머티스성 관절염에서 자쪽손목폄

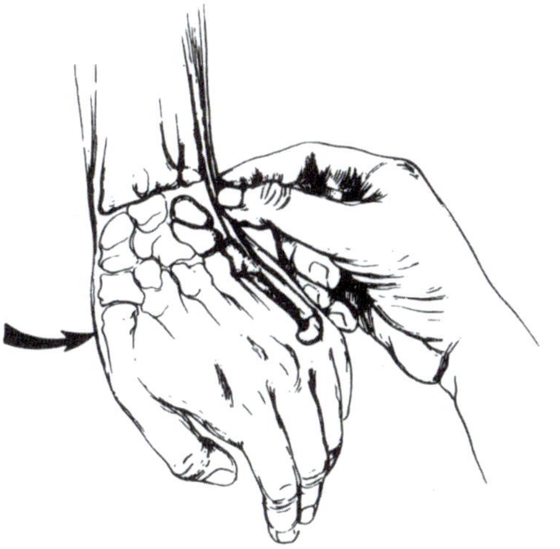

그림 60. 자쪽빗김(ulnar deviation)은 자쪽손목폄근힘줄(extensor carpi ulnaris tendon)의 촉진을 쉽게 한다.

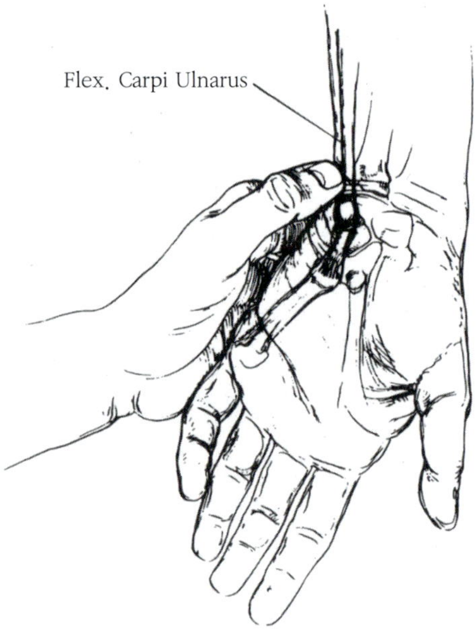

그림 61. 자쪽손목굽힘근힘줄(flexor carpi ulnaris tendon)의 촉진

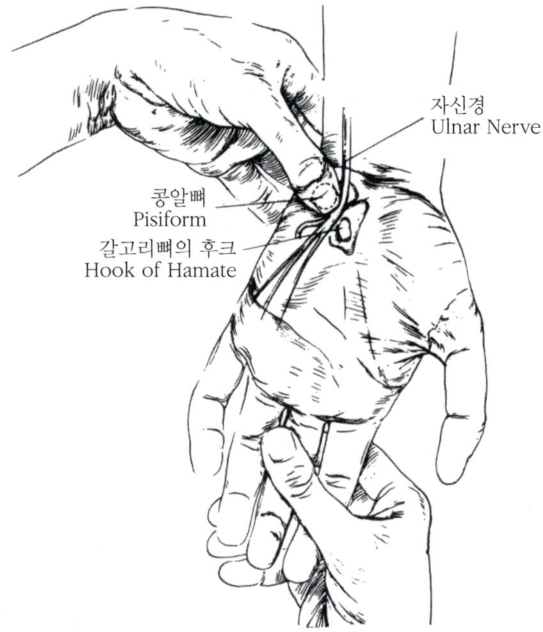

그림 62. 가이온(Guyon) 터널에는 자신경(ulnar nerve)과 자동맥(ulnar artery)이 들어 있다.

근힘줄은 자쪽 방향으로 전위되거나 단열될 수도 있다.

4) 손목관절 제4 구역: 콩알뼈(두상골, pisiform)

(1) 자쪽손목굽힘근(flexor carpi ulnaris): 콩알뼈는 세모뼈의 전면 위에 위치하고 있으며 자쪽손목굽힘근힘줄에 의하여 싸여져 있다. 자쪽손목굽힘근힘줄은 손목관절이 저항을 이겨내어 굽혔을 때 긴손바닥근(palmaris longus)의 자쪽과 콩알뼈의 몸쪽에서 찾아볼 수 있다(그림 61). 앞 팔 쪽으로 따라 올라가면서 힘줄을 촉진한 다음 손목관절로 다시 되돌아온다. 때로 칼슘 침착이 힘줄의 닿는 곳(insertion)에 형성되며 이것은 심한 동통을 일으키게 된다.

(2) 가이온(Guyon) 터널: 콩알뼈(pisiform)와 갈고리뼈의 후크(hook of the hamate)와의 사이에 함몰부위는 콩알갈고리인대(pisohamate ligament)에 의하여 가이온의 터널이라 부르는 섬유골성관(fibro-osseous tunnel)으로 전환된다. 가이온 터널은 이 안에 자신경과 자동맥은 이 터널이 연부조직의 두터운 층에 덮여 있기 때문에 직접 만져 볼 수는 없지만 만일 병변이 있다면 이 부위에 특별한 압통이 있게 된다(그림 62, 63). 어느 정도의 압통은 어떤 신경을

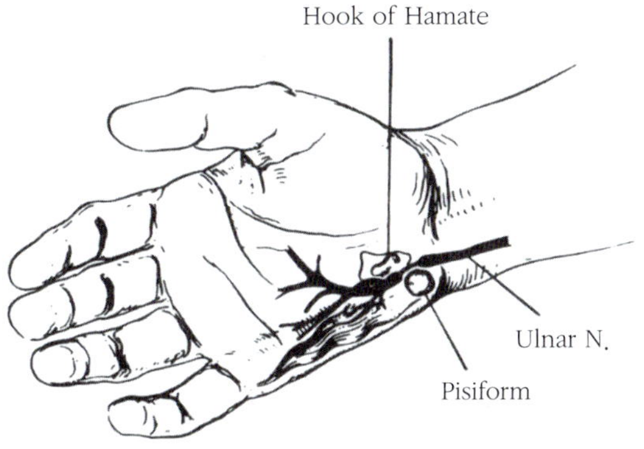

그림 63. 가이온(Guyon) 터널은 갈고리뼈의 후크(hook of hamate)와 콩알뼈(pisiform bone) 사이에 위치한다. 자신경은 터널에서 압박받을 수도 있다.

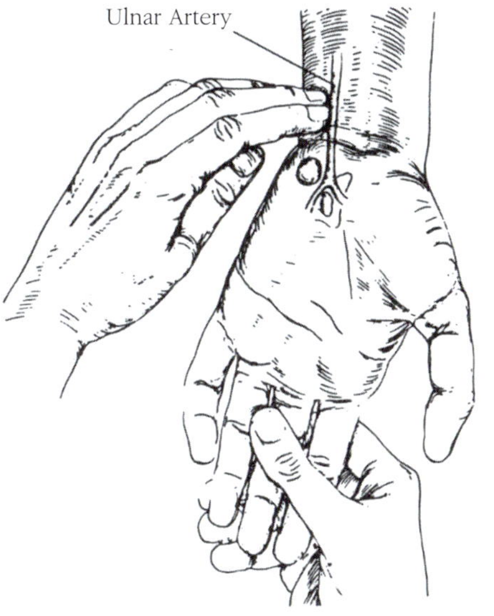

그림 64. 자동맥(ulnar artery)의 촉진

촉진할 때에도 있으므로 압통의 정도에 유의하여 반대쪽 손의 압통과 비교해 본다.

(3) 자동맥(ulnar artery): 자동맥의 맥박은 이 동맥이 자뼈 전면에서 손목관절을 가로 지르기 바로 직전인 콩알뼈의 먼쪽 부위에서 만져 볼 수 있다. 검사자는 자동맥을 자뼈 쪽으로 압박하면 맥박을 느낄 수 있다(그림 64).

5) 손목관절 제5 구역: 손바닥긴근과 손목굴(장장근과 수근터널, palmaris longus and carpal tunnel)

(1) 손바닥긴근(palmaris longus): 손바닥긴근 힘줄은 손목의 정 가운데 있으며 긴손바닥근의 먼쪽끝은 손목굴의 앞쪽면(anterior surface)을 표시한다.

이 힘줄을 쉽게 촉진하기 위해 검사자는 환자의 손목관절을 굽히고 엄지손가락과 새끼손가락 끝을 맞섬(opposition)하게 하면 손바닥긴근은 손목 앞쪽면의 중앙선을 따라 돌출되는 것을 볼 수 있다(그림 65). 이것을 직선상으로 전박 쪽을 향해 올라가면서 만져보고 다시 손목관절까지 내려오면서 만져본다. 인구의 약 7%는 손바닥긴근이 없다고 한다. 그러나 이 근육이 없다 해도 손의 기능에는 별 지장이 없다. 이 힘줄은 손가락의 굽힘근힘줄이 심한 손상을 받아서 힘줄이행술(tendon graft)을 시행할 때 흔히 사용되기 때문에 임상적으로 중요한

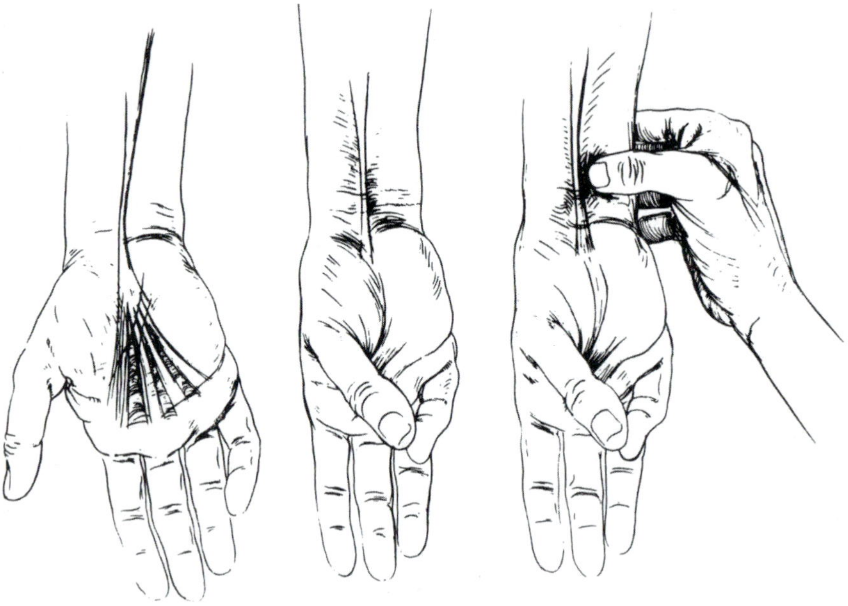

그림 65. 엄지손가락과 새끼손가락의 맞섬(opposition)은 손바닥긴근(palmaris longus)의 촉진을 쉽게 한다.

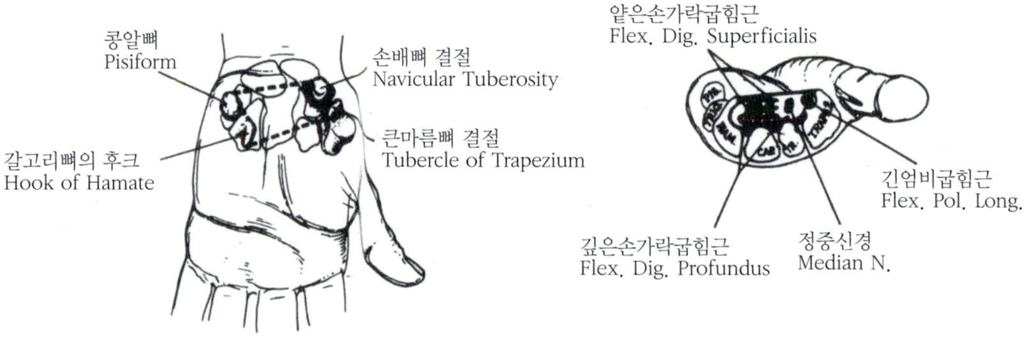

그림 66. 수근터널. 이 터널 내에는 정중신경(median nerve)과 손가락굽힘근힘줄(flexor tendon)이 들어 있으며 몸쪽으로는 손배뼈(navicular)와 콩알뼈(pisiform)가, 먼쪽으로는 갈고리뼈의 후크(hook of hamate)와 큰마름뼈(trapezium)에 의하여 경계를 이루고 있다.

의미를 갖는다.

(2) 손목굴(수근터널, carpal tunnel): 손목굴은 손바닥긴근의 심부에 있으며 만져 볼 수 있는 네 개의 뼈의 돌기에 의하여 경계를 이루고 있다. 그것은 먼쪽 부위에서 손배뼈의 결절(tubercle of the trapezium)과 갈고리뼈의 후크(hook of the hamate)이다(그림 66). 손바닥의 손목인대(carpal ligament)의 일부인 가로손목인대(횡수근인대, transverse carpal ligament)는 이들 네 개의 뼈의 돌기 사이를 주행하며 섬유골성 터널(fibro-osseous

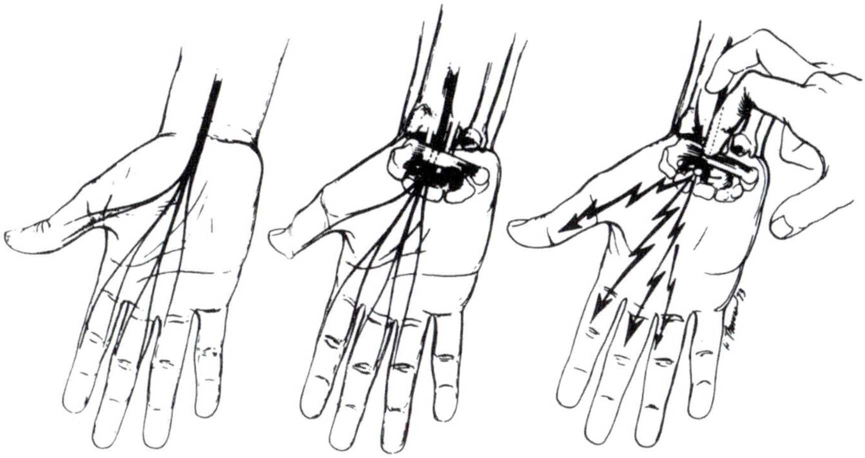

그림 67. 손목굴 증후군(왼쪽과 가운데) 티넬 징후(오른쪽)

tunnel)이 통과한다. 손목굴은 손목굴 내에 있는 조직의 중대성 뿐 아니라 임상적 문제를 야기시키는 손목굴 증후군(carpal tunnel syndrome)의 빈도가 잦기 때문에 임상적으로 중요하다. 이 증후군은 정중신경을 압박하여 손의 정중신경 지배 영역을 따라 감각과 운동 기능을 제한한다.

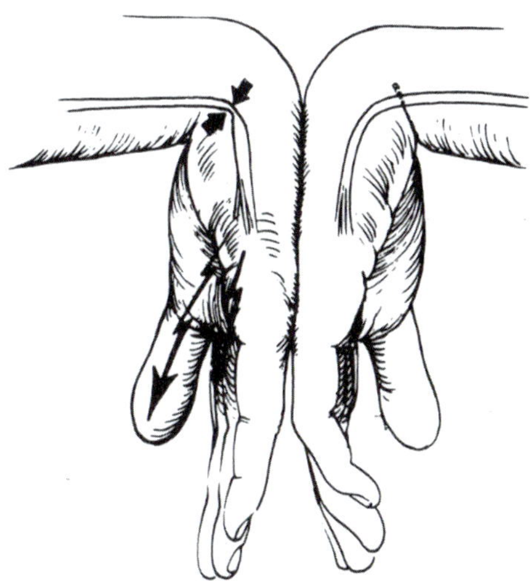

그림 68. 손목굴 증후군을 재현하기 위한 팔렌 검사(Phalen's test)

손목굴의 협착은 손목굴을 통하여 지나가는 힘줄들을 압박하여 손가락의 굽힘을 제한하는 경우가 있다. 손목굴의 압박은 반달뼈의 전방 탈구, 노뼈 먼쪽끝의 콜리스 골절(Colles' fracture)에 의한 이차적 부기, 류머티스성 관절염에 의한 활막염, 그 밖에 손목관절 외상으로 인한 염좌, 그에 따른 부기, 점액수종(myxedema)이나 파겟츠 병(Paget's disease)과 같은 계통적 질병 등, 많은 요인으로부터 발생된다. 손목굴 증후근을 진단하기 위해서 검사자는 환자 손바닥의 수근인대 위를 두드리면 정중신경 지배 영역 안에 동통을 유발하거나 증상을 재현할 수 있다(티넬 징후, 그림 67). 이 증후군의 공통 증상은 손가락이 저리게 되는 것이며 환자의 손목관절을 최대 굽힘시켜서 최소한 1분 정도 이 자세를 유지하면 재현해 볼 수 있을 것이다(Phalen's test, 그림 68). 손목

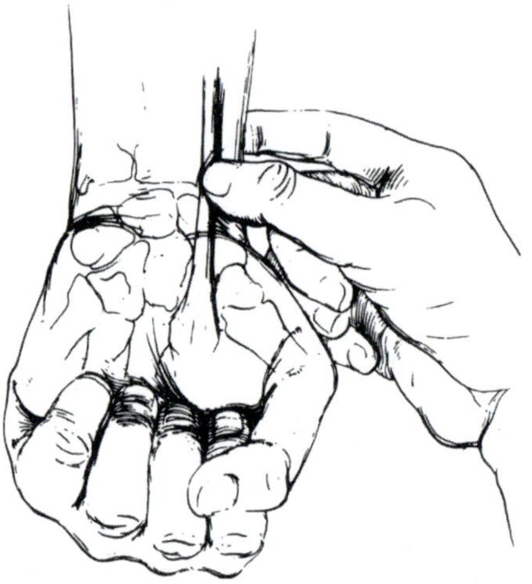

그림 69. 노쪽손목굽힘근힘줄(요측수근굴근 힘줄, flexor carpi radialis tendon)의 촉진

굴 내의 해부학적 구조는 만져 볼 수 없지만, 손의 정상 기능으로는 중요하기 때문에 검사자는 그 위치를 잘 알아두어야 한다.

(3) 노쪽손목굽힘근(flexor carpi radialis): 노쪽손목굽힘근은 손목관절부위에서는 긴손바닥근 힘줄의 노쪽에 위치하고 있다. 이 힘줄은 손배뼈 위를 지나서 제2 손허리뼈 기저부에 부착하며 손목관절 레벨에서는 자쪽손목굽힘근 힘줄보다 더욱 두드러진다. 환자가 손목관절을 굽혀 노쪽으로 굽혔을 때 이 근육의 힘줄은 돌출되며 긴손바닥힘줄 다음으로 뚜렷하게 나타난다(그림 69). 노쪽손목굽힘근힘줄이 손목관절굽힘과 엎침근군(wrist flexor-pronator group)을 덮고 있는 근막 바로 아래로 희미하게 될 때까지 이 근육을 만져보도록 한다.

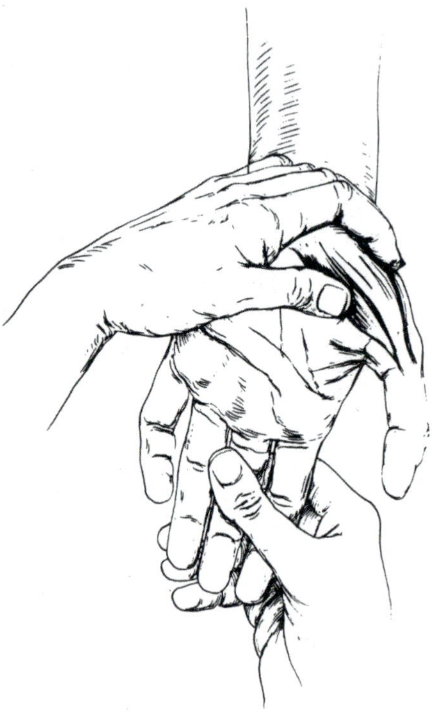

그림 70. 엄지두덩(thenar eminence)의 촉진

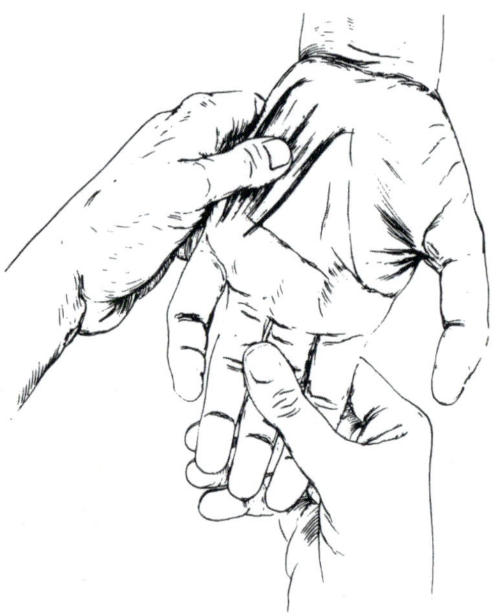

그림 71. 새끼두덩(hypothenar eminence)의 촉진

6) 손 제1 구역: 엄지두덩(thenar eminence)

엄지두덩은 엄지손가락의 기저부에 위치하며 엄지손가락을 움직이는 세 개의 근육으로 되어 있다. 짧은엄지벌림근(abductor pollicis brevis)은 표층에 있고 엄지손가락맞섬근(opponens pollicis)은 중층에 짧은엄지굽힘근(flexor pollicis brevis)은 심층에 있다. 엄지두덩은 도톰한 근육살처럼 느껴지며 근막에 의한 경계가 없기 때문에 잘 움직인다(그림 70). 늘 사용하는 손의 엄지두덩은 반대쪽 손과 비교해 보면 엄지두덩이 잘 발달된 것처럼 느껴진다. 엄지두덩이 비대한지 위축되었는지를 검사하고 반대쪽 손과 비교하여 크기, 형태, 경도의 차이를 만져보고 느껴 보아야 한다.

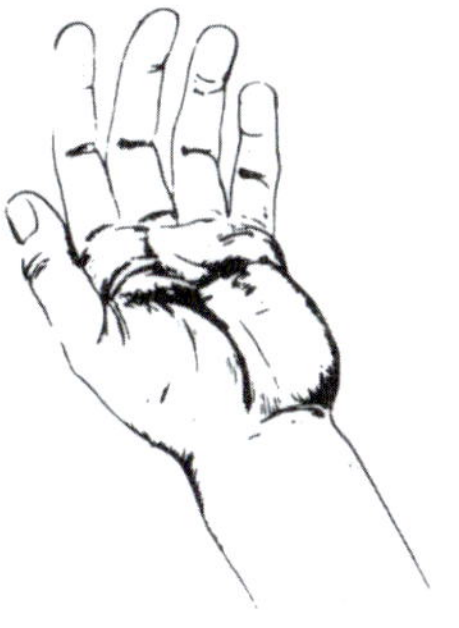

그림 72. 정상적인 엄지두덩과 새끼두덩의 발달

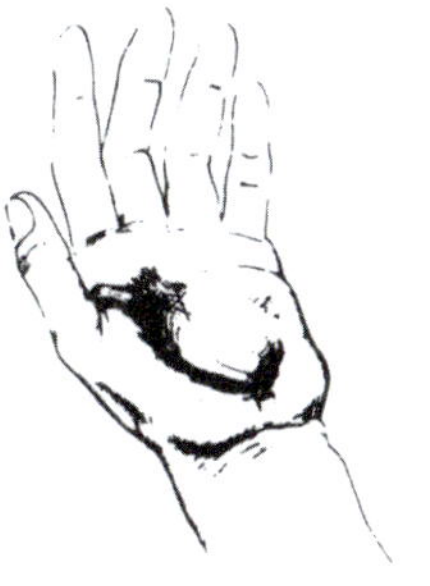

그림 73. 엄지두덩과 새끼두덩의 위축

엄지두덩의 근육들이 정중신경의 지배를 받고 있기 때문에 손목굴 내의 정중신경의 압박은 엄지두덩을 위축시키는 원인이 된다. 손목굴 증후군의 가능성이 있으면 엄지두덩의 위축을 볼 수 있고 그에 따른 징후로서 제1 손허리뼈를 좀 더 쉽게 만져 볼 수 있다. 위축이 되기 시작하면 엄지두덩의 근육은 어느 정도 편평하게 되어가며 병변이 좀 더 심해지면 정상에서 볼 수 있던 근육의 융기는 함몰된다(그림 73).

7) 손 제2 구역: 새끼두덩(hypothenar eminence)

새끼두덩은 새끼손가락 바로 아래에 있으며 콩알뼈까지 장축 방향으로 뻗어 있다. 새끼두덩 역시 세 개의 가동성 근육으로 구성되어 있다. 즉 새끼손가락 벌림근(abductor digiti quinti), 새끼손가락 맞섬근(opponens), 새끼손가락 굽힘근(flexor digiti quinti)이다. 이 세 근육은 층이 나누어져 있지 않기 때문에 개별적으로 구별할 수는 없다(그림 71). 새끼두덩은 자신경(ulnar nerve)에 의하여 지배받기 때문에 비대한지 위축되어 있는지 검사해야 한다. 상지의 몸쪽에서 자신경이 압박되거나 가이온 터널에서 자신경이 압박되면 새끼두덩의 위축을 초래하게 된다(그림 72, 73). 또한, 이러한 압박은 손의 자신경 지배 영역의 감각을 변화시킨다.

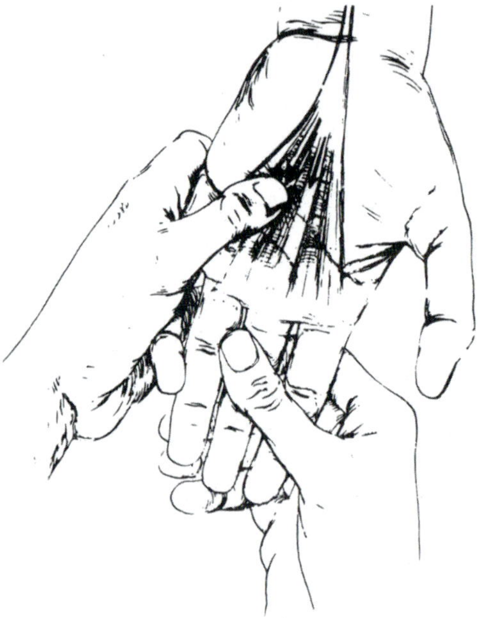

그림 74. 손바닥힘줄막(palmar aponeurosis)

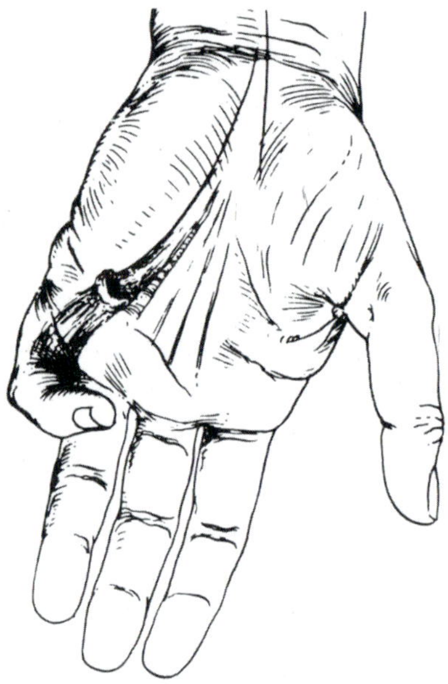

그림 75. 듀푸이트랑 구축(Dupuytren's contracture)

8) 손 제3 구역: 손바닥(palm)

손바닥의 구조는 두터운 근육(엄지두덩과 새끼두덩)과 손바닥 근막(palmar fascia) 때문에 정확하게 만져 볼 수는 없다. 굽힘근힘줄도 손바닥 근막의 심부에 있기 때문에 거의 만져 볼 수 없으며 손바닥 내의 신경과 혈관은 전혀 만져 볼 수가 없다.

(1) 손바닥힘줄막(palmar aponeurosis): 손바닥힘줄막은 폭이 넓은 네 개의 밴드로 구성되어 있으며 손가락 기저부까지 퍼져 있다(그림 74). 반지손가락과 새끼손가락의 자쪽 먼 쪽 부위에서 손바닥힘줄막이 두꺼워져 분리된 소결절을 형성하고 있는지를 촉진해 본다. 이 분리된 소결절은 반지손가락과 새끼손가락에서 가장 잘 발견되며 손가락굽힘 기형의 원인이 된다(듀퓨이트랑 구축, Dupuytren's contracture, 그림 75).

(2) 손가락굽힘근힘줄(finger flexor tendon): 손가락굽힘근힘줄은 손바닥힘줄막 아래의 힘줄집(tendon sheath) 속을 주행하고 있으며 일반적으로 이것을 만져 볼 수 없지만 때에 따라서 만질 수가 있다. 만일 만져질 때는 압통이 유발되지 않는가를 살펴보아야 한다. 왜냐하면 압통은 굽힘근힘줄의 직접적인 외상으로 인하여 초래될 수 있기 때문이다.

힘줄을 촉진할 때 환자에게 손가락을 폈다 구부렸다 하게 한다. 이때 어느 한 손가락에서 딸가닥하는 소리(탄발음)를 느끼거나 들을 수 있다면 이러한 손가락을 트리거 손가락(trigger finger)이라고 한다. 탄발음은 좁은 고리모양의 힘줄집(annular ligament)이나 손허리뼈머리의 손바닥쪽 도르래에 걸리는 굽힘 힘줄의 작은결절에서 자주 발생한다. 탄발음은 손가락을 굽히거나 펼 때에 일어난다. 엄지손가락을 움직일 때 비슷한 소리가 나면 트리거 엄지손가락(trigger thumb)이라고 하며 흔히 볼 수 있는 소견이다.

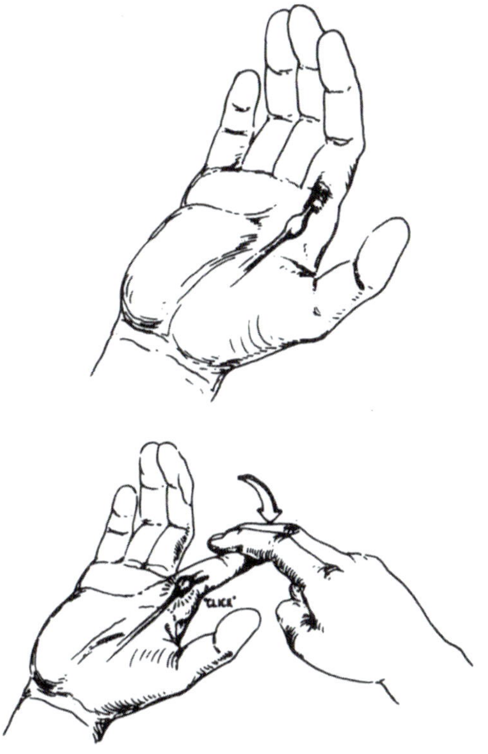

그림 76. A와 B. 트리거 손가락(trigger finger)

9) 손 제4 구역: 손등

(1) 폄근힘줄(extensor tendon): 폄근힘줄은 손등을 따라 주행하며 이것은 환자가 손목관절을 약간 편 상태에서 손가락을 펼 때 만져 볼 수 있다.

손가락 위에서 저항을 주면 폄근힘줄은 손허리손가락관절(MP joint)을 가로지르는 곳에서 뚜렷하게 잘 나타난다. 폄근힘줄은 개별적으로 관절의 몸쪽에서 먼쪽까지 만져보아야 한다. 이때 압통이 있게 되면 염좌(strain)나 단열(tearing)이 되었다는 것을 나타내는 것이다. 류머티스성 관절염 환자에 있어서는 폄근힘줄은 손허리손가락관절에서 자뼈쪽으로 전위되어 손가락이 자뼈쪽으로 휘어지게 된다.

10) 손 제5 구역: 손가락마디뼈

손가락은 근복(muscle belly)이 없으면 단지 굽힘근힘줄과 폄근힘줄에 의하여 움직여진다. 먼저 몸쪽손가락사이관절(PIP joint) 주위의 연부조직을 만져본다. 몸쪽손가락사이관절의 등면과 바닥면은 부드럽게 느껴지는데 왜냐하면 손가락의 굽힘근과 폄근이 몸쪽손가락사이관절을 가로 질러가기 때문이다.

관절의 가쪽면은 두꺼운 관절주머니의 곁인대에 의하여 덮여 있기 때문에 방추상으로 느

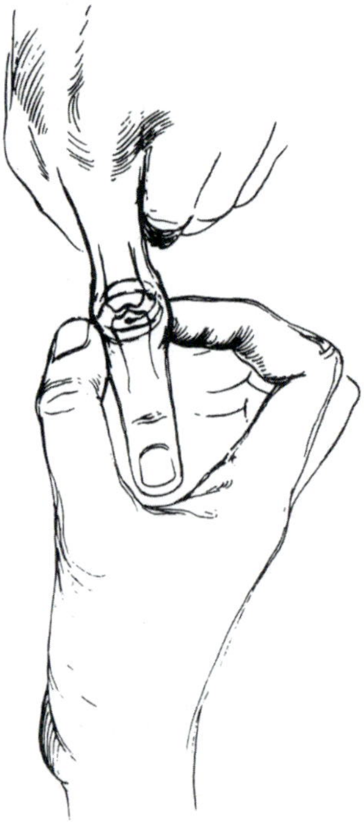

그림 77. 몸쪽손가락사이관절(proximal interphalangeal joint: PIP joint)은 두터운 관절주머니(joint capsule)와 곁인대(측부인대, collateral ligament)에 의하여 덮여 있다.

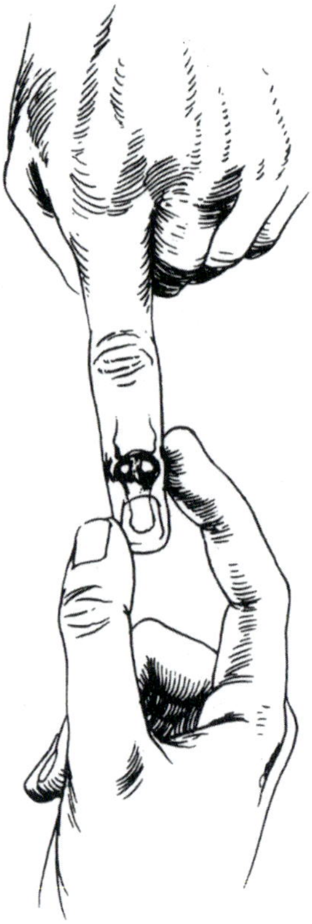

그림 78. 헤베르덴 결절(Heberden's nodes)

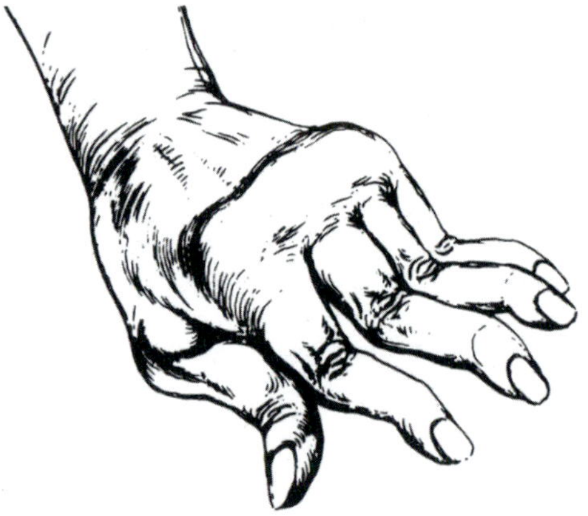

그림 79. 스완넥 기형(swan-neck deformity)

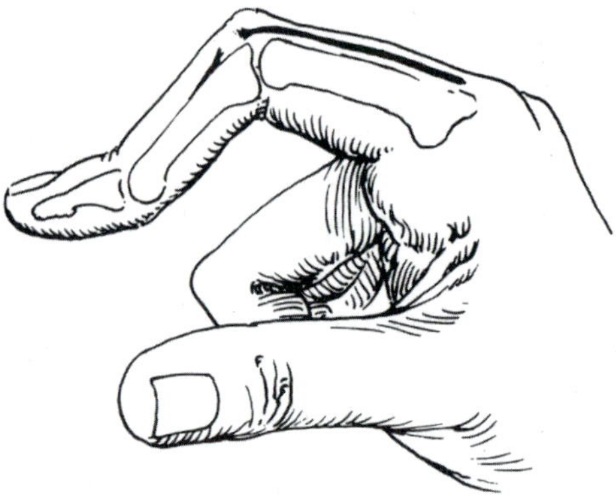

그림 80. 단추구멍기형(boutonniere deformity)

껴진다(그림 77). 부기(swelling)가 있는 관절은 예민하기 때문에 부드럽게 만져보아야 한다. 비정상적인 방추상의 부기는 류머티스성 관절염으로 인한 이차적인 활막염을 나타내는 것이다(Bouchard's node). 때로 류머티스성 관절염은 백조목변형(swan neck deformity)을 일으킨다. 그것은 몸쪽손가락사이관절(PIP joint)이 지나치게 펴지게 되고 먼쪽손가락사이관절(DIP joint)이 굽혀지게 되는 기형이다(그림 79).

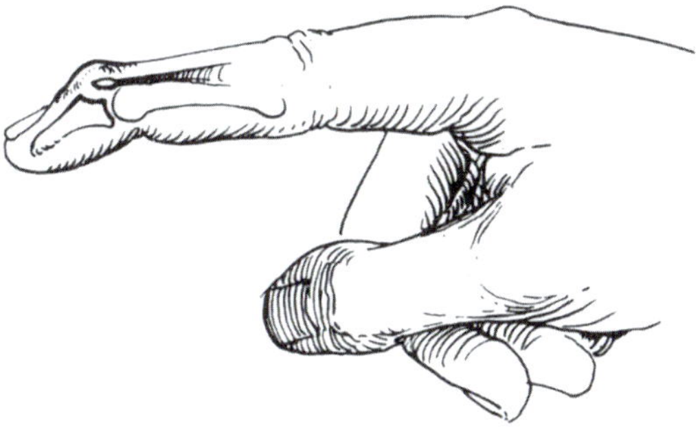

그림 81. 망치 손가락(mallet finger)

또 온손가락폄근힘줄(extensor digitorum communis)이 손허리뼈 기저부의 닿는 곳에서 찢어지게(avulse) 되면 몸쪽손가락사이관절이 현저히 굽혀지게 되고 먼쪽손가락사이관절은 펴지게 된다. 이 상태를 단추구멍변형(boutonniere deformity)이라 하며 손허리뼈는 압통을 수반한다(그림 80).

먼쪽손가락사이관절은 몸쪽손가락사이관절처럼 손가락의 등면과 바닥면이 부드럽게 느껴지며 가쪽면은 방추상으로 느껴진다. 촉진할 때 일어나는 압통이나 한쪽 손의 부기는 유의해야 한다. 먼쪽손가락사이관절의 등면과 가쪽면에서 만져 볼 수 있는 분리된 뼈의 결절(Heberden's node)은 골관절염을 나타내는 것이다(그림 78).

온손가락폄근의 먼쪽 닿는 곳인 끝마디뼈(말절골)에서 온손가락폄근힘줄이 골편과 함께 떨어지게(단열) 되면 먼쪽손가락사이관절 위에서 뼈의 융기를 만져 볼 수 있게 된다. 관절을 만지면 아프게 되고 환자는 이 관절을 완전히 펼 수 없게 된다. 이러한 기형을 망치 손가락(mallet finger)이라 한다(그림 81).

11) 손 제6 구역: 손가락바닥[지복(指腹), finger tuft]

손가락바닥은 감각신경 종말(sensory nerve ending)을 많이 내포하고 있으며 손으로 할 수 있는 거의 모든 동작이나 일을 도와주고 있다. 손가락바닥의 병변은 손의 주요한 기능에 영향을 미치기 때문에 중대한 문제라고 생각된다.

손가락 끝은 특히 감염되기 쉽다. 손가락바닥의 국소적인 감염(생인손, felon)은 피부에서 뼈까지 붙어 있는 격막(septum) 사이에 염증이 생기므로 그 자체의 압력을 줄일 수가 없다

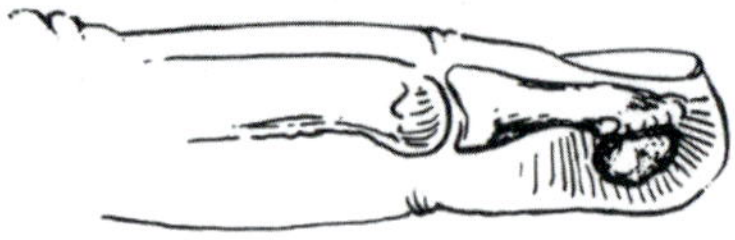

그림 82. 손가락바닥(지복, finer tuft)의 감염(생인손, felon)

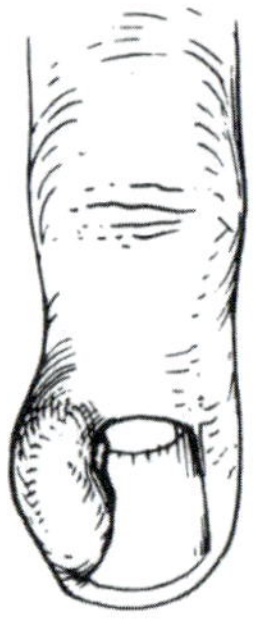

그림 83. 손톱 주위염(paronychia)

(그림 82). 그와 같이 감염이 되면 압력은 농양(pus)의 양에 비례하여 증가되며 그 부위는 아주 심한 동통을 느끼게 된다.

손가락의 감염은 몸쪽으로 이동하게 되므로 손등에 부기나 붉은줄(발적)이 있는지 검사하여야 한다. 만일 부기가 있다면 임파관을 따라 감염이 확장될 수 있으므로 관절융기(상과, epicondyle)와 겨드랑이의 임파절도 부기(종창, swelling)의 여부를 검사해야 한다.

손가락바닥에서 시작하는 감염은 힘줄집(tendon sheath)을 따라 이동되며 카나벨(Kanavel)의 네 가지 중요한 징후를 나타낸다.

1) 손가락이 굽어진다.
2) 손가락의 균일한 부기가 있다.
3) 손가락을 수동적으로 펼 때 심한 동통을 호소한다.
4) 힘줄집의 경로를 따라 촉진할 때의 과민하게 느껴진다.

표저(瘭疽, runaround)나 손가락 거스러미의 감염(조주위염: paronychia)은 보통 손톱의 옆에서 시작하지만, 손톱 주위에는 넓은 공간이 있기 때문에 국소화되지는 않는다(그림 83).

5 관절운동 범위(range of motion)

손목관절과 손가락은 분리하여 검사한다.

손목관절에 관계되는 운동은 다음과 같다.

1) 굽힘(flexion)
2) 폄(extension)

3) 노쪽굽힘(radial deviation)

4) 자쪽굽힘(ulnar deviation)

5) 앞 팔의 뒤침(supination of the forearm)

6) 앞 팔의 엎침(pronation of the forearm)

손가락을 검사하기 위한 운동은 다음과 같다.

1) 손허리손가락관절(MP joint)에서의 손가락굽힘과 폄

2) 손가락사이관절(IP joint)에서의 손가락굽힘과 폄

3) 손허리손가락관절에서의 손가락 벌림과 모음

4) 손허리손가락관절과 손가락사이관절에서의 엄지손가락 굽힘과 폄[손바닥을 횡단하는 벌림과 노뼈쪽 벌림(transpalmar abduction & radial abduction)]

5) 손목손허리관절(수근중수관절, carpometacarpal)에서의 엄지손가락 벌림과 모음(손바닥면 벌림)

6) 맞섬(opposition)

1) 능동관절운동 범위 검사(active range of motion test)

손목관절과 손의 관절운동 범위를 평가할 때 양쪽을 비교하는 것은 어떤 제한이 있을 때 그 정도를 결정하는데 가장 편리하다. 환자는 무리하게 힘을 주어 동통이나 염좌를 수반하는 일 없이 능동검사를 빨리 완전하게 할 수 있어야 한다. 그러나 만일 환자가 충분히 능동관절운동 범위검사를 시행할 수 없거나 곤란할 때에는 수동관절운동 범위 검사를 시행한다.

(1) 손목관절의 굽힘과 폄(wrist flexion and extension): 환자에게 손목관절을 굽히고 펴보도록 지시한다. 정상 굽힘은 중립위(0°)에서 약 80°까지 가능하며 폄은 약 70°까지 가능하다(그림 85).

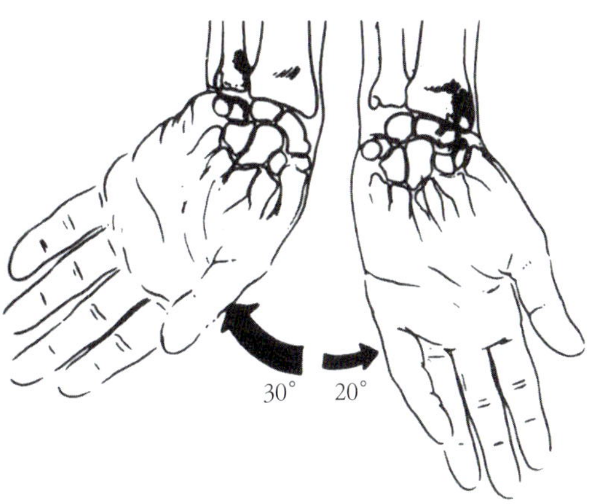

그림 84. 손목관절의 자쪽, 노쪽 빗김(ulnar and radial deviation)

(2) 손목관절의 자쪽굽힘과 노쪽굽힘(wrist ulnar and radial deviation): 환자에게 손목을 자쪽과 노쪽으로 각각 기울여 보도록 한다. 손목관절에서 자뼈의 먼쪽끝은 노뼈의 먼쪽끝보다 짧고 손목과 직접적으로 관절을 이루고 있지 않기 때문에 자쪽굽힘은 노쪽굽힘보다 더 큰 각도를 이루게 된다. 정상적으로 자쪽굽힘은 약 30° 노쪽굽힘은 약 20°의 각도를 이룬다(그림 84).

(3) 뒤침과 엎침(supination and pronation): 이 검사 방법은 페이지 89와 90의 팔꿉관절에 있다.

(4) 손가락(수지) 굽힘과 폄(finger flexion and extension): 손가락의 굽힘과 폄을 검사하려면(손허리손가락관절, 몸쪽과 먼쪽 손가락사이관절) 환자에게 주먹을 꽉 쥐게 한 다음 손가락을 펴게 하여 모든 손가락들이 하나같이 제대로 움직이는지를 관찰한다.

정상적인 굽힘은 손가락이 일정한 동작으로 함께 모여 먼쪽 손바닥피부선(distal palmar crease)을 따라 거의 손바닥까지 닿을 수 있다(그림 86, 87, 88). 정상적인 폄은 손가락을 일정하게 움직여 펼 수 있으며 직선의 위치를 넘어서까지 펼 수 있다. 만일 환자가 손가락을 펼 때 한 개 또는 몇 개의 손가락이 잘 펴지지 않는다든지 어떤 손가락이 불완전하게 펴진다든지 또는 전혀 움직일 수 없다면 그 손가락은 정상이 아니다. 어떤 한 손가락의 제한된 동작을 숨기려고 별안간 집단운동(mass movement)을 하지 않는지도 주시해 본다.

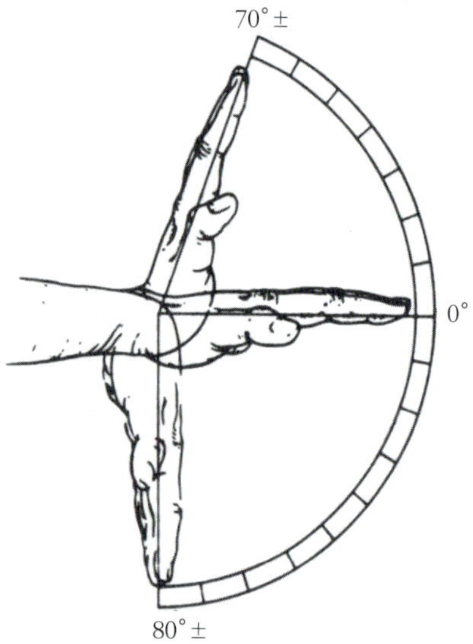

그림 85. 손목관절굽힘과 폄의 운동범위

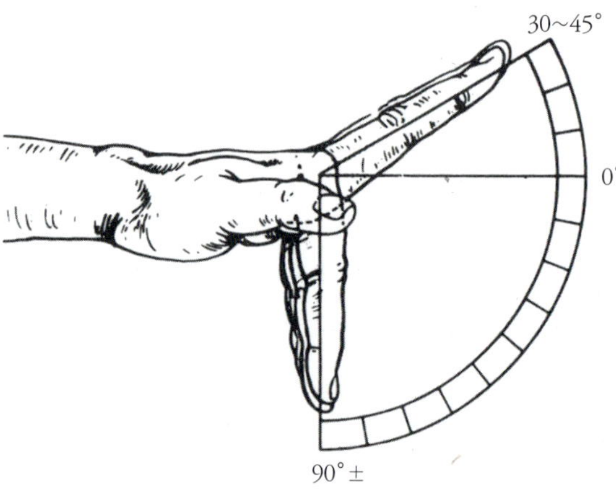

그림 86. 손허리손가락관절 (MP joint)의 운동범위: 굽힘 – 폄

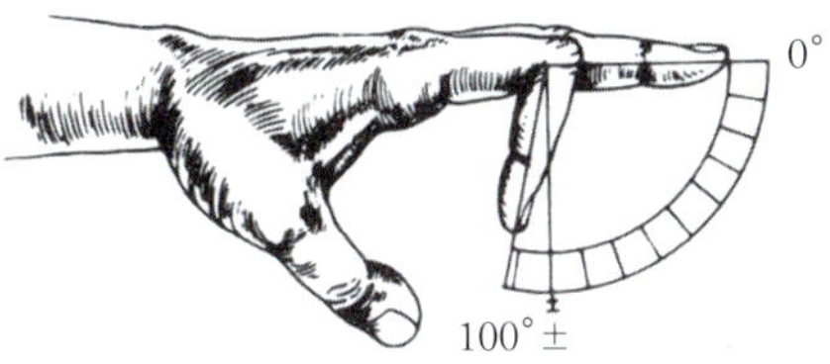

그림 87. 몸쪽손가락사이관절(PIP joint)의 운동범위: 굽힘 – 폄

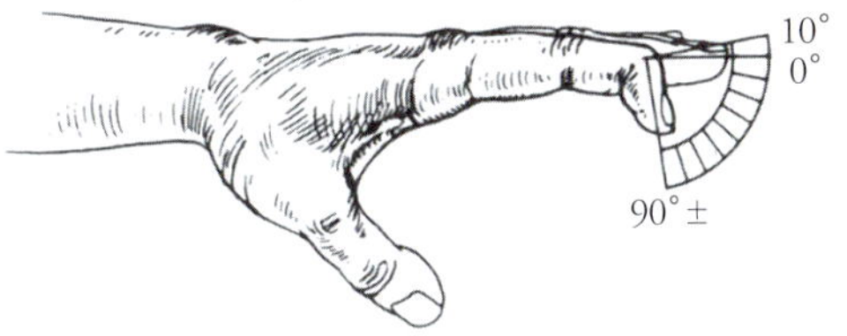

그림 88. 먼쪽손가락사이관절(DIP joint)의 운동범위: 굽힘 – 폄

(5) 손가락 벌림과 모음(finger abduction and adduction): 환자에게 손가락을 벌리라고 한 다음 다시 제자리로 모아 보라고 한다(그림 89). 임상적으로 벌림과 모음은 가운데손가락의 세로축(longitudinal axis)을 손의 축으로 사용하여 측정한다. 벌림은 손가락들이 약 20° 정도 벌어져야 하며 손가락들을 다시 함께 모을 수 있어야 한다.

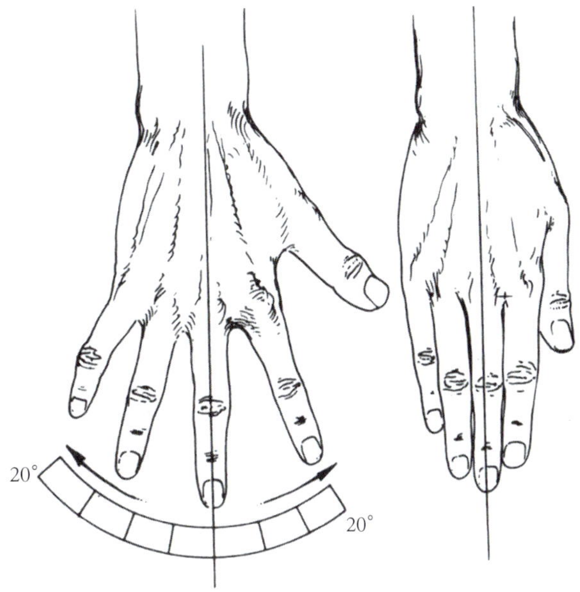

그림 89. 손가락의 벌림과 모음

(6) 엄지손가락(무지, 拇指) 굽힘(thumb flexion): 환자의 엄지손가락을 손바닥을 가로질러 새끼손가락 밑으로 움직인다(그림 90, 91, 92). 이 운동은 손바닥을 가로지르는 벌림(transpalmar abduction)이라고 해도 좋으며 엄지손가락의 손가락사이관절(IP joint)과 손허리손가락관절(MP joint)의 능동굽힘을 검사하는 것이다.

(7) 엄지손가락폄[노쪽벌림, thumb extension(radial abduction)]: 환자에게 엄지손가락을 다른 손가락으로부터 가쪽 방향으로 움직이도록 지시한다. 엄지손가락과 검지손가락 사이의 각도는 약 50°가 될 것이다.

(8) 엄지손가락 손바닥쪽 벌림·모음(palmar abduction/adduction of the thumb): 환자에게 엄지손가락을 손바닥에서 전방으로 올렸다가 다시 제자리로 돌아오도록 한다. 엄지손가락을 완전히 벌렸을 때 엄지손가락과 검지손가락 사이의 각은 약 70°가 된다(그림 93).

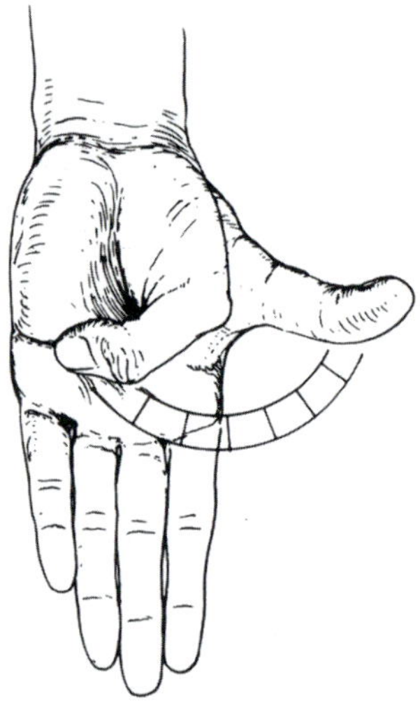

그림 90. 엄지손가락의 굽힘과 폄

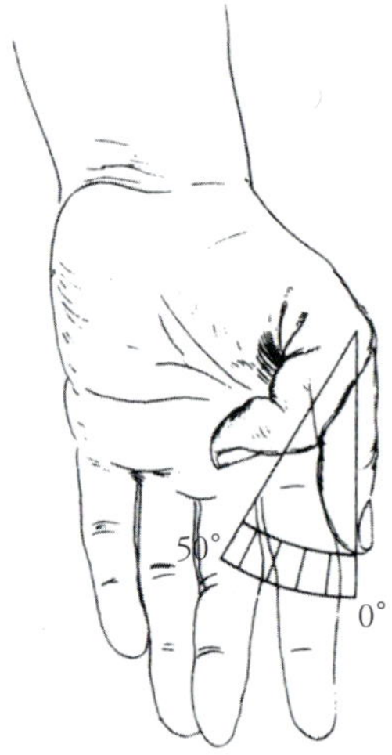

그림 91. 엄지손가락의 굽힘과 폄: 손허리손가락관절(MP joint)

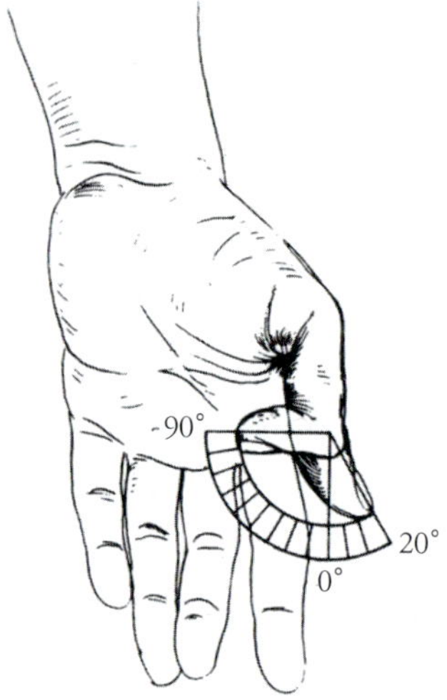

그림 92. 엄지손가락의 굽힘과 폄: 손가락사이관절(IP joint)

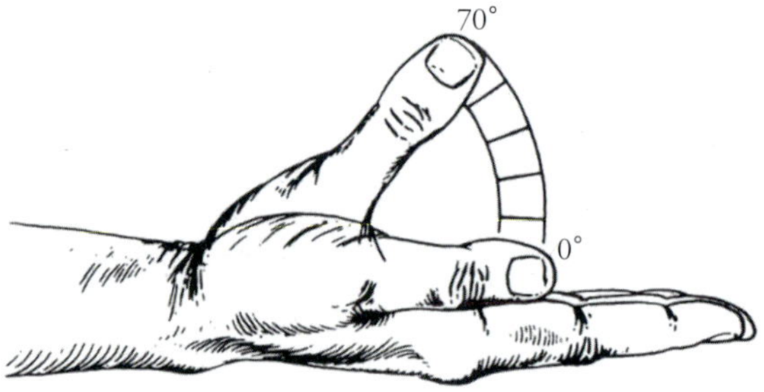

그림 93. 엄지손가락의 손바닥쪽 벌림, 모음

벌렸던 엄지손가락을 다시 제자리로 돌아오면 엄지손가락의 모음은 완전한 것이다.

(9) 맞섬(opposition): 정상적으로 엄지손가락 끝과 마주 닿을 수 있다(그림 94).

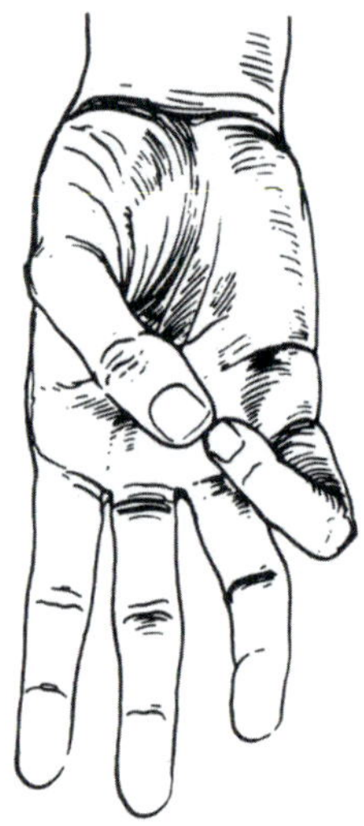

그림 94. 엄지손가락과 새끼손가락과의 맞섬

2) 수동관절운동 범위 검사(passive range of motion test)

(1) 손목관절: 굽힘–80°, 폄–70°

손목관절의 굽힘과 폄을 검사하려면 검사자의 고정하는 손은 환자의 손목을 잡고 다른 한 손으로는 환자의 손을 잡아 손목관절을 굽히고 펴도록 한다(그림 85). 손목관절운동 범위의 제한은 감염으로 인한 관절 강직이나 불완전하게 정복된 노뼈의 콜리스 골절이 원인이 될 수 있다.

(2) 손목관절: 자쪽굽힘 – 30°, 노쪽굽힘 – 20°

검사자의 손은 위와 같은 자세를 유지하고 환자의 손목관절을 노쪽과 자쪽으로 움직인다(그림 84). 손목관절의 자쪽굽힘의 제한은 분쇄성 콜리스 골절(comminuted Colles' fracture)이 그 원인이 될 수 있다.

(3) 손가락: 손허리손가락관절의 굽힘과 폄

굽힘 – 90°, 폄 – 30° – 45°

손허리손가락관절의 굽힘과 폄검사는 양손을 동시에 또는 개별적으로 검사할 수 있다. 이 검사를 하려면 검사자의 엄지손가락을 환자의 손바닥에 놓고 검사자의 손가락은 환자의 손등을 감싸 쥔다.

다른 한 손은 검사자의 손가락을 환자의 네 손가락 위에 놓고 검사자의 엄지손가락은 환자의 손가락 등쪽을 잡은 다음 손허리손가락관절을 굽히고 펴도록 한다. 정상적으로 손가락들은 능동적으로 할 수 있는 폄 범위를 넘어 지나치게 펴지게 된다(그림 86). 손가락을 각각 검사하려면 검사자의 고정하는 손은 그대로 하고 검지손가락의 첫마디뼈를 붙잡아서 서서히 굽히고 펴도록 한다. 손허리손가락관절은 약 90° 굽히고 거의 45° 정도 지나치게 펴질 수 있다(다른 손가락들도 마찬가지이다).

손가락의 굽힘힘줄은 다른 손가락의 운동에 영향을 미치므로 만일 어떤 한 손가락에 문제가 있다면 검사자는 나머지 정상적인 손가락을 최대 한계까지 움직일 수 없게 된다. 손허리손가락관절의 곁(측부) 인대(collateral ligament)는 폈을 때는 느슨해지고 굽혔을 때는 조여지게 되므로 폈을 때에는 손가락이 어느 정도 좌우로 움직여지지만 굽혔을 때는 손가락이 잘 움직여지지 않는다(그림 95, 96, 97). 손에 석고 붕대를 감을 때 손허리손가락관절은 굽힘상태에서 해야 한다. 폄 상태에서 하면 느슨한 곁인대가 단축되어 석고 붕대를 제거한 후에도 이 관절은 굽힘운동이 잘 안될 것이다.

(4) 손가락

	굽힘	폄
몸쪽손가락사이관절(PIP joint)	100°	0°
먼쪽손가락사이관절(DIP joint)	90°	20°

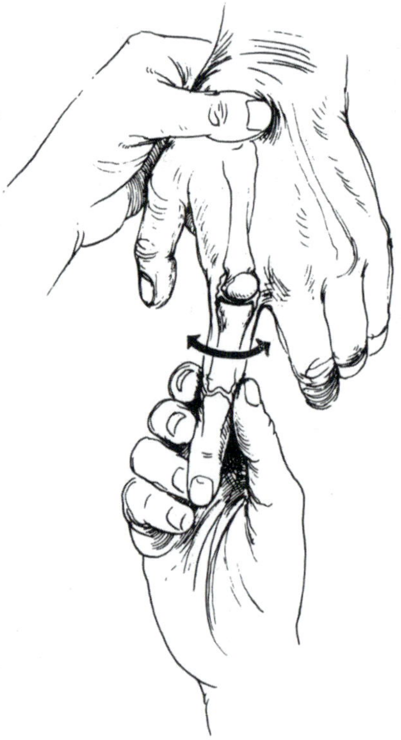

그림 95. 손가락을 폈을 때 손허리손가락관절은 어느 정도 가쪽으로 움직일 수 있다.

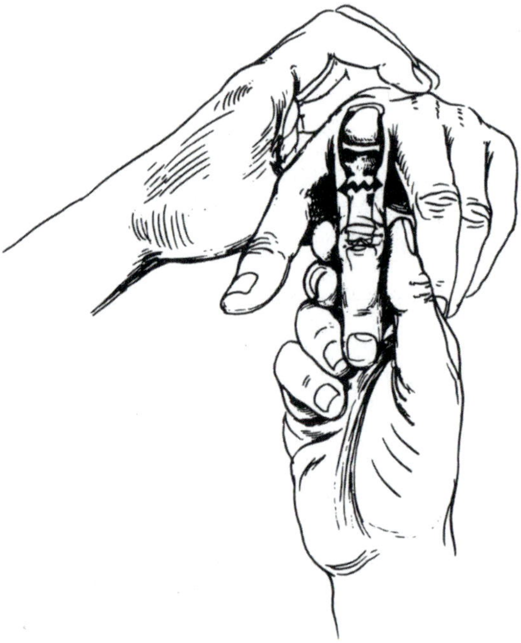

그림 96. 손가락을 굽혔을 때 손허리손가락관절은 전혀 움직이지 않는다.

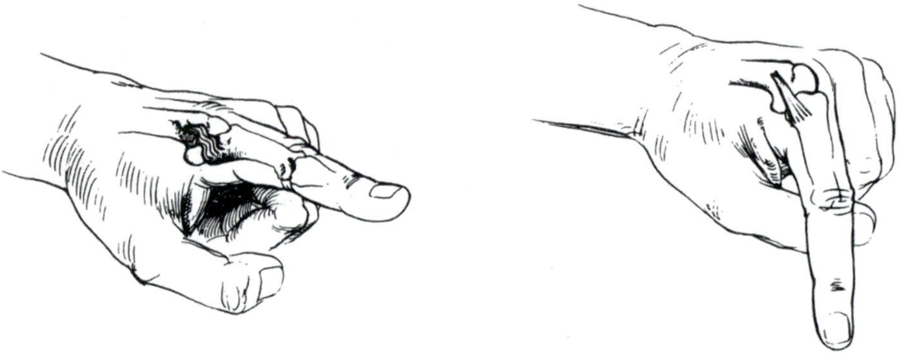

그림 97. 손허리손가락관절의 곁인대는 손가락을 편상태에서는 느슨하다. 그러나 굽힘상태에서는 긴장된다.

손가락사이관절의 수동관절운동 범위 검사를 실시하려면 개개의 관절을 분리시켜서 검사자는 검사하려는 관절의 몸쪽손가락사이관절이나 먼쪽손가락사이관절을 고정하고 한 손으로는 검사하려는 관절의 위쪽을 잡고 굽히고 펴도록 한다. 손가락사이관절은 펼 때도 굽힐 때도 그 관절면의 뼈의 구조가 같기 때문에 안정되어 있다.

(5) 손가락: 벌림 – 20°, 모음 – 0°

손가락의 벌림과 모음은 손허리손가락관절의 기능이다. 검사자는 검사하려는 관절의 손허리뼈과 손가락마디뼈를 분리하여 잡고 손가락을 벌림, 모음시킨다. 검사하는 동안 손허리손가락관절은 완전히 0°로 펴도록 해야 한다.

(6) 손가락: 엄지손가락

	굽힘	폄
손허리손가락관절	50°	0°
손가락사이관절	90°	20°

엄지손가락은 손허리손가락관절과 손가락사이관절에서 굽히기와 펴기를 검사한다. 손허리손가락관절은 검사자가 제1 손허리뼈와 엄지손가락의 첫마디뼈(기절골)를 잡고 굽히고 편다. 엄지손가락의 양 관절은 동시에 굽히기와 펴기를 검사할 수 있다.

(7) 손가락: 엄지손가락

벌림 – 70°(손바닥쪽 벌림), 모음 – 0°(손등쪽 모음)

엄지손가락의 벌림과 모음은 손목손허리관절(수근중수관절, carpometacarpal joint)의 기능이다. 검사자는 한 손으로 환자의 엄지손가락 몸쪽 즉 anatomic snuffbox와 노뼈붓돌기가 있는 곳을 잡고 다른 한 손은 제1 손허리뼈를 잡고서 손바닥쪽 벌림(palmar abduction)은 엄지손가락을 천천히 손바닥에서 멀어지도록 벌리고 손바닥쪽 모음(palmar adduction)은 다시 제자리로 돌아오게 하면 된다.

(8) 손가락: 맞섬

엄지손가락의 맞섬(opposition)은 그 대부분이 엄지손가락의 손목손허리관절(수근중수관절, CM joint)에서 일어난다. 엄지손가락의 손허리뼈를 손허리손가락관절이 있는 곳에서 잡고 천천히 엄지손가락을 각 손가락 끝으로 움직인다. 정상적으로 엄지손가락은 아주 쉽게 손가락 끝에 닿을 수 있다. 그러나 비정상적일 때에 이 운동은 곤란하게 되거나 동통을 수반하게 된다. 또한, 새끼손가락맞섬근도 맞섬에 관여하고 있다는 것을 알아야 한다.

⑥ 신경학적 검사(neurologic examination)

일반적으로 신경학적 검사에는 근력검사(muscle testing), 감각검사(sensation testing), 반사 검사(reflex testing)가 포함된다. 그러나 손목관절에는 반사검사가 없기 때문에 여기에서는 단순히 근력검사와 감각검사만 다루기로 한다.

1) 근력검사(muscle testing)

(1) 손목관절: ① 폄 ② 굽힘 ③ 뒤침 ④ 엎침

(2) 손가락: ① 폄 ② 굽힘 ③ 뒤침 ④ 엎침 ⑤ 엄지손가락폄(노쪽벌림) ⑥ 엄지손가락굽힘(손바닥을 가로지르는 벌림) ⑦ 엄지손가락 벌림(손바닥쪽벌림) ⑧ 엄지손가락 모음 ⑨ 집기 동작(엄지와 검지손가락) ⑩ 맞섬(엄지와 새끼손가락).

(1) 손목관절(wrist joint)

(1) 손목관절 폄(wrist extension) – C6

주동근 ① 긴노쪽손목폄근(장요측수근신근, extensor carpi radialis longus)
노신경(radial nerve), C6, (C7)
② 짧은노쪽손목폄근(단요측수근신근, extensor carpi radialis brevis)
노신경(radial nerve), C6, (C7)
③ 자쪽손목폄근(척측수근신근, extensor carpi ulnaris)
노신경(radial nerve), C7

손목관절 폄을 검사하려면 검사자의 고정하는 손으로 환자의 앞팔을 고정하고 저항을 주는 손은 환자의 손등에 놓는다. 환자에게 손목관절을 최대로 펴게 하고 검사자는 손목관절의 굽힘 방향으로 저항을 준다(그림 98). 손목관절 폄근의 근력이 정상이라면 굽힘 방향으로 구부러지지 않는다. 반대쪽과 비교해 보고 근력 평가표에 따라 평가하고 기록한다(48페이지, 도표 1).

(2) 손목관절 굽힘(wrist flexion) – C7

주동근 ① 노쪽손목굽힘근(flexor carpi radialis)
정중신경(median nerve), C7
② 자쪽손목굽힘근(척측수근굴근, flexor carpi ulnaris)
자신경(ulnar nerve), C8 (T1)

자쪽손목굽힘근은 운동의 축을 이루고 손목관절을 굽힐 때 자쪽굽힘으로 작용하지만 두 개의 굽힘근 중에서 노쪽손목굽힘근이 손목관절을 굽히는 데는 더 효과적이다. 손목관절굽힘을 검사할 때 손가락굽힘근이 손목관절굽힘근으로 작용하기 때문에 환자에게는 주먹을 쥐게 한다. 환자에게 주먹을 쥐게 함으로써 손가락굽힘근이 손목관절굽힘근으로써 주된 작용을 하지 못하게 한다. 검사자는 환자의 손목을 고정하고 환자에게 주먹을 쥔 상태에서 손목관절을 굽히라고 지시한다. 손목관절을 굽혔을 때 검사자는 환자의 구부린 손가락 위를 잡고 손가락을 펴는 방향으로 저항을 준다(그림 99).

(3) 앞 팔관절 뒤침(forearm supination)

– (86페이지 '주관절'을 참조)

(4) 앞 팔관절 엎침(forearm pronation)

– (86페이지 '주관절'을 참조)

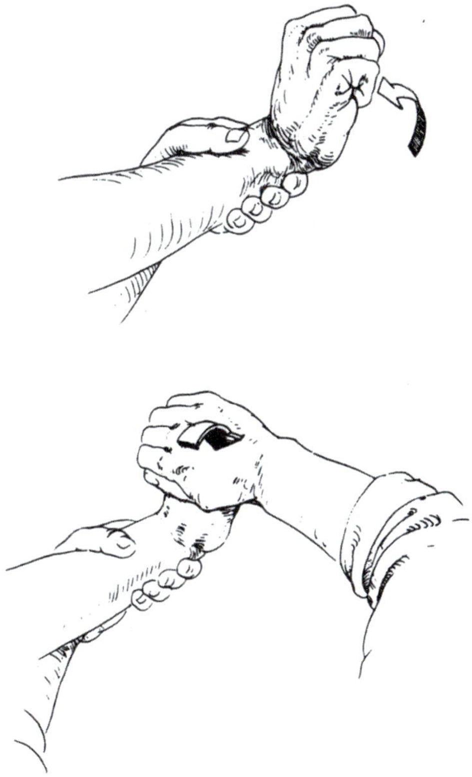

그림 98. 손목관절 폄의 근력검사

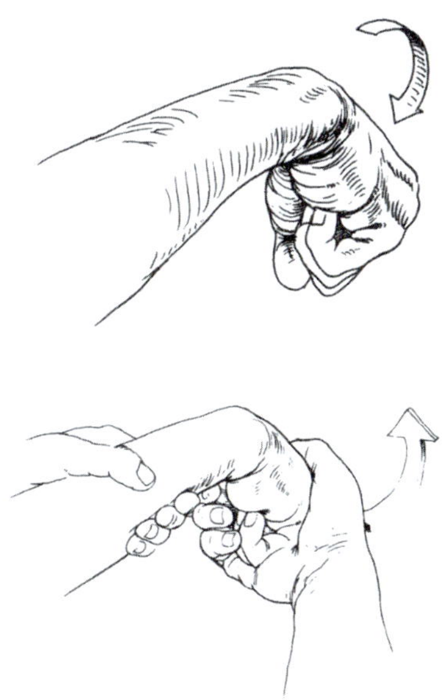

그림 99. 손목관절 굽힘의 근력검사

2) 손가락(finger)

(1) 손가락 폄(finger extension) – C7

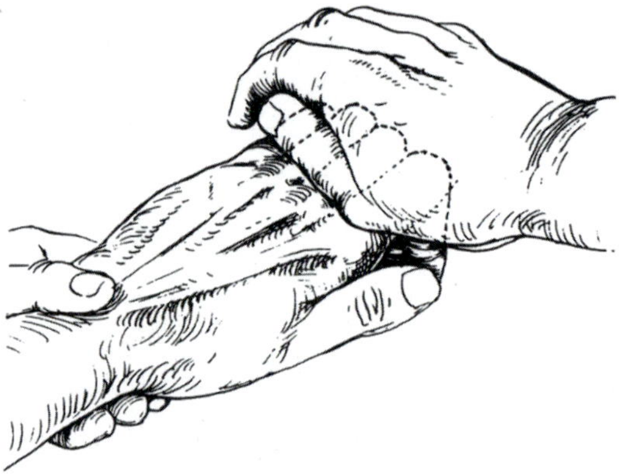

그림 100. 손가락 폄의 근력검사

주동근 ① 손가락폄근(extensor digitorum communis) – 노신경 C7
② 집게폄근(extensor indicis) – 노신경 C7
③ 새끼손가락폄근(extensor digiti minimi) – 노신경 C7

손가락을 펴기 위한 검사를 할 때 손목관절은 중립 위에서 고정시킨다. 환자에게 몸쪽손가락사이관절은 굽히고 손허리손가락관절은 펴보라고 한다. 손가락사이관절을 굽히는 이유는 손가락의 긴폄근군(long extensor)의 작용을 대신하여 손의 내재근(intrinsic muscle)이 작용하려는 것을 방지하기 위한 것이다. 그다음 검사자는 환자 손등의 손가락 첫마디 위에서 굽힘 방향으로 저항을 준다(그림 100).

(2) 손가락 굽힘(finger flexion) – C8

주동근 먼쪽손가락사이관절(DIP joint)

① 깊은손가락굽힘근(심수지굴근, flexor digitorum profundus) – 자신경 C8, T1 정중신경 전골 간지

주동근 몸쪽손가락사이관절(PIP joint)

① 얕은손가락굽힘근(천수지굴근, flexor digitorum superficialis) – 정중신경 C7, C8, T1

주동근 중수지절관절(MP joint)

① 벌레근(충양근, lumbricals)
두 개의 안쪽 벌레근 – 자신경 C8
두 개의 가쪽 벌레근 – 정중신경 C7

손가락 굽힘을 검사하려면 환자에게 모든 손가락을 구부려 주먹을 쥐어 보라고 한다. 그다음 검사자의 손가락을 환자의 꽉 쥔 손가락 안에 거머쥐고 손가락이 펴지도록 밖으로 잡아당

긴다(그림 101). 정상이라면 모든 관절은 구부린 채로 펴지지 않을 것이다. 검사에 대한 평가는 손가락관절이 검사자가 당기는 힘을 이겨내어 구부린 채로 유지할 수 있는지 없는지를 살펴보는 것이다(깊은손가락굽힘근과 얕은손가락굽힘근을 구별하기 위해서는 이 장의 특수검사 항목을 참조한다).

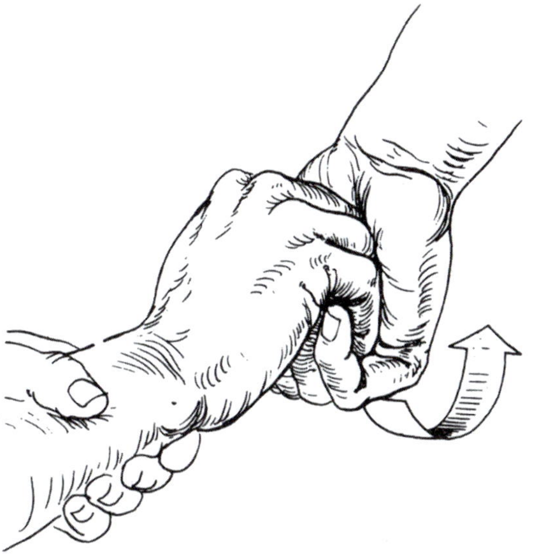

그림 101. 손가락 굽힘의 근력검사

(3) 손가락 벌림(finger abduction) – T1

주동근 ① 손등쪽뼈사이근(배측골간근, dorsal interossei), 자신경(ulnar nerve) C8, T1

② 새끼손가락 벌림근(abductor digiti minimi), 자신경(ulnar nerve) C8, T1

손가락 벌림을 검사하려면 환자에게 모든 손가락을 쫙 펴서 힘을 주라고 한 다음, 검사자는 손가락을 두 개씩 잡고 안쪽으로 저항을 준다. 둘째와 셋째 손가락, 셋째와 넷째 손가락, 넷째와 다섯째 손가락, 이와 같은 순서로 모든 손가락을 안으로 힘을 주어 손가락 벌림근의 근력을 측정한다(그림 102, 103).

(4) 손가락 모음(finger adduction) – T1

주동근 ① 손바닥뼈사이근(장측골간근, palmar interossei) – 자신경(ulnar nerve) C8, T1

손가락 모음을 검사하려면 환자에게 손가락을 모두 펴서 함께 모아 꼭 붙이도록 하고 검사자는 환자의 손가락을 떼려고 하면 된다. 검사는 다음과 같이 한 쌍으로 한다. 둘째와 셋째 손가락, 셋째와 넷째 손가락, 넷째와 다섯째 손가락.

손가락 모음은 다음과 같은 방법으로도 검사할 수 있다. 환자의 두 손가락을 펴게 하여 그 사이에다 종이 한 장을 넣고 양 손가락으로 종이를 꽉 쥐도록 한 다음 검사자는 그 종이를 빼내려고 한다. 손가락의 쥐는 힘은 반대쪽 손가락의 힘과 비교해 보아야 한다(그림 104).

(5) 엄지손가락 폄(thumb extension)

주동근 손허리손가락관절(MP joint)

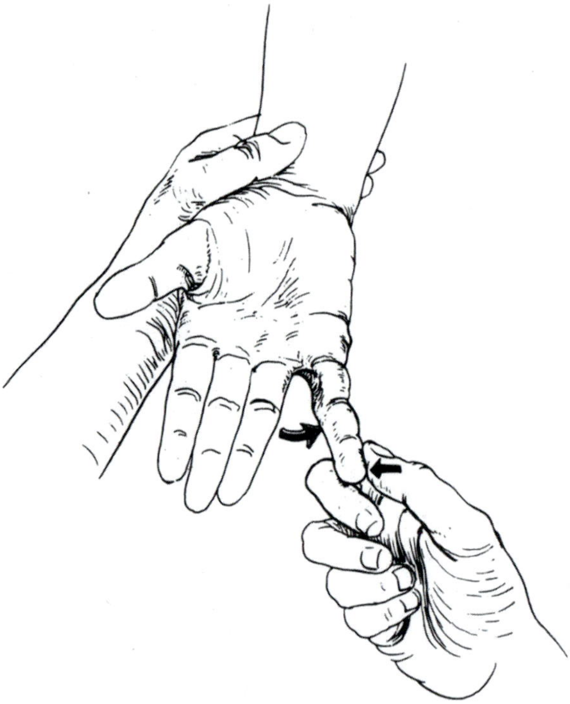

그림 102. 손가락 벌림의 근력검사

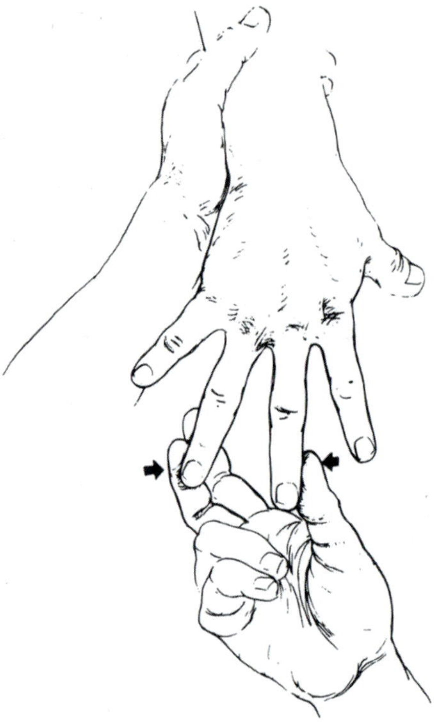

그림 103. 손가락 모음의 근력검사

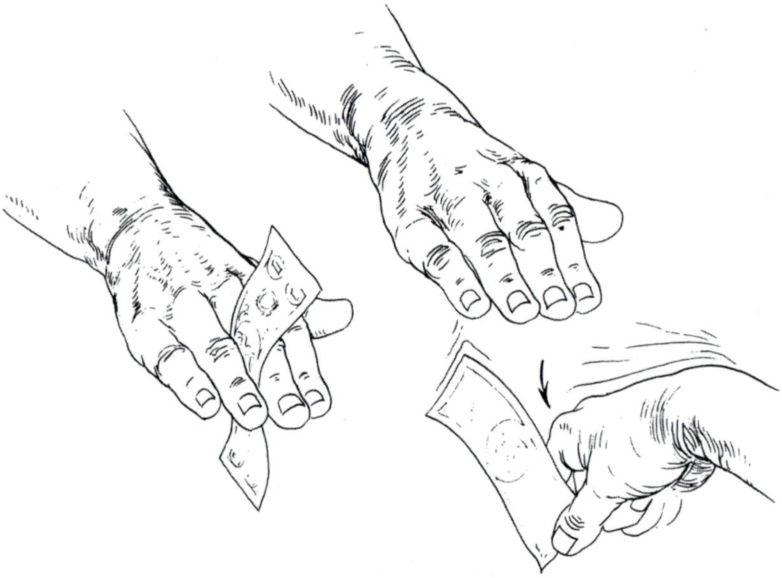

그림 104. 손가락 모음을 검사하는 다른 방법

① 짧은엄지폄근(단무지신근, extensor pollicis brevis) – 노신경(radial nerve) C7

주동근 손가락사이관절(IP joint)

① 긴엄지폄근(장무지신근, extensor pollicis longus) – 노신경(radial nerve) C7

환자에게 먼저 엄지손가락을 펴서 힘을 주라고 한 다음 검사자는 환자의 엄지손가락 끝을 잡고 구부려 본다. 압력을 많이 주지 않았는데도 불구하고 관절이 구부러지는가를 유의해 본다. 엄지손가락폄근이 약하거나 제 기능을 못할 때는 손허리손가락관절을 펴기 위해 엄지손가락 벌림근으로 대용작용을 하게 된다.

(6) 엄지손가락 굽힘(thumb flexion)

주동근 손허리손가락관절(MP joint)

① 짧은엄지굽힘근(단무지굴근, flexor pollicis brevis)

안쪽근육 – 자신경(ulnalr nerve) C8

가쪽근육 – 정중신경(median nerve) C6, C7

주동근 손가락사이관절(interphalangeal joint, IP joint)

① 긴엄지굽힘근(장무지굴근, flexor pollicis longus) – 정중신경(median nerve) C8, T1

엄지손가락 굽힘을 검사하려면 환자에게 엄지손가락을 새끼손가락 밑에 대보라고 한다. 엄지손가락을 완전히 굽혔을 때 검사자는 자신의 손가락을 환자의 엄지손가락에 걸어 펴는 방향으로 잡아당겨 보면 된다.

(7) 엄지손가락 벌림(thumb abduction, palmar abduction)

주동근 ① 긴엄지벌림근(장무지외전근, abductor pollicis longus) – 노신경(radial nerve), C7

② 짧은엄지벌림근(단무지외전근, abdutor pollicis brevis) – 정중신경(median nerve), C6, C7

이 검사를 하기 위하여 검사자는 한 손으로 환자의 자뼈쪽 손허리뼈를 감싸쥐고 고정한 다음 환자에게 엄지손가락을 손바닥에서 위로 올리게(벌림) 하고 검사자는 환자의 엄지손가락을 손바닥으로 향하여 저항을 준다. 만일 엄지손가락 벌림근이 약하거나 제 기능을 발휘하지 못할 때는 엄지손가락을 벌리기 위하여 엄지손가락폄근이 대신 작용할 것이다(그림 105).

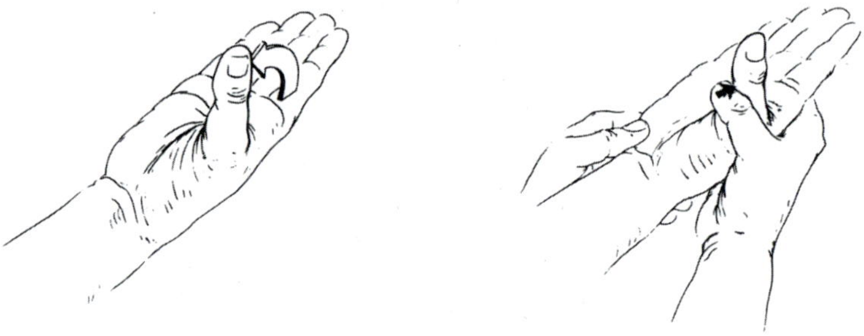

그림 105. 엄지손가락 벌림의 근력검사

(8) 엄지손가락 모음(thumb adduction)

주동근 ① 엄지손가락모음근(무지내전근, adductor pollicis, 비스듬근과 가로근, obliquus & transversus) – 자신경, C8

먼저 환자의 손은 벌림을 검사할 때처럼, 자뼈면을 고정시키도록 한다. 그리고 검사자는 환자의 엄지손가락을 잡고 환자에게 엄지손가락을 손바닥 쪽으로 세게 당겨 보라고 한 다음 검사자는 환자가 최대 저항을 줄 때까지 저항을 서서히 증가시킨다.

(9) 핀치 메커니즘(pinch mechanism, 엄지와 검지손가락)

핀치 모션은 여러 근육들의 운동이 관련된 복잡한 동작이다. 손바닥굽힘근과 손바닥폄근은 손가락사이관절, 손허리손가락관절, 손목손허리관절을 고정하며 엄지와 검지손가락 사이에 아치를 형성한다. 이러한 아치는 효과적인 O형 핀치 모션을 만들어 낸다. 손가락의 핀치 모션을 만들려면 벌레근(lumbricals)과 뼈사이근(interosseous)은 정상적인 기능을 발휘해야 한다. 핀치 메커니즘을 검사하려면 환자에게 엄지손가락과 검지손가락 끝이 서로 닿도록 한다. 그다음에 두 손가락으로 이루어진 원안에 검사자의 검지손가락을 걸어 넣고 두 손가락이 떨어지도록 반대 방향으로 잡아당긴다(그림 106). 정상적으로 웬만큼 잡아당겨서는 손가락의 O형이 변화되거나 일그러지지 않으며 양 손가락이 떨어지지 않을 것이다.

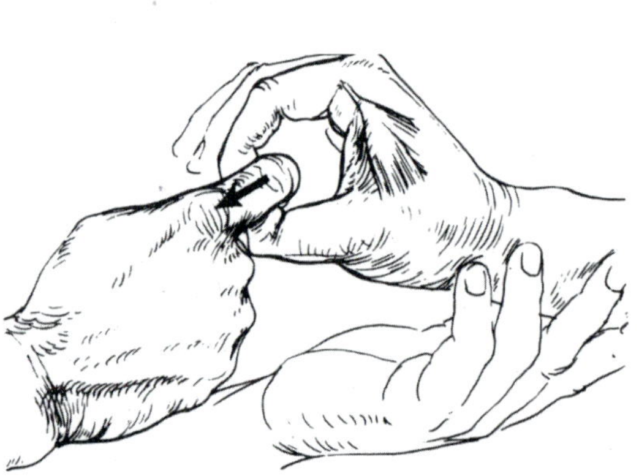

그림 106. 핀치 메커니즘의 근력검사

(10) 엄지손가락과 새끼손가락 맞섬(opposition of thumb & little finger)

주동근 ① 엄지손가락맞섬근(무지대립근, opposition pollicis), 정중신경(median nerve), C6, C7

② 새끼손가락맞섬근(소지대립근, opponens digiti minimi), 자신경(ulnar nerve), C8

맞섬을 검사하려면 환자에게 엄지손가락과 새끼손가락을 마주 잡으라고 한 다음 검사자는 한 손으로 환자 손의 엄지두덩을 잡고 다른 한 손으로 새끼두덩을 잡아 손의 중심선에서 양 손가락의 손허리뼈에 힘을 가하여 양쪽 손가락이 벌어지도록 하면 된다.

3) 감각검사(sensation testing)

손목관절과 손의 감각검사는 두 가지 방법으로 평가한다.

1) 손의 감각을 지배하는 말초신경의 검사

2) 손에 관련된 신경학적 레벨의 검사

(1) 말초신경의 지배: 손은 세 개의 중요한 말초신경에 의하여 지배받는다(페이지 190의 도표 2를 참조).

① 노신경, ② 정중신경, ③ 자신경

① 노신경(요골신경, radial nerve)

노신경은 손등의 제3 손허리뼈 노쪽과 엄지, 검지, 가운데손가락의 먼쪽손가락사이관절까지 지배한다. 엄지와 검지 사이의 피부막은 거의 노신경에 의해 지배받는다(그림 107).

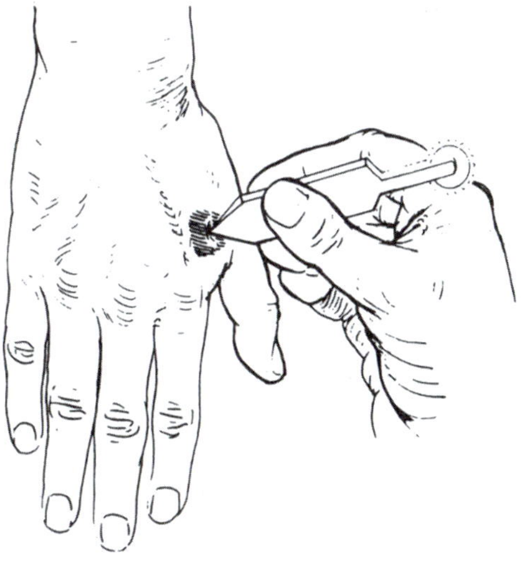

그림 107. 엄지와 검지손가락 사이의 피부막은 노신경의 감각 고유 지배영역이다.

② 정중신경(median nerve)

정중신경은 손바닥의 노뼈면과 엄지, 검지 가운데손가락의 바닥면을 지배한다. 또한, 이 손가락들의 끝마디뼈 등쪽 면을 지배한다. 이 신경의 가장 순수한 지배 영역은 검지손가락 끝의 바닥면이다(그림 108).

③ **자신경(척골신경, ulnar nerve)**

자신경은 손의 자뼈쪽(바닥과 등 모두)을 지배하며 반지 손가락과 새끼손가락을 지배한다. 이 신경의 가장 순수한 지배 영역은 새끼손가락 끝의 바닥면이다(그림 109).

(2) 신경학적 레벨에 의한 손의 감각(피부절, dermatome): 손의 감각은 세 개의 신경학적 레벨에 의하여 지배 받는다(190페이지의 도표 1을 참조).

① C6: C6는 엄지, 검지, 가운데손가락의 절반의 감각을 지배한다. 손의 필수적이며 효과적 기능인 핀치 모션의 감각은 정중신경을 경유하며 C6의 지배를 받고 있다.

② C7: C7은 가운데손가락을 지배하면 C6와 C8의 지배도 받는다.

③ c8: C8는 반지 손가락과 새끼손가락을 지배한다(그림 109).

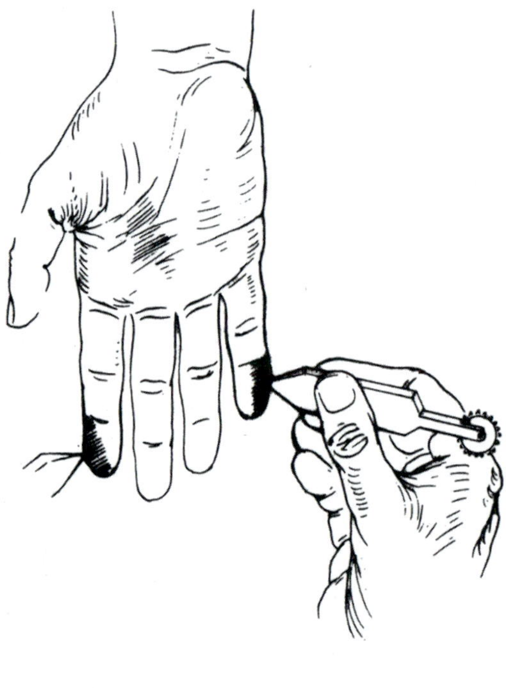

그림 108. 정중신경은 집게손가락, 자신경은 새끼손가락 피부감각의 고유 지배영역이다.

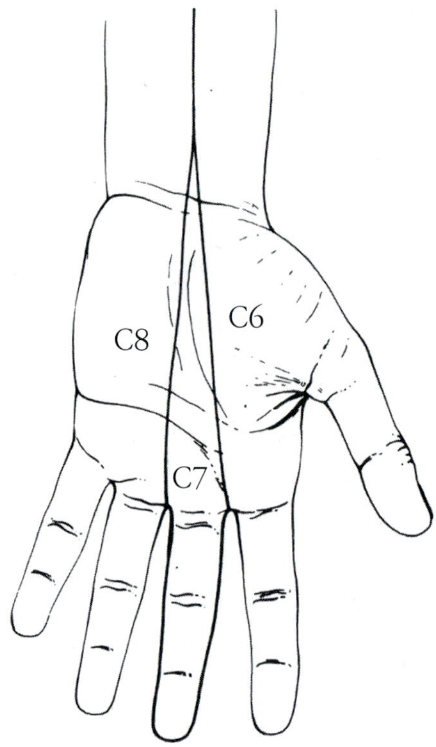

그림 109. 손의 감각을 지배하는 신경학적 레벨

7 특수검사(special test)

1) 손가락의 긴굽힘근(long flexor) 검사

다음 두 가지 검사는 얕은손가락굽힘근(flexor digitorum superficialis)과 깊은손가락굽힘근(flexor digitorum profundus)의 상태를 알아보고 정상인지 아닌지 기능적인지 아닌지를 결정하기 위한 검사 방법이다.

(1) 얕은손가락굽힘근(flexor digitorum superficialis) 검사: 이 검사를 실시하려면 검사자는 환자의 검사하려는 손가락을 제외하고 나머지 손가락은 편상태로 붙잡는다. 이것은 얕은손가락굽힘근힘줄을 분리하려는 것이다. 그다음, 문제의 손가락을 편상태로 붙잡는다. 이것은 얕은손가락굽힘근힘줄을 분리하려는 것이다. 그다음, 문제의 손가락을 몸쪽손가락사이관절에서 구부려 보라고 말한다(그림 110). 검사하려는 관절의 손가락을 구부릴 수 있다면 그 관절의 얕은손가락굽힘근힘줄은 정상이다. 그러나 만일 그렇게 할 수 없다면 얕은손가락굽힘근힘줄은 단열되었거나 소실된 것이다. 손가락의 위치 때문에 이 힘줄은 독자적으로 작용할 수 있다. 얕은손가락굽힘근힘줄은 단지 몸쪽손가락사이관절막에 작용하는 것이다. 이것은 검사자가 검사하려는 손가락의 먼쪽손가락사이관절을 움직여 보면 입증이 된다. 먼쪽손가락사이관절은 깊은손가락굽힘근힘줄에 의하여 움직여지고 손가락을 편 상태로 유지하면 굽힘력이 없어진다. 그리고 손가락 끝은 느슨하게 되고 이 근육에 대한 환자의 조절 능력이 미치지 않게 된다.

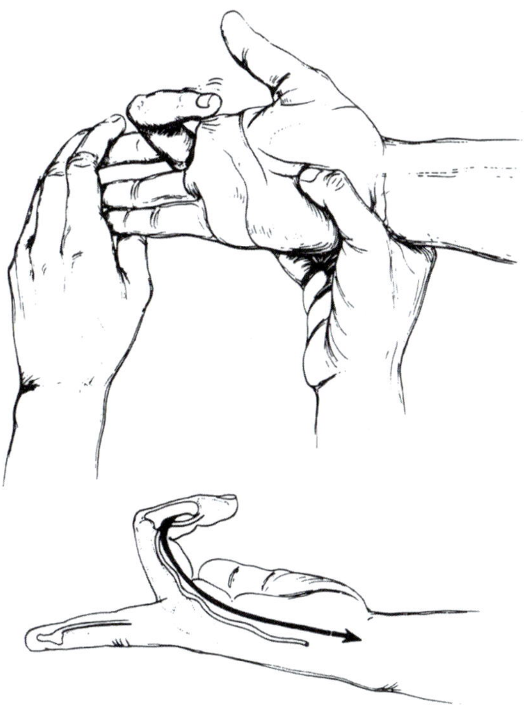

그림 110. 얕은굽힘근힘줄(천지굴근건, flexor digitorum superficialis tendon) 검사

(2) 깊은손가락굽힘근(flexor digitorum profundus) 검사: 깊은손가락굽힘근은 모두 일정하게 움직인다.

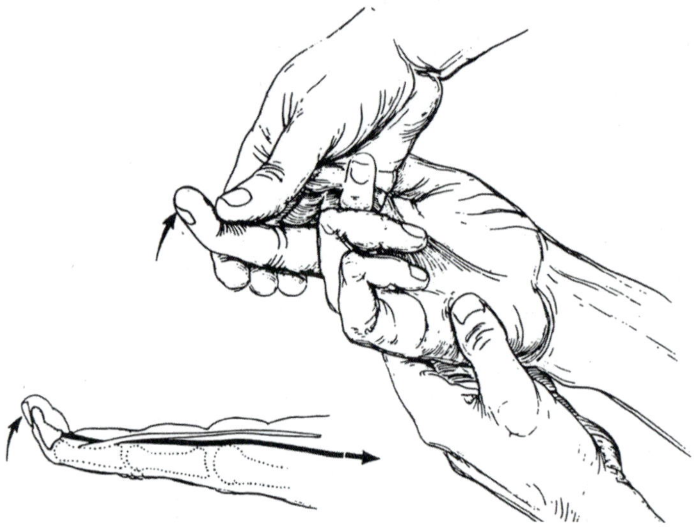

그림 111. 깊은굽힘근힘줄(심지굴근건, flexor digitorum profoundus tendon)의 검사

이들 중 세 개가 제한이 되면 네번째도 제한이 된다. 이 현상은 환자에게 먼쪽손가락사이관절을 구부려 보라고 하면 입증할 수가 있다. 왜냐하면 이 깊은손가락굽힘근힘줄들은 일정하게 함께 움직이고 있기 때문에 환자는 그와같이 개별적인 굽힘은 할 수가 없다. 깊은손가락굽힘근을 검사하려면 손가락 편 상태에서 손허리손가락관절과 몸쪽손가락관절을 고정한 다음 환자에게 먼쪽손가락관절을 구부려 보라고 한다(그림 111). 만일 환자가 그렇게 할 수 있다면 관절의 기능은 정상적이고 만일 그렇게 하지 못하면 그 힘줄은 단열 되었거나 근육이 변성된 것을 의미한다.

(3) 번넬 리틀러 검사(Bunnel-Littler test): 이 검사는 손의 내재근(intrinsic muscle)의 단축(tightness)을 평가하기 위한 것이다(벌레근과 골간근). 또한, 이 검사는 먼쪽손가락사이관절(DIP joint)의 굽힘 제한이 내재근의 단축 때문인지 관절주머니의 구축(contracture of joint capsule) 때문인지를 결정하기 위하여 서로 이용된다. 내재근의 단축이나 관절주머니의 구축은 손가락을 손바닥으로 향하여 구부리는 동작을 제한시킨다. 내재근의 단축을 검사할 때는 손허리손가락관절을 약간 펴서 유지하고(그림 112) 몸쪽손가락사이관절(PIP joint)을 굽혀 본다(그림 113).

이 상태에서 몸쪽손가락사이관절을 굽힐 수 있으면 내재근의 단축이나 굽힘 제한은 없는 것이다. 그렇지만 굽힐 수 없으면, 내재근이 단축된 것이거나 관절주머니가 단축된 것이다. 손허리손가락관절(MP joint)을 약간 굽혀 몸쪽손가락사이관절(PIP joint)을 굽혀 보면 내재

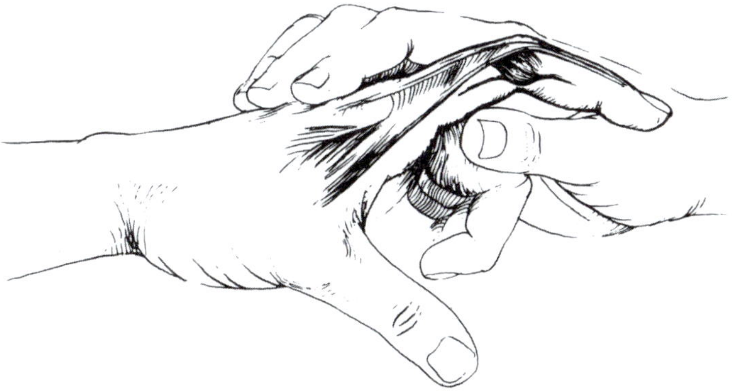

그림 112. 손의 내재근(intrinsic muscle)의 단축(tightness)을 검사한다(Bunnel – Littler test).

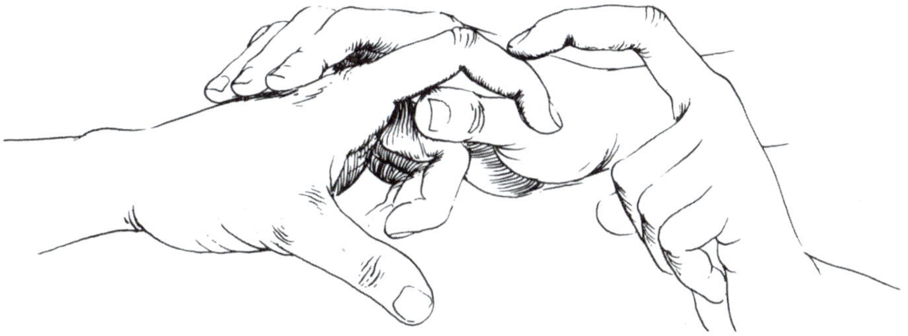

그림 113. 번넬 리틀러 검사(Bunnel–Littler test): 손허리손가락관절(MP joint)은 어느 정도 펴고 몸쪽손가락사이관절(PIP joint)은 굽힌다. 이때 만일 관절을 굽힐 수 없다면 내재근의 단축이나 관절주머니의 구축 때문이다.

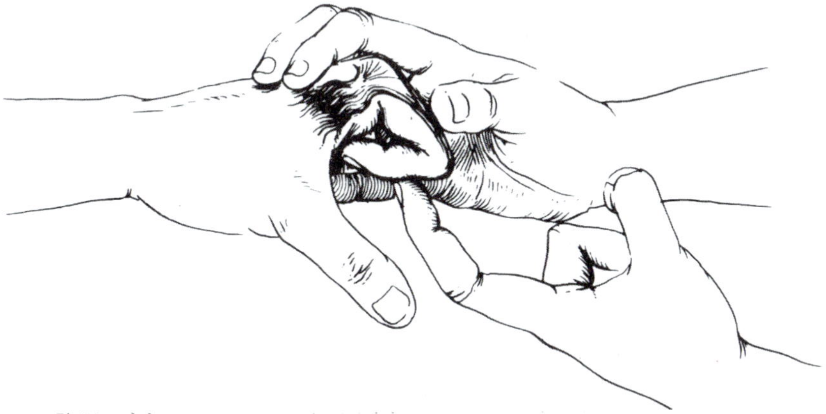

그림 114. 내재근(intrinsic muscle)을 이완시키기 위하여 손허리손가락관절을 어느 정도 굽혀 놓는다. 이때 만일 관절이 완전히 굽혀진다면 내재근이 단축된 것이다.

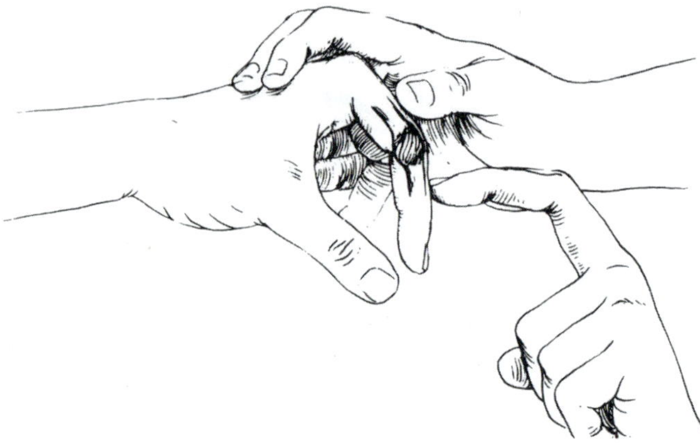

그림 115. 내재근을 이완했는데도 아직 몸쪽손가락사이관절을 굽힐 수 없다면 관절주머니의 구축으로 인한 관절 굽힘의 제한이 있다는 것을 의미한다.

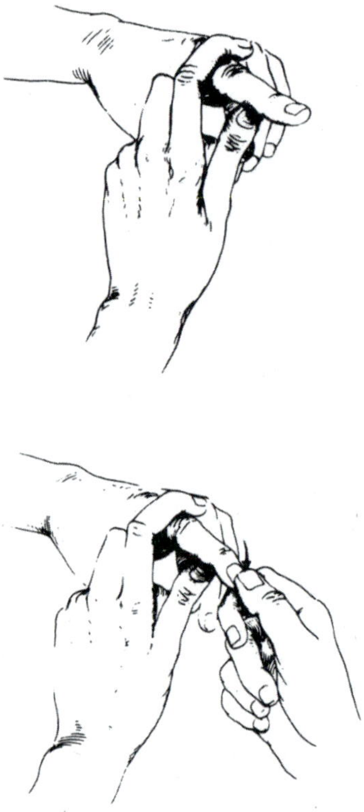

그림 116. 피부지지대 인대(retinacular ligament)의 단축에 대한 검사

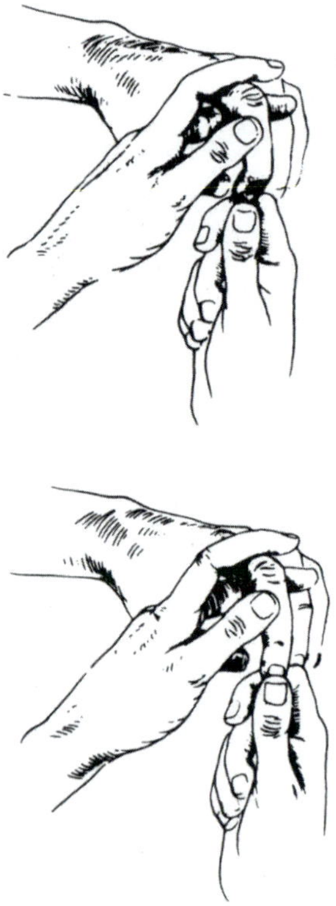

그림 117. 위: 몸쪽손가락관절(PIP joint)의 굽힘은 피부지지대 인대를 이완시킨다. 만일 먼쪽손가락관절(DIP joint)을 굽히면 피부지지대 인대는 단축된다. 아래: 먼쪽손가락관절이 굽혀지지 않으면 관절주머니의 구축이다.

근의 단축과 관절주머니의 단축을 감별할 수 있다. 관절을 완전히 굽힐 수 있으면 내재근의 단축이고(그림 114) 완전히 굽히지 못하면 그 제한은 몸쪽손가락사이관절의 관절주머니 구축이라고 할 수 있다(그림 115).

(4) 피부지지대 인대 검사(retinacular ligament test): 이 검사는 피부지지대 인대의 단축을 입증하는 검사다. 이 검사는 먼쪽손가락사이관절의 굽힘 제한이 피부지지대 인대의 단축으로 인한 것인지 관절주머니의 구축으로 인한 것인지를 결정할 때도 사용된다. 검사를 실시하려면 몸쪽손가락사이관절을 중립위로 유지하고 먼쪽손가락사이관절을 굽힘 방향으로 움직인다(그림 116). 만일 관절을 굽힐 수 없으면 제한의 원인은 관절주머니의 구축이나 피부지지대 인대의 단축 때문이다. 이들 둘 사이를 구별하기 위하여 몸쪽손가락사이관절을 구부려서 피부지지대 인대를 약간 이완시킨다. 이렇게 한 다음에 먼쪽손가락사이관절을 구부릴 수 있다면 피부지지대 인대가 단축된 것이다. 그러나 관절을 구부릴 수 없다면 먼쪽손가락사이관절의 관절주머니가 구축된 것이다(그림 117).

(5) 알렌 검사(Allen test): 이 검사는 노동맥과 자동맥이 손에 혈액공급을 충분히 하고 있는지 그렇지 못한지를 진단하기 위하여 실시된다.

이 검사를 실시하려면 환자에게 여러 번 주먹을 쥐었다 풀었다 한 다음에 마지막에는 주먹을 꽉 쥐게 하여 손으로부터 정맥혈을 밀어내도록 한다. 검사자는 엄지손가락으로는 노동맥을 검지와 가운데손가락으로는 자동맥을 잡고 동맥혈이 폐쇄되도록 노뼈와 자뼈 쪽으로 압력을 가하며 꽉 누른다(그림 118). 이 상태에서 환자에게 손을 펴라고 한 다음 검사자는 한

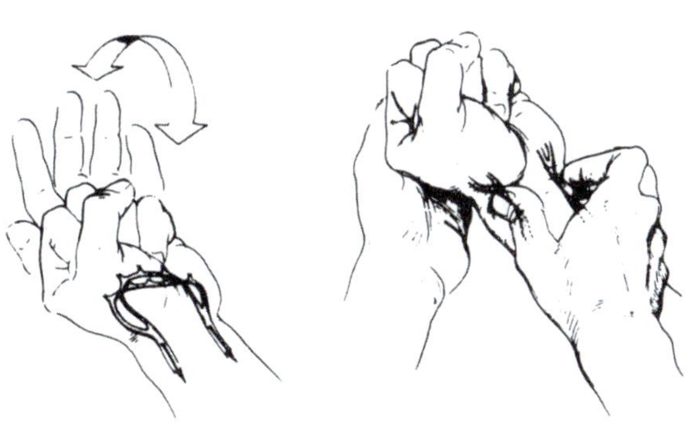

그림 118. 왼쪽: 알렌 검사는 손의 혈류 상태를 평가하는 것이다. 환자는 먼저 주먹을 여러 번 쥐었다 폈다 한다. 오른쪽: 환자가 주먹을 쥔 상태에서 검사자는 자동맥과 노동맥을 폐쇄하기 위하여 압력을 가한다.

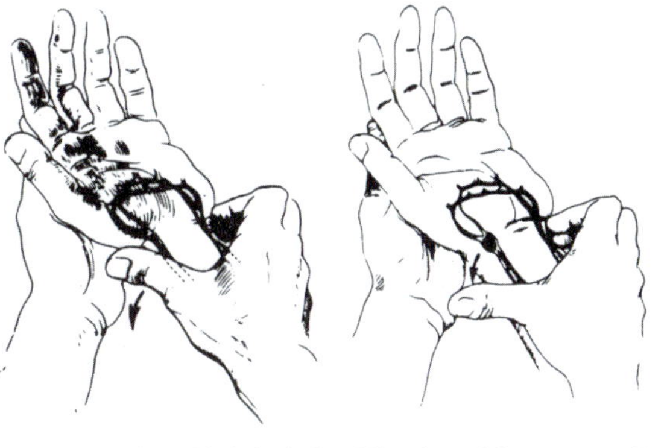

그림 119. 왼쪽: 환자가 손을 폈을 때 동맥을 누르고 있는 한쪽 손을 풀어 주면 즉시 손은 붉게 된다. 오른쪽: 만일 손이 붉게 되지 않거나 반응이 늦으면 동맥은 완전히 또는 부분적으로 폐쇄된 것이다.

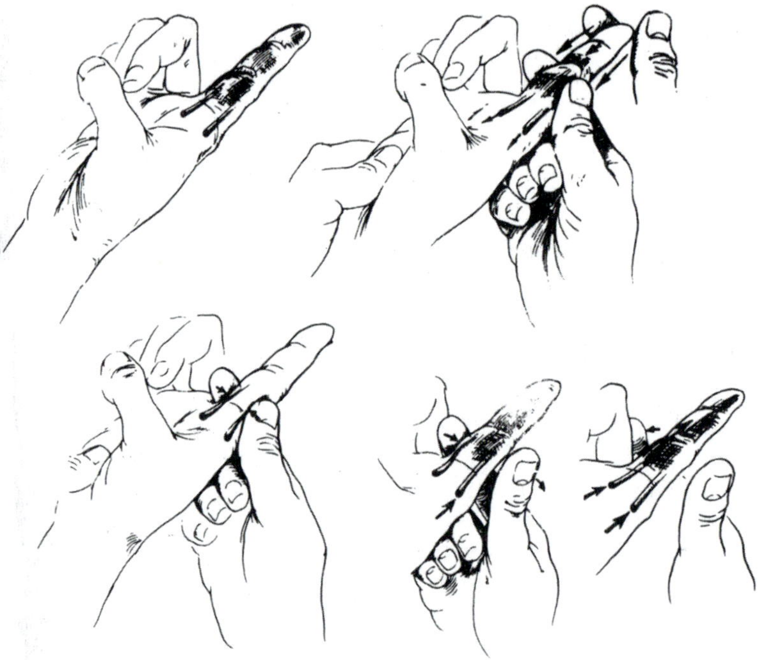

그림 120. 알렌 검사의 다른 방법은 손가락 동맥의 혈류 상태를 검사하는 것이다.

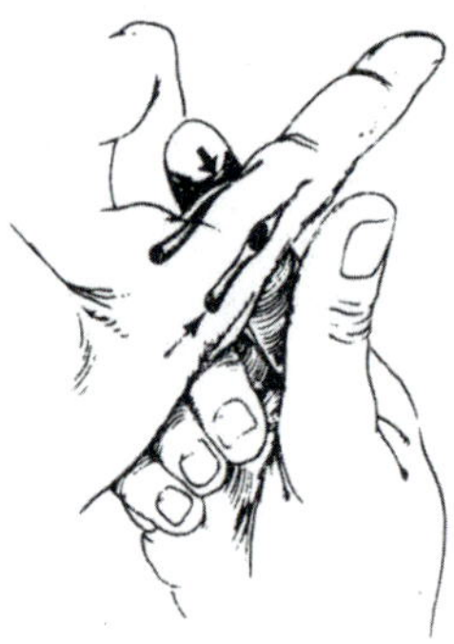

그림 121. 동맥을 누르고 있던 한 쪽 손의 압력을 풀어 주어 손가락이 붉게 되지 않으면 이 동맥의 개방에 문제가 있는 것이다.

쪽 손을 느슨하게 풀고 다른 한 손은 그대로 압력을 가한 채로 유지한다. 정상적으로 손은 즉시 붉어지게 된다. 이와 같이 반응하지 않거나 아주 서서히 손이 붉어지면 동맥이 완전히 또는 부분적으로 폐쇄된 것이다(그림 119).

다른 쪽의 동맥도 같은 방법으로 검사해 보고 반대쪽 손도 검사하여 비교 검토한다.

알렌 검사의 다른 방법으로 손가락 동맥도 검사할 수 있다. 환자에게 여러 번 주먹을 빨리 쥐었다 풀었다 하게 하고 마지막엔 주먹을 꽉 쥐어 손가락으로부터 정맥혈이 밀려 나가도록 한다. 그대로 주먹을 쥔 상태에서 검사자는 환자의 손가락 밑을 엄지와 검지손가락으로 꼭 잡고 압력을 가하여 손가락 동맥을 폐쇄한다. 환자가 손을 펴 보면 검사한 손가락은 다른 손가락보다 창백하게 된다. 손가락 한쪽의 압력을 풀게 되면 정상적으로 손가락은 금세 붉게 된다(그림 120). 그러나 만일 그렇게 되지 않으면 손가락 동맥에 문제가 있는 것이다(그림 121). 다른 손가락 동맥을 같은 방법으로 검사하고 반대편 손가락도 똑같은 방법으로 검사하여 비교한다.

8 관련 부위의 검사

팔꿉관절, 어깨관절, 목뼈의 병변으로 손에 증상이 나타나는 수가 있다. 손목관절과 손의 관련 통에 대한 원인은 목뼈추간판탈출증(herniated cervical disc), 골관절염(osteoarthritis), 가슴문증후군(흉곽출구증후군, thoracic outlet syndrome), 팔꿉관절과 어깨관절의 죄임(포착)증후군(entrapment syndrome)이 있다. 손목관절과 손에 나타나는 증상의 병인을 알기 위해서는 관련 부위를 충분히 검사할 필요가 있다(그림 122).

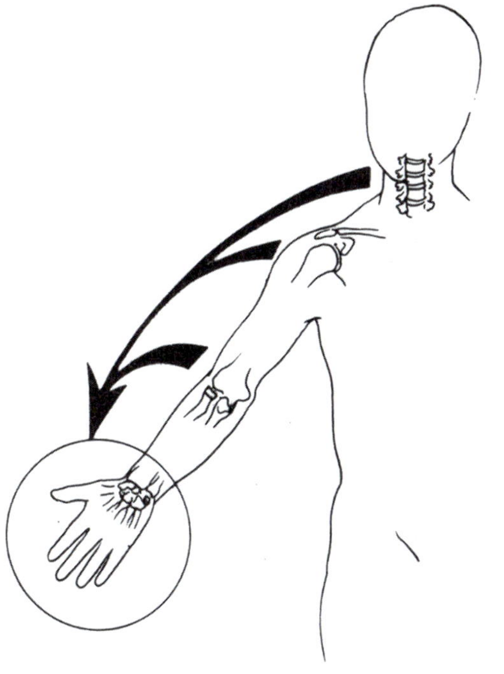

그림 122. 관련부위: 팔꿉관절, 어깨관절, 목뼈의 증상은 손목관절과 손에 관련될 수 있다.

제4장

목뼈(경추)와 턱관절(악관절)의 검진

Physical examination of the cervical spine and temporomandibular joint

목뼈(경추, cervical spine)

1. 시진(inspection)

2. 뼈의 촉진(bony palpation)
   1) 앞면(anterior aspect)
   2) 뒷면(후면, posterior aspect)

3. 연부조직의 촉진(soft tissue palpation)
   1) 제1구역-앞면
   2) 제2구역-뒷면

4. 관절운동 범위(ROM; range of motion)
   1) 능동관절운동 범위 검사(active range of motion test)
   2) 수동관절운동 범위 검사(passive range of motion test)

5. 신경학적 검사(neurologic examination)
   1) 제1단계-내재근의 근력검사
   2) 제2단계-신경학적 레벨에 따른 검사

6. 특수검사(special test)

7. 관련 부위의 검사(examination of related areas)

턱관절(악관절, temporomandibular joint)

1. 시진(inspection)

2. 뼈의 촉진(bony palpation)

3. 연부조직의 촉진(soft tissue palpation)
   1) 가쪽날개근(외익상근, external pterygoid muscle)

4. 관절운동 범위(range of motion)
   1) 능동관절운동 범위
   2) 수동관절운동 범위

5. 신경학적 검사(neruological examination)
   1) 근력검사

6. 반사검사(reflex testing)
   1) 아래턱반사(jaw reflex)

7. 특수검사(special test)
   1) 크보스텍 검사(chvostek test)

8. 관련 부위의 검사

목뼈(경추, cervical spine)

목뼈에는 세 가지의 기능이 있다. ① 머리를 지지하고 안정성을 유지하는 기능, ② 척추사이관절(vertebral facet)이 목뼈의 관절운동 범위를 허락하는 기능, ③ 척수(spinal cord)와 척추동맥(vertebral artery)을 보유하며 그 통로가 되는 기능이다.

목뼈의 병변은 근력 저하, 반사나 감각의 변화, 동통과 같은 증상으로 상지에 반영되어 나타나기 때문에 이 장에서는 신경학적 검사를 강조한다. 이러한 증상은 목뼈의 C5에서 T1(팔신경얼기) 레벨까지 말초신경이 손상된 결과이기 때문에 광범위한 신경학적 검사에 따른 팔신경얼기의 병태와 상지의 병적인 징후, 증상을 이해해야만 한다.

1 시진(inspection)

시진은 환자가 진찰실에 들어올 때부터 시작한다. 들어올 때 환자의 자세와 머리의 위치를 잘 살펴본다. 정상적으로 머리는 지면과 수직으로 되어 있고 신체의 동작과 협조를 이루어 부드럽게 움직인다. 머리를 검사할 때는 상지에 증상이 나타나는 일이 있기 때문에 환자는 허리까지 옷을 벗어 머리와 상지를 노출시켜야 한다. 옷을 벗을 때 신체의 동작과 더불어 머리를 자연스럽게 움직이는지를 살펴본다. 동통 부위를 고정하거나 보호하기 위하여 머리를 한쪽으로 뻣뻣하게 기울이고 있다면 그와 같은 자세는 병변을 가지고 있다는 것을 의미한다. 목 주위의 물집, 흉터, 변색과 같은 비정상적인 징후 뿐 아니라 정상적인 특징도 살펴보아야 한다. 목 앞쪽의 수술 자국은 대개 과거에 갑상샘(thyroid gland) 수술을 받았던 흔적을 나타내는 것이며, 목 앞의 삼각부에 있는 불규칙한 흉터는 결핵성 림프샘염(tuberculous adenitis)의 흔적을 나타내는 것이다.

2 뼈의 촉진(bony palpation)

목뼈의 심부에 돌출된 뼈는 근육에 덮여 있기 때문에 뼈의 구조를 촉진하려면 바로누운자세(supine position)를 취해야 근육이 완전히 이완되어 뼈의 구조를 명확히 만져 볼 수 있다.

1) 앞면(anterior aspect)

목의 앞면에 있는 뼈의 구조를 촉진하려면 환자의 옆에 서서 한 손으로 목 뒤를 받쳐 주고 다른 한 손으로 만져본다. 목의 기저부에서 확실하게 잘 받쳐 주어야 환자는 편안하게 느끼게 되고 완전히 이완할 수 있게 된다.

(1) 목뿔뼈(설골, hyoid bone): 목뿔뼈는 U자 모양으로 되어 있고 방패연골(갑상연골, thyroid cartilage) 위에 있다. 수평면에서 볼 때 목뿔뼈는 C3의 척추체와 대응하고 있다.

목뿔뼈를 만져보기 위하여 검사자는 목의 앞면에 있는 방패연골 바로 위에 엄지와 검지손가락으로 컵을 감싸 쥐듯 올려놓고 U자형의 목뿔뼈 양쪽 뼈를 만져보기 위하여 집기 동작(pinch motion)으로 탐색한다. 목뿔뼈의 길고 가느다란 돌기는 목의 중앙선에서 뒤쪽 가쪽으로 뻗어 있다(그림 1). 환자에게 침을 삼켜보라고 하고 꿀꺽 삼킬 때 목뿔뼈의 움직임을 만져 볼 수 있다.

(2) 방패연골(갑상연골, thyroid cartilage): 정중선을 따라서 꼬리뼈쪽으로 손가락을 움직여 보면 방패연골이 있고 약간 튀어나온 위방패패임(상갑상절흔, superior notch)을 확인할 수 있다. 그 연골의 상부를 만져본다(그림 2). 그 연골의 튀어나온 부분은 일반적으로 아담스 애플(Adam's apple)이라고 하며 C4 추체 레벨에 해당된다. 방패연골의 하부는 C5 레벨에 해당된다. 방패연골은 목뿔뼈처럼 옆으로는 넓지 않지만 머리꼬리(두미) 방향

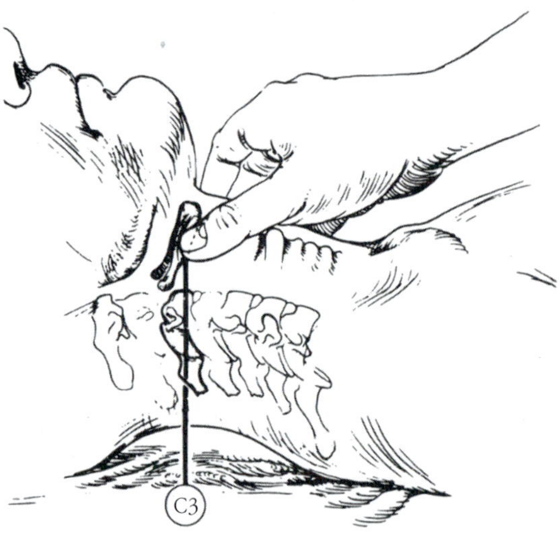

그림 1. 목뿔뼈(hyoid bone)

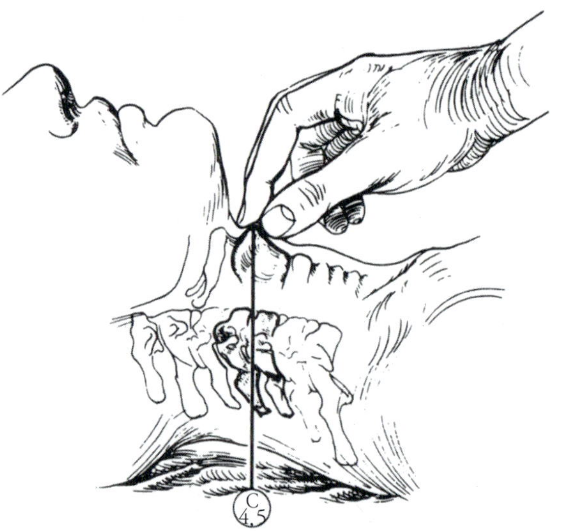

그림 2. 방패연골(thyroid cartilage)

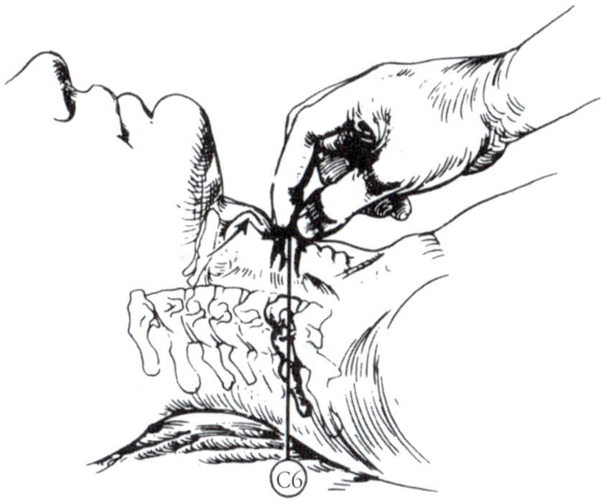

그림 3. 제1 반지연골(1st cricoid cartilage)

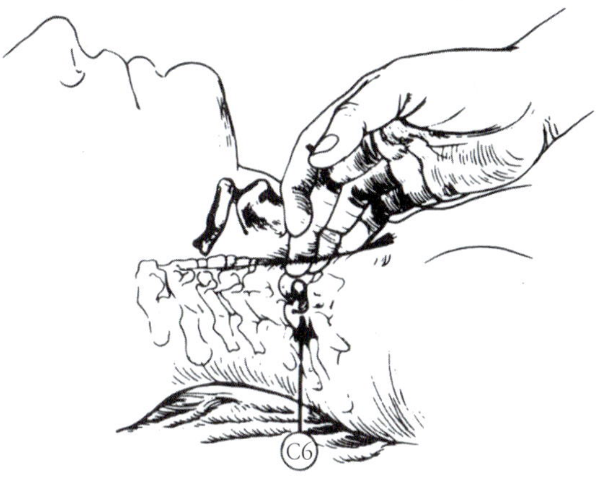

그림 4. 목동맥결절(carotid tubercle)

(cephalocaudal direction)으로는 길다.

(3) 제1 반지연골(first cricoid cartilage): 제1 반지연골은 방패연골의 뾰족한 아래모서리(하연)의 바로 밑에 위치하고 있으며 C6의 반대편에 있다. 이것은 반지연골(기관, trachea)의 필수적인 부분)의 일부로서 유일하게 완전한 반지모양(윤상)으로 되어 있으며 응급으로 기관 절개술(tracheostomy)을 시행할 때 이 부위의 바로 위에 실시한다.

제1 반지연골은 너무 강하게 누르면 욕지기(gag)를 할 수 있으므로 부드럽게 만져야 한다. 환자에게 침을 삼키도록(연하, swallowing) 하고 환자가 그렇게 할 때 제1 반지연골을 만져 볼 수 있다. 그러나 이것은 방패연골 만큼 뚜렷하지는 않다(그림 3).

(4) 목동맥결절(carotid tubercle): 제1 반지연골에서 약 2.5 cm 가쪽으로 움직이면 C6의 가로돌기(횡돌기, transverse process)의 앞결절인 목동맥결절을 만져 볼 수 있다. 목동맥결절은 작고 정중선에서 떨어져 있으며 심부의 근육에 있지만, 확실히 만져 볼 수 있다. 검사자의 손가락을 가쪽에서 후방으로 눌러보면 느껴 볼 수 있다(그림 4). C6의 목동맥결절은 좌우 따로따로 분리해서 만져보아야 한다. 왜냐하면 목동맥결절 옆으로 목동맥이 지나가기 때문에 양쪽을 동시에 누르면 양쪽의 목동맥 흐름을 저지하기 때문에 목동맥 반사가 일어난다. 목동맥결절은 흔히 C5, C6의 수술을 위한 전방 진입로의 해부학적인 표적이 되기도 하고 별모양 목신경절(성상경부 신경절, stellate cervical ganglion)의 주사(injection)를 놓는 부위로도 이용된다.

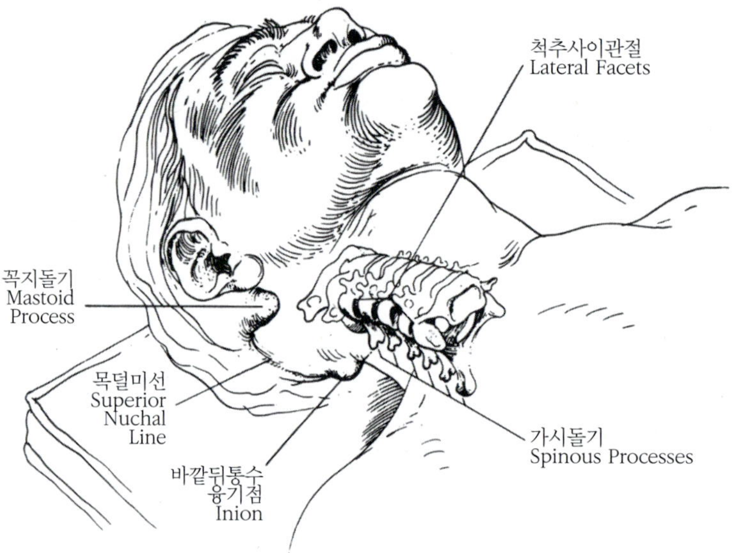

그림 5. 목의 해부(뒷면)

목의 앞면을 검사할 때 아래턱각(하악각)과 두개골의 붓돌기(경상돌기) 사이에 있는 C1 가로돌기의 작고 단단한 덩어리를 만져 볼 수 있다. 그것은 귀의 바로 뒤에 있다 목뼈에서 가장 넓은 가로돌기로서 이것은 쉽게 만져 볼 수 있으며 비록 임상적 의미는 별로 없으나 이 부위를 만져 볼 때 위치를 쉽게 알 수 있게 한다.

2) 뒷면(후면, posterior aspect)

검사자는 누워 있는 환자의 머리 위쪽에 서서 양손을 환자의 목 밑에 넣어 손가락을 맞닿게 하면 목 뒤의 뼈들(그림 5)을 좀 더 쉽게 만져 볼 수 있다. 근육이 긴장하게 되면 심부에 있는 목뼈 뒷면의 뼈는 잘 만져지지 않기 때문에 머리를 고정하여 받치고 있는 동안 목의 근육을 사용하지 못하도록 환자에게 힘을 빼라고 지시한다.

(1) 뒤통수(후두, occiput): 뒤통수를 만져보려면 두개골의 뒷면을 만져본다.

(2) 바깥뒤통수융기점(inion): 둥근 형태의 융기로 되어 있는 바깥뒤통수융기점(지식의 혹부리)은 뒤통수 부위의 정중선 상에 있고 목덜미선(상항선, nuchal line)의 중앙에 있다(그림 6).

(3) 위목덜미선(상항선, superior nuchal line): 바깥뒤통수뼈융기점에서 가쪽으로 움직

이면 상항선이 만져지며 이것은 바깥 뒤통수뼈융기점에서 양쪽으로 뻗어 있는 작고 가로로 놓여 있는 융기다.

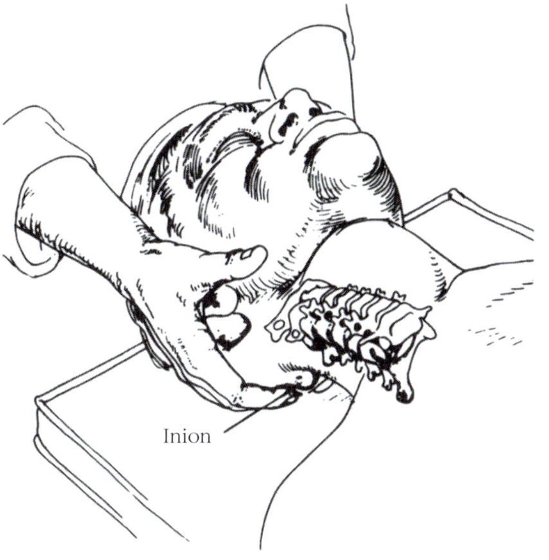

그림 6. 바깥뒤통수뼈융기점(inion)

(4) 꼭지돌기(유양돌기, mastoid process): 목덜미선의 가쪽 끝에서 좀 더 가쪽으로 만져보면 두개골의 둥근 꼭지돌기를 만져 볼 수 있다(그림 7).

(5) 목뼈가시돌기(경추극돌기, spinous process of the cervical vertebrae): 가시돌기는 목뼈의 후방 정중선을 따라 놓여 있다. 이것을 만져보려면 손을 컵 모양으로 하여 목옆을 감싸고 손가락으로 정중선을 탐색해 본다. 정중선을 가로지르는 근육은 없기 때문에 가시돌기는 울퉁불퉁하게 되어 있다. 가시돌기 가쪽에 불룩 나온 근육은 부척주근(paraspinal muscle)과 표층의 등세모근(승모근, trapezius)으

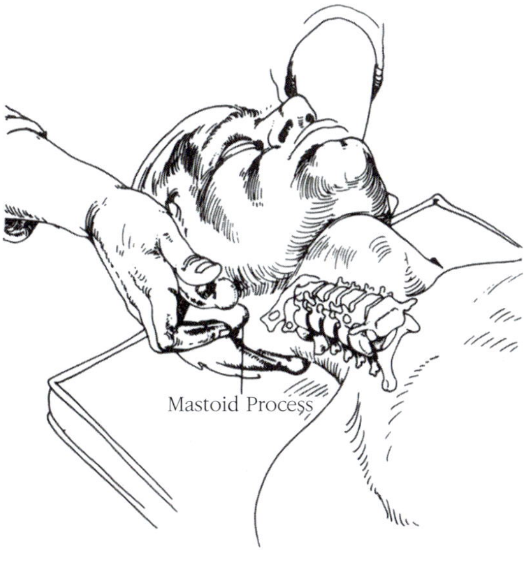

그림 7. 꼭지돌기(mastoid process)

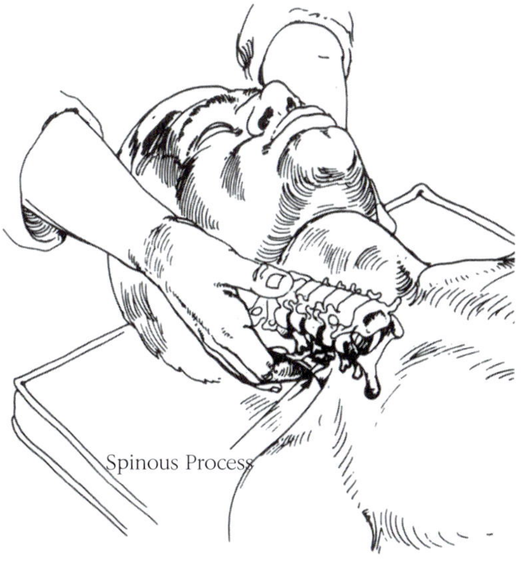

그림 8. 목뼈가시돌기(cervical spinous process)의 촉진

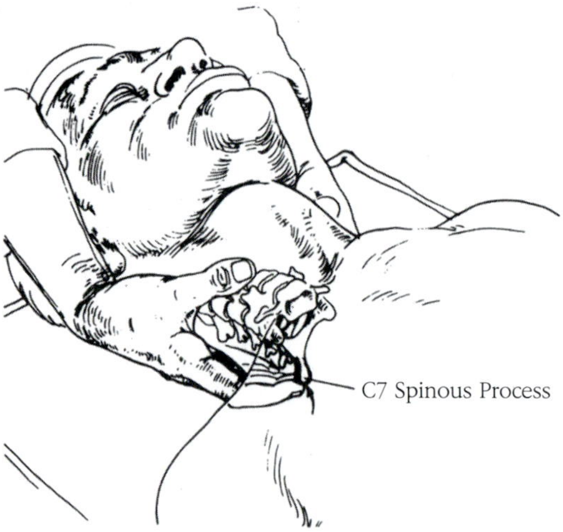

그림 9. 제 7 목뼈가시돌기(C7 spinous process)는 그 위의 가시돌기에 비해 크다.

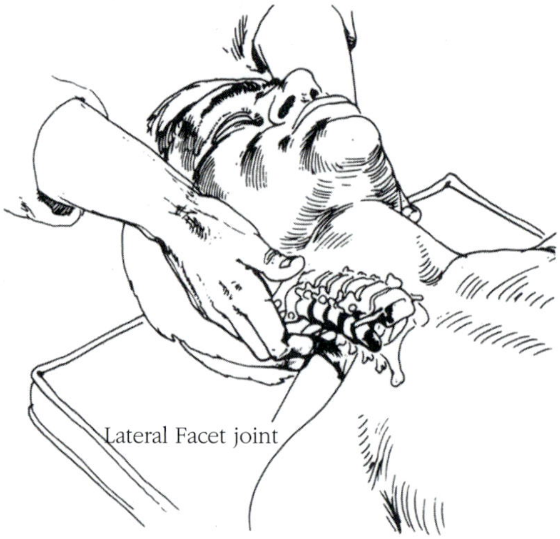

그림 10. 돌기사이관절(facet joint)의 촉진

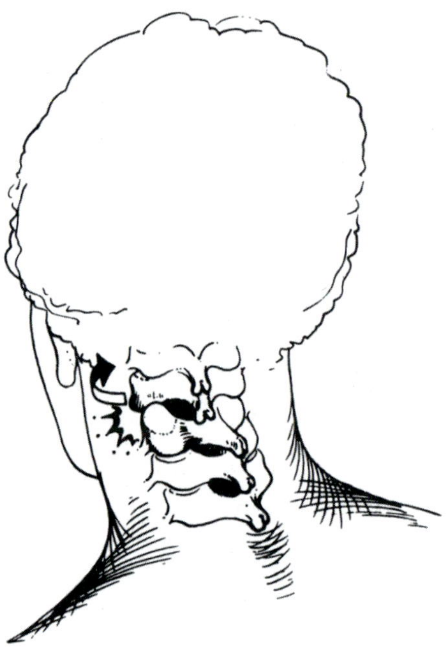

그림 11. 한쪽의 돌기사이관절탈구(unilateral facet joint dislocation)

로 되어 있다. 두개골의 기저부에서 촉진을 시작하면 C2 가시돌기가 제일 먼저 만져진다(C1 가시돌기는 작은 결절이고 심부에 있다). C2에서 T1까지 가시돌기를 만져보면서 목뼈의 정상적인 척추앞굽이(척추전만, normal cervical lordosis)을 살펴본다(그림 8). 환자에 따라서는 둘로 나누어진 C3~C5 가시돌기를 발견할 수도 있다[이 가시돌기는 둘로 분리된 작은 뼈로 이루어진 혹(small excrescences)으로 되어 있다]. 정상 정돈선(normal alignment)에서 벗어난 것은 외상으로 인한 가시돌기의 골절 또는 한쪽의 돌기사이관절탈구(facet dislocation)로 인한 것일지 모른다(그림 11).

(6) 돌기사이관절(추간관절, facet joint): C2의 가시돌기에서 약 2.5 cm 정도 가쪽으

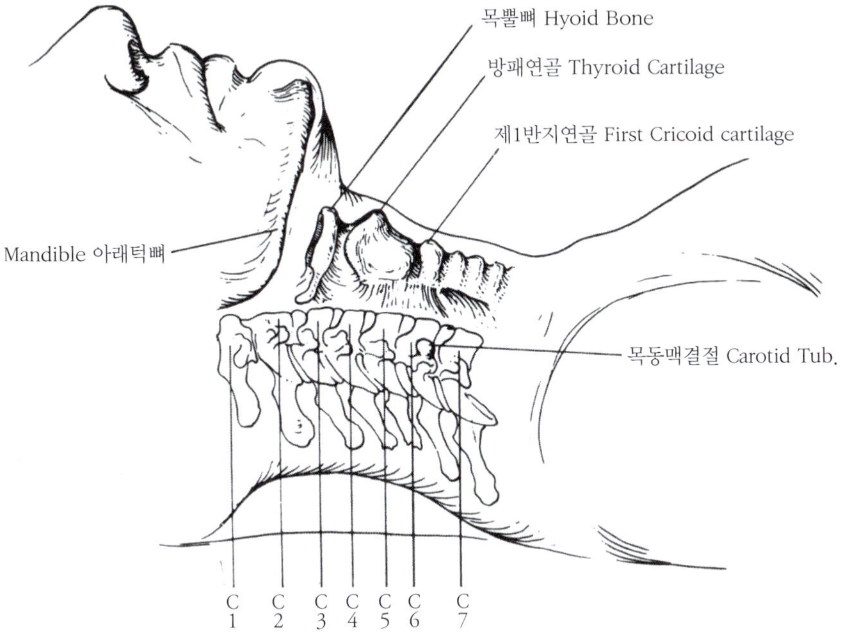

그림 12. 목뼈의 해부

로 검사자의 손을 움직여서 목뼈 사이에서 있는(상하 관절돌기에서 형성된) 돌기사이관절을 촉진한다. 이 관절들은 때때로 목 부위의 동통의 증상을 일으키는 원인이 된다. 관절은 작은 돔(dome)처럼 느껴지고 등세모근의 심부에 있다. 이 관절은 항상 명확하게 만져 볼 수는 없지만, 검사자가 이 관절을 만져 볼 때 환자는 완전히 힘을 빼고 있어야 한다. 유발되는 압통을 주의하고 C7과 T1 사이의 관절까지 양쪽의 돌기사이관절을 만져본다(그림 10). C5와 C6 사이의 돌기사이관절은 골관절염 같은 병변에 자주 침범되며 압통을 호소하게 된다(약간 부어 있을 수도 있다). 어떤 한 관절의 척추레벨이 불확실하다면 이 척추레벨은 목의 앞면 구조와 문제의 척추를 일렬로 정돈하여 보면 쉽게 알 수 있다. 즉 목뿔뼈는 C3, 방패연골은 C4와 C5, 제1 반지연골은 C6에 있다(그림 12).

3 연부조직의 촉진(soft tissue palpation)

목의 연부조직을 만져보기 위하여 편의상 두 개의 임상 구역으로 나눈다. 1) 앞면(앞삼각부), 2) 뒷면, 앞서 미리 검사해 본 중요한 뼈의 표적(bony landmark)은 연부조직을 검사하는데 크게 도움이 된다.

1) 제1 구역 – 앞면

앞면(anterior zone)은 측방으로는 두 개의 목빗근(흉쇄유돌근, sternocleidomastoid), 상방으로는 아래턱(mandible), 하방으로는 복장뼈위패임(흉골상절흔, supra sternal notch)에 의하여 경계를 이룬다(대개 삼각형으로 되어 있다). 이 목의 앞면 삼각지역은 환자가 바로 누워 있으면 근육이 잘 이완되므로 만져보기 쉬워진다.

(1) 목빗근(sternocleidomastoid muscle): 복장빗장관절(흉쇄관절)에서부터 꼭지돌기까지 뻗어 있는 이 근육은 흔히 교통사고로 목이 지나치게 뒤로 젖혀지게 되어 스트레칭이 된다(그림 13). 목빗근을 만져보려면 환자에게 검사하는 근육의 반대쪽으로 얼굴을 돌리라고 말한다. 환자가 그렇게 했을 때 이 근육은 힘줄모양으로, 이는곳(기시부) 근처에서 두드러지게 나타난다. 목빗근은 길고 관 모양으로 이는곳에서 닿는곳(정지부)까지 만져 볼 수 있다(그림 14). 반대쪽 목빗근과 모양, 크기, 근 긴장의 정도에 대한 차이가 있는지를 검사한다. 근육 내에 만져 볼 수 있는 국한된 국소적 부기는 혈종(hematoma)일지도 모르며 그것은 비정상적으로 머리가 한쪽 방향으로 돌아가는 사경(torticollis)을 일으킬 수 있는 가능성이 있다. 만져 볼 때 유발되는 압통은 목의 젖힘손상(과폄손상)과 관련지어 볼 수 있다.

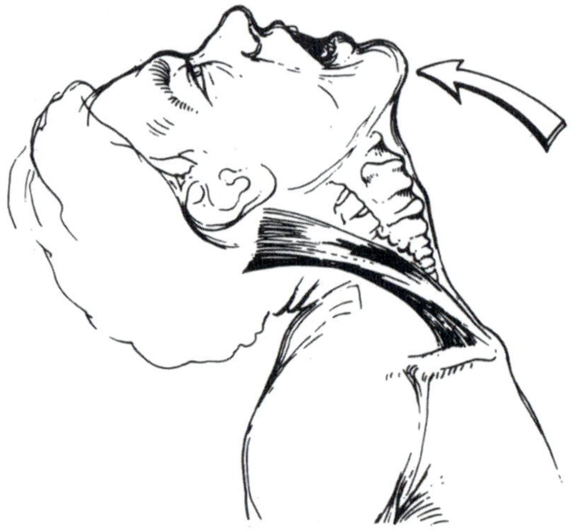

그림 13. 목빗근(흉쇄유돌근, sternocleidomastoid)의 젖힘손상(과폄손상(hyperextension injury)

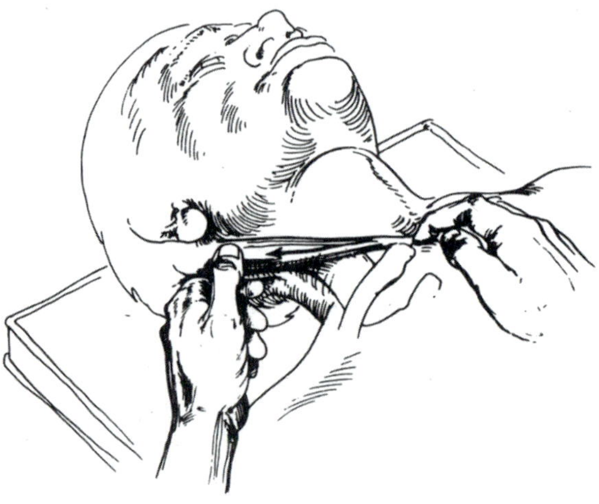

그림 14. 목빗근(흉쇄유돌근, sternocleidomastoid)은 이는곳에서부터 닿는곳까지 만져 볼 수 있다.

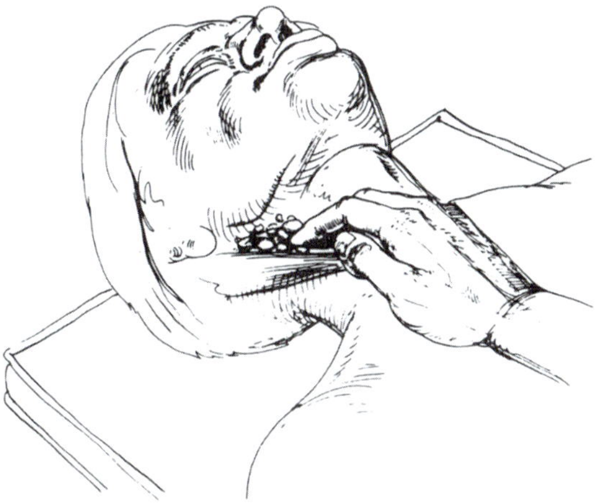

그림 15. 목빗근(흉쇄유돌근, sternocleidomastoid)의 안쪽모서리에 있는 림프절 체인

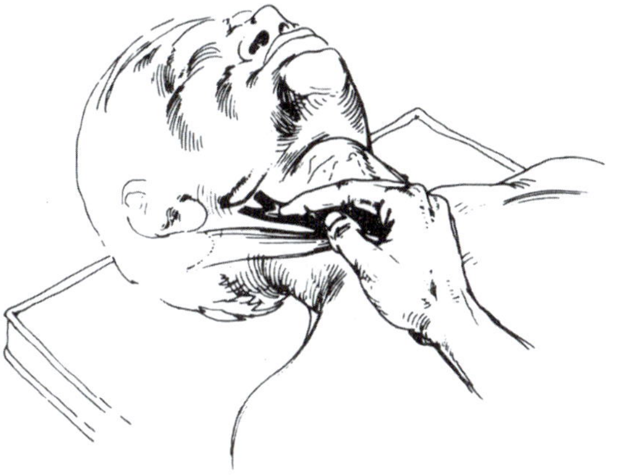

그림 16. 목동맥 맥박(carotid pulse)

(2) 림프절 체인(lymph node chain): 림프절 체인은 목빗근의 안쪽모서리(안쪽연)를 따라 위치한다. 정상 상태에서는 만져 볼 수 없으나 붓게 되면 작은 혹처럼 만져 볼 수 있고, 때로 만지면 압통을 호소하게 된다(그림 15). 목빗근에서 부어오른 림프절은 보통 상기도(upper respiratory tract)의 감염을 의미한다. 이것 역시 사경의 원인이 된다.

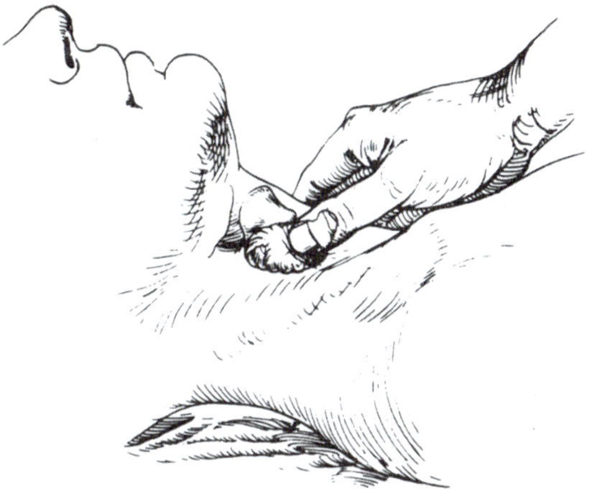

그림 17. 정상적인 갑상샘(갑상선, throid gland)은 평탄하고 불확실하다.

(3) 갑상샘(갑상선, thyroid gland): 갑상샘은 C4~C5의 척추 전방에 있는 목의 앞면 정중선을 따라 중심에 위치하고 있다. 갑상샘은 H자 형태로 연골 위에 놓여 있고 연골 양쪽으로 두 개의 넓은 갑상샘 몸통(body)이 있으며 그 가운데는 가느다란 잘룩한 부위(협부, isthmus)로 되어 있다. 정상적인 갑상샘은 그 부위를 만져보아도 밋밋하고 아무것도 만져지지 않지만, 비정상적인 갑상샘은 낭종(cyst)이나 결절(nodule)로 인한 특이한 국소 부기로 느껴지며 누르면 때로 압통을 호소하게 된다. 만져보는 방법이 익숙해지면 방패연골을 만져 볼 때 함께 만져 볼 수가 있다(그림 17).

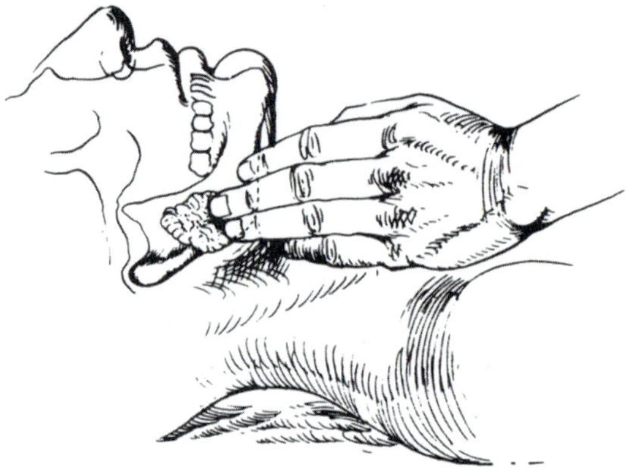

그림 18. 귀밑샘(이하선, parotid gland)의 촉진

(4) 목동맥 맥박(carotid pulse): 목동맥은 목동맥결절(C6) 부근에 있다. 목동맥 맥박은 검사자가 검지와 가운데손가락으로 이 부위를 눌러보면 느껴 볼 수 있다(그림 16). 한 번에 한쪽만 만져보아야 한다. 목동맥의 맥박을 동시에 만져보면 목동맥 반사를 자극할 수 있다. 목의 양쪽의 맥박은 거의 같아야 한다. 양쪽의 맥박을 검사하여 맥박의 세기를 비교한다.

(5) 귀밑샘(parotid gland): 귀밑샘은 아래턱뼈의 각이 진 부분(하악각)을 부분적으로 덮고 있다. 귀밑샘 자체는 분명히 만져 볼 수는 없지만, 귀밑샘이 정상일 때, 턱뼈각을 만져보면 각이 진 뼈를 명확히 만져 볼 수 있다(그림 18). 그러나 만일 귀밑샘이 부어 있을 때(유행성 귀밑샘염(mumps) 같은 경우)는 귀밑샘이 퉁퉁 부어 있어서 턱뼈각은 만져 볼 수 없게 된다.

(6) 빗장위오목(supraclavicular fossa): 빗장위오목은 빗장뼈의 위복장패임의 가쪽에 위치한다. 이곳에 비정상적인 부기나 혹이 있는지 만져보아야 한다. 넓은목근(광경근, platysma)은 빗장위오목을 가로질러 가지만 이 근육의 윤곽은 나타나지 않는다. 그러므로 정상적인 빗장위오목은 약간 우묵하게 들어가 있고 피부밑의 빗장뼈(쇄골)는 두드러져 있어서 이 깊이를 더욱 잘 나타나게 해주고 있다.

빗장위오목의 부기는 빗장뼈 골절과 같은 외상으로 인한 이차적인 원인에 의한 부기일 수 있으며, 작은 혹(lump)은 그 안의 림프샘 부기일 수도 있다. 폐의 첨단(cupola of the lung)은 만져 볼 수 없지만 빗장위오목까지 확장되어 있고 때때로 찔린상처(자상, puncture wound), 빗장뼈 골절(clavicle fracture), 종창된 림프절의 생검(biopsy of enlarged lymphnode) 등으로 손상 받을 수 있다. 만일 목뼈갈비(경늑, cervical rib)가 있을 때 이것은 빗장뼈 위오목에서 만져 볼 수 있다. 목뼈갈비는 상지의 신경학적 증상이나 순환계 증상의 원인이 될 수 있으므로 주의를 할 필요가 있다.

2) 제2 구역 뒷면

검사자는 앉아 있는 환자의 뒤에서 촉진하면 목뼈 후면의 연부조직을 좀 더 쉽게 접근하여 만져 볼 수 있다. 그러나 이 자세에서 동통을 호소하면 바로누운자세에서 실시하는 것이 좋다.

(1) 등세모근(승모근, trapezius): 등세모근의 이는 곳(origin)은 넓으며 바깥뒤통수뼈융기점(외후두융기점, inion)에서 T12까지 펼쳐져 있다. 그리고 가쪽으로는 빗장뼈, 어깨봉우리, 어깨뼈가시(견갑골극)에 정지하고 있다. 등세모근이 두드러진 목의 상면에서부터 어깨봉우리를 향하여 움직이면서 이는 곳에서 닿는 곳까지 만져본다. 등세모근의 윗면은 교통사고로 인하여 발생되는 목뼈의 굽힘 손상으로 흔히 스트레칭 된다. 검사자의 손가락 끝을 어깨봉우리의 등쪽면(배측면)에 대고 어깨가시에 도달할 때까지 이 경로를 따라간다. 등세모근의 이는 곳은 명확히 만져 볼 수는 없지만 이 부위에 이상한 압통이 있으면 보통 목뼈의 굽힘손상 또는 폄손상으로 인한 이차적 혈종, 또는 결함으로 인한 것일 수도 있다. 다음에 목뼈가시돌기의 양쪽에서 세로축으로 불룩한 등세모근을 손가락 끝으로 목덜미선(상항선)에 있는 이는 곳까지 촉진한다. 등세모근은 즉시 비교할 수 있기 때문에 양쪽으로 만져보는 것이 좋다. 크기나 형태의 차이, 압통 등은 주의해서 살펴보아야 한다. 압통은 위쪽가쪽면(상측면)에 가장 잘 나타난다(그림 19).

등세모근과 목빗근은 두개골의 기저부와 이 근육이 분리되는 꼭지돌기에서 함께 이는 곳을 공유하지만, 빗장뼈에서는 개별적으로 정지하고 있다. 발생학적으로 보면 등세모근과 목빗근은 한 개의 근육으로 형성되어 있으며 후에 성장하면 둘로 나누어진다. 이러한 공통적 기원 때문에 이 근육들은 같은 신경인 척수 더부신경(spinal accessory nerve), 즉, 제 XI 뇌신경의 지배를 받고 있다.

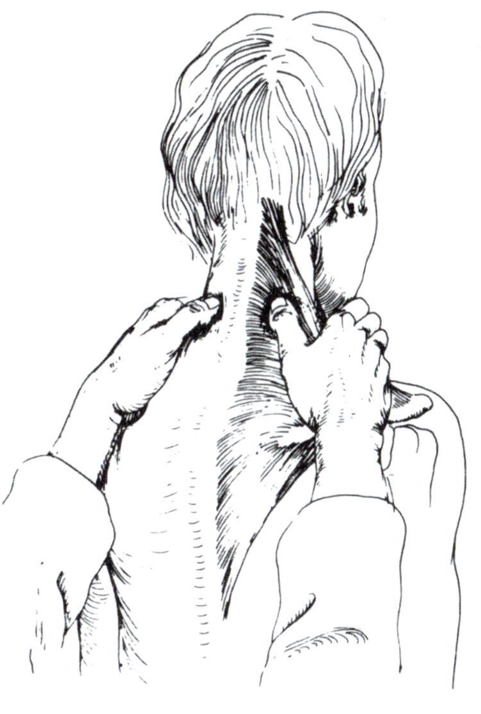

그림 19. 등세모근(승모근, trapezius)의 촉진(이는 곳에서 닿는곳까지)

(2) 림프절(lymph node): 등세모근의

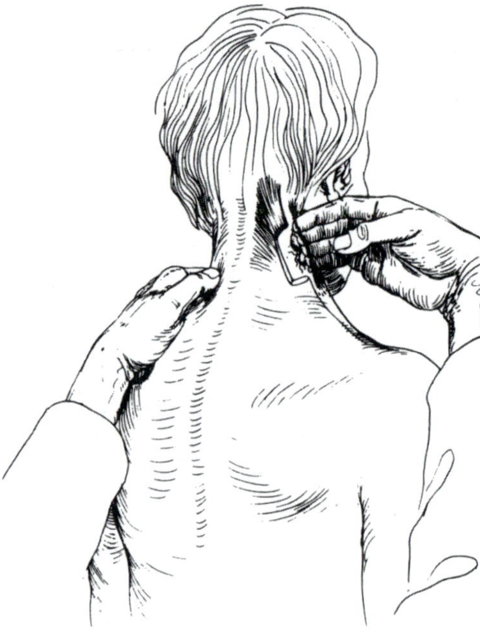

그림 20. 등세모근(승모근, trapezius)의 가쪽 림프절

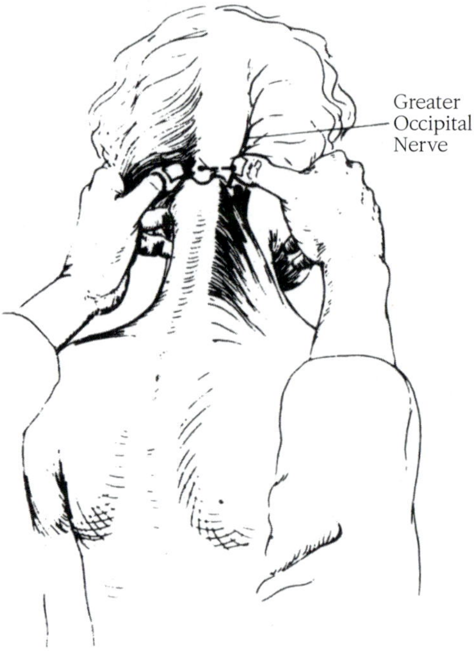

그림 21. 큰뒤통수신경(대후두신경, greater occipital nerve) 만져보기

앞가쪽면에 있는 림프절은 정상일 때는 만져 볼 수 없다. 그러나 감염이 된 병적 상태에서는 붓게 되고 누르면 아프게 된다. 경험이 많아지면 림프절 체인은 등세모근 촉진 때 함께 만져 볼 수 있다(그림 20).

(3) 큰뒤통수신경(대후두신경, greater occipital nerve): 등세모근에서부터 두개골의 기저부까지 손가락을 움직여서 바깥뒤통수뼈융기점의 양측에서 큰뒤통수신경을 촉진한다. 염증이 있을 때[보통 채찍질손상(편타성손상, whiplash injury)로 인하여] 이 신경은 명확하게 만져 볼 수 있다. 큰뒤통수신경의 염증은 일반적으로 두통을 일으킨다(그림 21).

(4) 목덜미인대(상항인대, superior nuchal ligament): 목덜미인대는 두개골 기저부의 바깥뒤통수뼈융기점에서부터 시작되며 C7 가시돌기까지 연장된다. 각 목뼈의 가시돌기에는 많은 섬유에 의하여 그 자체가 부착되어 덥혀 있으며 가시돌기는 촉진할 때 검사자의 손가락 끝의 바로 밑에서 만져진다. 분명하게 만져지지는 않지만 그 부위를 촉진할 때 압통이 있을 때가 있다. 이러한 압통은 목의 굽힘손상으로 인대가 늘어났거나 또는 인대 자체의 결손을

의미하는 것이다(그림 22).

④ 관절운동 범위(ROM; range of motion)

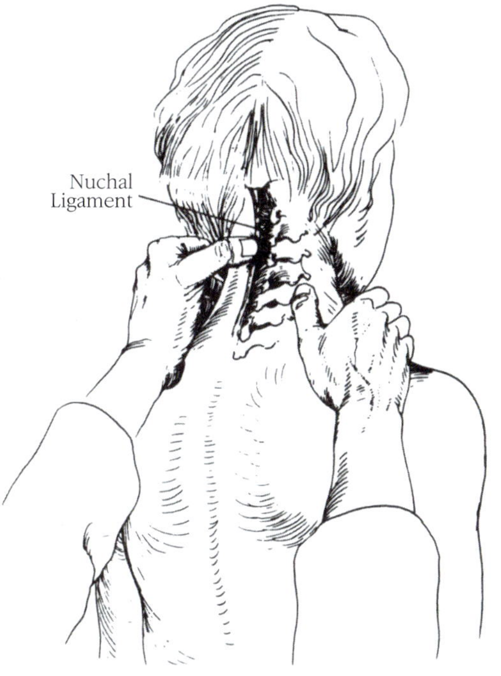

그림 22. 위목덜미인대(상항인대, superior nuchal ligament)

목뼈의 정상적인 관절운동 범위는 넓은 시야를 볼 수 있게 할 뿐 아니라 예민한 평형감각에도 기여하고 있다. 목뼈의 운동범위에는 다음과 같은 기본적인 동작이 포함된다. 즉 ① 굴곡, ② 폄, ③ 돌림(좌, 우) ④ 가쪽굽힘(좌, 우)이다. 또한 이러한 동작이 서로 결합하여 머리와 목은 여러 가지 변화된 동작을 할 수 있는 능력을 갖게 된다. 비록 모든 목뼈는 머리와 목의 운동에 관여하지만 그 중에서 특별하게 잘 움직이는 부분이 있다. 굽힘과 폄의 약 50%는 C1 사이에서 일어나며 나머지 50%는 다른 다섯 개의 목뼈에서 비교적 균등하게 일어난다(C5와 C6 사이가 약간 잘 움직인다. William Fielding에 의하면). 회전의 약 50%는 C1(고리뼈: 환추, atlas)과 C2(중쇠뼈: 축추, axis)에서 일어난다. 이 두 개의 목뼈는 회전운동이 크게 일어나도록 특별한 형태로 되어 있다(그림 23). 그다음 돌림의 나머지 50%는 다른 다섯 개의 목뼈에서 비교적 균등하게 움직인다. 목뼈의 가쪽굽힘(측굴, lateral bending)은 모든 목뼈의 기능이지만 순수한 동작으로 일어나는 것은 아니며 돌림 요소와 조합해서 움직인다. 두 개 또는 그 이상의 척추가 고정된 Klippel-Feil deformity에서는 큰 동작을 일으킬 수 있는 관절이 장애를 받아 특별한 동작에 중대한 제한이 발생된다.

1) 능동관절운동 범위 검사(active range of motion test)

(1) 굽힘과 폄(flexion and extension): 목의 능동굽힘과 능동폄을 검사하려면 환자에게 "그래 그래" 하는 동작으로 머리를 끄덕이도록 한다. 환자는 턱을 가슴에 닿을 수 있다(정

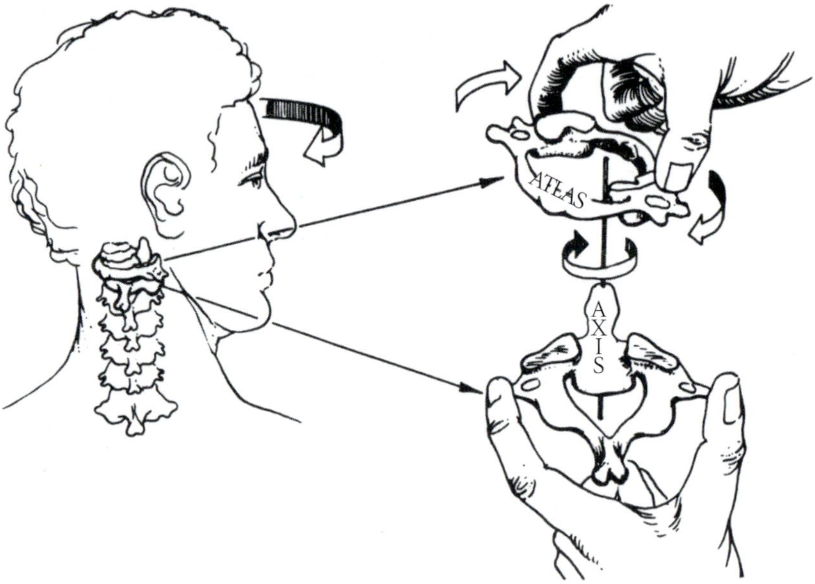

그림 23. C1(고리뼈: 환추, atlas)과 C2(중쇠뼈: 축추, axis)의 독특한 구조 때문에 돌림(회전) 운동이 된다.

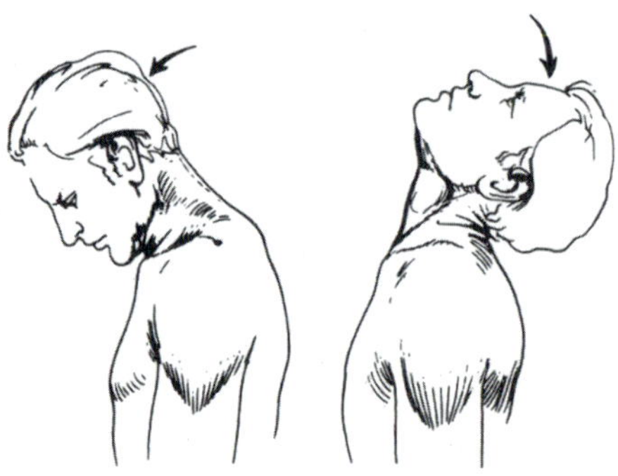

그림 24. 왼쪽: 목의 정상 굽힘 운동범위, 오른쪽: 목의 정상 폄 운동범위

상 굽힘범위). 그리고 바로 천장 위를 쳐다 볼 수 있다(정상 폄범위)(그림 24). 머리를 움직일 때 호를 이루는 동작으로 부드럽게 완전히 움직이는지 불완전하게 중간에서 정지하는지를 관찰한다. 교통사고로 인하여 목뼈 주위의 연부조직이 외상을 받게 되면 관절운동 범위를 제한시키게 되고 정상적인 목의 운동에 장애를 가져올 수도 있다.

(2) 돌림(회전, rotation): 환자에게 머리를 좌우로 돌리도록 한다. 머리를 충분히 양쪽으로 움직이면 턱은 거의 어깨선까지 올 수 있다(그림 25). 이 점을 생각해서 환자에게 다시 머리의 돌림운동을 최대로 하게하고 운동범위가 완전한지를 살펴보도록 한다. 사경(torticollis)은 흔히 목의 운동을 제한하는 원인이 된다.

(3) 가쪽굽힘(lateral bending): 능동가쪽굽힘을 검사하려면(돌림운동과 함께) 환자의 귀를 어깨에 닿도록 목을 옆으로 구부리게 한다. 가쪽굽힘이 제한되었을 때 어깨를 들어 올려

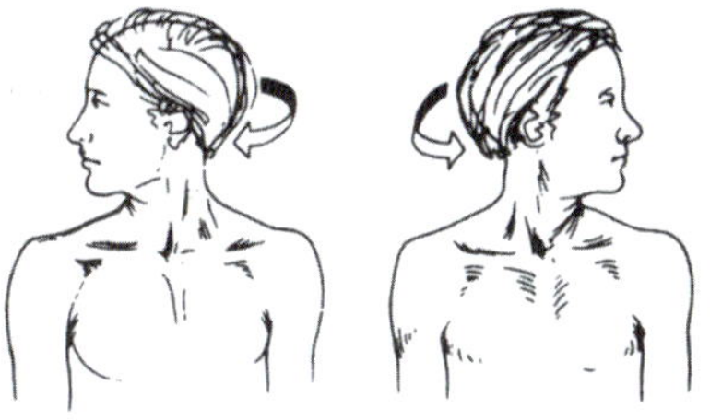

그림 25. 목의 정상 돌림(회전) 운동범위

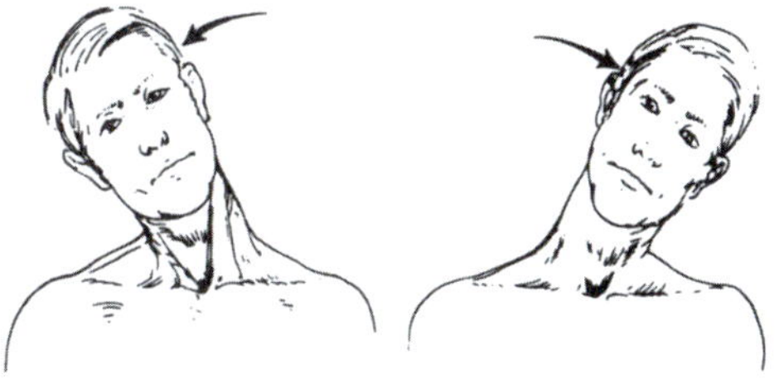

그림 26. 목의 정상 가쪽굽힘운동범위

귀에 닿으려고 하는 대용작용을 하지 못하게 해야 한다. 정상적으로 가쪽굽힘은 어깨를 향하여 약 45° 머리를 기울일 수 있다(그림 26). 부어있는 목뼈 림프절은 특히 가쪽굽힘운동을 제한한다.

2) 수동관절운동 범위 검사(passive range of motion test)

수동으로 관절운동 범위를 검사할 때는 환자에게 힘을 완전히 빼고 있도록 해야 한다. 힘을 주고 있으면 운동범위가 제한되기 때문이다.

(1) 굽힘과 폄(flexion and extension): 목뼈의 굽힘과 폄을 수동검사로 시행하려면 검사자의 양손을 두개골의 양쪽에 놓고 머리를 앞으로 구부린다. 굽힘의 정상 운동범위는 턱이 가슴에 닿아야 한다. 그다음, 환자의 머리를 들어서 뒤로 젖힌다. 폄의 운동범위가 정상이면 똑바로 천장을 올려다 볼 수 있다. 정상적으로 머리는 목뼈의 가시돌기에 닿도록 펼 수 없다는 것을 알아야 한다.

(2) 돌림(회전, rotation): 회전을 검사하려면 머리를 똑바로 가운데에 위치하게 하고, 오른쪽과 왼쪽으로 각각 최대로 돌리도록 한다. 정상 가동범위는 머리를 완전히 돌려 턱이 어깨선까지 갈 수 있어야 한다. 양쪽의 회전각도를 고니오메타로 측정하여 비교한다.

(3) 가쪽굽힘(lateral bending): 머리를 똑바로 가운데에 위치하게 하고, 머리를 어깨쪽으로 향하여 구부린다. 정상 가쪽굽힘은 어깨를 향하여 약 45° 기울일 수 있다. 가쪽굽힘의 결과를 서로 비교하고 운동의 제한이 있지 않은지를 살펴본다.

주의: 척추가 불안정(예를 들면 외상으로 인하여)하다고 생각되면 척추의 수동관절 운동검사는 시행하지 않는 것이 좋다. 왜냐하면 신경에 손상을 줄 수도 있기 때문이다.

⑤ 신경학적 검사(neurologic examination)

목뼈의 신경학적 검사는 두 단계로 나눈다. 1) 목뼈의 내재근(intrinsic muscle)의 근력검사, 2) 신경학적 레벨에 따른 상지 전체의 신경학적 검사이다.

신경학적 검사의 제1 단계는 목의 내재근과 목뼈의 기능을 검사하는 것이다. 이 근력검사는 목의 운동에 영향을 미치는 근력 저하의 유무를 밝히고 또한 신경지배의 이상 유무도 밝히게 된다.

검사의 제2 단계에는 여러 가지 형태가 있다. 앞 장(1~3장)에서는 개별적인 관절에 관계하는 근육의 기능, 반사, 감각 영역을 검사했었다. 그러나 상지는 목뼈에서 신경지배를 하고 있기 때문에 제2 단계의 검사에서는 상지의 어디든지 나타날 수 있는 신경학적 문제를 1차적 원인이 될 수 있는 목뼈에서 추적할 것이다.

1) 제1 단계 – 내재근의 근력검사

근력검사는 환자가 앉은 자세에서 실시한다. 그러나 환자가 머리를 똑바로 들고 앉을 수 없다면 누워서 검사해야 한다. 누워서 검사를 하면 중력의 영향을 받지 않게 된다.

(1) 굽힘(flexion)

주동근 ① 목빗근(흉쇄유돌근, sternocleidomastoid)
척추 부신경, 제 XI 뇌신경(spinal accessory or cranial XI nerves)

보조근 ① 목갈비근(사각근, scalenus)
② 앞척추옆근(전척주근, prevertebral)

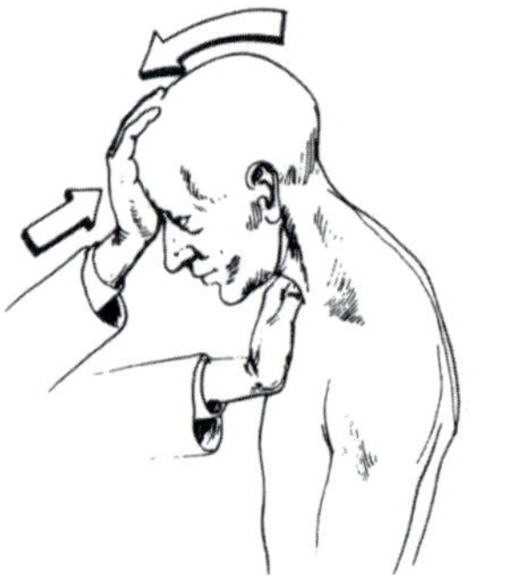

그림 27. 목의 굽힘 근력검사에 대한 손의 위치

목의 굽힘을 검사할 때 목의 굽힘을 가슴우리(흉곽)의 굽힘으로 대용 작용하는 것을 방지하기 위하여 한 손으로 환자의 가슴우리의 복장부위를 고정시킨다. 검사자는 저항을 주는 손을 환자의 이마 위에 올려놓고 손바닥을 컵 모양으로 하여 견고히 지지하도록 한다(그림 27). 그다음에 환자에게 목을 앞으로 천천히 구부려 보라고 한다. 환자가 그렇게 하면 검사자는 환자가 이겨낼 수 있는 최대의 저항을 결정할 때까지 압력을 서서히 증가시킨다. 이 책의 '어깨관절'

에 기재되어 있는 근력평가표에 따라서 그 결과를 기록한다.

(2) 폄(extension)

주동근 ① 척주옆폄근(부척주 신전근, paravertebral extensor)

머리널판근(두판상근, splenius)

머리반가시근(두반극근, semispinalis)

뒷머리근(후두근, capitis)

② 등세모근(승모근, trapezius)

척추 부신경, 제 Ⅺ 뇌신경(spinal accessory or cranial Ⅺ nerves)

보조근 ① 목의 작은 내재근(intrinsic muscles): 목의 폄 검사를 하기 전에 검사자는 뒤 가슴우리 뒷부분의 정중선과 어깨뼈를 한 손으로 고정한다. 이 고정은 순수한 목의 폄을 몸통의 폄으로 대용 작용하는 것을 방지하기 위한 것이며 또는 몸을 뒤로 젖히는 것을 목의 폄으로 착각하는 것을 방지하는 것이다. 검사자의 다른 한 손의 손바닥을 환자의 뒷머리 부분에 놓고 견고하게 지지한다(그림 28). 환자에게 목을 펴도록 한 다음 검사자는 환자가 이겨낼 수 있는 최대의 저항을 결정할 때까지 서서히 그리고 지그시 저항압을 증가시킨다. 검사자는 고정하고 있는 손으로 등세모근을 촉진하여 등세모근의 수축시 긴장도를 평가한다(그림 19).

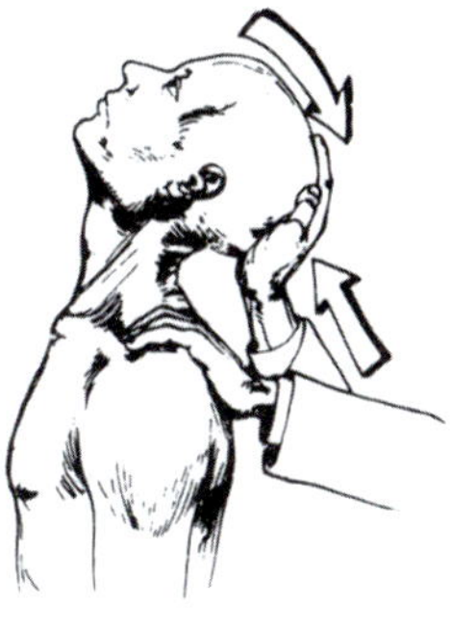

그림 28. 목의 폄 근력검사에 대한 손의 위치

(3) 가쪽회전(lateral rotation)

주동근 ① 목빗근(sternocleidomastoid)

척추 부신경 제 Ⅺ 뇌신경(spinal accessory, or cranial Ⅺ nerves)

보조근 ① 목의 작은 내재근

한쪽 목빗근의 단독 기능은 검사하는 쪽에 대한 회전의 주동근이 된다. 목의 우측 회전의 근력검사를 하려면 검사자는 환자의 앞에 서서 고정하는 손으로 환자의 왼쪽 어깨를 고정

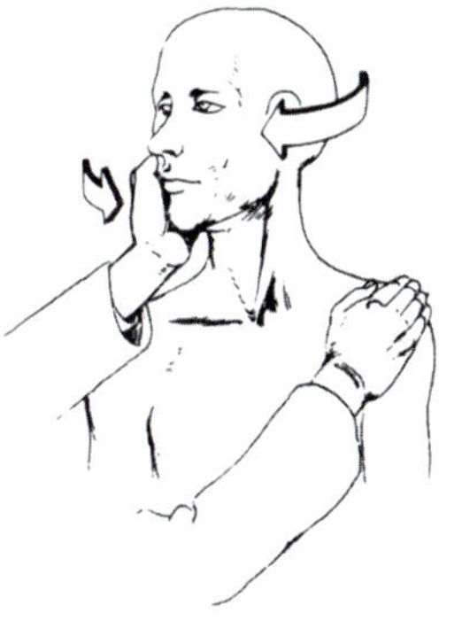

그림 29. 목을 돌릴 때 목빗근 검사에 대한 손의 위치

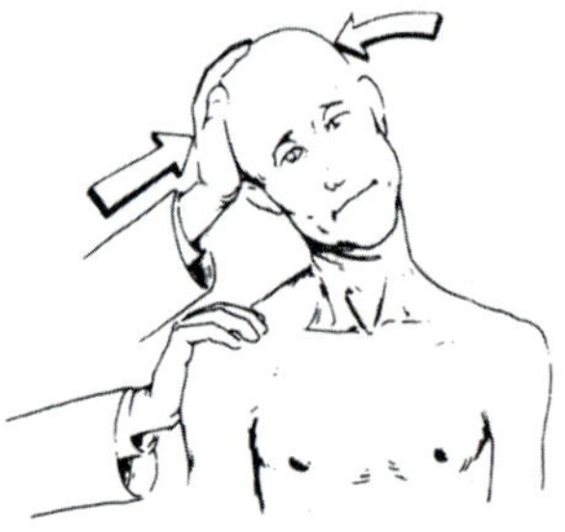

그림 30. 목의 가쪽굽힘에 대한 근력검사

하여 목뼈의 회전운동을 가슴허리뼈(흉요추)의 회전운동으로 대응 작용하려는 것을 방지한다. 다른 한 손은 오른쪽 아래턱 측면에 놓아 저항을 준다(그림 29). 환자에게 저항을 주는 손쪽으로 머리를 돌리라고 하고 검사자는 환자가 이겨낼 수 있는 최대의 저항을 결정할 때까지 서서히 압력을 증가시킨다. 오른쪽의 목빗근의 근력을 검사하려면 양손을 바꾸어 반대쪽 어깨와 아래턱에 고정하고 저항을 준다. 그다음 소견을 비교해 본다(그림 30).

2) 제2 단계 신경학적 레벨에 따른 검사

이 단계의 검사는 추간판탈출증과 같은 목뼈의 병변이 흔히 상지 전체를 지배하는 팔신경얼기(C5~T1)를 경유하여 상지에 증상을 나타내는 사실에 기초를 두고 있다. 아래에 기술할 진단학적 검사는 상지의 신경학적 문제와 목의 병변 사이에 관계가 있는지를 결정하는데 도움이 된다. 근력, 반사, 감각 영역은 신경학적 레벨에 따라 검사해야 된다.

(1) 신경학적 해부: 목뼈에서 나오는 신경은 여덟 쌍이지만 목뼈 자체는 일곱 개이다. 첫번째부터 일곱번째 목뼈 신경은 목뼈 신경과 일치하는 번호의 목뼈 위에서 나오지만 여덟번째 목뼈는 일곱째 목뼈 아래와 첫번째 가슴뼈(흉추) 위에서 나온다. 그다음 첫번째 가슴신경은 첫번째 등뼈(흉추) 아래에서 나온다(그림 31).

팔신경얼기(brachial plexus)는 목뼈 5, 6, 7, 8과 흉추 1번에서 나오는 신경으로 구성된다. 신경은 추체를 나와서 앞목갈비근(전사각근)과 중간목갈비근(중사각근) 사이를 통과하고 C5와 C6의 신경뿌리가 결합하여 위신경줄기(상신경간, upper trunk)를 형성하고 C8와 T1의 신경근은 결합하여 아래신경줄기(하신경간, lower trunk)를 형성한다.

C7은 다른 신경뿌리와 결합하고 있지 않으며 이것은 중간신경줄기(중신경간, middle trunk)를 형성한다. 신경줄기는 빗장뼈 바로 밑을 통과하면서 신경속(cord)을 형성하여 나누어진다. 위신경줄기(C5와 C6)와 아래신경줄기(C8와 T1)는 중간신경줄기에 분지하여 나오고 거기에서 뒤쪽신경속(posterior cord)을 형성한다.

중간신경줄기(middle trunk)도 분지해서 C5, C6의 위신경줄기(superior nerve trunk)와 함께 가쪽신경속(lateral cord)을 형성한다. C8와 T1은 분지해 나온 후에 안쪽신경속(medial

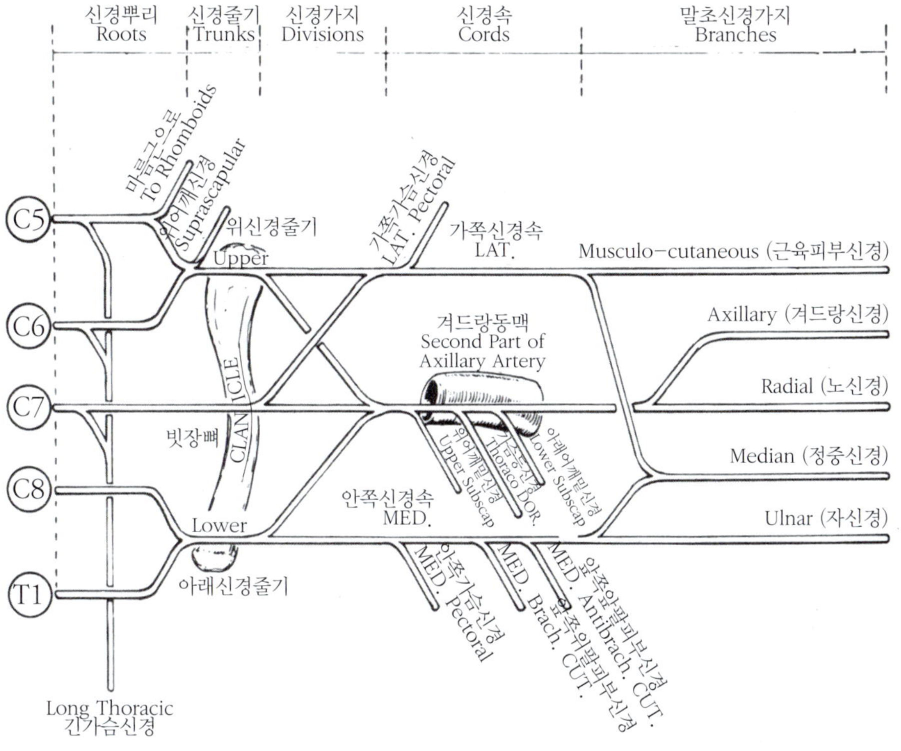

그림 31. 팔신경얼기(brachial plexus)

cord)을 형성한다. 이러한 신경속은 겨드랑동맥의 위치와 관계하여 뒤쪽신경속, 가쪽신경속, 안쪽신경속이라 부른다. 말초신경(branch)은 신경속으로부터 나누어진다. 가쪽신경속에서 근육피부신경은 한 개의 말초신경이 되어 나온다. 가쪽신경속의 신경과 안쪽신경속의 신경이 함께 정중신경을 형성한다. 안쪽신경속의 제2의 말초신경은 척골 신경이 되며 뒤쪽신경속은 두 개의 말초신경으로 나누어져 겨드랑신경과 노신경이 된다. 신경속에서 나누어진 말초신경을 요약해 보면 다음과 같다.

가쪽신경속(lateral cord)에서의 말초신경

① 근육피부신경(근피신경, musculocutaneous nerve)

② 정중신경의 가지(branch of the median nerve)

안쪽신경속(medial cord)에서의 말초신경

① 자신경(척골신경, ulnar nerve)

② 정중신경의 가지(branch of the median nerve)

뒤쪽신경속(posterior cord)에서의 말초신경

① 겨드랑신경(액와신경, axillary nerve)

② 노신경(요골신경, radial nerve)

이상의 신경이 상지를 지배하는 대부분의 신경이다. 관련이 있다면 팔신경얼기에서 나온 다른 말초신경에 대해서도 다음에 기술할 것이다.

(2) 감각분포: C5에서 T1까지의 각 신경학적 레벨은 상지의 피부분절을 따라 감각을 지배한다. 위팔신경집에서 나오는 지각신경은 다음과 같다.

C5 – 위팔의 가쪽
겨드랑신경

C6 – 아래팔의 가쪽, 엄지, 검지, 가운데손가락의 절반
근육피부신경의 감각지

C7 – 가운데손가락

C8 – 반지손가락과 새끼손가락, 아래팔의 안쪽
안쪽 아래팔피부신경(뒤쪽신경속으로부터)

T1 – 위팔의 안쪽
안쪽 위팔피신경(뒤쪽신경속으로부터)(그림 32)

위에 열거한 신경들을 염두에 두고 신경학적 레벨에 따른 상지의 검사를 진행한다.

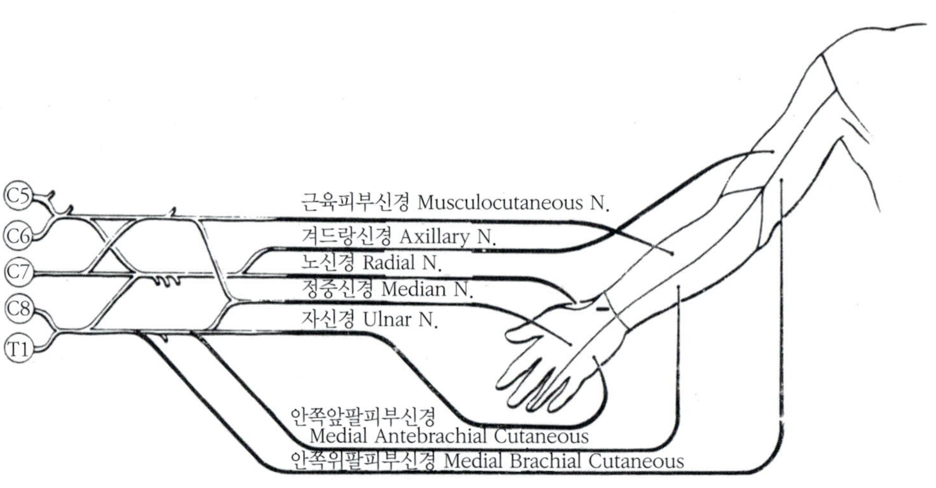

그림 32. 팔신경얼기의 감각지배

(3) 신경학적 레벨 C5(그림 33)

① 근력검사(muscle testing)

어깨세모근과 위팔두갈래근은 C5의 신경지배를 받는 근육으로서 쉽게 검사해 볼 수 있다. 세모근은 거의 C5의 신경지배를 받지만 위팔두갈래근은 C5와 C6에 의한 이중의 신경지배를 받고 있다. 그러므로 C5 신경학적 레벨의 평가는 단지 위팔두갈래근만 검사해서는 확실하지 않게 된다.

가) 어깨세모근(삼각근, deltoid): C5 겨드랑신경

어깨세모근은 세 부분의 근육으로 되어 있다. (1) 전부(어깨관절굽힘), (2) 중부(어깨관절벌림), (3) 후부(어깨관절폄)이다. 어깨세모근의 근력검사는 어깨관절을 굽힘, 벌림, 폄해서 저항을 주어야 한다[페이지 49에서 50까지 기술되어 있다(그림 58에서 59 참조)].

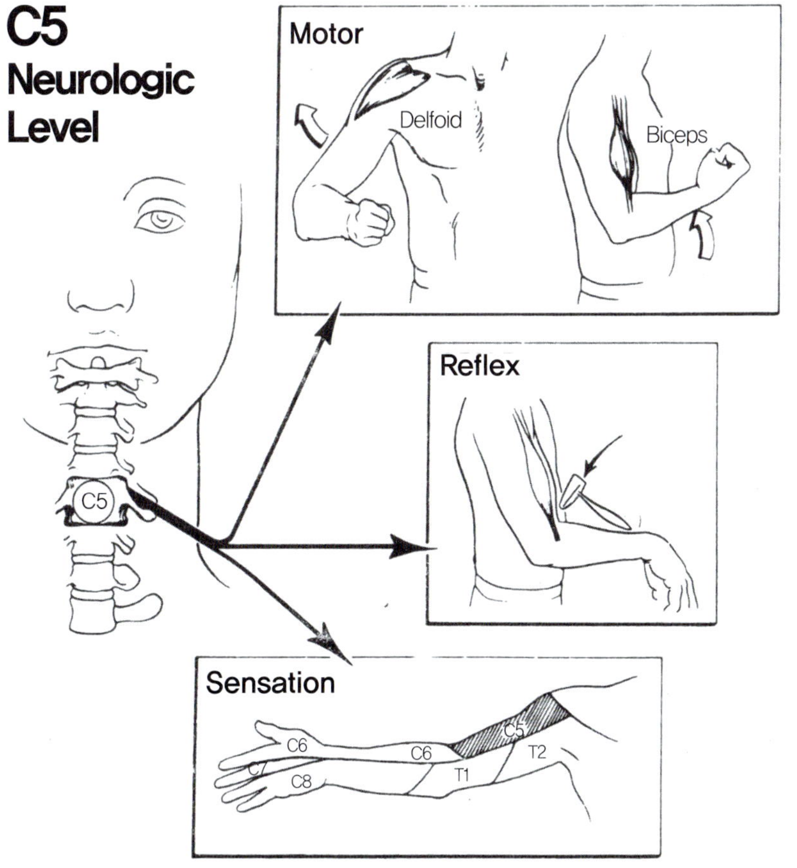

그림 33. C5의 신경학적 레벨

나) 위팔두갈래근(biceps brachii): C5~C6 근육피부신경

위팔두갈래근은 어깨관절굽힘(shoulder flexion), 팔꿉관절굽힘(elbow flexion), 아래팔 뒤침(forearm supination)으로 작용한다. 신경학적으로 정상인지 알아보기 위하여 팔꿉관절을 굽혀 위팔두갈래근의 근력을 검사한다. 위팔근(brachialis)은 근육피부신경이 지배하고 있으므로 팔꿉관절 굽힘검사는 C5 레벨의 지표가 된다. 팔꿉관절 굽힘검사를 하려면 환자에게 아래팔을 뒤침하여 천천히 팔꿉관절을 굽히도록 지시한다. 좀 더 상세한 것은 88페이지를 참조(그림 38 팔꿉관절 장)

② 반사검사(reflex testing)

가) 위팔두갈래근 힘줄반사

위팔두갈래근 힘줄반사는 주로 C5의 신경학적 레벨로 표시된다. 그러나 이 반사에는 C6도 포함된다.

이 근육은 두 개의 신경학적 레벨에 의하여 지배받고 있기 때문에 반대쪽과 비교하여 약간 감소된 반사는 병적이라고 본다. 위팔두갈래근 힘줄반사의 검사방법은 92페이지 위팔두갈래근 힘줄반사에 잘 나타나 있다.

③ 감각검사(sensation testing)

위팔의 가쪽; 겨드랑신경

C5의 신경학적 레벨은 위팔 가쪽의 감각을 지배하고 있다. 겨드랑신경의 가장 순수한 고유 감각 영역은 세모근의 가쪽 부위를 덮고 있는 피부의 위팔 가쪽이다. 이 국한된 부위의 지각 이상은 겨드랑신경 또는 C5 신경근의 손상에 대한 진단에 유효하다.

(4) 신경학적 레벨 C6(그림 34)

① 근력검사

순수하게 C6에 의해서만 지배받는 근육은 하나도 없다. 손목관절 폄근의 일부는 C6가 지배하고 있고 일부는 C7이 지배하고 있다. 한편 위팔두갈래근은 C5와 C6에 의하여 지배받는다.

가) 손목관절 폄근군: C6 노신경

손목관절 폄근군은 세 개의 근육으로 구성된다. 즉 ① 긴노쪽손목폄근[장요측수근신근(C6)], ② 짧은노쪽손목폄근[단요측 수근신근(C6)], ③ 자쪽손목폄근[척측수근신근(C7)]이다. 정확하게 손목폄근군의 근력을 평가하기 위하여서는 근력평가표에 따라서 양측을 비교

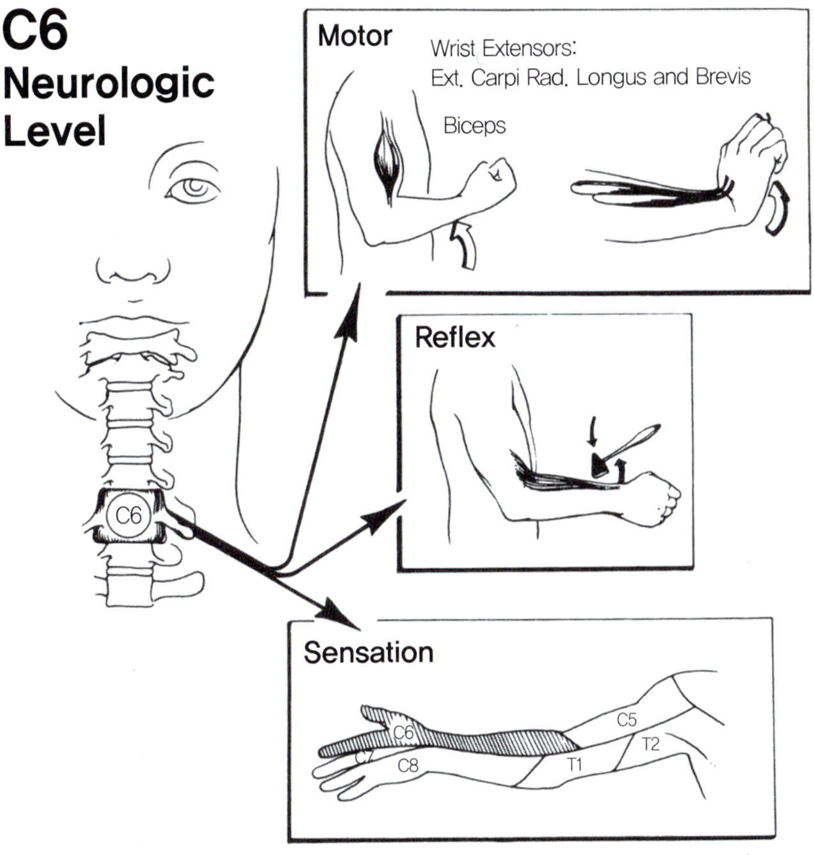

그림 34. C6의 신경학적 레벨

하여 환측의 근력을 비교한다(어깨관절 장 48페이지 도표 1). 자세한 것은 145, 146페이지를 참조하라.

나) 위팔두갈래근: C6 근육피부신경

위팔두갈래근 검사는 88페이지를 참조할 것

② 반사검사

가) 위팔노근 힘줄반사(완요골근 힘줄반사, brachioradialis reflex)

이 반사는 위팔노근(완요골근, brachialis)이 노뼈(요골)에 부착하기 바로 직전의 손목관절 몸쪽부위에서 반사검사를 실시한다(상세한 것은 91페이지를 참조할 것).

나) 위팔두갈래근 힘줄반사(biceps brachii tendon reflex)

위팔두갈래근의 C5와 C6에 의해 지배받기 때문에 반대쪽보다 반사의 힘이 약간 약해도 신경학적인 문제가 있는 것으로 간주된다(상세한 것은 91페이지를 참조할 것).

③ 감각검사

가) 아래팔의 가쪽: 근육피부신경

C6는 아래팔의 가쪽, 엄지손가락, 검지손가락, 가운데손가락의 노쪽(요골측)을 지배하고 있다. C6의 감각분포를 쉽게 기억하려면 엄지와 검지손가락을 맞붙여 동그랗게 하고 가운데 손가락을 펴면 6자 모양이 되어 이 부분 C6 감각분포지역이라는 것을 쉽게 기억할 수 있다.

(5) 신경학적 레벨 C7(그림 35)

① 근력검사

위팔세갈래근(상완삼두근, triceps brachii): C7 노신경(요골신경)

위팔세갈래근은 팔꿉관절을 펴는 작용을 한다. 이것을 검사하려면 환자에게 팔꿉관절을 굽힌 상태에서 펴도록 하고 검사자는 그 동작의 반대로 저항을 준다. 상세한 것은 88페이지 참조

가) 손목관절굽힘근군: C7, 정중신경과 자(척골)신경

손목관절굽힘근은 두 개의 근육으로 구성된다.

즉 ① 노쪽손목굽힘근(요측수근굴근, flexor carpi radialis, 정중신경(median nerve),

② 자쪽손목굽힘근(척측수근굴근, flexor carpi ulnaris, 자신경(척골신경, ulnar nerve) 노쪽손목굽힘근(C7)은 손목관절굽힘의 실질적인 힘을 쓰기 때문에 두 근육 중에 더욱 중요하다. 주로 C8에 의하여 지배받는 자쪽손목굽힘근은 힘은 별로 없다. 손목관절굽힘을 검사하려면 환자에게 주먹을 쥐게 하고 꽉 쥔 주먹의 손바닥 쪽에서 손목관절을 펴는 방향으로 저항을 주면 된다. 상세한 것은 146페이지 참조

나) 손가락 폄근군: C7, 노신경(요골신경)

손가락 폄은 세 개의 근육에 의하여 이루어진다.

① 온손가락폄근(총지신근, extensor digitorum communis)

② 검지손가락폄근(시지신근, extensor indicis)

③ 새끼손가락폄근(소지신근, extensor digiti minimi)

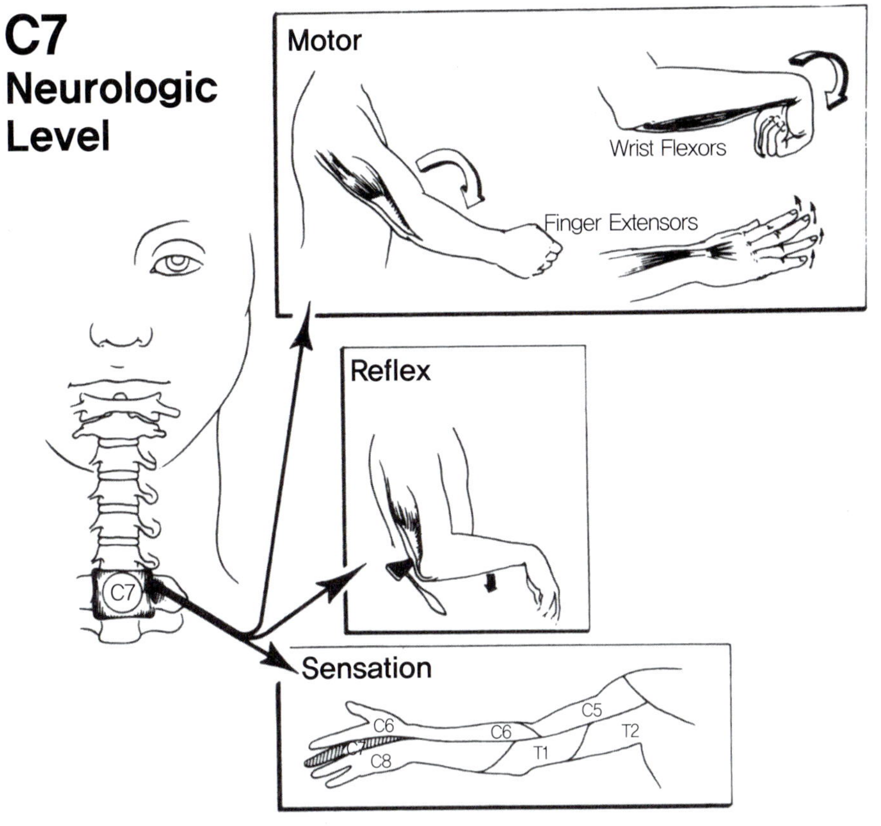

그림 35. C7의 신경학적 레벨

손가락의 펴는 근력을 검사하려면 환자의 손을 편 손등 위에 저항을 주면 된다. 146페이지에 상세히 설명되어 있다(손목관절과 손에서 그림 100). 상기의 근군은 거의 C7이 지배하고 있지만 일부는 C8의 지배도 받고 있다.

② 반사검사

위팔세갈래근 힘줄반사

위팔세갈래근 힘줄반사를 검사할 때는 팔꿉관절의 팔꿈치오목(주두와)을 가로지르는 위팔세갈래근의 힘줄을 두드린다(92페이지 참조).

③ 감각검사

가운데손가락

C7은 가운데손가락의 감각을 지배하고 있다. 때때로 가운데손가락은 C6와 C8에 의해서도 지배받고 있다.

(6) 신경학적 레벨 C8(그림 36)

C8은 반사가 없기 때문에 근력검사와 감각검사만 시행하여 C8의 이상 유무를 판별하기 위한 검사로 이용된다.

① 근력검사

손가락굽힘근군(finger flexors)

손가락을 굽히는 두 개의 근육은

① 얕은손가락굽힘근(천지굴근, flexor digitorum sublimis)(PIP 관절을 굽힌다)

② 깊은손가락굽힘근(심지굴근, flexor digitorum profundus)(DIP 관절을 굽힌다)이다.

얕은손가락굽힘근은 정중신경에 의하여 지배받고 깊은손가락굽힘근의 절반은 자신경(척골 신경)(척골쪽)에 의하여 지배받고 절반은 정중신경(노쪽)에 의하여 지배받는다.

손가락 굽힘을 검사하려면 구부린 환자의 손가락 안에 검사자의 손가락을 오그려 넣고 밖으로 잡아당겨 보면 된다. 같은 방법으로 반대쪽도 검사하고 검사자의 소견을 기록한다(손목 관절과 손의 그림 101 참조).

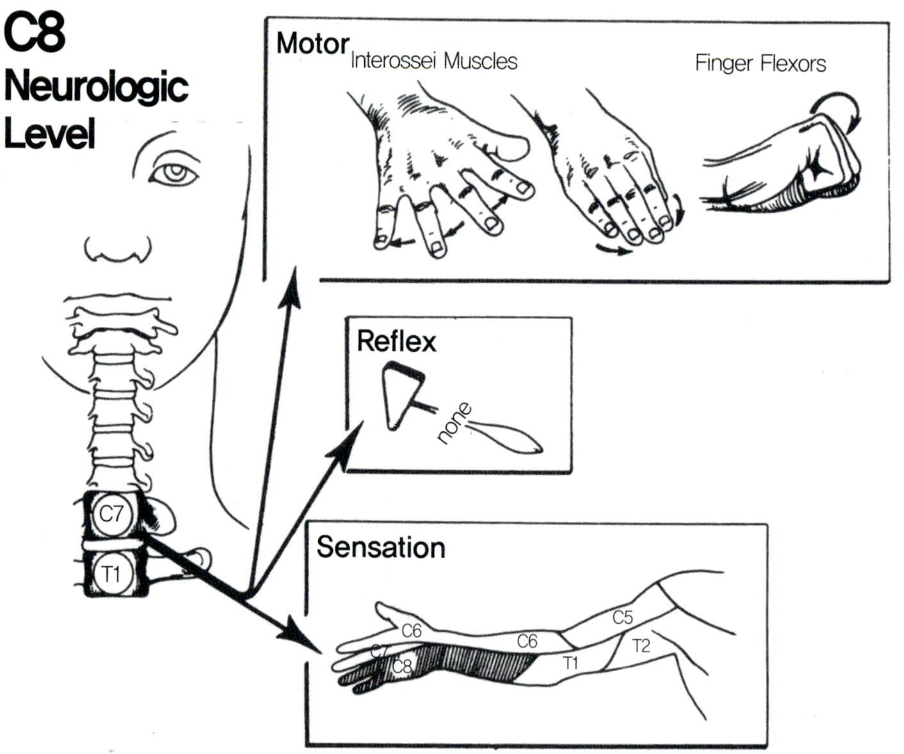

그림 36. C8의 신경학적 레벨

② 감각검사

C8은 반지손가락과 새끼손가락 아래팔 자쪽의 먼쪽 감각을 지배하고 있다. 새끼손가락의 자쪽은 자(척골)신경의 감각 고유영역이다(수근 관절과 손의 그림 108 참조).

(7) 신경학적 레벨 T1: C8처럼 T1은 반사는 없으며 근력검사와 감각검사 만으로 평가한다(그림 37).

① 근력검사

손가락벌림근군

자(척골)신경에 의해서 지배받는 손가락벌림근은 ① 등쪽뼈사이근(배측골간근, dorsal interossei)과 ② 새끼손가락벌림근(소지외전근, abductor digiti quinti)이다.

손가락벌림은 벌어진 손가락을 모으도록 안쪽으로 쥐어 보면 알 수 있다(손목관절과 손의 그림 103 참조).

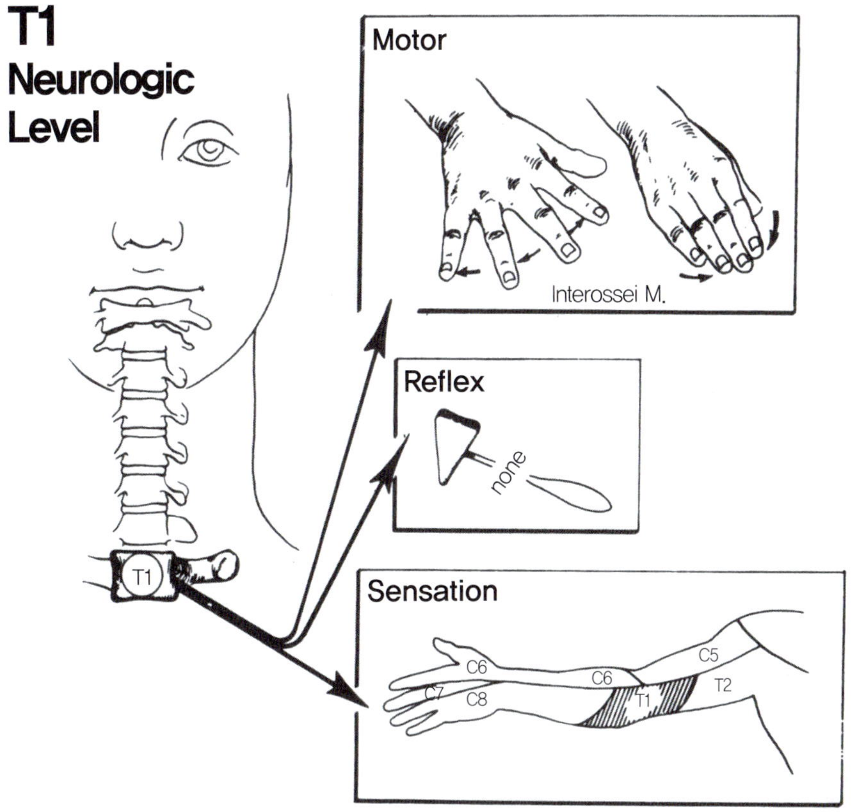

그림 37. T1의 신경학적 레벨

② 감각검사

위팔의 안쪽: 안쪽 위팔근육피부신경(medial brachial cutaneous nerve)

T1은 위팔과 아래팔의 몸쪽 절반의 안쪽에 감각을 지배하고 있다. 다음 차트는 신경학적 레벨의 검사에 사용하는 방법과 해부적 부위를 요약한 것이다(도표 2). 도표 2는 추간판탈출증의 병변으로 인한 신경학적 레벨을 검사할 때 편리하다.

도표 1. 근력 등급 차트

운동 레벨	반 사	감각 레벨
어깨관절벌림(shoulder abduction)C5 손목관절폄(wrist extension) C6 손목관절굽힘(wrist flexion) C7 손가락폄(finger extension) C7 손가락굽힘(finger flexion) C8 손가락벌림(finger abduction) T1	위팔두갈래근(biceps) C5 완요골근(brachioradialis) C6 위팔세갈래근(triceps) C7	위팔가쪽(lateral arm) C5 아래팔가쪽(lateral foream) C6 가운데손가락(middle finger) C7 아래팔안쪽(medial forearm) C8 위팔안쪽(medial arm) T1

도표 2. 상지의 신경학

추간	신경근	반 사	지배받는 근육	감각지배
C4–C5	C5	위팔두갈래근 힘줄반사 (biceps reflex)	어깨세모근(deltoid) 위팔두갈래근(biceps)	위팔가쪽(lateral arm) 겨드랑신경(axillary nerve)
C5–C6	C6	완요골근반사(위팔두갈래근 힘줄반사) [Brachioradialis reflex (biceps reflex)]	손목관절폄근(wrist extensors) 위팔두갈래근(biceps)	아래팔가쪽(lateral forearm) 근육피부신경(musculocutaneous nerve)
C6–C7	C7	위팔세갈래근 힘줄반사 (triceps reflex)	손목관절굽힘근(wrist flexors) 손가락폄근(finger extension) 위팔세갈래근(triceps)	가운데손가락 (middle finger)
C7–T1	C8	–	손가락굽힘근(finger flexors) 손의 내재근(hand intrinsics)	아래팔안쪽(medial forearm) 안쪽아래팔피부신경 (med. ant. branch cutaneous nerve)
T1–T2	T1	–	손의 내재근(hand intrinsics)	위팔안쪽(medial arm) 안쪽위팔피부신경 (med. branch cutaneous nerve)

도표 1은 상지의 모든 운동 레벨과 모든 반사, 그리고 상지의 모든 감각피부분절을 평가하는데 편리하다.

다음 차트는 신경학적 레벨의 검사에 사용하는 방법과 해부적 부위를 요약한 것이다(도표 1).

(8) 중요한 말초신경의 검사: 상지를 지배하는 신경학적 레벨 검사를 실시한 다음 도표 3에 따라 개개의 말초신경검사를 한다.

도표 3

신 경	근력검사	감각검사
노신경(radial nerve)	손목관절 폄(wrist extension) 엄지손가락 폄(thumb extension)	엄지와 검지 사이의 손등쪽 피부막(dorsal web space between thumb and index finger)
자신경(ulnar nerve)	벌림 – 새끼손가락(abduction–little finger)	먼쪽자쪽면 – 새끼손가락(distal ulnar aspect – little finger)
정중신경(median nerve)	엄지손가락의 집기(thumb pinch) 엄지손가락의 맞섬(thumb opposition) 엄지손가락의 벌림(thumb abduction)	먼쪽노쪽면 – 검지손가락(distal radial aspect – index finger)
겨드랑신경(axillary nerve)	어깨세모근(deltoid)	위팔가쪽 – 어깨세모근 부위(lateral arm deltoid patch on upper arm)
근육피부신경(musculocutaneous nerve)	위팔두갈래근(biceps)	아래팔가쪽(lateral forearm)

6 특수검사(special test)

목뼈에 직접 관계하는 특수검사는 다음과 같은 것이 있다.

(1) 견인검사, (2) 압박검사, (3) 발살바 검사, (4) 연하검사, (5) 애드손 검사

(1) 견인검사(distraction test): 견인검사는 목뼈 견인으로 동통이 경감되는 효과를 입증하는 검사로서 신경근 압박을 초래하는 좁아진 척추뼈사이구멍(추간공)(신경뿌리를 압박하는 결과를 초래한다)을 넓힘으로 동통을 감소한다. 또한 견인은 척추뼈사이관절(추간관절) 주위

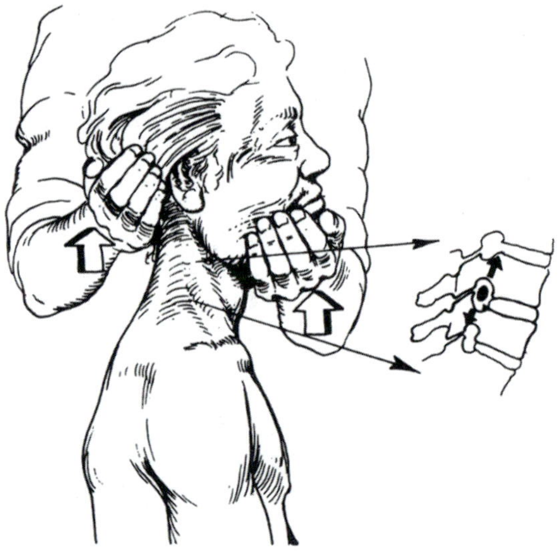

그림 38. 견인검사(distraction test)

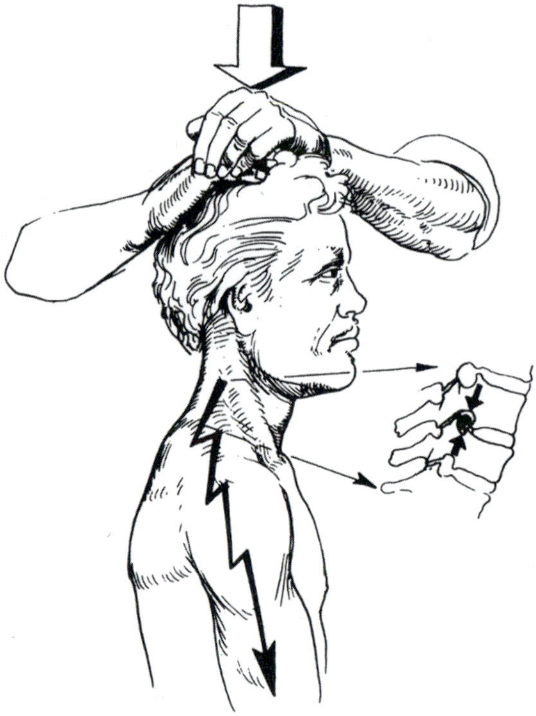

그림 39. 압박검사(compression test)

의 관절주머니의 압력을 감소함으로써 목뼈의 동통을 경감시킨다. 게다가 견인은 구축된 근육을 이완시켜서 근육의 경축(spasm)을 경감시킨다.

목뼈의 견인검사를 시행하려면 검사자는 환자의 턱 밑에 손바닥을 펴서 받치고 다른 한 손은 뒤통수(후두)를 받친다. 그다음 서서히 머리를 잡아 당겨 올리면 목뼈에서 머리의 중량이 감소된다(그림 38).

(2) 압박검사(compression test): 추간공의 협착, 돌기사이관절의 압력, 근육경련은 압박에 의한 동통이 증가되는 원인이 될 수 있다. 또한 압박검사는 목뼈로부터 상지에 관련통을 재현해 볼 수 있고 그 통증이 있는 병변이 어디에 있는지에 대한 신경학적 레벨의 위치를 찾을 수 있다.

압박검사를 시행하려면 환자가 앉은 자세 또는 누운자세에서 환자의 머리 꼭대기에서 하방으로 압력을 가한다. 목뼈나 상지에 동통이 증가하면 상세히 그 범위를 조사하여 앞에 기술한 피부분절에 따라 검토한다(그림 39).

(3) 발살바 검사(Valsalva test): 이 검사는 척수내압(intrathecal pressure)을 증가시킨다. 만일 추

간판탈출증이나 종양과 같은 공간점유질병(spaceoccupying disease)이 목뼈관 내에 있다면 압력이 증가하여 이차적으로 목뼈의 동통이 발생된다. 이 동통은 또 목뼈 병변의 신경학적 레벨에 일치하는 피부분절 분포(dermatome distribution)에 따라 방사될 것이다. 발살바 검사를 시행하려면 환자에게 화장실에서 애쓸 때처럼 숨을 들이쉬고 아랫배에 힘을 주도록 한다. 그다음 어떤 동통이 증가되는 느낌이 드는지를 물어 보고 만일 증가된다면 위치가 어디쯤인지를 말하도록 한다(그림 40). 발살바 검사는 환자로부터 정확한 반응을 요구하는 주관적 검사라는 점을 염두에 두어야 한다.

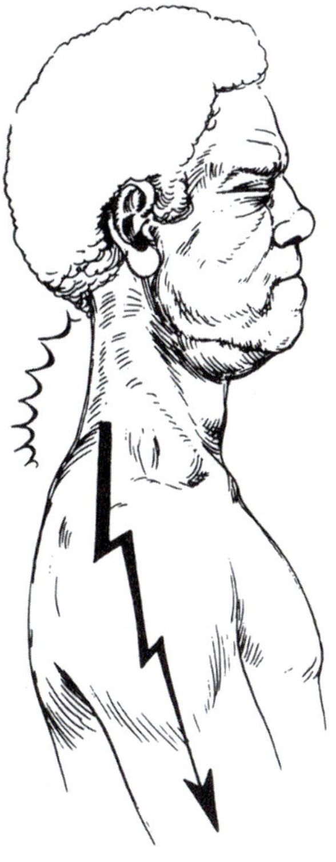

그림 40. 발살바 검사(Valsalva test)

(4) 연하 검사(swallowing test): 삼키기가 어렵거나(연하곤란) 삼킬 때의 동통(연하통)은 때로 뼈의 돌출, 뼈의 골증식체(osteophytes)와 같은 목뼈 자체의 병변, 또는 목뼈 전방부의 혈종, 감염, 종양으로 인한 연부조직의 종창 등이 원인이 된다(그림 41).

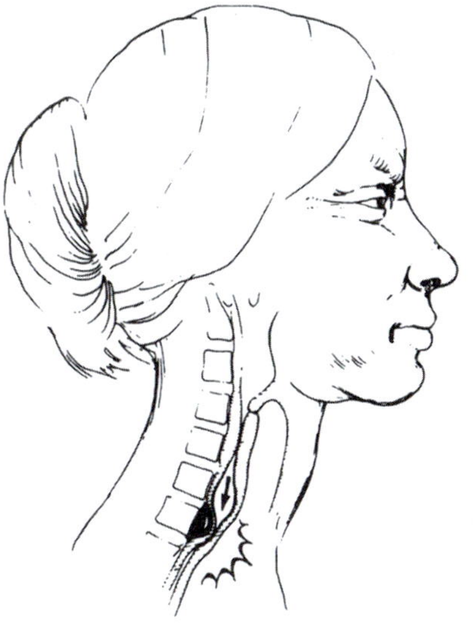

그림 41. 연하곤란은 목뼈 병변의 원인일 수 있다.

(5) 애드손 검사(Adson test): 이 검사는 빗장뼈아래동맥(쇄골하동맥, subclavian artery)의 상태를 결정하기 위하여 이용된다. 동맥이 상지를 주행하는 도중에 특히 목갈비(cervical rib)와 긴장된 앞목갈비근(전사각근, scalenus anterior muscle), 중간목갈비근(중사각근, scalenus medius muscle) 사이를 통과하는 그 부위에서 동맥이 압박되는 일이 있다.

애드손 검사를 시행하려면 환자의 손목에서 노동맥의 맥을 잡고 환자의 팔을 벌림, 폄, 가쪽돌림

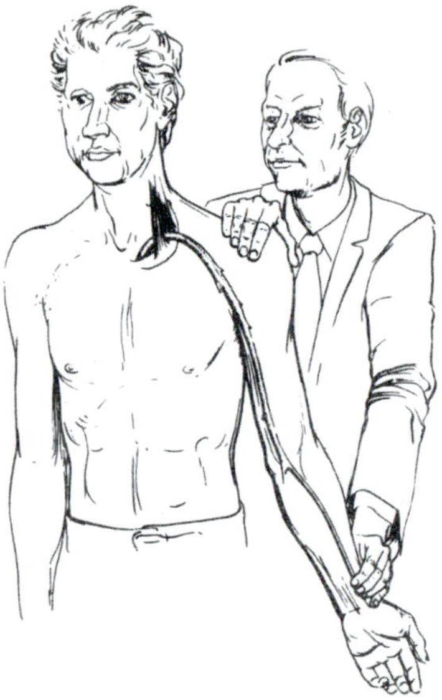

그림 42. 애디손 검사(Adison test)

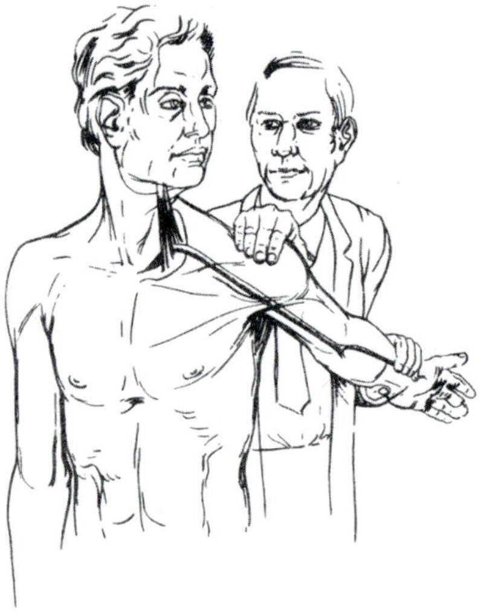

그림 43. 애디손 검사: 환자가 머리를 돌렸을 때 맥박이 감소되거나 뛰지 않으면 빗장뼈아래동맥(subclavian artery)이 압박되었다는 것을 의미한다.

시키면서 계속 맥박을 느껴 본다. 그다음 환자에게 깊은숨을 들이쉬게 하고 검사하는 팔쪽으로 머리를 돌리라고 지시한다(그림 42, 43). 만일 빗장뼈밑동맥이 압박되어 있다면 검사자는 노동맥의 맥박이 현저하게 감소되었거나 전혀 맥이 뛰지 않는 것을 느끼게 될 것이다.

7 관련 부위의 검사(examination of related areas)

많은 경우에 있어서 목뼈의 병변은 상지의 관련통을 일으킨다. 그러나 턱관절(측두하악관절)의 병변, 아래턱, 치아, 머리피부의 감염은 목뼈의 관련통을 일으키는 수가 있다.

턱관절(악관절, temporomandibular joint)

턱관절은 신체에서 가장 많이 사용되는 관절이다. 그것은 껌을 씹거나 말을 하고 음식을 삼키며 하품을 하고 코를 고는 등의 다양한 동작을 하는 동안 하루에 약 1,500~2,000번 정도 열었다 다물었다 한다.

① 시진(inspection)

외이도(external auditory canal)의 바로 앞쪽에 위치한 턱관절은 많은 근육들로 덮혀 있기 때문에 피부 위에서 외형을 명백히 알 수 없다. 시진할 때는 턱뼈(아래턱)의 움직임을 관찰한다. 턱뼈는 그 양쪽 끝에 관절을 가지고 있다는 것을 주목한다. 턱관절은 보행과 같은 두 개의 단계가 있다. 즉 ① 관절이 움직일 때의 유각기(swing phase), ② 입을 다물고 있을 때의 입각기(stance phase)이다.

유각기에서 턱을 열고 닫는 리듬을 주의해 보면 정상일 때는 대칭적이고 연속적으로 여닫을 수 있다. 아래턱(하악)은 치아와 함께 일직선상으로 작용하면서 쉽게 열었다 닫았다 할 수 있어야 한다(그림 44). 비정상일 때는 입을 거북하게 여닫을 것이며 아래턱은 정상적으로 움직여지지 않고 어느 한쪽으로 쏠리게 된다(그림 45). 이러한 비정상은 한쪽 또는 양쪽의 턱관절의 병변이나 이상 치열로 인한 결과일 것이다. 병변이 있는 관절은 정상적인 관절운동

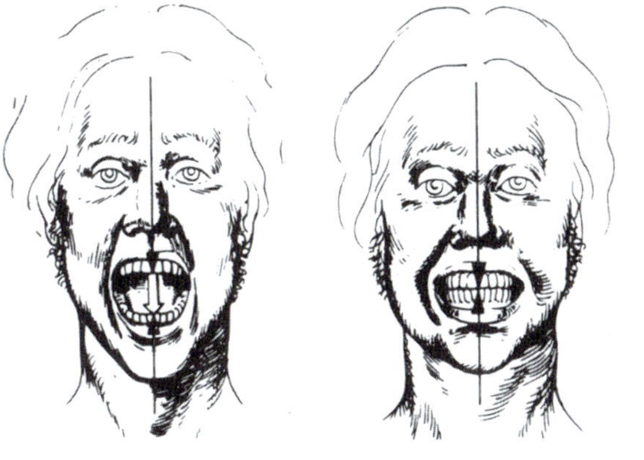

그림 44. 정상적인 아래턱 운동(normal mandibular motion)

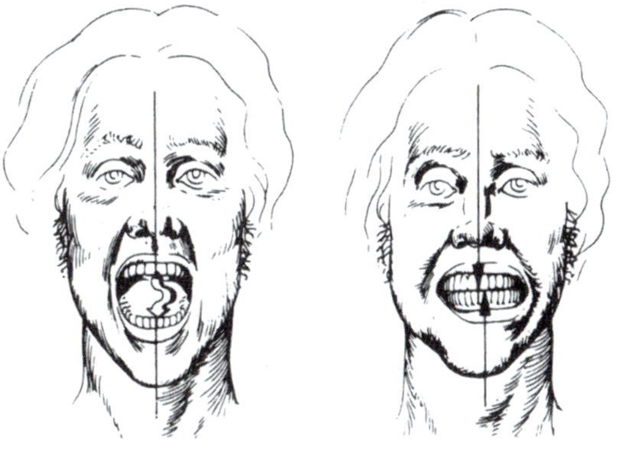

그림 45. 비대칭적인 아래턱의 운동: 왼쪽 – 유각기(swing phase), 오른쪽 – 압각기(stance phase)

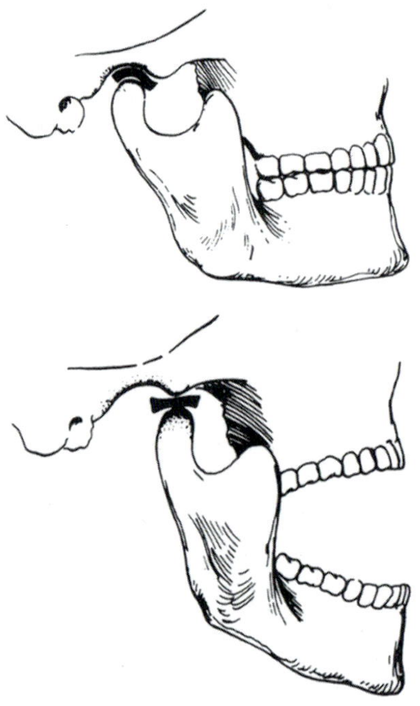

그림 46. 턱관절의 경첩운동과 미끄럼운동, 반달판막은 관절을 위와 아래로 나눈다.

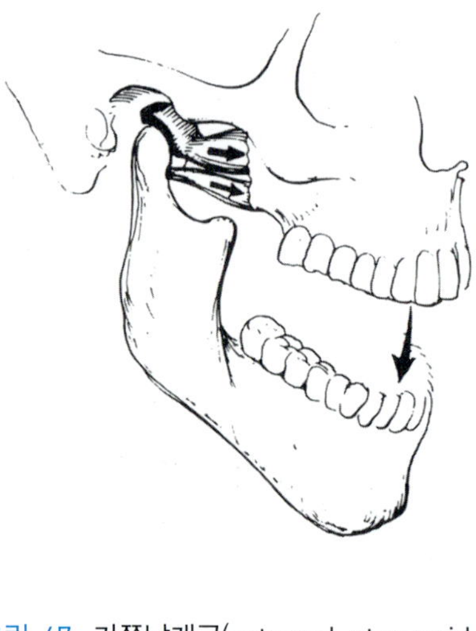

그림 47. 가쪽날개근(external pterygoid muscle)의 두개의 머리는 입을 열 때 비동시성(asynchronously)으로 작용한다.

범위를 할 수 없으며 이 때 환자는 불완전하게 비대칭적으로 여닫는 운동을 하지만 통증을 수반한다.

입각기에서 턱은 정상적으로 중심에 있고 치아는 정중선에 대칭적으로 맞물려 있다(그림 44). 체중부하는 치아를 통해 위턱(상악)까지 전달되기 때문에 턱관절의 입각기는 순수한 체중부하 관절은 아니다. 그러나 치아가 불량하거나 강하게 입을 꽉 다물었을 때 턱관절은 하중관절이 된다. 치아가 불량한 환자에게 목뼈를 견인하게 되면 턱관절은 하중관절이 되고 관절의 동통이나 두통과 같은 문제의 원인이 된다. 턱관절을 시진할 때 턱관절의 움직임이 경첩 관절의 기능과 미끄러지는 기능이 있는지도 주의한다.

턱관절은 입천장(구개, palate) 내에서 경첩과 같은 작용을 하고 또 전방 융기의 방향으로 미끄러져 움직인다(그림 46). 두 개 이상의 관절운동을 허용하는 다른 관절과 마찬가지로 반달판막이 있고 관절을 두 개의 부분으로 나누고 있다.

관절 상부는 경첩과 같이 움직이며 관절 하부는 미끄러지는 동작으로 움직인다. 이렇게 하기 위해서 가쪽날개근(external pterygoid)의 두 개의 이는곳(쌍두)은 비동시성(asynchronously)으로 작용한다. 즉 한쪽은 턱관절을 여는 작용을 하며 다른 한쪽은 반달판막을 전방으로 당기는 작용을 한다(그림 47).

2 뼈의 촉진 (bony palpation)

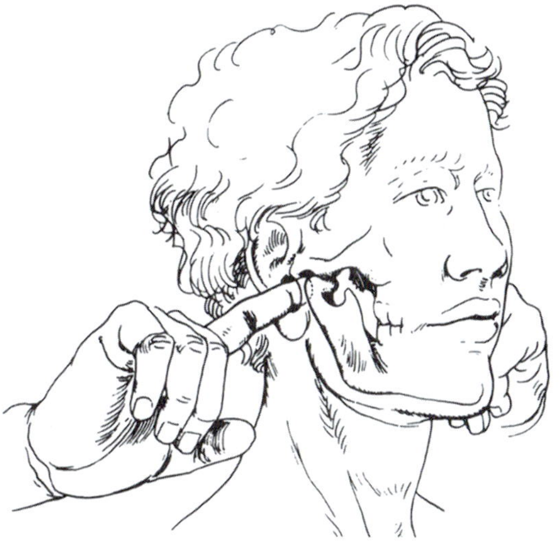

그림 48. 턱관절을 촉진하려면 검지손가락을 외이도(external auditory canal)에 넣는다.

턱관절을 촉진하려면 검사자의 검지손가락을 외이도(external auditory canal)에 넣고 앞쪽으로 누른다(그림 48). 환자에게 입을 서서히 열었다 닫았다 해보라고 지시한다. 환자가 그렇게 하면 아래턱융기(하악과, mandibular condyle)의 움직임을 검사자가 손가락 끝에서 촉진할 수 있다(그림 49). 양쪽을 동시에 만져보아야 한다. 운동은 부드럽고 대칭적으로 느껴져야 한다. 정상에서 벗어난 이상한 움직임은 주의해 보아야 한다(그림 50). 촉진할 수 있는 염발음이나 딸가닥하는 소리(clicking)는 턱관절의 반달판막의 손상 또는 외상으로 인한 이차적인 윤활막부기(synovial swelling) 때문일 것이다. 턱관절이 탈구되었는지 정상인지를 보기 위하여 환자에게 가능한 한 입을 크게 벌리라고 말

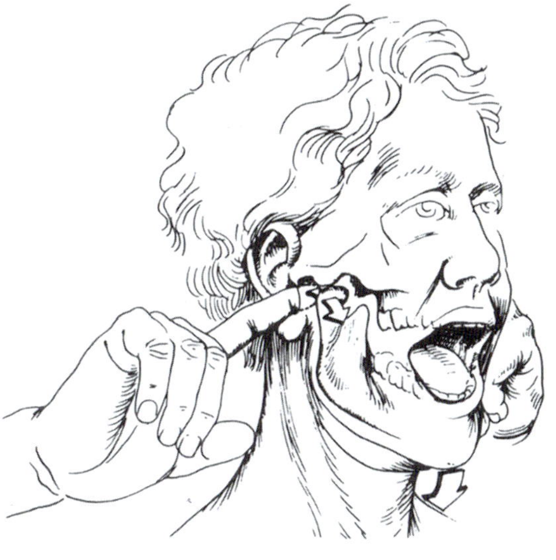

그림 49. 턱관절의 운동은 환자가 입을 열었을 때 느껴 볼 수 있다.

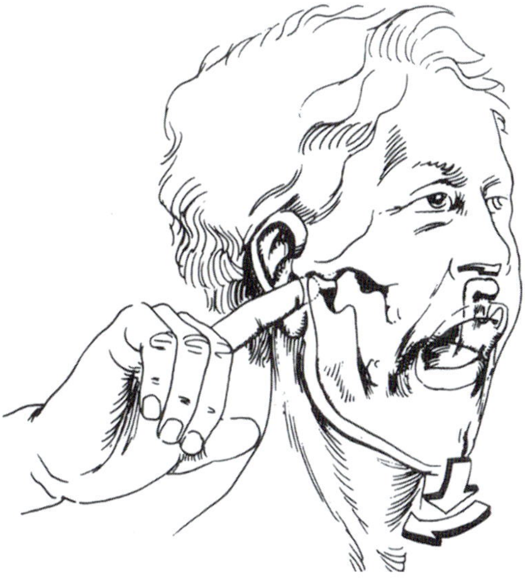

그림 50. 턱관절 운동의 비정상적인 모양

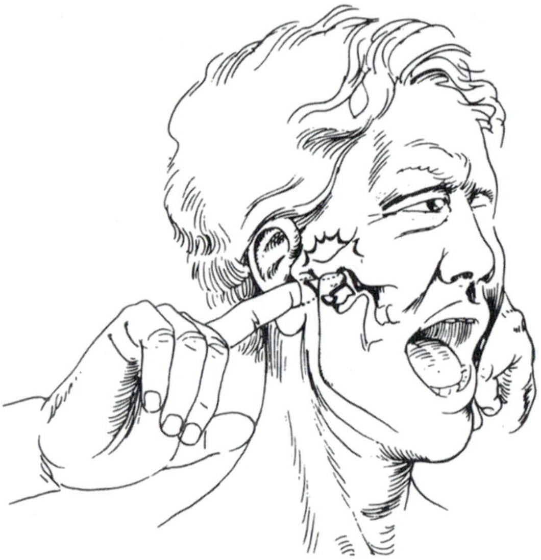

그림 51. 턱관절의 탈구

한다(그림 51). 그다음 검지손가락을 귀의 바로 앞에 놓고 입을 열도록 하고 아래턱머리를 촉진한다.

3 연부조직의 촉진 (soft tissue palpation)

턱관절이 탈구되거나 하중을 받았을 때 관절은 여러 가지 외상을 받게 된다. 이것은 불의의 사고로 머리가 갑자기 가속 또는 감속으로 움직일 때 발생되기 쉬우며 특히 차가 별안간 정차했을 때 머리는 지나치게 뒤로 제켜지고 입은 조절할 수 없이 딱 벌어져 턱관절은 탈구된다(그림 52). 그와 같은 탈구는 관절주머니와 인대 등의 연부조직에 손상을 입힌다. 또한 이것은 관절의 반달판막이 찢어지게 될 수 있다. 게다가 가쪽날개근이 신장되고 결국 근육에 경축이 일어나게 된다. 이러한 환자는 목뼈 손상 때문에 목뼈를 견인치료하는 경우가 많다.

목뼈 견인은 이미 외상을 받은 턱관절에 중량을 가중시켜 더욱 동통과 불쾌감을 초래하게 된다(그림 53). 이것은 특히 치열이 고르지 못한 환자에게 특별한 주의를 요한다.

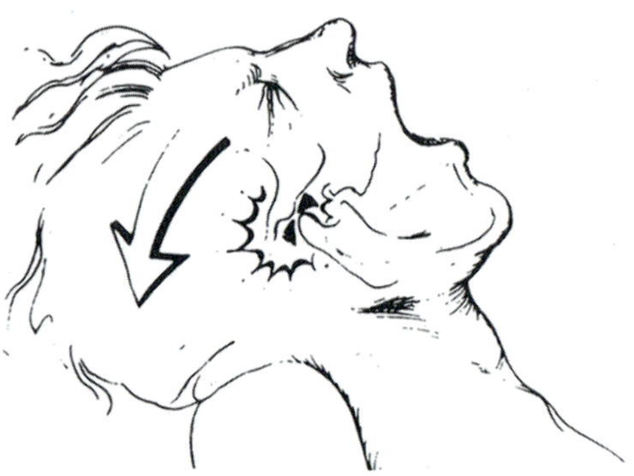

그림 52. 지나친 젖힘손상(과신전손상, hyper extension injury)은 턱관절의 탈구가 되는 원인이 된다.

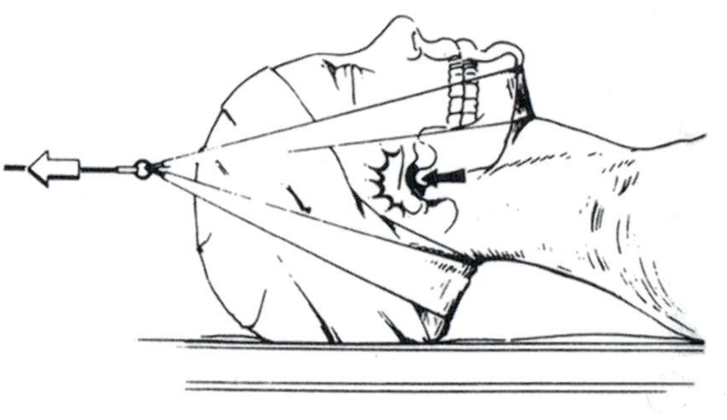

그림 53. 턱관절 탈구를 동반한 목의 손상 시에 목뼈 견인(cervical traction)은 이 관절에 부하를 가중하여 동통을 증가시킨다.

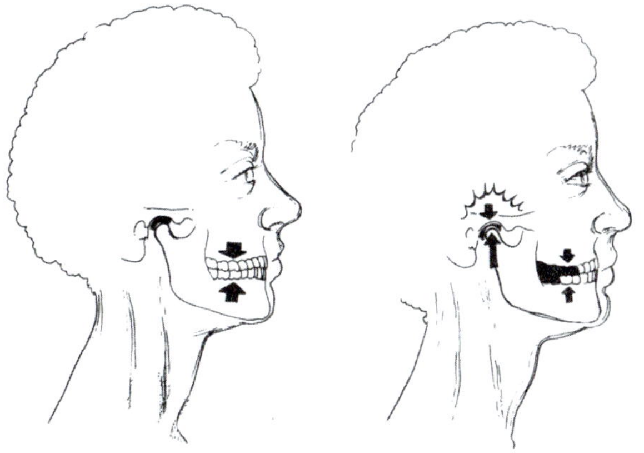

그림 54. 비대칭적인 치열(우) 또는 부정교합(poor occlusion)은 턱관절에 딸가닥 하는 소리(clicking)의 원인이 된다.

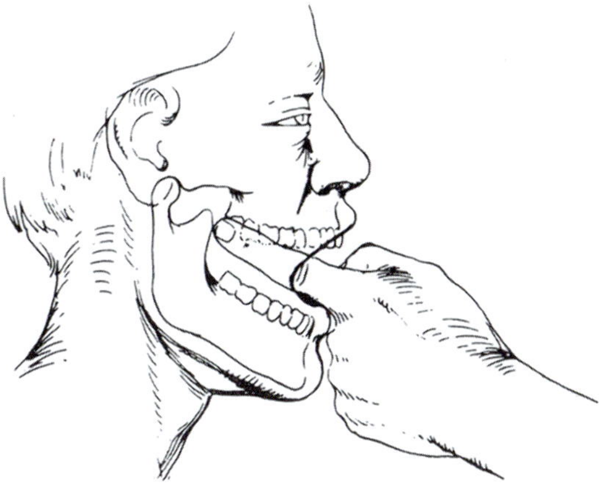

그림 55. 가쪽날개근(external pterygoid muscle)의 촉진

비대칭적인 치열이나 부정교합(poor occlusion)은 턱관절에 힘이 가중될 수 있고 외이도에서 딸가닥거리는 소리를 느낄 수 있게 된다(그림 54). 치아를 계속 갈거나 삐거덕거리는 소리는 관절에 과도한 힘을 가하게 되며 실제로 임상적 문제가 되는 경우도 있다.

1) 가쪽날개근(외익상근, external pterygoid muscle)

가쪽날개근에 경련이나 압통이 있는가를 검사하기 위하여 촉진한다. 검사자는 검지손가락을 입점막(구강점막, buccall mucosa)과 상부의 잇몸 사이에 넣고 손가락 끝을 윗어금니(상부구치, upper molar), 뒤쪽의 아래턱목(mandibular neck)에 놓는다. 다음에 환자에게 천천히 입을 열고 닫아 보라고 한다.

입을 열었을 때 아래턱(하악골)의 목부위(경부)가 앞으로 움직여서 가쪽날개근이 수축되어 단단해지는 것을 검사자의 손끝으로 느낄 수 있다(그림 55). 가쪽날개근이 외상을 받거나 긴장하고 있다면 환자는 동통 또는 압통이 일어난다. 가쪽날개근은 임상적으로 중요하다. 왜냐하면 가쪽날개근이 외상을 받아 이차적으로 근육이 늘어나게 되면 근육 경축이 일어나게 되고 턱관절은 동통이 있게 되며 턱의 움직임이 삐뚤어지거나 비대칭으로 될 것이다.

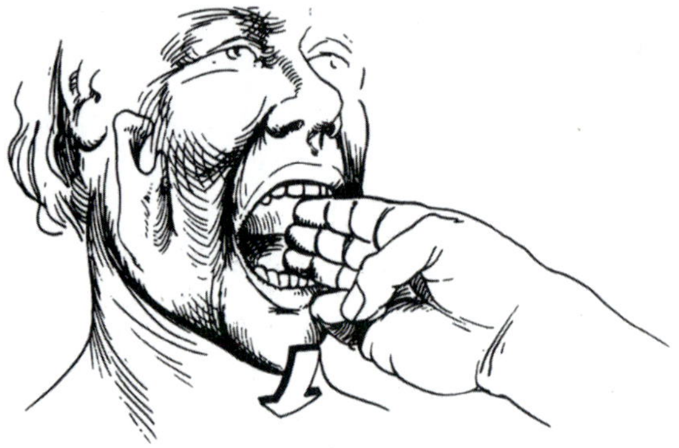

그림 56. 정상적으로 앞니 사이로 세 개의 손가락이 옆으로 들어갈 정도로 충분히 입을 벌릴 수 있다.

4 관절운동 범위(range of motion)

1) 능동관절운동 범위

입을 열었다 닫아 보면 정상적으로 앞니 사이로 손가락 세 개가 옆으로 들어갈 만큼 충분히 입을 벌릴 수 있다(약 35~40 mm)(그림 56). 턱관절은 턱을 앞으로 내밀 수 있는 기능이 있다. 정상적으로 아랫니를 윗니 앞으로 내밀 수가 있다.

2) 수동관절운동 범위

능동관절운동 범위를 완전할 수 없을 때 또는 검사결과가 불확실할 때 다음과 같은 방법으로 수동적 검사를 한다. 검사자는 주의해서 아래턱의 송곳니(incisor teeth)에 한 손가락을 넣고 가능한 한 입을 벌려 본다. 턱관절의 운동범위의 제한은 일반적으로 만성 류머티스성 관절염, 선천성 기형, 구축 또는 골성 강직, 턱관절의 골관절염, 근육 경축 등으로 일어난다.

5 신경학적 검사(neurological examination)

1) 근력검사

(1) 입 열기(opening the mouth)

주동근 ① 가쪽날개근 – (external pterygoid muscle)
3차신경 아래턱가지(하악지, trigeminal nerve)
날개가지(익상지, pterygoid branch)

보조근 ① 목뿔뼈근(설근,hyoid muscle)
② 중력(gravity)

입을 여는 근육을 검사하려면 검사자는 환자의 턱에 저항을 주는 손을 펴서 놓고 환자에게 입을 열어 보라고 말한다. 환자가 입을 열기 시작하면 검사자는 환자가 이겨낼 수 있는 최대의 저항을 결정할 때까지 서서히 저항을 증가시킨다. 정상적일 때는 최대 저항을 이겨내어 입을 벌릴 수 있다.

(2) 입 다물기(closing the mouth)

주동근 ① 깨물근(교근, masseter muscle)
3차 신경(trigeminal nerve)
② 관자근(측두근, temporalis muscle)
3차 신경(trigeminal nerve)

보조근 ① 안쪽날개근(internal pterygoid muscle)

입을 다무는 것이 불가능한 것은 임상적인 문제보다도 사회생활에서 더 큰 문제가 된다. 검사자는 입을 벌린 자세에서 다무는 쪽으로 힘을 가하여 다무는 힘을 검사할 수 있다.

6 반사검사(reflex testing)

1) 아래턱반사(jaw reflex)

아래턱반사는 깨물근(교근)과 관자근(측두근)에서 일어나는 신장반사(stretch reflex)이다. 제5 뇌신경(삼차신경, trigeminal nerve)이 이러한 근육들을 지배하고 있으며 반사궁(reflex arc)을 이루고 있다. 반사를 검사하려면 입을 생리적 휴식상태(약간 벌리고 있는 상태)로 하고 턱의 치아 부분 위에 검사자의 손가락 하나를 놓은 다음 함마로 검사자의 손가락을 살짝 친다. 반사가 일어나면 입을 다물게 된다. 반사가 일어나지 않거나 약한 경우에는 제5 뇌신경의 경로를 따라 병변이 있다는 것을 의미한다. 반사의 항진은 상위 운동신경병변(upper motor neuron disease) 때문일 가능성이 있다(그림 57).

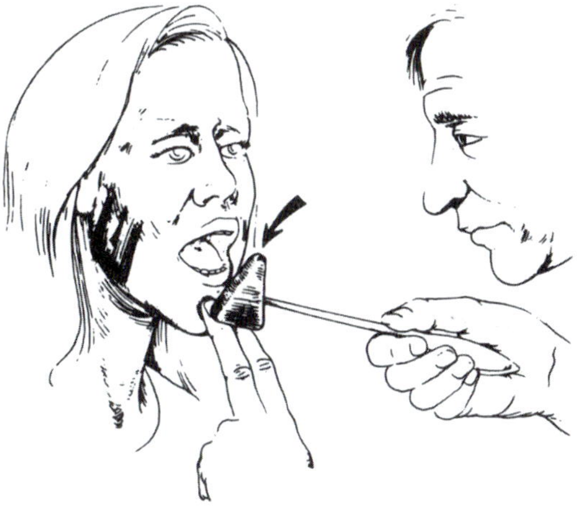

그림 57. 반사검사 – 아래턱 반사

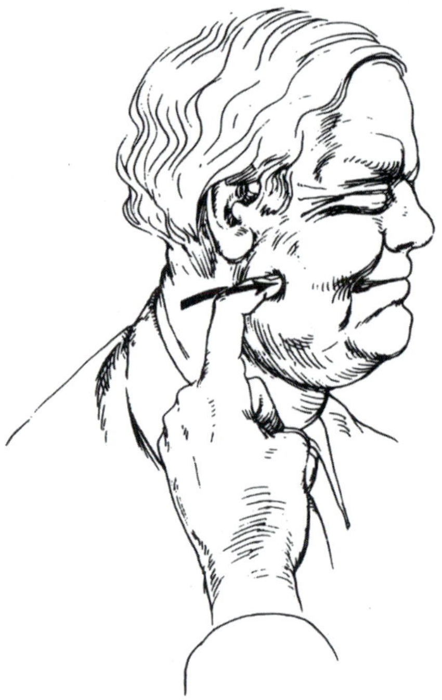

그림 58. 코보스텍(Chvostek) 검사

7. 특수검사(special test)

1) 크보스텍 검사(Chvostek test)

이것은 제7 뇌신경(안면신경)을 검사하기 위한 것이다. 교근 위에 있는 귀밑샘 부분을 두드린다. 혈액 내의 칼시윰 치가 저하되면 얼굴근육은 연축(twitch)이 일어나면서 수축된다(그림 58).

8. 관련 부위의 검사

보통 턱관절의 관련통(referred pain)은 없다. 오히려 턱관절통이 다른 영역에 관련통을 일으킨다. 아래턱(하악)의 치근농양(tooth abscess)이 아래턱관절이나 목의 동통에 관련될지 모르지만 보다 일반적으로는 턱관절의 병변이나 기능장애가 머리나 목에 관련된 통증을 일으키고 두통이나 턱관절통의 원인이 된다.

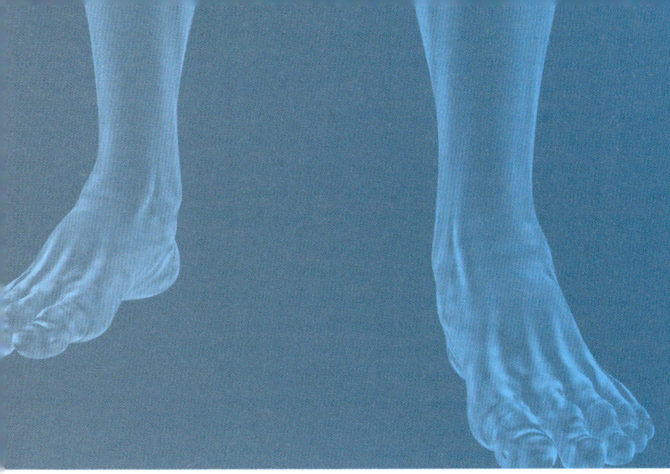

제5장

보행검사

Examination of gait

1. 입각기(stance phase)
   1) 발뒤꿈치 닿기(heel strike)
   2) 발바닥 닿기(foot flat)
   3) 입각중기(mid stance)
   4) 발끝떼기(push off)

2. 유각기(swing phase)
   1) 가속기(acceleration)
   2) 유각중기(mid swing)
   3) 감속기(deceleration)

3. 요약(summary)
   1) 입각기
   2) 유각기

보행검사

하지는 체중지지와 보행이라는 중요한 기능을 하고 있다. 하지가 튼튼해야 일상생활의 모든 기능을 정상적으로 효율적으로 할 수 있다. 하지의 병변은 보행 시에 가장 뚜렷이 나타나게 되므로 하지의 병변이 있을 때 그 특징적인 병상을 파악하고 대처하기 위해서는 정상보행과 이상 보행의 상태를 잘 알고 있어야 한다.

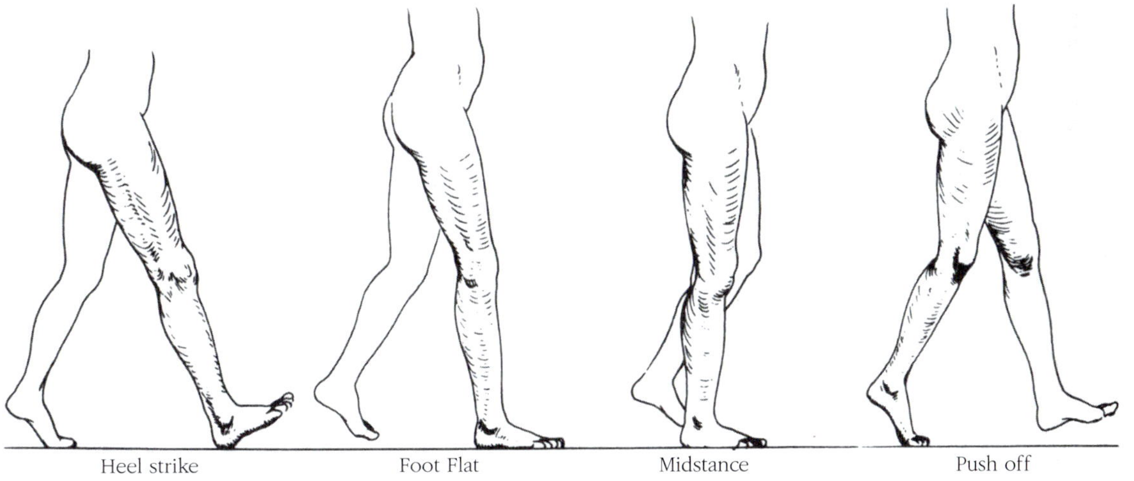

그림 1. 보행주기: 입각기(stance phase): (A) 뒤꿈치닿기(heel strike) (B) 발바닥닿기(foot flat) (C) 입각중기(mid stance) (D) 발끝떼기(push off)

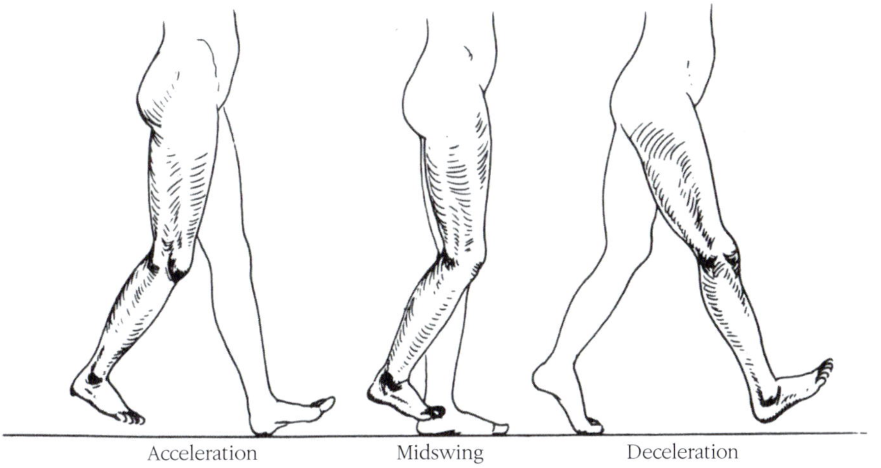

그림 2. 보행주기: 유각기(swing phase): (A) 가속기(acceleration) (B) 유각중기(mid swing) (C) 감속기(deceleration)

정상보행주기(normal walking cycle)에는 두 개의 주기가 있다. 즉 발이 지면에 닿아 있는 시기인 입각기(stance phase)와 발이 지면에서 떨어져 앞으로 나아가는 시기인 유각기·정상주기의 60%는 입각기[양쪽 발이 지면에 닿아 있는 이중입각기(double stance)가 25%를 점유]이며 40%는 유각기이다(그림 1, 2).

이 두 주기를 세부적으로 나누어 보면 다음과 같다.

입각기(stance phase)

1. 발뒤꿈치닿기(heel strike)
2. 발바닥닿기(foot flat)
3. 입각중기(midstance)
4. 발끝떼기(push off, toe off)

유각기(swing phase)

1. 가속기(acceleration)
2. 유각중기(midswing)
3. 감속기(deceleration)

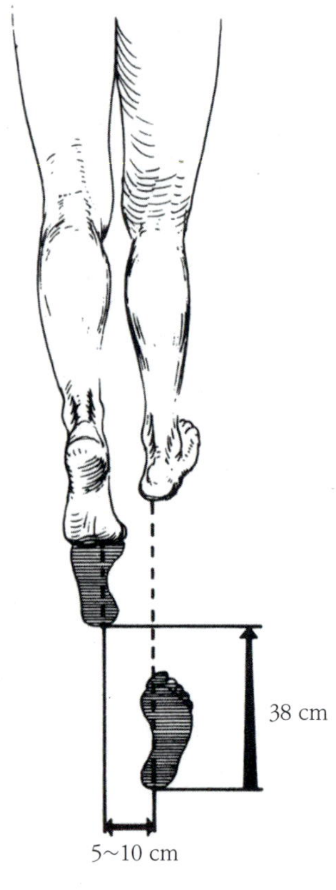

그림 3. 양발의 너비는 약 5~10 cm 이며 정상적인 보폭은 약 38 cm이다.

하지에서 발생되는 대부분의 문제는 입각기에서 나타난다. 왜냐하면, 하지는 체중부하가 많이 걸리게 되고 또한 보행의 중요한 부분을 점유하고 있기 때문이다.

보행검사는 환자가 검사실에 들어올 때부터 시작해야 한다. 다리를 절고 있는지 또는 정상보행을 저해하는 하지의 기형이 있는지를 살펴보고 보행주기의 어느 주기와 어느 시기에 문제가 있는지를 판정한다. 보행주기를 구성하는 개개의 시기에는 특징적인 모양이 나타나기 때문에 문제가 있는 시기를 알아내는 것이 그 문제의 원인을 결정하는 제1 단계가 된다. 보행을 검사할 때는 다음과 같은 판정기준을 고려해야 한다(Inman에 의한 분류).

(1) 양발넓이(width of the base): 보행 시 양발뒤꿈치 사이의 거리는 5~10 cm 이내이다. 만일 이것보다 발을 넓게 벌리고 걷는다면 무엇인가 병적인 문제가 있다고 생각해도 좋다. 소뇌의 이상인 발바닥의 감각이 감소되어 있는 환자는 불안정하게 되고 현기증을 느끼기 때문에 발을 넓게 벌리고 걷게 된다(그림 3).

(2) 몸의 중심(center of gravity)은 제2 엉치뼈(천골, 2nd sacrum)의 전방 5 cm되는 지점에 위치한다. 정상보행에서 몸의 중심은 수직선 상에서 5 cm 이상 흔들리지 않는다. 제어된 수직방향의 중심운동(controlled vertical oscillation)은 보행의 원활한 모양을 유지하고 몸을 앞으로 나아가게 한다. 수직방향의 중심 운동이 증가하면 병변이 있다는 것을 나타내는 것이다(그림 4).

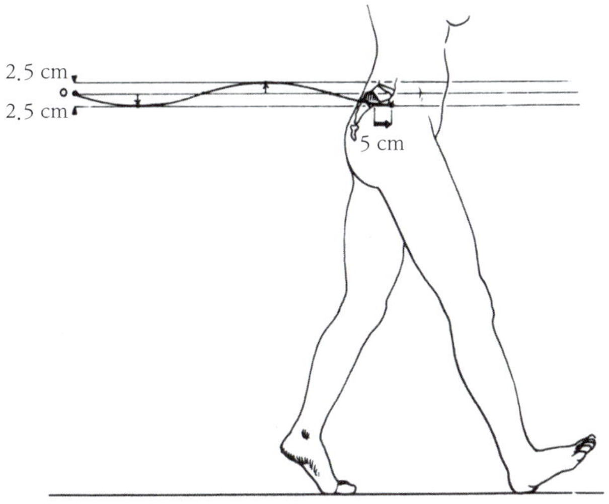

그림 4. 보행 중 중심의 수직방향의 이동은 약 5 cm이다.

(3) 중심의 위치가 지나치게 상하로 흔들리지 않게 하기 위하여 무릎관절은 발뒤꿈치닿기(heel strike)를 제외한 입각기(stance phase)의 모든 시기에 약간 굽혀져 있다. 예를 들면 발끝떼기(toe off)에서 발목관절을 20° 발바닥굽힘(plantar flexion)을 했을 때 중심의 위치가 높아지기 때문에 이에 대한 균형을 맞추기 위하여 무릎관절은 약 40° 굽히게 된다. 무릎관절을 편 상태로 고정했을 때 발목관절의 과도한 움직임이 요구되기 때문에 정상적인 부드러운 모양으로 보행을 할 수 없게 된다.

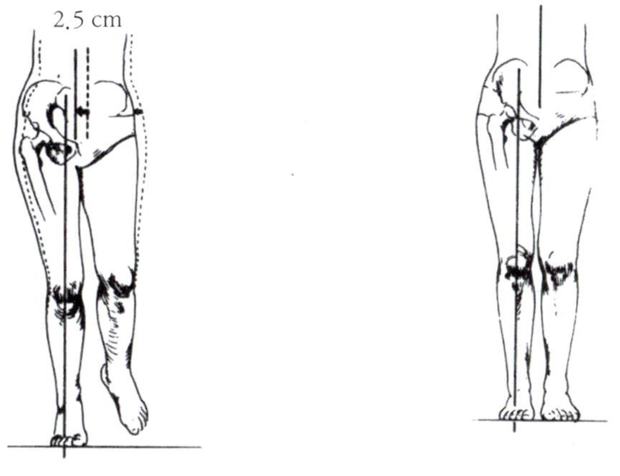

그림 5. 보행 중 골반과 몸통의 측방이동은 약 2.5 cm이다.

(4) 보행을 하는 동안 무게 중심을 엉덩관절 위로 이동하기 위하여 골반과 몸통은 체중부하 쪽을 약 2.5 cm 정도 측방이동을 한다(그림 5). 중간볼기근(중둔근, gluteus medius)이 약한 환자는 몸통과 골반의 측방이동이 두드러지게 나타난다.

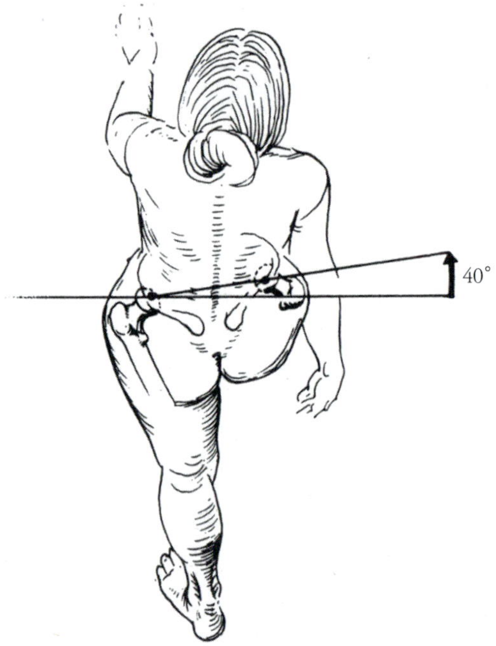

그림 6. 유각기에서 골반의 전방회전은 40°이며 반대쪽의 엉덩관절은 이 회전운동의 받침점이 된다.

(5) 평균적인 보폭(average length of a step)은 약 38 cm이다. 나이가 들거나 동통, 피로, 하지의 병변 등은 보폭이 감소하게 된다(그림 3).

(6) 성인의 평균 보행 수는 1분간에 약 90~120걸음이며 평균 에너지 소비량은 100 cal./mile이다. 보행에 이상이 있어서 걸음걸이가 부드럽지 못하고 협조운동 모양에 변화가 생기게 되면 현저하게 보행의 효율은 감소되고 에너지 소비량은 증가하게 된다. 나이가 들거나 피로, 동통이 있으면 분당 보행 수는 줄어들게 된다.

미끄러운 길을 걷거나 잘 맞지 않는 신발을 신고 걷는다면 역시 보행 수는 감소된다.

(7) 유각기(swing phase)에서 골반은 전방으로 40° 회전되며 반대쪽 하지의 엉덩관절은 회전을 하기 위한 받침점으로 작용한다. 엉덩관절이 강직되어 있거나 동통이 있는 환자는 정상적으로 골반이 회전하지 못한다(그림 6).

다음은 보행을 하는 동안 하지의 각 관절의 병변으로 인하여 보행주기에 어떠한 영향을 미치는가에 대하여 살펴본다.

1 입각기(stance phase)

입각기에서의 대부분의 문제는 동통으로 기인되며 유통성 보행(antalgic gait)이 된다. 하지에 동통이 있는 환자는 가능한 한 환측에 체중부하의 기간을 단축하여 살짝살짝 걸어서 동통을 피하려고 한다(그림 7).

입각기는 맞지 않는 구두 때문에 영향을 받게 되며 입각기 전반에 걸쳐 동통의 원인이 되는 경우도 있다. 동통은 구두 밑바닥의 못에 찔리게 되든가 구두 안창이 구부러지고 찌그러져서 배기게 되든가 구두 안에 이물질이 들어갔든가 또는 구두의 크기가 맞지 않을 때(구두가 너무 작거나 또는 너무 클 때 또는 구두의 앞쪽이 너무 좁아서 압박을 받을 때) 일어나게 된다.

각 관절의 특징적인 문제를 유의해 보면서 입각기의 각 시기를 평가해 나아간다.

1) 발뒤꿈치닿기(heel strike)

(1) 발: 발의 동통은 발뒤꿈치뼈(calcaneus), 발바닥면(plantar surface)의 안쪽 결절부에 돌출된 발뒤꿈치뼈가시(종골극, heel spur) 때문에 발생된다. 이것은 보통 환자가 지면에 뒤꿈치를 강하게 디딜 때 아주 예리한 동통을 느끼게 되는 원인이 된다. 발뒤꿈치뼈가시가 생겼을 때는 그에 맞추어 발뒤꿈치뼈가시를 보호하기 위한 윤활주머니가 생기게 된다. 그러나 윤활주머니염(bursitis)이 발생하면 동통은 더욱 증가된다. 환자는 이러한 동통을 경감시키기 위하여 발뒤꿈치닿기(heel strike)를 피하려고 환측의 발을 깡충 뛰는 것처럼 하고 걷게 된다(그림 8).

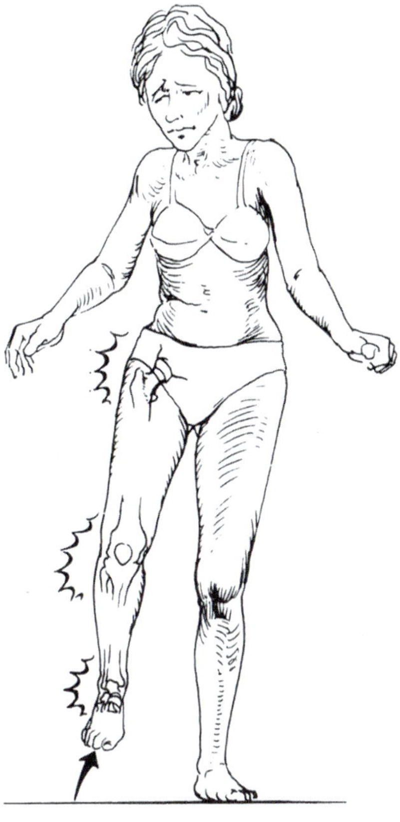

그림 7. 통증이 일어나는 보행주기를 피하려고 유통성 보행(antalgic gait)을 하게 된다.

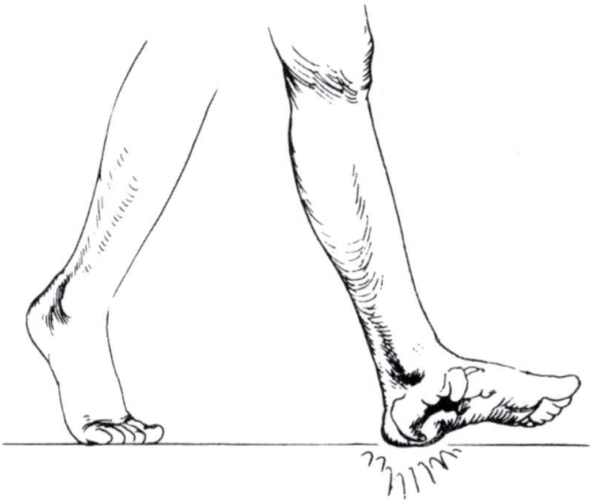

그림 8. 발뒤꿈치뼈(종골, calcaneus) 발바닥 안쪽 결절부의 뼈의 돌출은 발뒤꿈치뼈가시(종골극, heel spur)이라 한다.

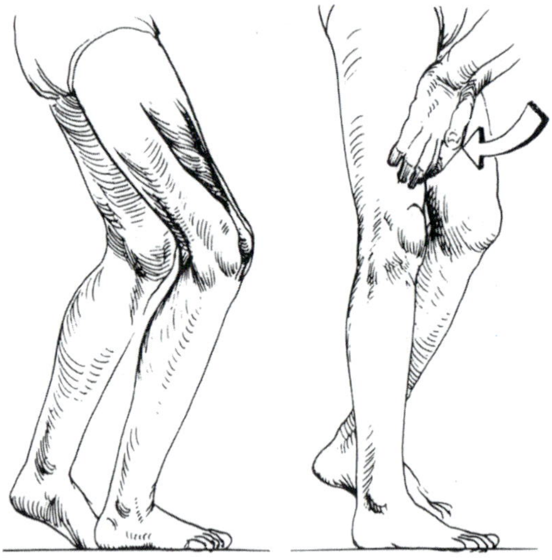

그림 9. 넙다리네갈래근(quadriceps)이 약하면 뒤꿈치닿기(heel strike)에서 무릎관절은 불안정하게 되고 환자는 손으로 무릎을 펴는 방향으로 누르며 걷게 된다.

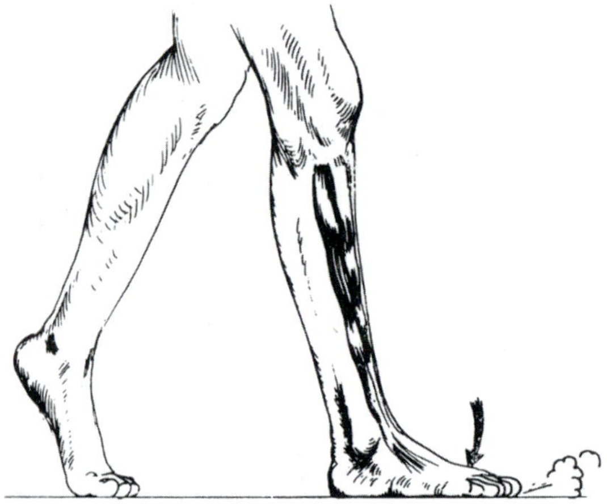

그림 10. 발목관절 발등굽힘근이 약하면 뒤꿈치닿기(heel strike) 후에 발이 힘없이 털썩 떨어지게 된다.

(2) 무릎관절: 정상적으로 무릎관절은 발뒤꿈치닿기(heel strike)에서 무릎을 편 상태로 지면에 닿게 된다. 넙다리네갈래근(대퇴사두근, quadriceps femoris)의 근력이 약하여 무릎관절을 펼 수 없거나 또는 무릎관절을 굽혀 고정시켰다면 환자는 무릎을 펴기 위하여 손으로 무릎을 누르면서 걷게 된다. 만일 이렇게 할 수 없다면 환자의 무릎관절은 뒤꿈치닿기(heel strike)에서 불안정하게 된다(그림 9).

2) 발바닥닿기(foot flat)

(1) 발: 발의 발등굽힘근군(dorsiflexors)인, 앞정강근(tibialis anterior), 긴발가락폄근(장지신근, extensor digitorum longus), 긴엄지폄근(장모지신근, extensor hallucis longus)은 원심성 신장(eccentric elongation)을 하여 발바닥굽힘(plantar flexion)으로 움직여서 발을 지면에 살며시 내려놓게 된다. 발등굽힘근군이 제기능을 못하거나 약한 환자는 뒤꿈치닿기(heel strike) 후에 발을 부드럽게 내려 딛지 못하고 털썩 내려 딛게 된다. 발목관절을 고정한 환자는 입각중기(mid stance)까지 발바닥닿기(foot flat)는 불가능하다(그림 10).

3) 입각중기(mid stance)

(1) 발: 정상적으로 체중부하는 발바

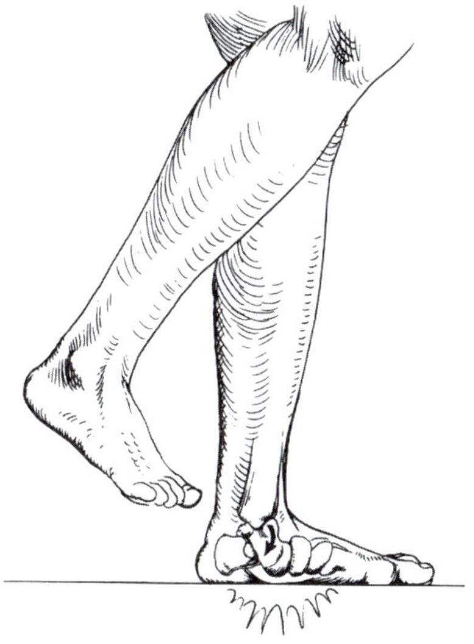

그림 11. 세로아치(종아치, longitudinal arch)가 내려앉게 되면 편평발(pes planus)이 된다.

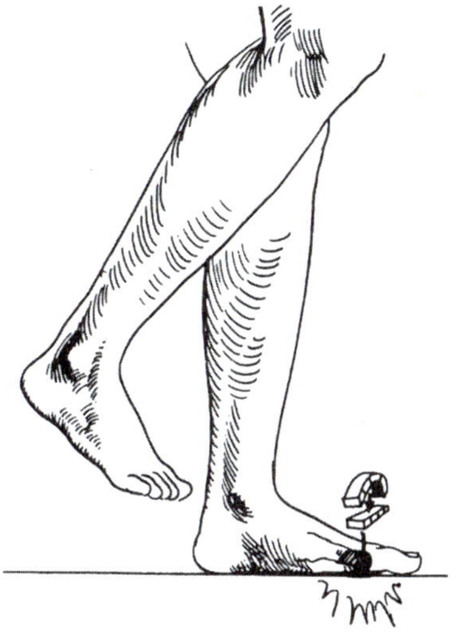

그림 12. 가로아치(횡아치, transverse arch)가 내려앉게 되면 이차적으로 발허리뼈머리 위에는 못(callus)이 생기게 되며 심한 동통을 야기시킨다.

닥 전체에 균등하게 받게 된다. 유연성이 없는 편평족(rigid pes planus)이나 목말뼈밑(거골하)관절염(subtalar arthritis) 환자는 울퉁불퉁한 길을 걸을 때 동통을 수반하게 될 것이다. 발의 가로아치(횡아치, transverse arch)가 내려앉으면 환자는 발허리뼈머리(metatarsal head)에 동통을 수반한 못(callus)이 발생한다(그림 11, 12). 또한 발가락 위에 형성된 티눈(corn)은 중간 입각기(mid stance)에서 발가락을 구부려 지면을 딛고 있을 때 발가락 등쪽이 구두에 마찰되기 때문에 동통을 느끼게 될 것이다(그림 13).

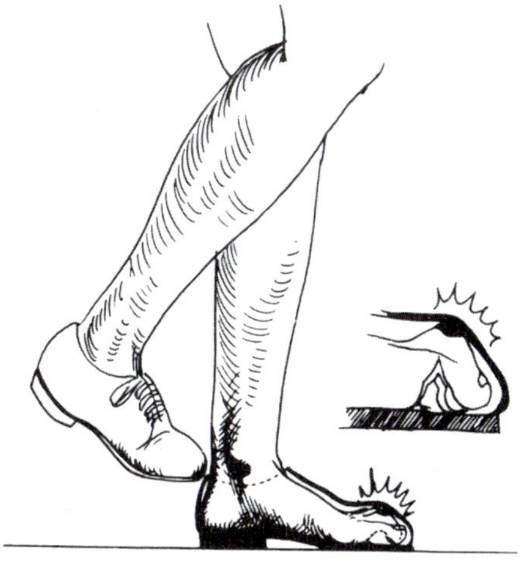

그림 13. 갈퀴 발가락(claw toe) 위에 생긴 티눈(corn)은 보행 중 입각기일 때 동통의 원인이 된다.

(2) 무릎관절: 입각중기(mid stance)에서는 무릎관절이 완전히 펴있지 않기 때문에 무릎관절을 안정시키기 위해서 넙다리네갈래근이 수축한다. 넙다리네갈래근이 약한 상태에서는 무릎관절은 불안정하게 되고 주저앉게 된다.

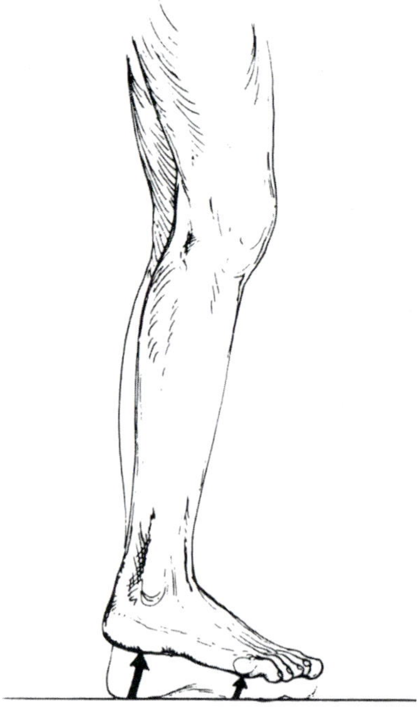

그림 18. 발끝떼기(push off)가 되지 않는 편평발보행(flat foot gait)

2 유각기(swing phase)

유각기에서는 입각기처럼 하지의 체중지지나 하중의 부하를 받고 있지 않기 때문에 별로 큰 문제는 없다.

1) 가속기(acceleration)

(1) 발: 발목관절의 발등굽힘근군은 유각기의 모든 시기에 작용한다. 이러한 작용은 발목관절을 중립위로 유지하게 하고 하지를 단축하여 지면에서 발을 떨어지게 한다.

(2) 무릎관절: 발끝떼기(toe off)와 입각중기(mid swing) 사이에서 무릎관절은 최대로 약 65°까지 굽혀지게 된다. 이것은 하지를 좀 더 단축시켜 다리를 지면에서 떨어지기 쉽게 한다.

(3) 엉덩관절: 넙다리네갈래근은 발끝떼기(toe off) 바로 직전에서 수축하기 시작하여 하지를 앞으로 나아가게 하는 것을 도와준다. 넙다리네갈래근이 약한 환자는 다리를 앞으로 내밀기 위하여 골반을 과도하게 회전시키게 될 것이다.

2) 유각중기(mid swing)

발: 발목관절 발등굽힘근군이 작용하지 않으면 구두 앞부리를 지면에 끌며 걷는 특징적인 구두긁힘(shoe scrape)이 된다(그림 16). 이러한 것을 보상 작용하기 위하여 환자는 엉덩관절을 지나치게 굽히게 되고 무릎을 굽혀 지면으로부터 발을 들어올리기 쉽게 한다(발처짐보행, 계보, steppage gait)(그림 17).

3) 감속기(deceleration)

무릎관절: 넙다리뒤근(hamstring)은 뒤꿈치닿기(heel strike) 바로 직전에 다리를 서서히

내려놓을 때까지 제어하는 동작으로 수축하여 뒤꿈치를 지면에 닿을 수 있게 한다. 만일 넙다리뒤근이 약하다면 뒤꿈치닿기(heel strike)는 과격하게 일어나게 되고 발뒤꿈치의 피부는 두터워지게 되며 무릎은 지나치게 펴지게 된다(반장슬보행, back knee gait).

3 요약(summary)

1) 입각기

(1) 근력쇠약(muscle weakness)

① 앞정강근(전경골근, tibialis anterior)(L4)의 근력이 약한 환자는 발처짐보행(족하수보행, 계보 drop foot gait)이 된다(그림 16, 17).

② 중간볼기근(중둔근, gluteus medius)(L5)의 근력이 약한 환자는 중간볼기근보행(중둔근보행, gluteus medius gait)이 된다(그림 15).

③ 큰볼기근(대둔근, gluteus maximus, S1)의 근력이 약한 환자는 큰볼기근보행(대둔근보행, gluteus maximus gait)이 된다(그림 15).

④ 장딴지근(비복근, gastrocnemius)과 가자미근(soleus, S1, S2)의 근력이 약한 환자는 뒤꿈치 올리기를 할 수 없기 때문에 편평발보행(flat foot gait)이 된다(그림 18).

⑤ 넙다리네갈래근(대퇴사두근, quadriceps, L2, 3, 4)의 근력이 약한 환자는 무릎관절을 지나치게 펴서 무릎이 뒤로 휘게 걷는 젖힌무릎보행(반장슬보행, 전반슬보행, hyperextension knee gait, back knee gait)이 된다(그림 9).

(2) 불안정성(instability)

① 불안정한 환자는 발을 10 cm 이상 넓게 벌리며 걷는다.

② 발바닥 감각이 저하된 환자(당뇨병, diabetes mellitus), 매독(syphilis), 말초신경장애(peripheral neuropathy)는 안정성을 얻기 위하여 보행시 발을 넓게 하며 걷게 된다. 뿐만 아니라 지면과 공간 사이에 자신의 발의 위치가 어디에 놓여 있는가를 알기 위하여 발을 내려다보아야 한다.

③ 소뇌에 이상이 있는 환자는 균형을 잡기가 어렵기 때문에 발을 넓게 벌리고 걷게 된다.

④ 무릎뼈가 탈구된 환자는 갑자기 무릎을 구부리고 주저앉게 되는 불안정한 무릎이 된다.

⑤ 무릎의 반달연골(반월판, meniscus)이 찢어진 환자는 불안정한 무릎이 되고 주저앉게

되기 쉽다.

⑥ 곁인대(측부인대, collateral ligament)가 찢어진 환자도 불안정한 무릎이 되며 주저앉기 쉽게 된다.

(3) 동통(pain)

① 구두에 문제가 있는 환자는 입각기의 모든 시기에 동통을 느끼게 되며 유통성 보행(antalgic gait)을 하게 된다.

② 발허리뼈가시(종골극, heel spur)가 있는 환자는 입각기의 뒤꿈치닿기(heel strike)에서 동통을 느끼게 된다(그림 8).

③ 무릎관절이나 엉덩관절에 골관절염이 있는 환자는 입각기의 모든 시기에 동통을 느끼게 된다. 일반적으로 동통이 있는 환자는 가능한 한 입각기를 단축하려 한다(antalgic gait).

④ 엄지발가락굽음증(강직무지, hallux rigidus) 환자는 엄지발가락의 동통 때문에 충분히 발끝떼기(push off)를 할 수 없어서 편평발보행(flat foot gait)이 된다.

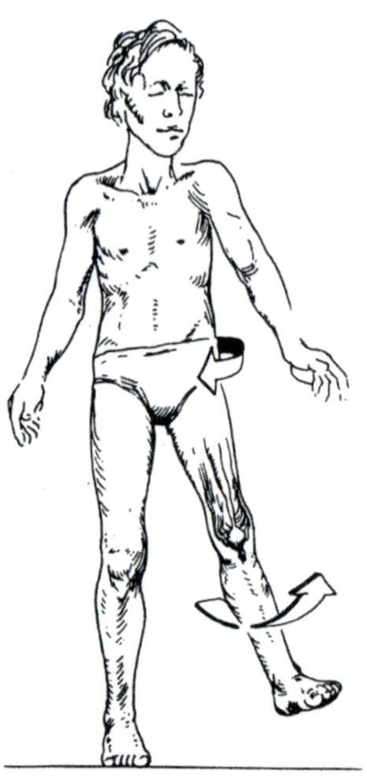

그림 19. 관절이 고정되었을 때 보행의 보상작용

(4) 고정된 관절(fused joint)

① 발목관절, 무릎관절, 엉덩관절이 고정된 환자는 보행의 모든 주기에 지장을 받는다. 한 관절만 고정되었다면 다른 관절이 대용작용을 하여 큰 장애는 없게 된다(그림 19).

2) 유각기

(1) 근력쇠약(muscle weakness)

① 발과 발목관절의 발등굽힘근군(ankle dorsiflexor)이 약한 환자는 발처짐보행(족하수보행, 계보, steppage gait)으로 걷게 되며 정상보다 무릎을 높이 올려야 발을 지면에서 뗄 수 있게 된다(그림 16, 17).

② 넙다리네갈래근(대퇴사두근, quadriceps femoris)이 약한 환자는 비정상적인 엉덩관절 회

전을 하지 않고서는 가속할 수 없다(그림 19).

③ 넙다리뒤근(슬괵근, hamstring)이 약한 환자는 뒤꿈치닿기(heel strike) 바로 직전에 적절한 감속을 할 수 없을 것이다.

(2) 고정된 관절(fused joint)

① 무릎관절이 고정된 환자는 고정된 쪽의 엉덩관절을 들어 올려 발을 지면에서 떨어지게 할 것이다(그림 20).

환자의 보행검사는 하지 전체를 검사해야 하므로 양 하지의 검사를 통합해서 판단해야 한다.

상지도 보행에 영향을 미치게 되므로 상지의 팔은 하지의 반대쪽 다리와 나란히 흔들며 걸어야 부드럽고 균형이 잡힌 보행을 할 수 있게 된다.

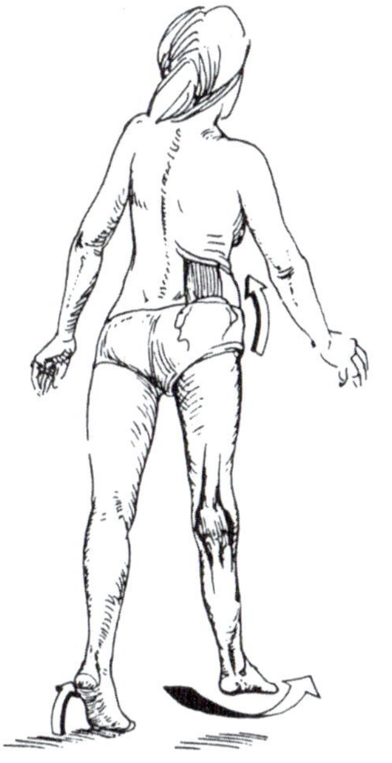

그림 20. 무릎관절이 고정된 환자는 발을 지면에서 들어올리기 위하여 엉덩관절을 들어올리는 것처럼 걷게 된다.

제6장

엉덩관절(고관절)과 골반의 검진

physical examination of the hip and pelvis

1. 시진(inspection)

2. 뼈의 촉진(bony palpation)
   1) 앞쪽면(anterior aspect)
   2) 뒤쪽면(posterior aspect)

3. 연부조직의 촉진(soft tissue palpation)
   1) 제1구역–넙다리삼각
   2) 제2구역–큰돌기(대전자, gerater trochanter)
   3) 제3구역–궁둥신경(sciatic nevre)
   4) 제4구역–엉덩뼈능선(iliac cerst)
   5) 제5구역–엉덩관절과 골반의 근육

4. 관절운동 범위(ROM; range of motion)
   1) 능동관절운동 범위검사(active range of motion test)
   2) 수동관절운동 범위검사(passive range of motion test)

5. 신경학적 검사(neurologic examination)
   1) 근력검사(muscle testing)
   2) 감각검사(sensation test)

6. 특수검사
   1) 트렌데렌버르그 검사(Trendelenburg test)
   2) 다리 길이 차이의 검사
   3) 엉덩정강인대 구축(장경인대 구축(iliotibial band contracture)에 대한 오버 검사(Ober test)
   4) 엉덩관절 굽힘 구축에 대한 토마스 검사 (Thomas test)
   5) 선천성 엉덩관절 탈구에 대한 검사

7. 관련 부위의 검사
   1) 직장의 검진(rectal examination)

골반대(pelvic girdle)는 ① 엉덩관절(고관절, hip joint), ② 엉치엉덩관절(천장관절, sacroiliac joint), ③ 두덩결합(치골결합, pubic symphysis)의 세 개의 관절로 구성되어 있으며 이 관절들은 모두 서로 함께 작용하여 신체의 안정성과 운동성을 대비하고 있다. 엉덩관절은 구상 형태(ball & socket)로 되어 있으며 이러한 두 가지 기능을 최대로 발휘할 수 있는 구조로 되어 있다.

엉치엉덩관절과 두덩결합은 부동관절(immovable joint)이며 이 관절의 병변은 기능 제한이나 동통이 일어나지 않는다. 그와 반대로 엉덩관절은 잘 움직이는 관절이며 이 관절의 병변은 즉시 운동의 제한이나 보행 시 동통을 일으키게 된다.

1 시진(inspection)

검사자는 환자가 진찰실에 들어올 때부터 환자의 보행 상태를 주의 깊게 관찰해야 한다. 왜냐하면, 이미 제5장에서 언급한 바와 같이 엉덩관절의 많은 문제는 보행 시에 뚜렷하게 나타나기 때문이다.

엉덩관절과 그와 관련된 부위의 검사를 정확히 실시하려면 옷을 완전히 벗는 것이 좋다. 그러나 환자가 불편해하거나 부끄럽게 느낀다면 가벼운 속옷 정도는 입어도 좋다. 환자가 옷을 벗을 때 동통을 느끼는지 부자연스러운 동작으로 옷을 벗는지를 자세히 살펴본다. 때때로 동통을 피하기 위하여 비효율적인 방법으로 움직이는 것을 볼 수 있다.

엉덩관절과 골반 주위의 찰과상(abrasion), 탈구(dislocation), 변색(discoloration), 모반(birthmark), 물집(수포, blebs), 누공(sinus drainage), 부기(종창, swelling), 팽융(bulge), 피부의 주름(skin folds)에 대한 검사도 해야 한다.

검사자는 환자가 서 있을 때 골반 양쪽의 앞위엉덩뼈가시(ASIS, anterior superior iliac spine)가 같은 높이에서 수평을 이루고 있는지를 검사한다. 수평으로 되어 있지 않다면 다리 길이의 차이가 있거나 또는 골반기울임(pelvic tilt, pelvic obliquity)이 있다고 생각해도 된다.

측면에서 관찰해 보면 정상적으로 허리뼈(요추)는 약간 앞으로 휘어져 있다. 과도한 허리뼈 앞굽음(요추전만, lordosis) 이상이 있는 것이다. 정상적인 요추전만의 소실은 부척주근(paravertebral muscle)의 근육경축(muscle spasm)을 의미하는 것이다. 복근은 요추전만이 증가되는 것을 방지하는 근육이기 때문에 과도한 요추전만은 복근이 약하다는 것을 나타내는 것이다. 또한 요추전만의 증가는 엉덩관절의 고정된 굽힘 구축으로 인한 기형(fixed flexion deformity) 때문일 수도 있다 이러한 경우에 과도한 허리뼈앞굽음은 엉덩관절의 펴는 작용을 대신하게 된다.

엉덩관절의 후면에서 관찰해 볼 때 엉덩이(엉덩이)의 주름(gluteal fold)을 자세히 관찰해야 한다. 엉덩이의 주름은 엉덩이 안쪽에서 넙다리의 거의 중앙을 향해서 엉덩이의 가쪽으로 약간 하강하여 주행하고 있다. 주름의 크기와 깊이는 엉덩관절을 펼 때는 증가되고 굽힐 때는 감소된다.

유아(infant)에서는 엉덩이와 넙다리주위의 주름이 대칭적으로 되어 있다. 주름의 비대칭은 선천성 엉덩관절 탈구(congenital dislocation of the hip), 근위축(muscular atrophy), 골반 기울임(pelvic tilt)과 하지의 길이 차이 때문일 것이다.

엉덩이 바로 위의 뒤위엉덩뼈가시(posterior superior iliac spine) 양쪽에는 약간 오목한 홈이 있다. 이것은 같은 수평면상에 있어야 한다. 만일 그렇지 않으면 골반 기울임을 의미한다.

2 뼈의 촉진(bony palpation)

환자는 서 있든지 누워 있든지 편안한 자세를 취해야 한다. 그러나 가능하다면 서 있는 자세에서 검사하는 것이 좋다. 왜냐하면, 체중부하를 받지 않는 자세에서는 잘 나타나지 않는 병변도 체중부하를 받는 자세에서는 명백히 나타날 수 있기 때문이다.

1) 앞쪽면(anterior aspect)

검사자는 촉진할 때 부드럽게 그러나 확실하게 만져보아야 하며 피부의 온도와 압통을 살펴보아야 한다. 양쪽을 동시에 만져보면서 비교해 보는 것이 가장 좋다.

(1) 앞위엉덩뼈가시(전상장골극, anterior superior iliac spine; ASIS): 환자의 앞에 앉아서 검사자는 양손을 환자의 허리 위에 올려놓고 엄지손가락은 환자의 앞위엉덩뼈가시 위에 놓고 다른 손가락은 엉덩뼈능선(iliac crest) 앞쪽에 놓고서 촉진하기 시작한다(그림 1). 마른 환자는 이 뼈의 돌출을 피부 밑에서 쉽게 만져 볼 수 있지만 뚱뚱한 환자는 이 뼈가 피하지방에 덮여 있어서 쉽게 만져 볼 수는 없을 것이다.

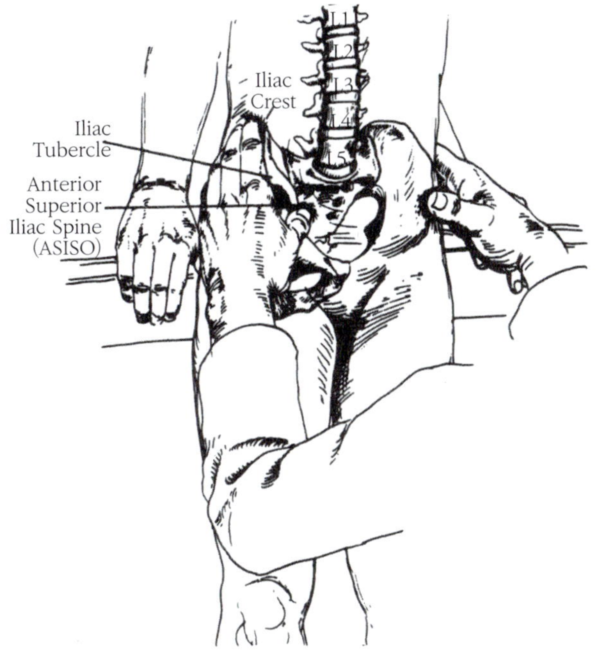

그림 1. 엉덩뼈능선(iliac crest)을 촉진할 때의 손의 위치

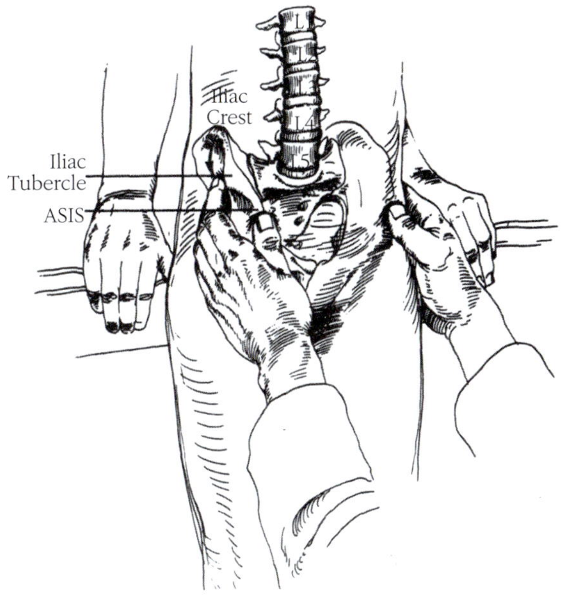

그림 2. 엉덩뼈결절(iliac tubercle)은 엉덩뼈능선에서 가장 폭이 넓은 부위이다.

(2) 엉덩뼈능선(iliac crest): 엉덩뼈능선은 피하에 있으며 여러 근육들의 이는곳과 닿는곳으로 되어 있다. 엉덩뼈능선을 넘어 주행하는 근육은 없기 때문에 엉덩뼈능선은 쉽게 만져 볼 수 있다. 정상적으로 양쪽의 엉덩뼈능선은 수평으로 되어 있다. 수평이 아닐 때는 보통 골반 기울임 때문일 것이다(그림 5).

(3) 엉덩뼈결절(장골결절, iliac tubercle): 검사자의 엄지손가락을 앞위엉덩뼈가시 위에 놓고 다른 손가락은 엉덩뼈능선 가쪽모서리를 따라 뒤쪽으로 움직인다. 엉덩뼈능선 꼭대기의 약 7.5 cm 되는 곳에서 엉덩뼈결절을 만져 볼 수 있으며 그곳은 엉덩뼈능선에서 폭이 가장 넓은 부분이다(그림 2).

(4) 큰돌기(대전자, greater trochanter): 검사자는 엄지손가락을 앞위엉덩뼈가시에 그대로 놓고 다른 손가락은 엉덩뼈결절에서 넙다리뼈의 큰돌기까지 움직인다(그림 3). 큰돌기의 뒤쪽모서리는 비교적 근육에 덮여 있지 않기 때문에 쉽게 만져 볼 수 있다. 큰돌기의 앞옆쪽 부위와 가쪽 부위는 넙다리근막긴장근(대퇴근막장근, tensor fascia lata)과 중간볼기근(중둔근, gluteus medius)에 덮여 있어서 쉽게 만져 볼 수 없다. 정상적으로 양쪽의 큰돌기

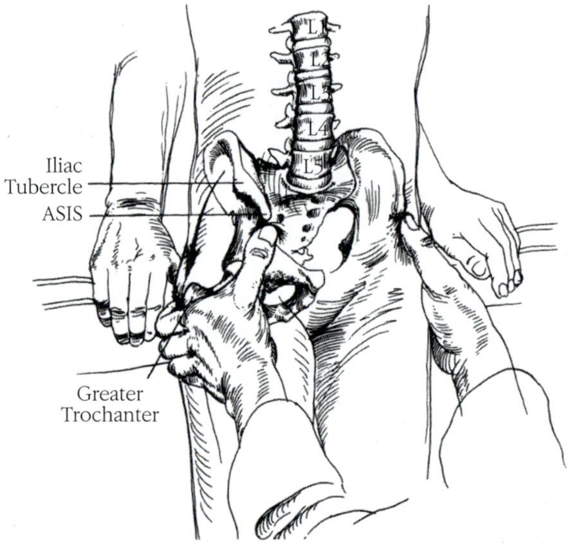

그림 3. 큰돌기(greater trochanter) 앞쪽면

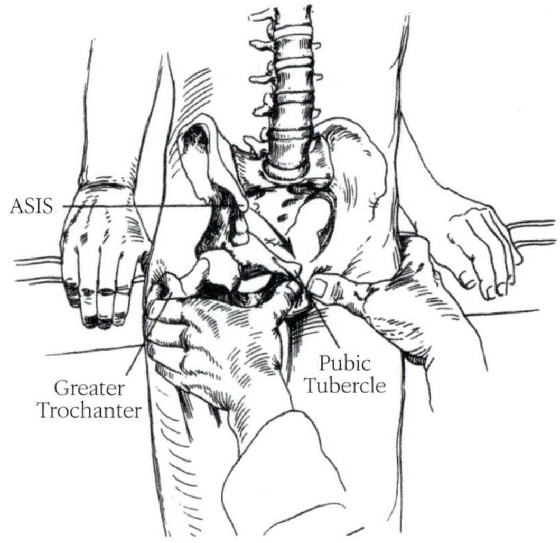

그림 4. 두덩결절(pubic tubercle)

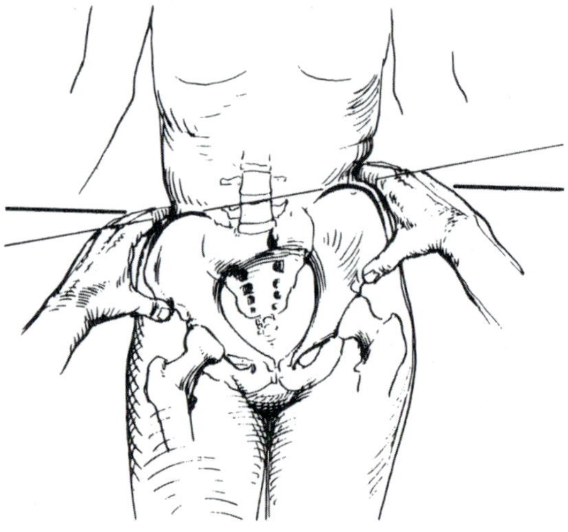

그림 5. 골반경사(pelvic obliquity)

는 수평으로 되어 있다. 선천적 엉덩관절 탈구나 부적당한 위치에서 치유된 넙다리뼈 경부골절 등은 큰돌기의 높이가 비대칭으로 되는 원인이 된다.

(5) 두덩결절(치골결절, pubic tubercle): 검사자는 큰돌기 위에 손가락을 그대로 두고 엄지손가락으로 샅굴부위의 주름(서혜부피선, inguinal crease)을 따라서 안쪽으로 비스듬히 내려가면서 두덩결절을 만져본다(그림 4). 비록 두덩결절은 음모(pubic hair)와 불두덩(치구, mons pubis)으로 덮여 있기는 하지만 두덩결절의 돌출부위는 만져 볼 수 있다. 두덩결절은 큰돌기의 맨 꼭대기와 같은 높이에 있다는 것을 알아야 한다.

2) 뒤쪽면(posterior aspect)

엉덩관절의 뒤쪽면을 검사하려면 환자는 엉덩관절을 구부리고 옆으로 누워야 한다(그림 6).

(1) 뒤위엉덩뼈가시(posterior superior iliac spine): 뒤위엉덩뼈가시는 엉덩이 바로 위에 보조개처럼 피부가 약간 오목하게 들어간 바로 그 밑에 있으며 피하에 있기 때문에 쉽게 만져 볼 수 있다. 환자를 옆으로 눕히고 뒤위엉덩뼈가시 위에서 엄지손가락을 고정하고 엉덩뼈능선의 후방에서 엉덩뼈결절을 따라가면서 만져본다(그림 7). 뒤위엉덩뼈가시에서 앞위엉덩뼈가시까지 엉덩뼈능선 전체를 피하에서 만져 볼 수 있다.

(2) 큰돌기(대전자, greater trochanter): 엄지손가락을 뒤위엉덩뼈가시에 고정하고 다른 손가락을 하방으로 움직여서 큰돌기의 후면을 다시 만져본다(그림 8).

(3) 궁둥뼈거친면(좌골조면, ischial tuberosity): 궁둥뼈거친면은 엉덩이 주름과 거의 같은 높이의 엉덩이 중앙에 위치하고 있다(그림 9). 검사자의 손가락은 큰돌기 위에 놓고 엄지손가락은 뒤위엉덩뼈가시에서 궁둥뼈거친면으로 움직여 가면서 만져본다. 궁둥뼈거친면은 엉덩관절을 편 상태에서는 큰볼기근(대둔근, gluteus maximus)에 덮여 있어서 만져보기가 어렵다. 그러나 엉덩관절을 굽히면서 큰볼기근은 상방으로 올라가게 되어 궁둥뼈거친면은

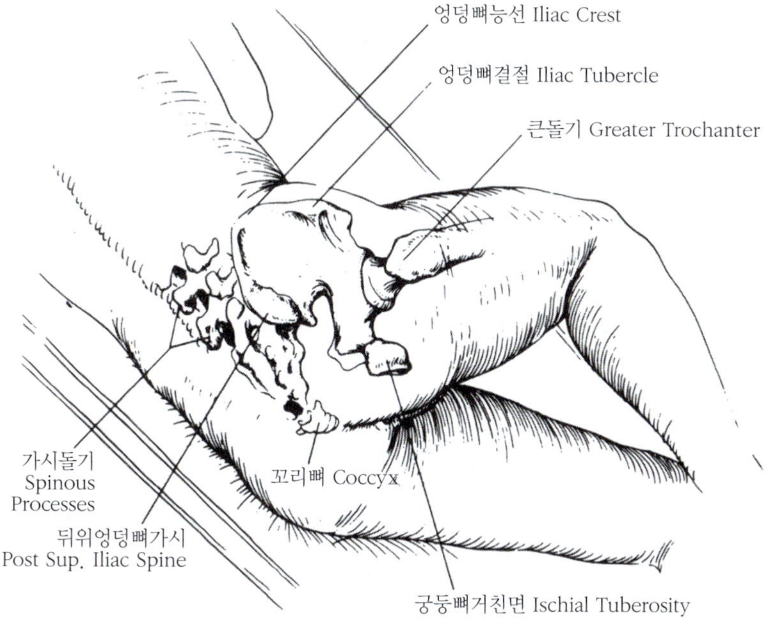

그림 6. 엉덩관절(hip joint)과 골반(pelvis)의 골격 해부(후면)

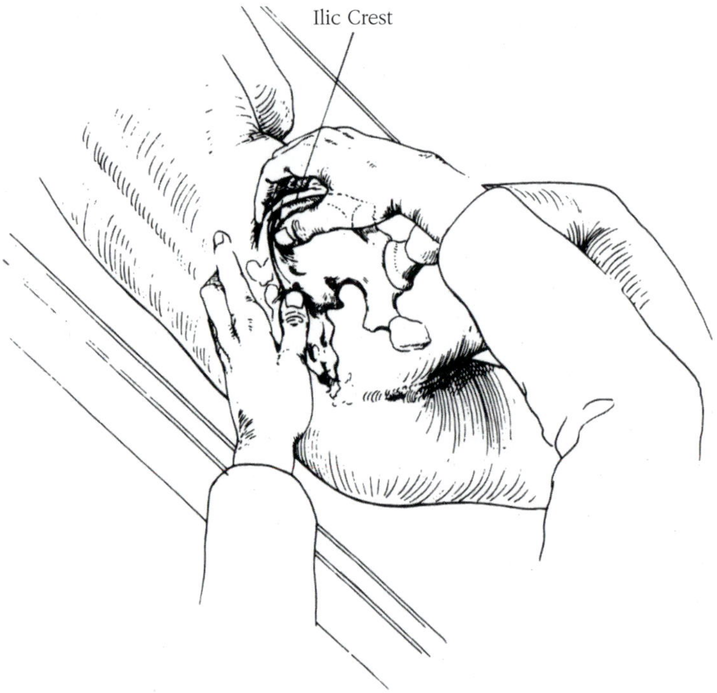

그림 7. 엉덩뼈능선(iliac crest)과 엉덩뼈결절(iliac tubercle)

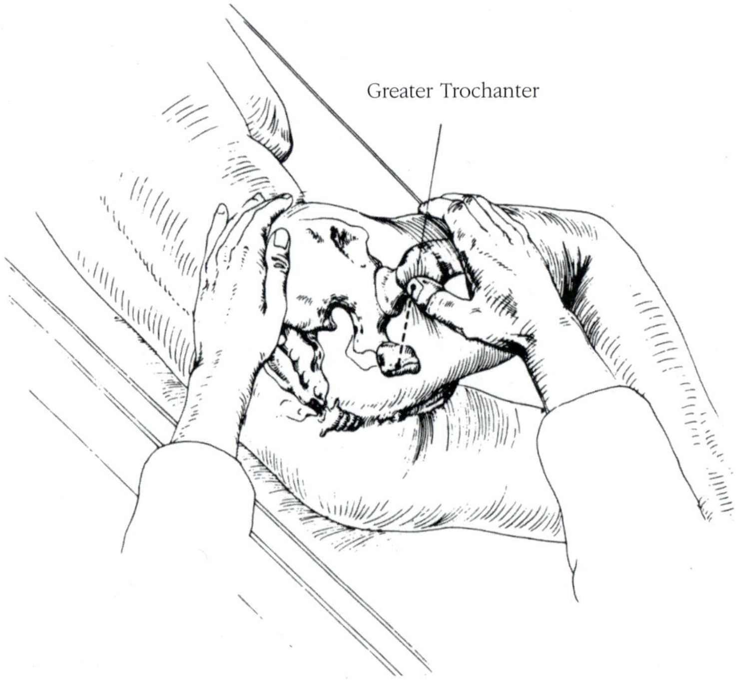

그림 8. 큰돌기(greater trochanter) 후면

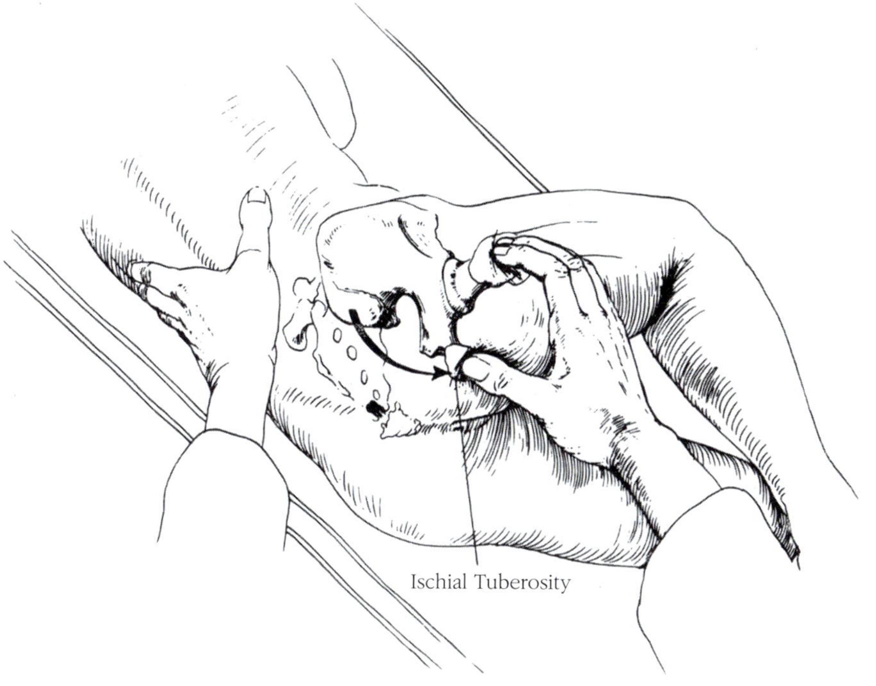

그림 9. 궁둥뼈거친면(ischial tuberosity)

쉽게 만져 볼 수 있다. 궁둥뼈거친면은 넙다리뼈의 작은돌기(소전자, lesser trochanter)와 같은 높이에 있다.

(4) 엉치엉덩관절(천장관절, sacroiliac joint): 엉치엉덩관절은 그 위에 엉덩뼈(장골)가 걸쳐 뒤로 내밀고 있고 그것을 지지하고 있는 인대에 가려져 있기 때문에 만져 볼 수는 없다. 관절의 중심은 S2의 레벨에 있으며 뒤위엉덩뼈가시(후상장골극, PSIS)를 연결한 가상의 선상에 있다.

엉덩뼈능선의 최상부를 연결한 선은 L4와 L5의 가시돌기 사이가 된다(그림 10). 이러한 해부학적 위치에 대한 지침은 허리뼈가시돌기를 정확히 식별하는데 도움이 된다(그림 11).

엉덩관절은 심부에 있고 근육으로 두껍게 덮여 있기 때문에 관절의 구조, 넙다리뼈의 몸쪽의 골절, 절구관절(관골구, acetabulum)의 골절과 같은 이상 상태는 직접 만져서 확인해 볼 수 없다. 그러나 하지의 단축, 엉덩관절의 가쪽돌림, 운동 시의 동통이 있을 때는 엉덩관절의 골절을 강하게 암시하는 것이다.

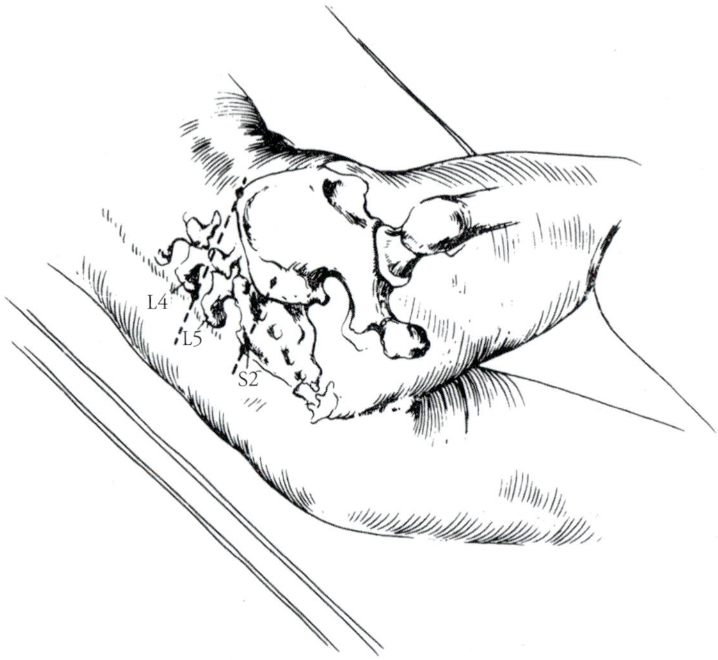

그림 10. 엉치관절(sacroiliac joint) 뒤위엉덩뼈가시(posterior superior iliac spine)를 연결한 가상의 선은 S2이며 엉치관절의 중심이다.

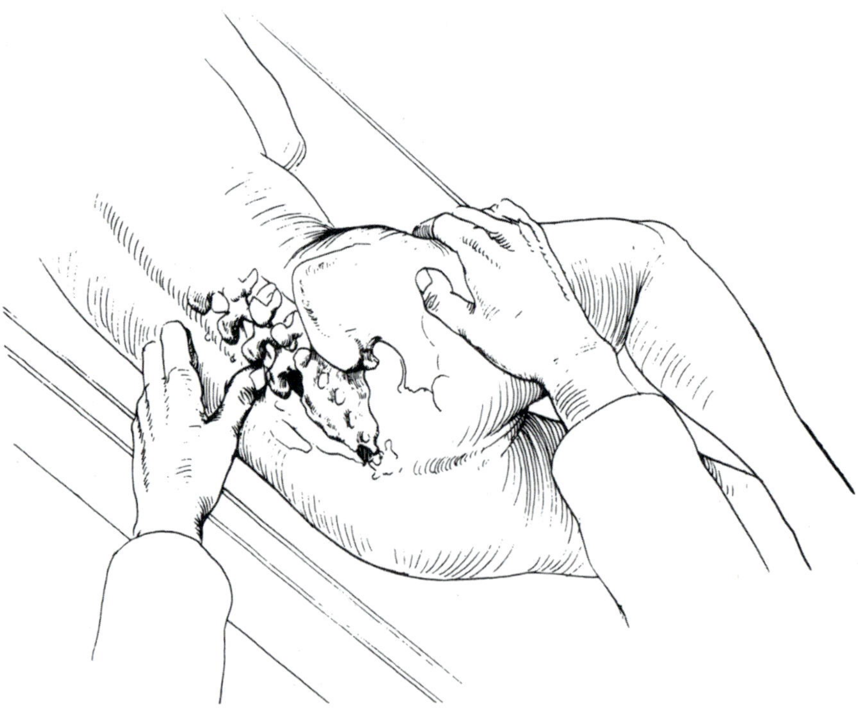

그림 11. L4 – L5 가시돌기(spinous processes)의 촉진

3 연부조직의 촉진(soft tissue palpation)

엉덩관절과 골반 주위의 검진은 다섯 개의 임상 구역으로 나눈다. ① 넙다리삼각(femoral triangle) ② 큰돌기(대전자, greater trochanter) ③ 궁둥신경(좌골신경, sciatic nerve) ④ 엉덩뼈능선(장골능, iliac crest) ⑤ 엉덩관절과 골반의 근육

1) 제1 구역 – 넙다리삼각

넙다리삼각의 윗면은 샅굴부위 주름(서혜부피선, inguinal crease), 안쪽은 긴모음근(장내전근, adductor longus), 가쪽은 넙다리빗근(봉공근, sartorius)으로 경계를 짓고 있다(그림 12). 넙다리삼각의 바닥면은 긴모음근(장내전근, adductor longus), 두덩근(치골근, pectineus), 엉덩허리근(장요근, iliopsoas)으로 형성되어 있다. 넙다리동맥(femoral artery)과 샅굴부위 임파절은 엉덩허리근의 위에 있고 요근 윤활주머니과 엉덩관절은 엉덩허리근의 심부에 있다.

넙다리삼각의 연부조직은 검사하고자 하는 다리의 뒤꿈치를 반대쪽 다리의 무릎 위에 올려놓았을 때 가장 효과적으로 검사할 수 있다. 이 자세는 엉덩관절을 굽힘, 벌림, 가쪽돌림 시키게 된다.

(1) 샅고랑인대(서혜인대, inguinal ligament): 샅고랑인대는 앞위엉덩뼈가시와 두덩결

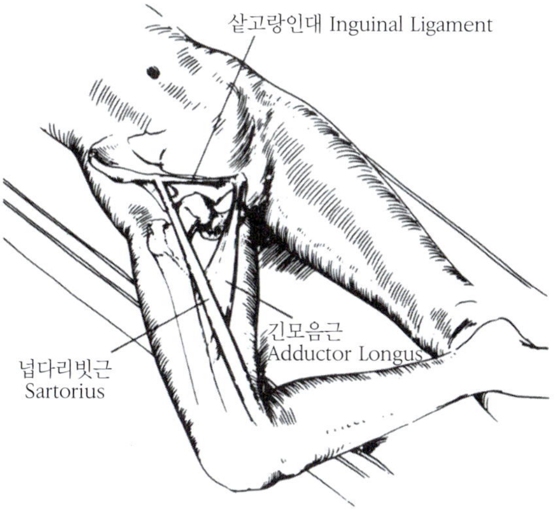

그림 12. 넙다리삼각(femoral triangle)

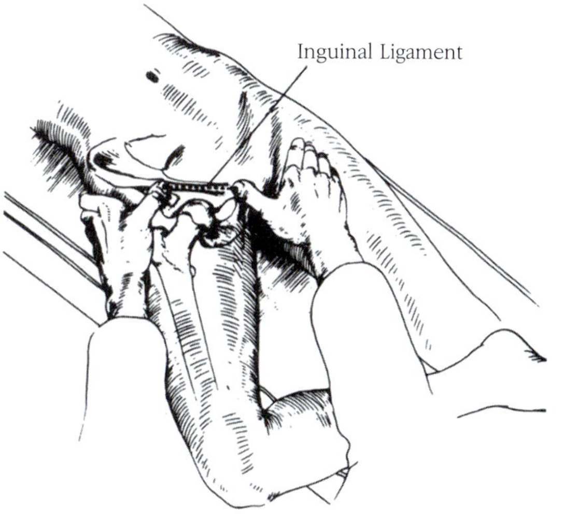

그림 13. 샅고랑인대(서혜인대, inguinal ligament)

절 사이에 위치하고 있다. 이 인대를 따라 특이한 팽융(bulging)이 나타나면 서혜 헤르니아(inguinal hernia)를 의미하는 것이다(그림 13).

(2) 넙다리동맥(대퇴동맥, femoral artery): 넙다리동맥은 샅고랑인대의 거의 중간지점 아래를 통과한다. 이 동맥의 맥박은 앞위엉덩뼈가시와 두덩결절의 중간부분인 샅고랑인대 밑에서 만져 볼 수 있다(그림 14). 정상적으로 맥박은 아주 강하게 뛰는 것이 느껴지지만 온엉덩동맥(총장골동맥, common iliac artery)이나 가쪽엉덩동맥(외장골동맥, external iliac artery)이 폐쇄되어 있으면 맥박이 감소된다. 넙다리뼈머리(대퇴골두)는 넙다리동맥의 심부에 있으며 두꺼운 관절주머니(엉덩넙다리인대, iliofemoral ligament)와 허리근(요근, psoas)이 앞쪽면을 덮고 있기 때문에 만져 볼 수는 없다.

(3) 넙다리신경(femoral nerve): 넙다리신경은 넙다리동맥의 가쪽에 있지만 만져 볼 수는 없다.

(4) 넙다리정맥(대퇴정맥, femoral vein): 넙다리정맥은 넙다리동맥의 안쪽에 있으며 임상에서 정맥천자(venous puncture)를 하는 곳이다. 정상 상태에서는 넙다리정맥을 만져 볼 수는 없다(그림 15).

(5) 넙다리빗근(봉공근, sartorius): 넙다리삼각의 가쪽을 형성하는 넙다리빗근은 신체에

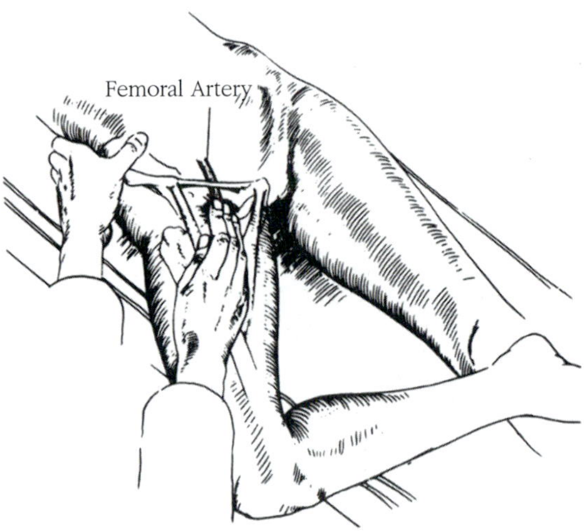

그림 14. 넙다리동맥(femoral artery)의 맥박 촉진

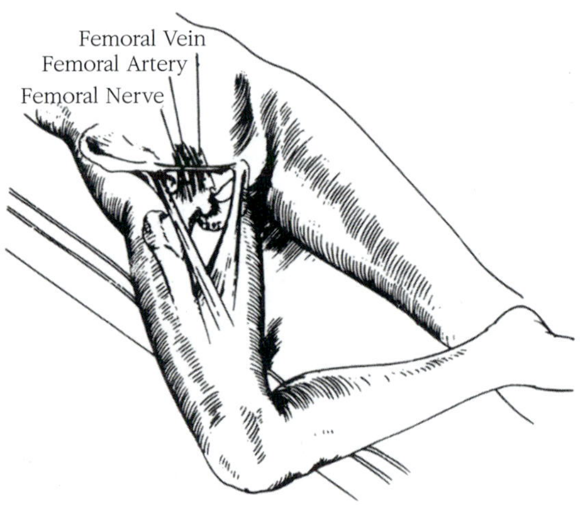

그림 15. 정상적으로 넙다리정맥(femoral vein)과 넙다리신경(femoral nerve)은 만져 볼 수가 없다.

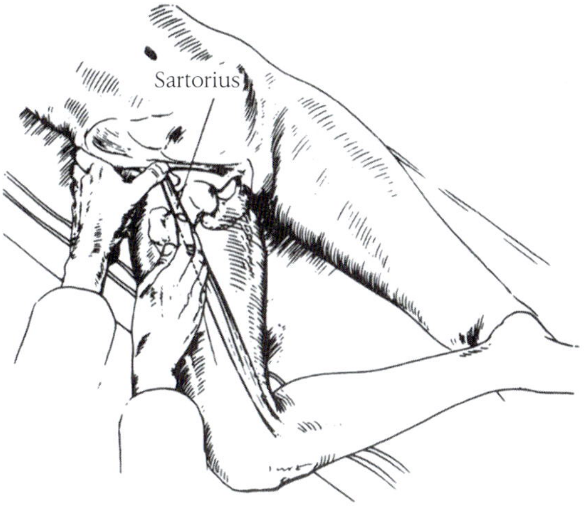

그림 16. 넙다리빗근(sartorius)의 촉진

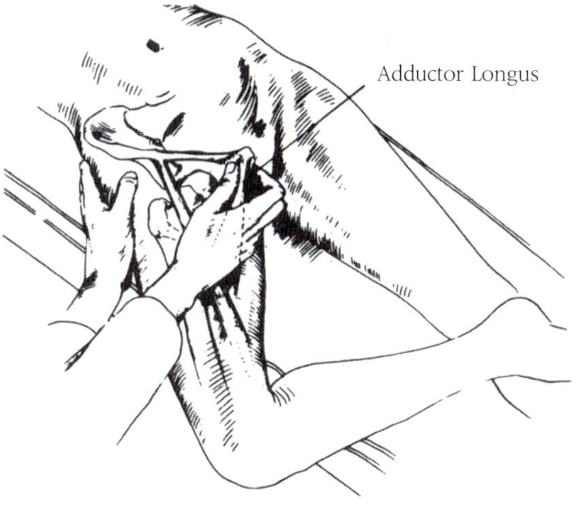

그림 17. 긴모음근(adductor longus)의 촉진

서 가장 긴 근육이다. 근의 이는곳은 앞위 엉덩뼈가시의 약간 아래에 있으며 이는곳은 만져 볼 수 있다. 이 근육에 병변이 있는 일은 드물다(그림 16).

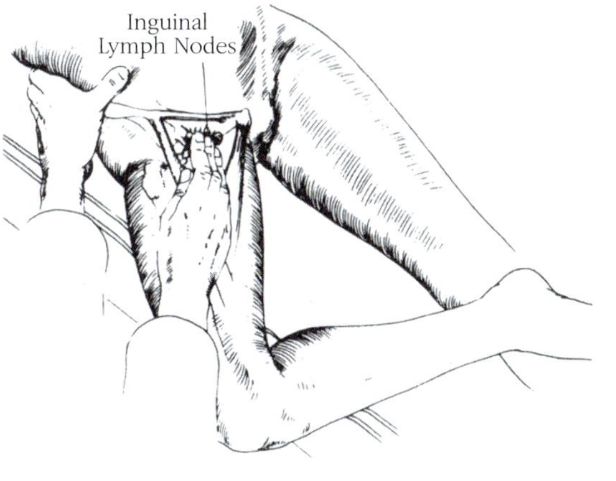

그림 18. 넙다리삼각 부위의 압통과 종창

(6) 긴모음근(장내전근, adductor longus): 이 근육은 엉덩관절을 벌렸을 때 만져 볼 수 있다.

긴모음근은 두덩결합부가 이는곳이며 넙다리 안쪽 중앙부를 주행하여 명확하게 근육의 윤곽을 나타낸다. 특히 이 근육의 이는곳에서는 밧줄모양으로 두드러지게 돌출된다. 긴모음근은 심한 운동이나 스포츠 경기에서 근육이 늘어날 수 있으며 만지면 압통을 느낄 수도 있다. 때로 뇌성마비와 같이 경련성인 어린아이에게 심한 엉덩관절 모음근 구축을 풀어주기 위하여 그리고 엉덩관절 탈구의 가능성을 방지하기 위하여 힘줄이전술(tenotomy)을 시행한다(그림 17). 넙다리삼각 부위의 림프절이 부어 있는지도 살펴보아야 한다. 림프절 종창은 하지에서 발생된 감염의 징후거나 골반의 국소적 병변의 징후이다(그림 18).

– 림프절은 넙다리삼각의 가장 안쪽에 있는 구조이다.

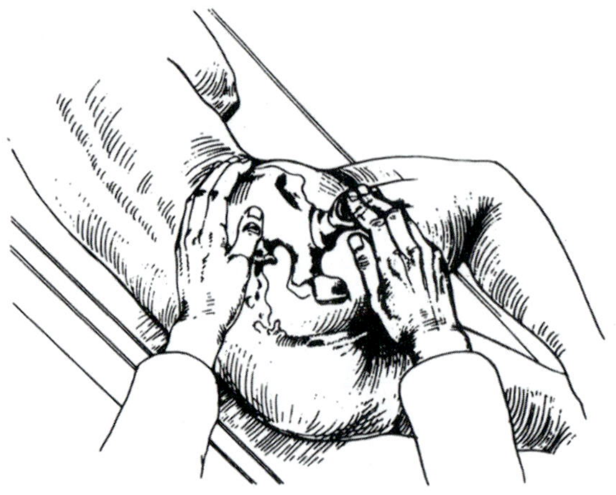

그림 19. 큰돌기 윤활주머니(trochanteric bursa): 큰돌기의 동통은 궁둥신경통과 혼동할 수 있다.

2) 제 2 구역 – 큰돌기(대전자, greater trochanter)

큰돌기를 촉진하려면 환자를 옆으로 눕게 해야 한다.

(1) 큰돌기의 윤활주머니(대전자활액낭, trochanteric bursa): 큰돌기 뒤쪽에 있는 연부조직은 큰돌기의 윤활주머니에 의하여 큰돌기와 격리되어 보호받고 있다(그림 19). 큰돌기의 압통은 큰돌기의 윤활주머니염을 의미한다. 윤활주머니 그 자체는 부어 있거나 염증이 없을 때는 만져 볼 수 없다. 만일 큰돌기에 염증이 생기면 큰돌기 주위는 물렁물렁하게 느껴지고 압통을 느끼게 된다.

(2) 중간볼기근(중둔근, gluteus medius): 이 근육은 큰돌기의 위쪽가쪽 부위에 부착하고 있다. 때로 엉덩관절을 굽히거나, 모았을 때, 그리고 체중부하가 되었을 때 넙다리근막장근(tensor fascia lata)은 큰돌기의 앞쪽면으로 움직이게 된다. 엉덩관절을 중립위로 하면 탄발음(snapping)을 큰돌기 부근에서 느껴 볼 수 있다. 이 탄발음은 계단을 오를 때나 등산 같은 활동을 할 때 일어나게 된다. 경미한 동통이나 윤활액주머니염이 발생될 수 있는 상태에서 엉덩관절의 탄발음은 큰 문제가 되지는 않는다.

3) 제 3 구역 – 궁둥신경(sciatic nerve)

이 부위를 촉진하려면 환자의 등을 검사자쪽으로 향하게 하여 옆으로 눕게 한다.

(1) 궁둥신경(sciatic nerve): 궁둥신경은 궁둥뼈거친면과 큰돌기의 중간을 통과한다. 엉덩관절을 펴면 궁둥신경은 큰볼기근에 의하여 덮여있지만 굽히면 큰볼기근이 위로 움직이게 된다. 다시 큰돌기와 궁둥뼈거친면을 만져보고 이 두 뼈 사이의 중간 지점을 결정한 다음 이 지점에서 연부조직을 견고하게 눌러보면 궁둥신경(좌골신경)을 느껴 볼 수 있을 것이다(그림 20, 21, 22). 요추의 추간판탈출증, 궁둥구멍근(이상근, piriformis)의 경축(spasm) 또는 주사의 위치를 잘못 놓아 궁둥신경에 직접적인 외상을 받았을 때는 궁둥신경의 압통이 생길 것

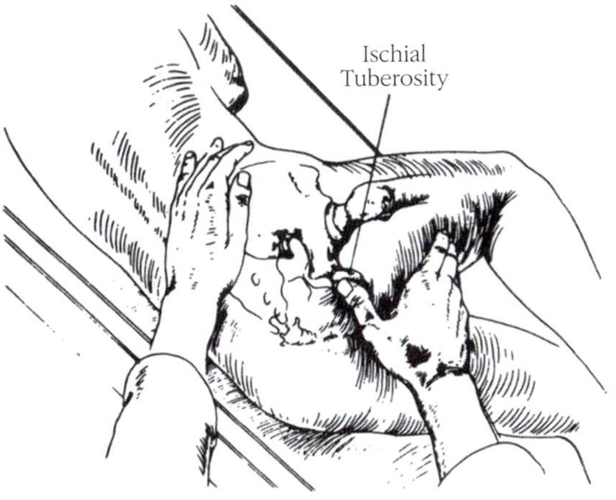

그림 20, 21, 22. 궁둥신경(sciatic nerve)의 촉진: 궁둥신경은 궁둥뼈거친면(ischial tuberosity)과 큰돌기(greater trochanter) 사이의 중간에 위치하고 있다.

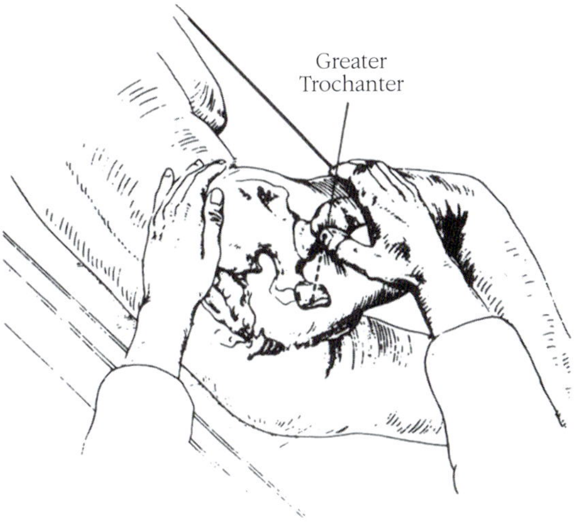

그림 21. 큰돌기(greater trochanter)의 촉진

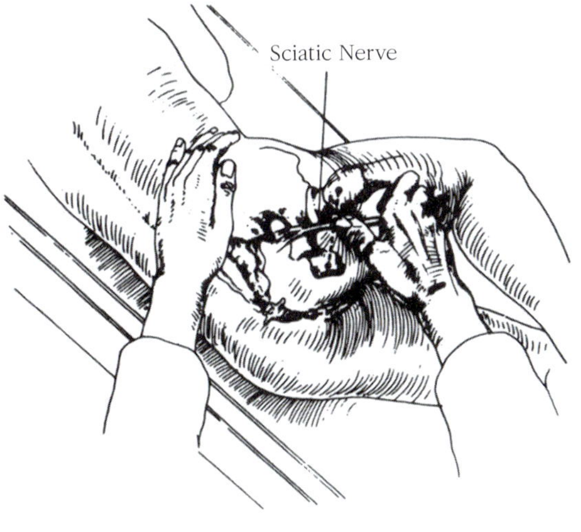

그림 22. 궁둥신경(sciatic nerve)의 촉진
궁둥뼈거친면과 큰돌기 사이의 중앙에서 만져볼 수 있다.

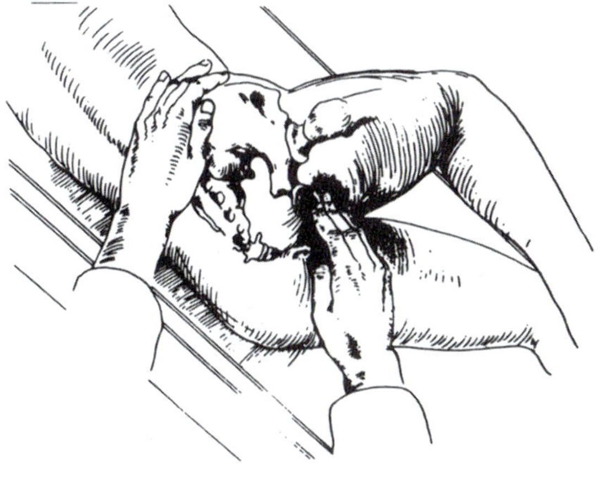

그림 23. 궁둥뼈 윤활주머니염(ischial bursitis)은 그 위치를 확인할 때 동통부위를 정확하게 찾지 못하면 궁둥신경통과 혼동할 수 있다.

이다. 궁둥뼈거친면 위에 윤활주머니염이 있는지도 살펴보아야 한다. 궁둥뼈거친면을 촉진할 때 유발되는 압통은 궁둥뼈 윤활주머니염(ischial bursitis)일 수도 있지만 드문 소견이다. 궁둥신경통과 궁둥뼈 윤활주머니염은 서로 다르기 때문에 이것을 감별하기 위해서 압통 부위를 명확히 구별해야만 한다(그림 23).

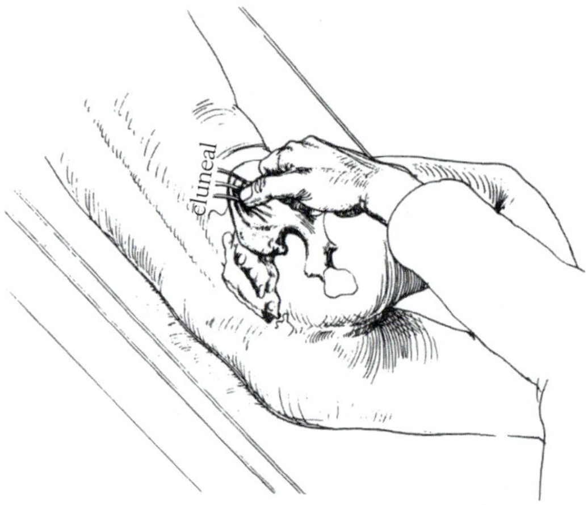

그림 24. 엉덩뼈능선을 가로지르는 궁둥피부신경(cluneal nerve)의 촉진

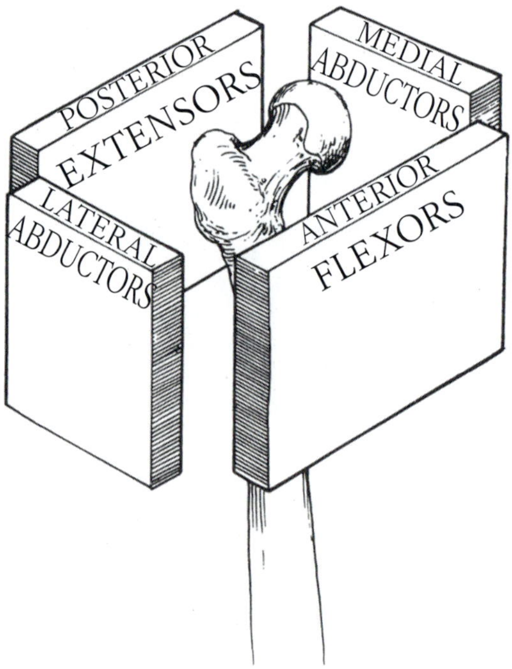

그림 25. 엉덩관절과 골반이음뼈(골반대, pelvic girdle) 주위의 얕은 근육은 기능과 위치에 따라 네 부분으로 나누어 볼 수 있다.

4) 제4 구역 – 엉덩뼈능선(iliac crest)

엉덩뼈능선은 그 위를 궁둥피부신경(둔피신경, cluneal nerve)이 가로지르고 있고 엉덩이 근육과 넙다리빗근이 엉덩뼈능선의 바로 밑이 이는곳이기 때문에 임상적으로 중요하다.

(1) 궁둥피부신경(둔피신경, cluneal nerve): 이 신경은 뒤위엉덩뼈가시(PSIS)와 엉덩뼈결절 사이의 엉덩뼈능선을 덮고 있는 피부의 감각을 지배하고 있다. 골 이식(bone graft)을 목적으로 엉덩뼈(장골) 채취를 시행할 때 이 신경을 절단해야 되기 때문에 엉덩뼈능선을 촉진할 때 궁둥피부신경의 신경종이 있지 않은지 살펴보아야 한다(그림 24). 때로 엉덩뼈능선을 따라 섬유지방조직(fibro-fatty nodule)을 만져 볼 수 있다.

이와 같은 조직은 만져 볼 때 심한 통증이나 압통을 호소할 때가 있다(요추검사, 372페이지, 그림 22 참조).

5) 제5 구역 – 엉덩관절과 골반의 근육

엉덩관절과 골반 주위의 얕은 근육은 그 위치와 기능에 따라 넷으로 분류한다(그림 25).

① 굽힘근군 – 앞쪽면 ② 모음근군 – 안쪽면 ③ 벌림근군 – 가쪽면 ④ 폄근군 – 뒤쪽면

(1) 굽힘근군(flexor group)

① 엉덩허리근(장요근, iliopsoas)

엉덩허리근은 엉덩관절의 주동굽힘근이다. 엉덩허리근은 근막과 다른 근육의 깊은 곳에 있기 때문에 만져 볼 수가 없다. 허리근 윤활주머니는 엉덩허리근의 심부에 있어서 윤활주머니에 염증이 생기면 엉덩허리근이 긴장하게 되고 샅굴부위 내에 동통을 일으키게 된다(그림 26)(엉덩관절의 골관절염은 일반적으로 허리근(요근) 윤활주머니의 염증을 일으킨다). 엉덩허리근의 비정상적인 구축은 엉덩관절의 굽힘 기형이 뒤따르게 된다.

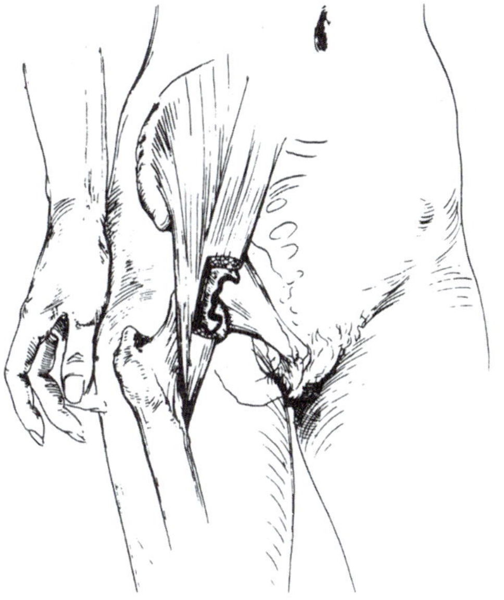

그림 26. 샅굴부위(서혜부) 동통의 원인이 되는 윤활주머니염(활액낭염)에서 수축되어 있는 엉덩허리근(장요근, iliopsoas)

② 넙다리빗근(봉공근, sartorius)

넙다리빗근은 기다란 띠와 같이 생긴 근육으로 넙다리 앞면 아래 방향으로 비스듬히 주행한다(그림 16). (이 근육의 촉진에 대한 것은 231페이지, 그림 16을 참조할 것).

③ 넙다리곧은근(대퇴직근, rectus femoris)

넙다리곧은근은 엉덩관절과 무릎관절을 가로지르며 엉덩관절에서는 굽힘근으로 무릎관절에서는 폄근으로 작용한다(그림 27). 이 근육은 넙다리네갈래근 중에서 유일한 두 관절 근육이다. 넙다리곧은근은 직접갈래(direct head)와 간접갈래(indirect head)인 두 개의 이는곳을 가지고 있다. 그러나 어느 쪽의 이는곳도 분명히 만져 볼 수는 없다. 왜냐하면, 이 근육은 넙다리빗근과 넙다리근막장근 사이의 함몰부에서 몸쪽 부위로 사라지기 때

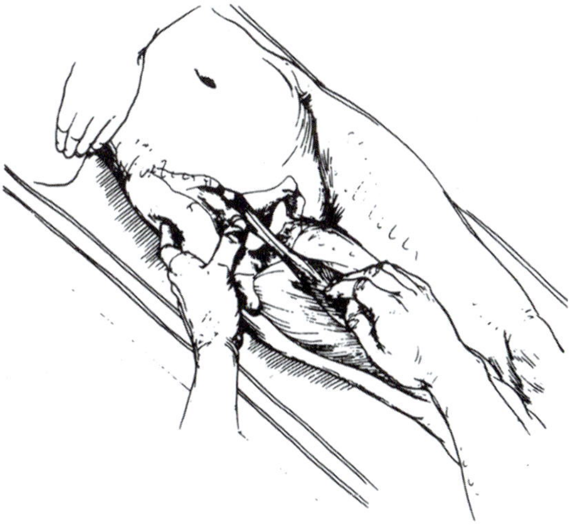

그림 27. 넙다리곧은근(대퇴직근, rectus femoris)의 촉진; 두 개의 이는곳이 있다.

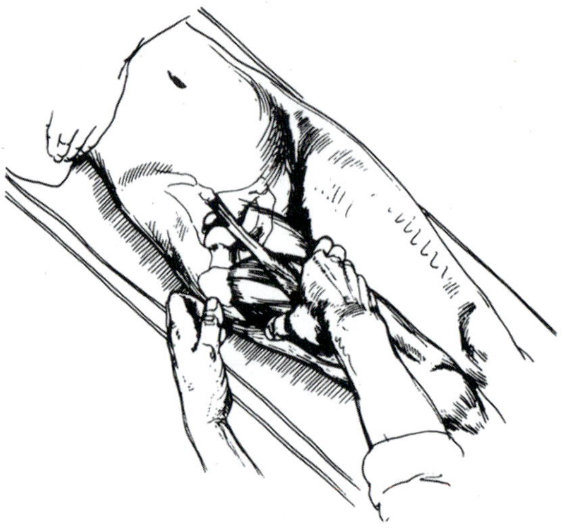

그림 28. 넙다리네갈래근(대퇴사두근, quadriceps femoris)의 촉진

문이다. 어느 쪽의 이는곳도 그 부착 지점에서 근육이 파열될 수 있으며 그 부위를 만져보면 압통을 느끼게 된다. 앞아래엉덩가시(anterior inferior iliac spine)에서 기시하는 직접갈래(direct head)는 스포츠 상해로 찢어지기가 쉽다.

넙다리곧은근을 넙다리네갈래근으로부터 구별하는 것은 어렵지만, 이 근육의 근복의 파열(rupture)이나 결손(defect)이 있을 때는 명확하게 구별할 수 있다. 넙다리네갈래근의 다른 세 개의 근육은 가쪽넓은근(외측광근, vastus lateralis), 안쪽넓은근(내측광근, vastus medialis), 중간넓은근(중간광근, vastus intermedius)이며 이 근육은 무릎관절 검진 때 자세히 언급할 것이다(그림 28).

(2) 모음근군(adductor group): 모음근 그룹은 다섯 개의 근육으로 구성되어 있다. 즉 ① 두덩정강근(gracilis), ② 두덩근(pectineus), ③ 긴모음근(adductor longus), ④ 짧은모음근(adductor brevis), ⑤ 큰모음근(adductor magnus)이다. 이들 중에서 긴모음근이 가장 얕은 곳에 있으며 유일하게 만져 볼 수 있는 근육이다. 이 근육의 자세한 검사는 231페이지를 참조할 것(그림 17).

(3) 벌림근군(abductor group): 벌림근 그룹은 주로 중간볼기근(gluteus medius)과 작은볼기근(gluteus minimus)으로 구성되어 있다. 작은볼기근은 중간볼기근의 깊은 곳에 있으며 만져 볼 수는 없다.

① 중간볼기근(중둔근, gluteus medius)

중간볼기근은 주로 엉덩관절의 벌림근이며 환자가 옆으로 누워서 엉덩관절을 약간 벌리면 잘 만져 볼 수 있다. 이러한 자세는 이 근육을 명확히 두드러지게 만든다(그림 51). 엉덩뼈능선의 바로 아래에서 중간볼기근의 이는곳을 만져보고 단열이나 열상으로 인한 압통이 있는지를 검사해 본다. 근복(muscle belly)은 중간볼기근의 닿는곳(insertion)인 큰돌기의 앞쪽

가쪽부위에서 만져 볼 수 있다. 이 근육이 약하게 되면 중간볼기근파행(gluteus medius lurch)을 나타낸다(보행검사 212페이지 참조).

(4) 폄근군(extensor group): 폄근군은 큰볼기근(gluteus maximus)과 넙다리뒤근(hamstring)으로 구성되어 있다.

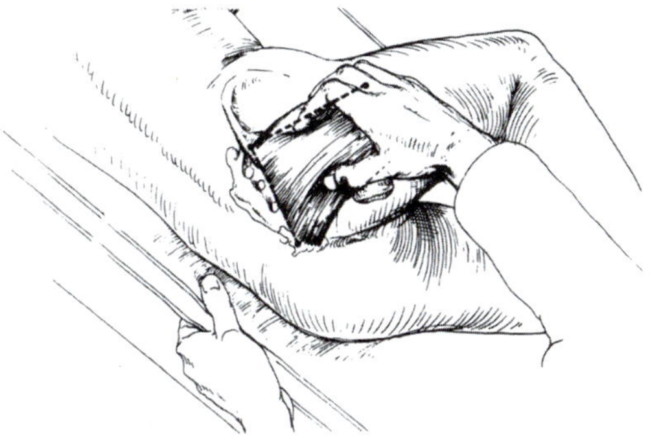

그림 29. 큰볼기근(대둔근, gluteus maximus)의 이는곳

① **큰볼기근(gluteus maximus)**

큰볼기근은 주로 엉덩관절 폄근으로 작용한다. 이 근육의 이는곳과 닿는곳은 만져 볼 수 없다. 큰볼기근의 윤곽은 뼈를 촉진할 때 찾아보았던 뼈의 표적을 이용하여 대충 어림잡아 볼 수 있다. 꼬리뼈에서 궁둥뼈거친면까지의 가상의 선은 큰볼기근의 아랫모서리를 나타내며 뒤위엉덩뼈가시에서 꼬리뼈까지의 가상의 선은 큰볼기근의 안쪽모서리를 이룬다(그림 29). 큰볼기근은 환자가 엎드려 누운 자세에서 큰볼기근에 힘을 주어 수축할 때 가장 잘 만져 볼 수 있다. 또한, 이 근육은 환자가 엎드려 누운 자세에 무릎관절을 굽혀 엉덩관절을 폈을 때 두드러지게 나타난다(그림 50). 양쪽의 큰볼기근의 긴장도, 크기, 형태, 특성을 즉시 비교해 보기 위하여 동시에 만져보아야 한다.

② **넙다리뒤근(슬건근, 슬괵근, hamstring)**

넙다리뒤근의 가쪽은 넙다리두갈래근(대퇴이두근, biceps femoris), 안쪽은 반힘줄모양근(반건양근, semitendinosus), 반막모양근(반막양근, semimembranosus)으로 되어 있다(무릎관절검사 그림 35, 39, 54를 참조). 이 근육들은 이는곳에서 닿는곳까지 만져 볼 수 있다. 이 근육들의 공통으로 이는곳인 궁둥뼈를 만져보려면 환자를 옆으로 눕게 하고 양쪽 무릎을 구부려 가슴에 닿도록 한다. 양쪽 근육의 경도, 크기, 형태를 비교하는 것은 중요하다.

넙다리뒤근을 검사할 때 나타나는 압통의 궁둥뼈 윤활주머니나 넙다리뒤근의 직접적인 외상으로 심한 손상을 입었을 경우일 것이다. 이 근육의 일반적인 압통이나 경축(muscle spasm)은 과도한 운동 때문일 것이다. 또 하부허리뼈의 추간판탈출증이나 척추전방전위증(spondylolisthesis)이 있을 때도 넙다리뒤근은 이차적으로 근육경축이 생기게 된다.

4 관절운동 범위(ROM; range of motion)

1) 능동관절운동 범위검사(active range of motion test)

엉덩관절의 관절운동 범위가 제한되었는지 안되었는지를 신속하게 조사하는 몇 가지 방법이 있다.

(1) 벌림(외전, abduction): 환자에게 똑바로 서서 가능한 한 양쪽 다리를 벌려보도록 한다. 정상이라면 중앙선에서 각 다리를 약 45° 벌릴 수 있다.

(2) 모음(내전, adduction): 환자에게 벌리게 했던 다리를 다시 모아 교대로 서로 교차시켜 본다. 먼저 오른쪽 다리를 왼쪽 다리 앞으로, 그다음 왼쪽 다리를 오른쪽 다리 앞으로 교차시켜 본다. 정상이라면 최소한 20°는 다리를 모을 수 있을 것이다.

(3) 굽힘(굴곡, flexion): 환자는 허리를 굽히지 말고 가능한 한 무릎을 당겨 가슴에 닿게 한다. 환자는 양쪽 무릎을 거의 가슴에 닿을 정도로 가져올 수 있다(굽힘 약 135°).

(4) 굽힘과 모음(굴곡과 내전, flexion and adduction): 환자를 의자에 앉도록 하고 교대로 한쪽 무릎 위에 반대쪽 다리를 걸쳐놓도록 한다.

(5) 굽힘, 벌림, 가쪽돌림(굴곡, 외전과 외회전, flexion, abduction and external rotation): 꼬아 앉은 다리를 내려놓게 한 다음 반대쪽 다리의 무릎 위에 발의 가쪽을 걸쳐놓는다.

(6) 폄(신전, extension): 환자에게 팔장을 끼게 하고 허리를 똑바로 편 다음 의자에서 일어나도록 한다.

(7) 안쪽돌림과 가쪽돌림(내회전과 외회전, internal and external rotation): 안쪽돌림과 가쪽돌림의 관절운동 범위를 신속하게 검사하는 특별한 방법은 없다. 그러나 이 기능은 앞에 열거한 검사와 더불어 적절한 검사를 시행해야 한다.

2) 수동관절운동 범위검사(passive range of motion test)

환자는 엉덩관절의 제한된 운동범위를 보상하기 위하여 골반과 요추의 동작으로 대신 작용하려고 할 것이다. 엉덩관절의 운동범위를 정확히 측정하려면 그와 같은 대상작용을 방지해야 하므로 반드시 엉덩관절을 고정해야 한다.

(1) 굽힘(토마스 검사, Thomas test): 120°: 토마스 검사는 엉덩관절의 굽힘구축(flexion contracture)을 알아내기 위하여 특별히 고안된 검사방법이다. 그러나 엉덩관절 굽힘운동 범위를 평가할 때도 이용되고 있다.

환자를 진찰대 위에 똑바로 눕게 한 다음 골반을 수평으로 하고 몸통을 똑바로 하여 양쪽의 앞위엉덩뼈가시(ASIS) 사이에 그어진 가상의 선이 신체의 축에서 수직이 되게 한다. 검사자는 환자의 허리뼈(요추) 밑에 손을 넣어 골반을 고정하고 다른 한 손으로는 환자의 엉덩관절을 굽히도록 한다. 검사자가 엉덩관절을 굽힐 때 환자의 허리가 어느 지점에서 허리 밑에 넣은 검사자의 손에 닿게 되는가를 살펴본 다음 허리뼈 앞굽음을 편평하게 하여 골반을 고정시킨다. 여기서부터 일어나는 굽힘은 단지 엉덩관절에서만 작용하게 된다(그림 30, 31). 또 엉덩관절을 충분히 굽혀 본다. 엉덩관절의 정상굽힘의 한계는 넙다리의 앞쪽면이 배(복부)와 거의 가슴에 닿을 정도까지 구부릴 수 있다(그림 32). 반대쪽 엉덩관절도 같은 방법으로 구부린다. 그다음에, 환자에게 한 다리를 가슴에 굽히게 하여 다리를 붙들고 있게 하고 반대쪽 다리는 진찰대와 평행이 될 때까지 내려놓는다. 만일 엉덩관절을 완전히 펴지 못한다면 환자의 엉덩관절은 고정된 굽힘구축(fixed flexion contracture)을 나타내는 것이다(그림 33). 검사를 하는 동안 환자가 몸통을 앞으로 구부린다든지 다리를 서서히 내릴 때 허리앞굽음(요추전만)을 다시 형성된다면 이것 역시 엉덩관절의 고정된 굽힘구축을 나타내는 것이다. 왜냐하면, 몸통을 앞으로 구부리거나 허리의 아치가 다시 형성되는 것은 구축된 엉덩관절의 폄에

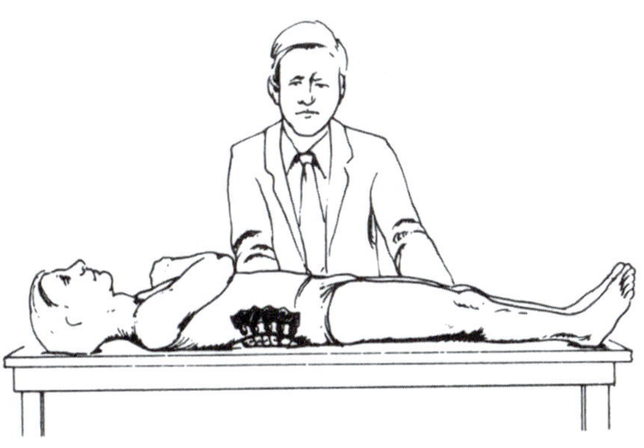

그림 30. 엉덩관절의 굽힘구축(flexion contracture)에 대한 토마스 검사(Thomas test)

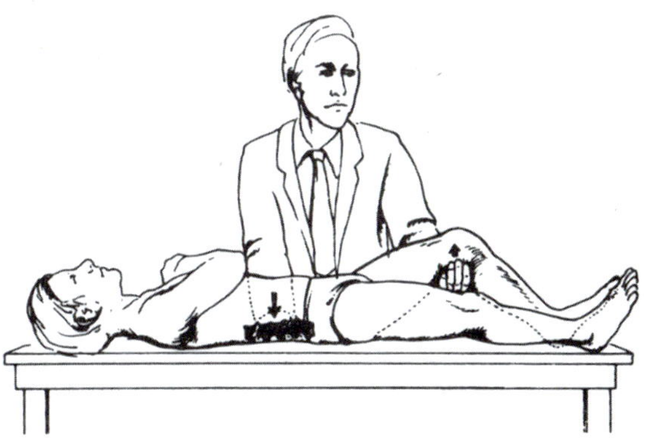

그림 31. 엉덩관절을 굽혀 허리앞굽이(요추전만)를 편평하게 하면 골반은 고정된다. 이 지점에서의 굽힘은 단지 엉덩관절에서만 일어나는 굽힘이 된다.

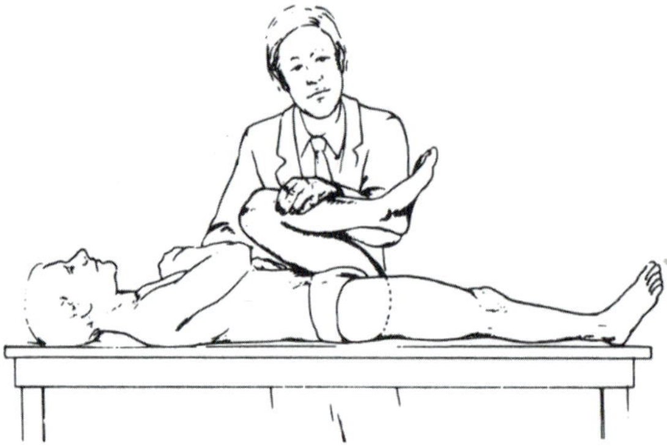

그림 32. 엉덩관절의 정상굽힘은 약 135°이다.

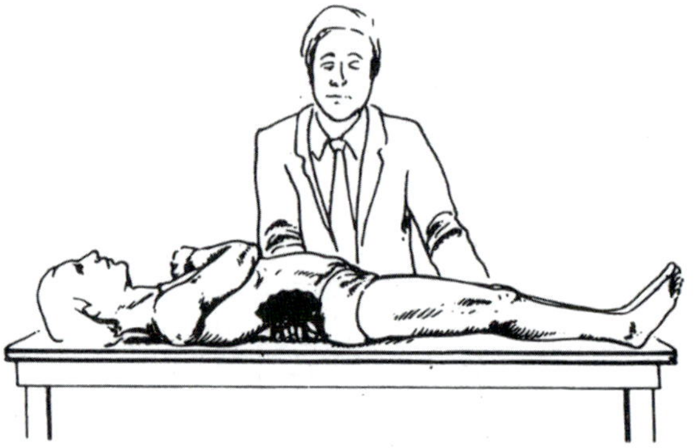

그림 33. 엉덩관절의 굽힘구축이 있으면 허리앞굽이(요추전만)없이 다리를 똑바로 펼 수 없다.

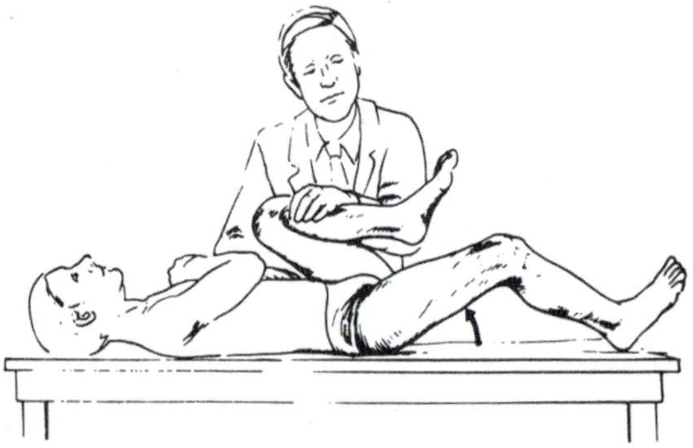

그림 34. 굽힘구축의 범위는 진찰대와 하지의 각도를 측정하면 알 수 있다.

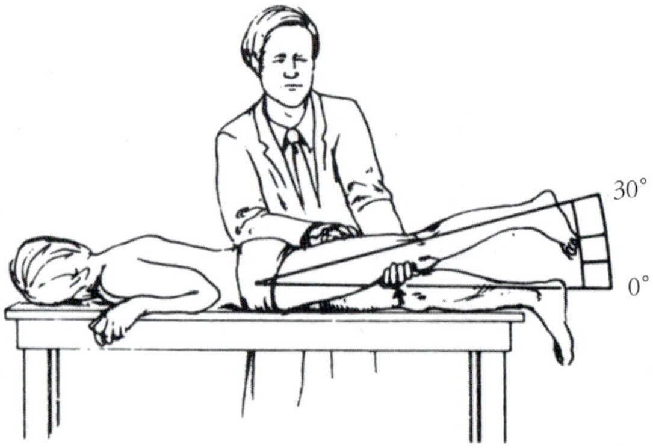

그림 35. 엉덩관절 폄(hip extension)에 대한 검사

대한 보상작용을 하는 것이기 때문이다. 엉덩관절 구축의 정도는 환자를 측면에서 관찰해 보면 쉽게 알 수 있으며 다리를 완전히 폈을 때 테이블과 환자 다리 사이의 각도를 측정하면 된다(그림 34).

(2) 폄: 30°: 환자를 진찰대에 엎드려 눕게 하고 검사자는 한 손으로 환자의 허리(요추)와 엉덩뼈능선을 눌러 골반을 고정한 다음 넙다리뒤근을 엉덩관절 폄근으로 작용하지 못하도록 이완시키기 위하여 무릎을 약간 구부린다. 검사자의 다른 한 손은 환자의 넙다리 밑에 넣고 다리를 위로 들어올린다(그림 35). 이때 엉덩관절이 펴지지 않는다면 엉덩관절 굽힘구축을 의미하는 것이다. 똑같은 방법으로 반대쪽도 검사하여 관절운동 범위를 비교해 본다.

(3) 벌림: 45~50°: 환자를 똑바로 눕히고 양쪽 다리를 중립위로 한 다음 검사자의 앞팔은

배(복부)를 가로질러 골반을 고정하고 반대편 앞위엉덩뼈가시를 손으로 잡는다. 그다음 검사자는 다른 한 손으로 환자의 발목을 잡고 발을 벌릴 수 있는 만큼 벌리게 한다(그림 36). 검사자는 환자의 엉덩관절 벌림의 마지막 지점에서 골반을 움직이려는 것을 느낄 수 있을 것이다. 한쪽의 엉덩관절을 최대로 펴면서 반대쪽 엉덩관절도 동시에 펴보면 간단히 양쪽을 비교해 볼 수 있다.

엉덩관절 벌림은 각 다리의 벌림각도를 정확히 측정하여 기록할 수 있으며 엉덩관절을 완전히 벌렸을 때 양쪽 다리의 안쪽복사뼈(internal malleolus)의 간격을 측정할 수도 있다(그림 38). 벌림은 모음보다 흔히 병변에 의해서 제한된다.

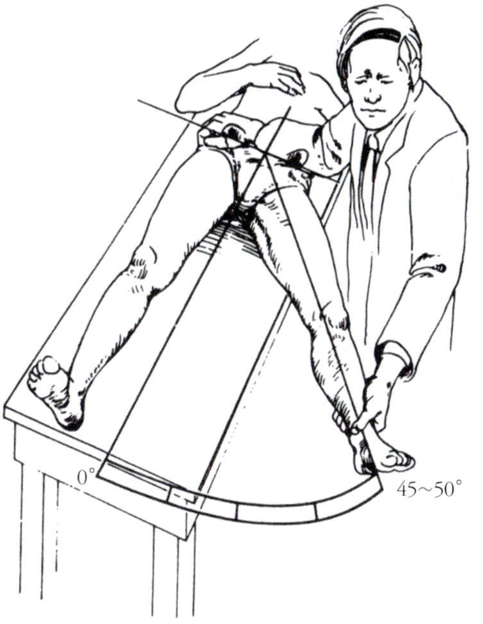

그림 36. 엉덩관절의 정상 벌림은 45~50°이다.

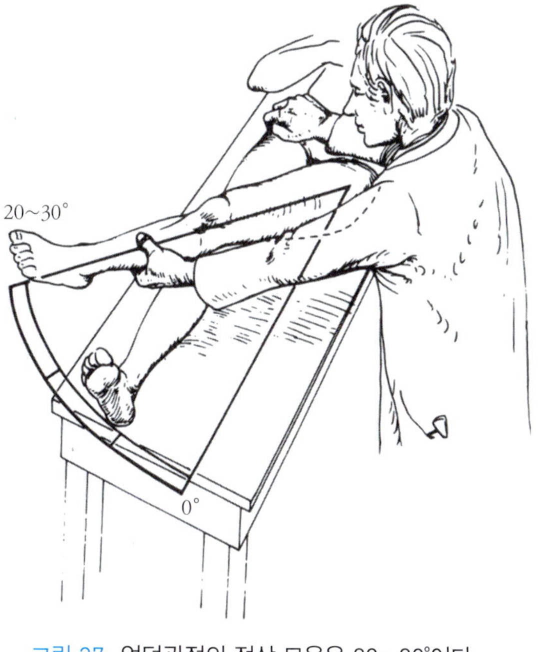

그림 37. 엉덩관절의 정상 모음은 20~30°이다.

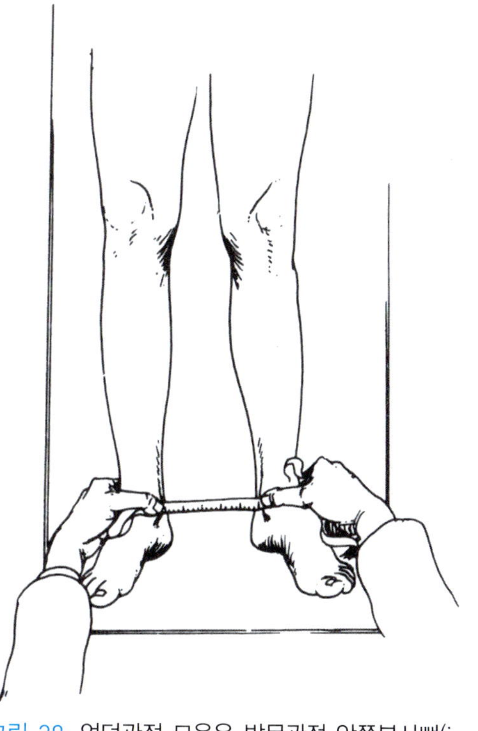

그림 38. 엉덩관절 모음은 발목관절 안쪽복사뼈(internal malleolus) 사이의 거리를 측정해서 평가할 수 있다.

(4) 모음: 20~30°: 환자는 그대로 똑바로누운자세를 유지하고 검사자는 한 손으로 골반을 고정하고 다른 한 손으로는 발목을 잡고 신체의 정중선을 가로질러 반대쪽 다리로 움직인다. 검사자는 엉덩관절 모음의 마지막 지점에서 골반을 움직이려는 것을 느낄 수 있을 것이다. 모음의 운동각도를 측정하고 반대쪽도 같은 방법으로 검사한다(그림 37). 넙다리가 너무 굵은 사람은 연부조직 때문에 어느 정도 엉덩관절 모음 운동범위의 제한을 받게 된다.

(5) 안쪽돌림: 35°, 가쪽돌림: 45°: 엉덩관절 회전을 측정할 때는 엉덩관절 폄 상태와 엉덩관절 굽힘 상태에서 시행하는 것은 중요하다. 왜냐하면, 한 상태에서 회전이 가능해도 다른 상태에서는 회전이 제한될 수 있기 때문이다. 그러나 보행 시에는 엉덩관절이 펴 있기 때문에 엉덩관절 폄 상태는 회전을 검사하는 것이 더욱 중요하다. 환자를 똑바로 눕힌 자세에서 양쪽 다리를 펴게 하고 검사자는 진찰대의 환자 발쪽에 서서 환자의 발목관절 복사뼈(ankle malleolus)의 바로 위를 잡고 엉덩관절을 안쪽돌림, 가쪽돌림시킨다. 무릎뼈(슬개골)의 몸쪽

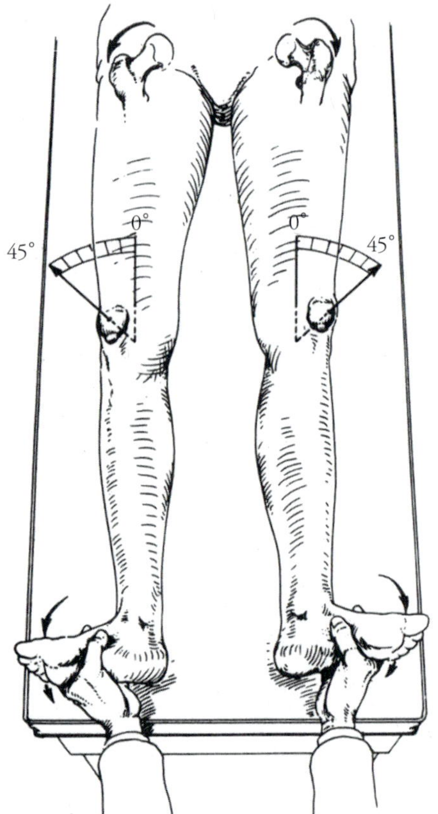

그림 39. 엉덩관절의 정상 가쪽돌림은 45°이다.

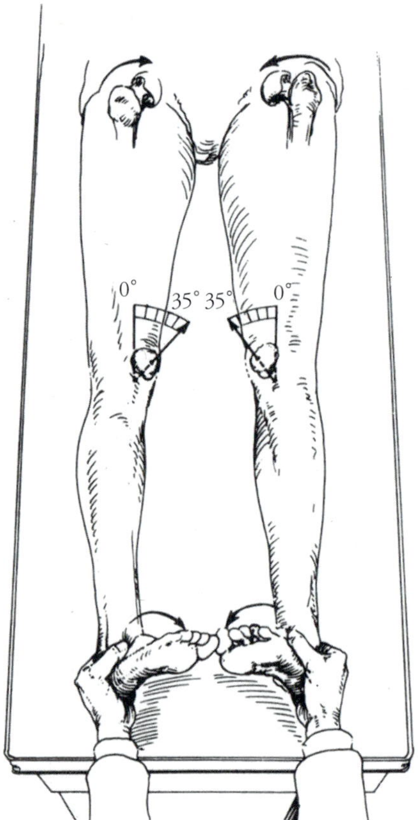

그림 40. 엉덩관절의 정상 안쪽돌림은 35°이다.

끝을 지침으로 회전각도를 측정한다(그림 39, 40).

이 검사의 다른 방법(alternate test method)

환자를 똑바로 눕히고 양쪽 무릎을 구부려 진찰대 밑으로 내려놓는다. 넙다리를 움직이지 못하도록 고정하고 발목을 잡고 정강뼈와 종아리뼈를 지렛대로 삼아 엉덩관절을 안쪽돌림시킨다. 이 자세에서 정강뼈는 엉덩관절의 돌림각도를 측정하는데 있어 유용한 지침이 되며 약간의 각도의 차이도 잘 구별할 수 있게 된다. 이와 같은 방법으로 반대쪽 엉덩관절 돌림각도를 측정하고 그 소견을 비교한다.

때로 엉덩관절을 펴서 측정한 돌림각도가 엉덩관절을 굽혀서 측정했을 때와 차이가 나는 경우가 있다. 엉덩관절 돌림을 굽힌상태에서 측정하려면 환자를 진찰대에 걸터앉게 하여 엉덩관절과 무릎관절이 90°가 되도록 하고 검사자는 측정할 때 넙다리를 움직이지 않도록 고정한다. 그다음 발목을 잡고 정강뼈와 종아리뼈를 지렛대로 삼아 앞에서와 같은 방법으로 엉덩관절을 안쪽돌림, 가쪽돌림시킨다(그림 41).

엉덩관절의 과도한 안쪽돌림 또는 가쪽돌림이 될 수 있는 요인 중에 하나는 넙다리뼈목(femoral neck)의 기울어진 각도에 따른 앞방향경사(전경, anteversion)나 뒤방향경사(후경, retroversion)이다. 정상에서는 넙다리뼈의 세로축(장축)과 넙다리뼈의 안쪽·가쪽 위관절융기(medial and lateral epicondyle)에 대한 넙다리목(femoral neck)의 경사도는 15° 앞으로 기울어져 있다(그림 42, 43). 이 전방각도가 증가되면(과도한 전경) 안쪽돌림이 증가된다. 안짱다리로 걷는 사람은 전방각도가 증가되어 있기 때문이다. 반대로, 전방각도가 감소되면 가쪽돌림이 증가된다. 양반다리 또는 팔자보행을 하는 사람은 과도한 뒤방향경사(후경)가 되어 있기 때문이다. 일반적으로 소아는 성인보다 전경의 각도가 크다(그림 44~48). 또한

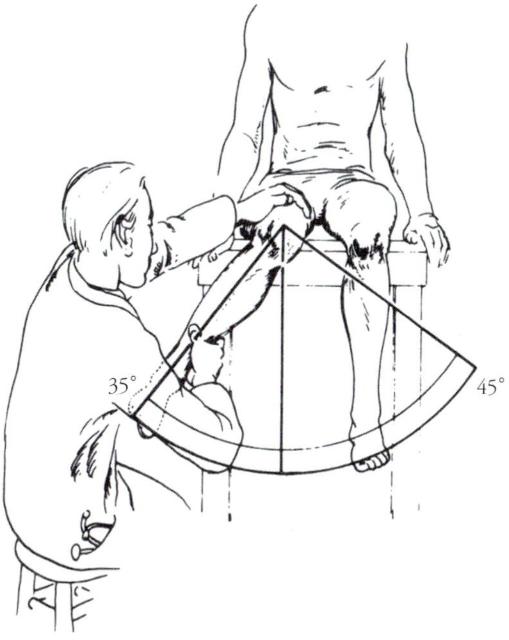

그림 41. 엉덩관절을 굽힌 자세에서 안쪽돌림과 가쪽돌림 검사

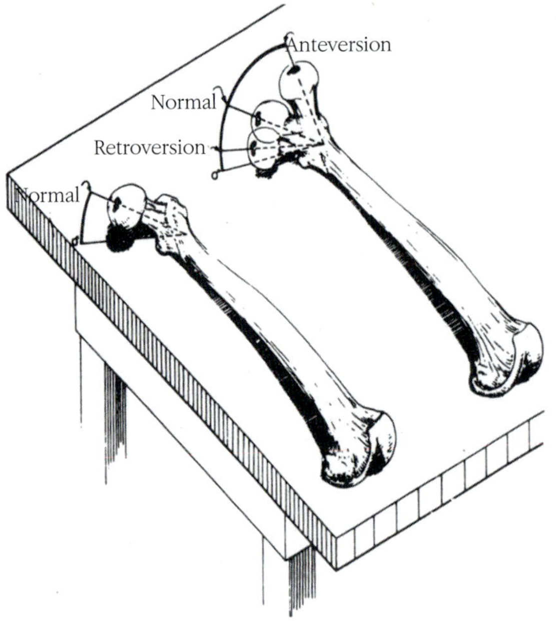

그림 42. 좌: 정상 넙다리뼈 목의 앞방향경사. 오른쪽: 넙다리뼈 목의 과도한 앞방향경사(anteversion)와 뒤방향경사(retroversion)

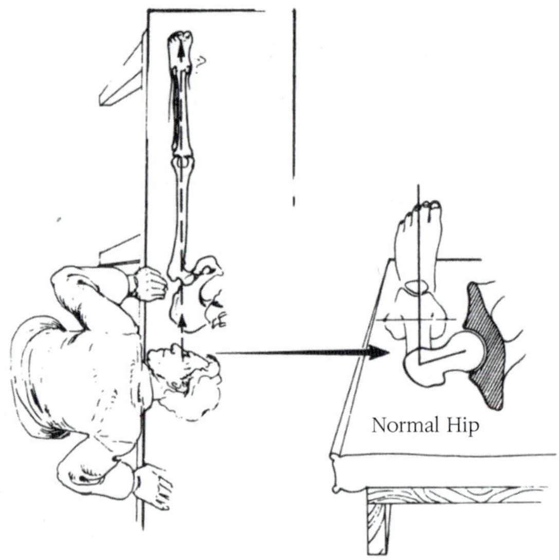

그림 43. 정상 엉덩관절과 하지의 해부(tunnel view)

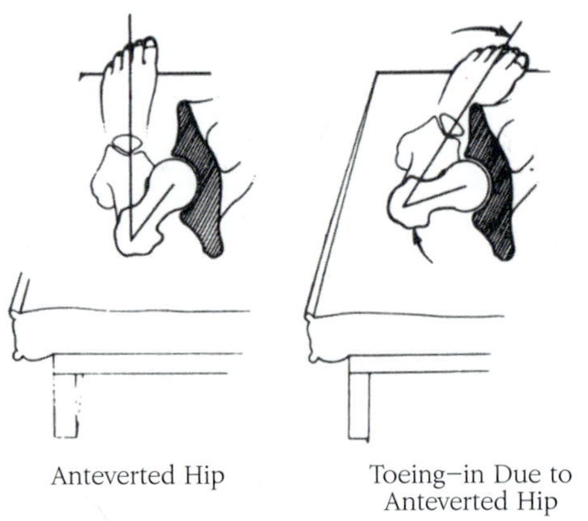

그림 44. 과도한 앞방향경사(excessive anteversion)는 안짱다리로 걷게 된다(toe in gait).

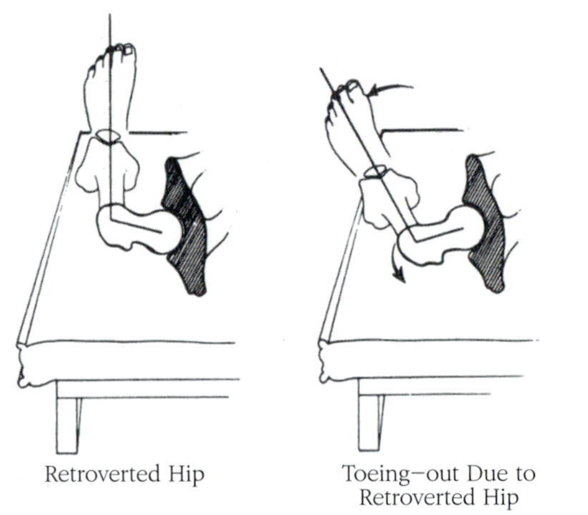

그림 45. 과도한 뒤방향경사(excessive retroversion)는 팔자걸음을 걷게 된다(toe out gait).

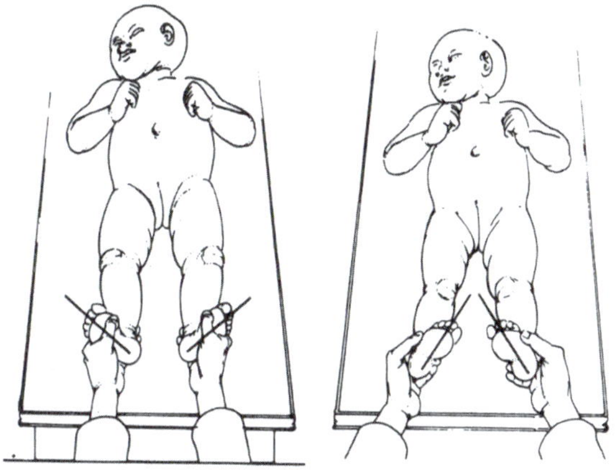

Normal Ext. Rotation　　Normal Int. Rotation

그림 46. 소아의 정상적인 넙다리 돌림

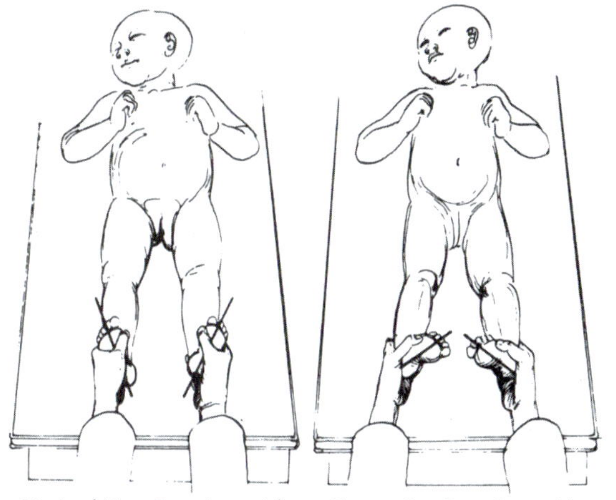

Limited Ext. Rotation with Anteverted Hip　　Excess Int. Rotation with Anteverted Hip

그림 47. 과도한 앞방향경사(전경, anteversion)은 성인보다 소아에 많다.

사춘기에 급성장한 젊은 사람은 넙다리뼈머리끝분리증(slipped capital femoral epiphysis)이 생기며 보통 넙다리뼈머리는 후하방으로 미끄러져 넙다리뼈목은 상대적으로 후경증이 생기게 되어 안쪽돌림은 제한되고 가쪽돌림이 증가하게 된다.

골관절염은 엉덩관절의 모든 운동을 제한시키지만 그중에서도 특히 안쪽돌림과 모음에 가장 큰 영향을 미치게 된다.

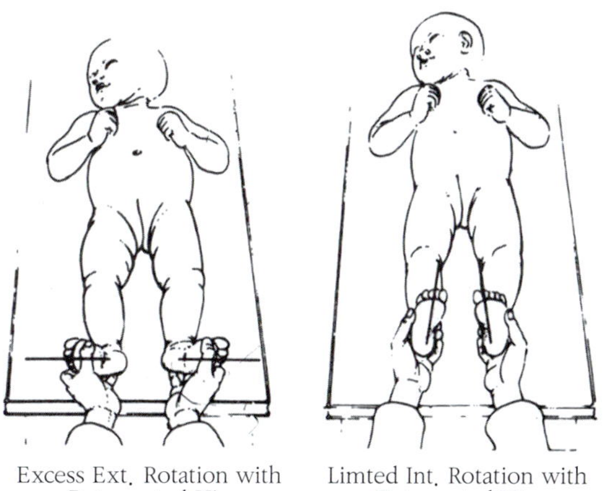

Excess Ext. Rotation with Retroverted Hip　　Limted Int. Rotation with Retroverted Hip

그림 48. 넙다리뼈의 과도한 뒤방향경사(후경, retroversion)

5 신경학적 검사(neurologic examination)

엉덩관절의 신경학적 검사는 근력검사와 감각검사로 나누어진다.

1) 근력검사(muscle testing)

근력검사는 근육의 기능에 따라 굽힘근군, 폄근군, 모음근군, 벌림근군으로 나누어 검사한다. 이러한 근군은 개개의 다른 말초 신경의 지배를 받고 있으며 대부분의 경우 다른 신경학적 레벨에서 신경 지배를 받고 있기 때문에 이 검사는 임상적으로 중요한 의미를 갖는다. 척수에서부터 근육에 이르기까지 분포되는 말초신경의 이상 유무는 근력검사로서 어느 정도 평가할 수 있다.

(1) 굽힘근군

주동근 엉덩허리근(장요근, iliopsoas)

넙다리신경(대퇴신경, femoral nerve) L1, 2, 3

보조근 넙다리곧은근(대퇴직근, rectus femoris)

엉덩허리근을 검사하려면 환자에게 진찰대에 걸터앉아 다리를 늘어뜨리게 한다. 검사자는 한 손으로 환자의 골반을 고정하고 다른 한 손으로는 환자의 무릎 위의 넙다리를 고정한 다음 환자에게 두 무릎을 올려보라고 하고 검사자는 그 반대 방향으로 저항을 준다(그림 49). 환자가 이겨낼 수 있는 최대의 저항을 결정한 다음 반대쪽 엉덩허리근의 근력검사도 시행하여 근력을 비교한다. 엉덩허리근은 무릎관절 수술 후에 근력이 약해지는 경우도 있다. 환자의 최대 저항을 결정한 다음 근력에 따라 검사자의 소견을 기록한다(도표 1).

도표 1. 근력 등급 차트

급력 등급	설 명
5-Normal	중력과 충분한 저항을 이겨내면서 관절운동 범위를 완전히 할 수 있을 때의 근력
4-Good	중력과 약간의 저항을 이겨내면서 관절운동 범위를 완전히 할 수 있을 때의 근력
3-Fair	중력만을 이겨내면서 관절운동 범위를 완전히 할 수 있을 때의 근력
2-Poor	중력에 대한 수평방향의 위치에서 관절운동 범위를 완전히 할 수 있을 때의 근력
1-Trace	약간의 근수축은 보이지만 관절운동이 전혀 일어나지 않을 때의 근력
0-Zero	근수축이 전혀 없을 때의 근력

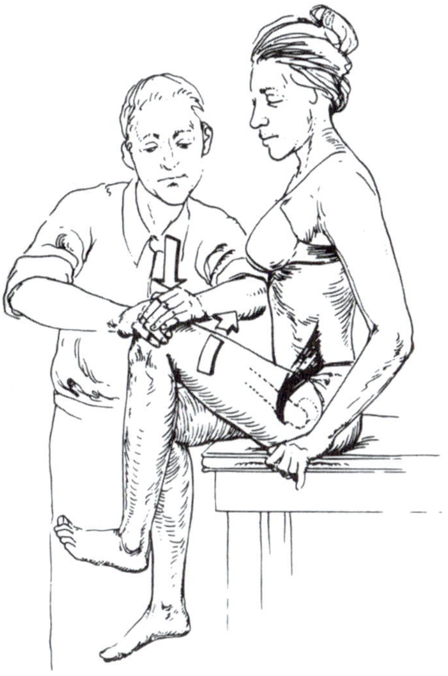

그림 49. 엉덩허리근(장요근, iliopsoas)의 근력 검사

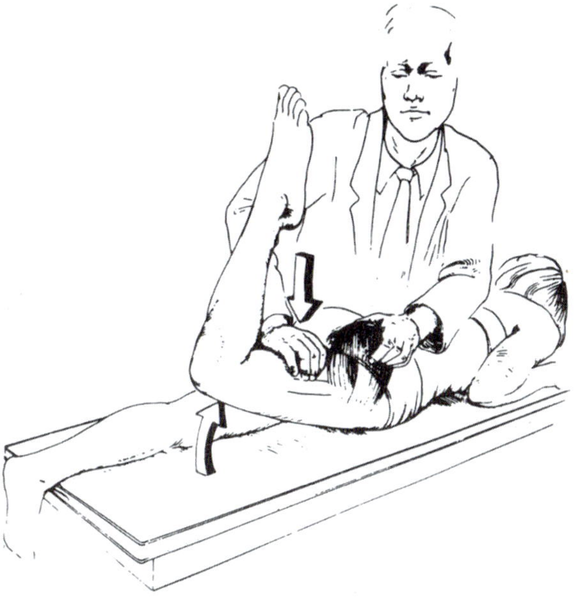

그림 50. 큰볼기근(대둔근, gluteus maximus)의 근력검사

(2) 폄근군

주동근 큰볼기근(대둔근, gluteus maximus)

아래엉덩신경(하둔신경, inferior gluteal nerve, S1)

보조근 넙다리뒤근(hamstring)

큰볼기근을 검사하려면 환자를 엎드려 눕게 하고 무릎을 구부려 큰볼기근의 엉덩관절 폄을 넙다리뒤근이 돕지 못하게 한다. 검사자의 앞팔은 엉덩뼈능선 위에 놓고 골반을 고정한 다음 환자에게 다리를 위로 올려 보라고 한다. 이때 검사자의 다른 한 손은 넙다리 뒤쪽면에서 하방으로 내려 누른다. 검사하는 동안 큰볼기근의 근 긴장(muscle tone)을 만져보도록 한다(그림 50). 반대쪽도 검사하고 비교해 본다.

넙다리뒤근(hamstring) 검사는 무릎관절검사를 참조한다(p. 275).

(3) 벌림근군

주동근 중간볼기근(중둔근, gluteus medius)

위볼기신경(상둔신경, superior gluteal nerve, L5)

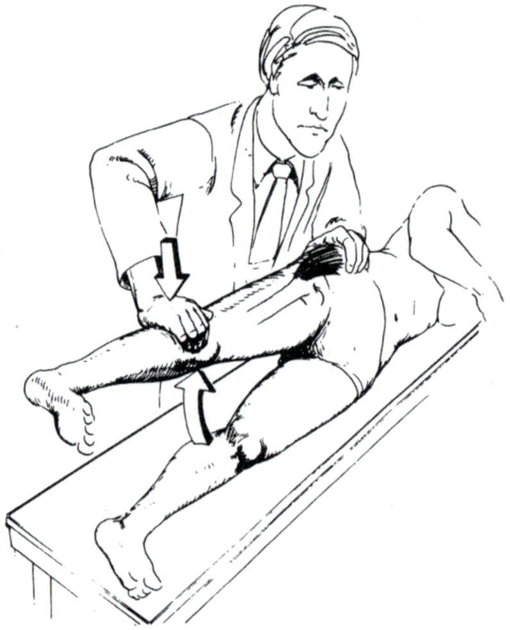

그림 51. 벌림(abduction)의 근력검사

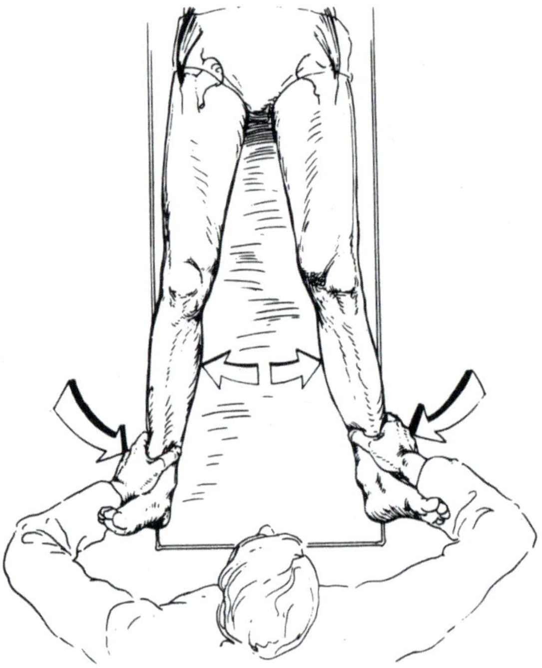

그림 52. 벌림근과 근력검사의 한 방법

보조근 작은볼기근(소둔근, gluteus minimus)

벌림근을 검사하려면 환자를 옆으로 눕게 한다. 검사자는 한 손으로 엉덩뼈능선과 엉덩뼈결절을 잡아 골반을 고정시킨 다음 환자에게 다리를 위로 올려 보라고 한다. 환자가 그렇게 했을 때 검사자는 넙다리의 가쪽을 모음 방향으로 눌러보며 근력 강도를 측정한다. 검사자는 검사를 실시하는 동안 중간볼기근을 만져보도록 한다(그림 51).

이 검사의 다른 방법(alternate test method)

환자를 똑바로 눕게 하고 양쪽 다리를 약 20° 벌리게 한다. 검사자는 양손을 환자의 무릎관절 가쪽에 놓고 환자에게 "다리를 벌려보세요" 하면서 다리를 벌릴 때 바깥쪽에서 안쪽으로 저항을 준다. 이 검사는 동시에 양다리의 엉덩관절 벌림근을 비교해 볼 수 있는 방법이다(그림 52).

(4) 모음근군

주동근 긴모음근(장내전근, adductor longus)

페쇄신경(obturator nerve, L2, 3, 4)

보조근 짧은모음근(단내전근, adductor brevis)
큰모음근(대내전근 adductor magnus)
두덩근(치골근, pectineus)
두덩정강근(박근, gracilis)

검사자는 환자를 옆으로 눕게 하고 엉덩관절을 벌리게 한다. 검사자는 한 손으로 환자의 무릎관절 안쪽을 받치고 저항을 주면서 환자에게 다시 몸의 정중선을 향하여 엉덩관절을 모으도록 한다. 검사자는 환자가 이겨낼 수 있는 최대 저항을 결정한 다음 반대쪽도 검사하여 소견을 비교해 본다.

이 검사의 다른 방법(alternate test method)

환자는 앉은 자세 또는 똑바로 누워 다리 벌린 자세를 취한다. 검사자는 환자에게 다리를 안으로 오므려 보라고 한 다음 환자의 양쪽 무릎관절을 안쪽에서 가쪽으로 저항을 준다. 이 검사는 양쪽 엉덩관절 모음근의 근력을 바로 비교해 볼 수 있는 방법이다(그림 53).

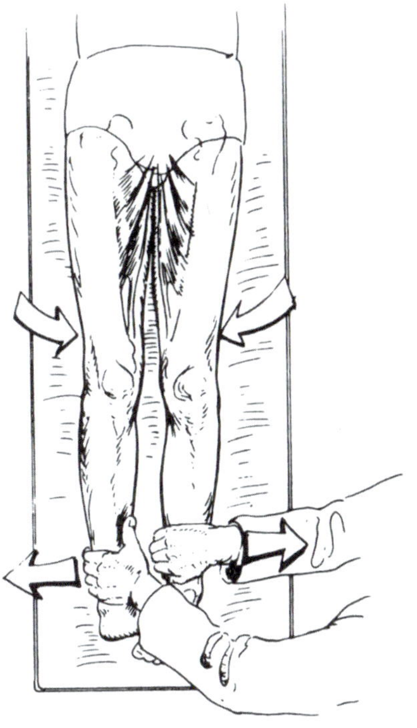

그림 53. 모음근의 근력검사

2) 감각검사(sensation test)

하위 가슴척수신경(흉수, thoracic spinal nerve), 허리척수신경(요수, lumbar spinal nerve), 엉치척수신경(천수, sacral spinal nerve)의 신경뿌리(신경근, nerve root)에서 이는곳(origin)인 신경이 넙다리, 엉덩관절 골반 주변의 감각을 지배하고 있다. 개개의 신경학적 레벨은 띠(band)의 형태로 또는 피부분절(dermatome)로 지배하고 있다. 대개 앞배벽(anterior abdominal wall)의 피부분절은 약간 비스듬히 띠의 형태로 가로방향으로 배치되고 있다. 배꼽(umblicus) 위치의 피부분절은 T10이 지배하며 샅고랑인대 바로 위는 T12, 그 사이는 T11이 지배하고 있다. 샅고랑인대 바로 아래와 넙다리의 바로 윗면은 L1이 지배한다. 무릎뼈 바로 위는 L3가 지배하고 그 중간은 L2가 지배한다(그림 54).

볼기피부신경(둔피신경, L1, 2, 3의 후방 제1 분지)은 엉덩뼈능선의 뒤쪽을 넘어서 ① 엉

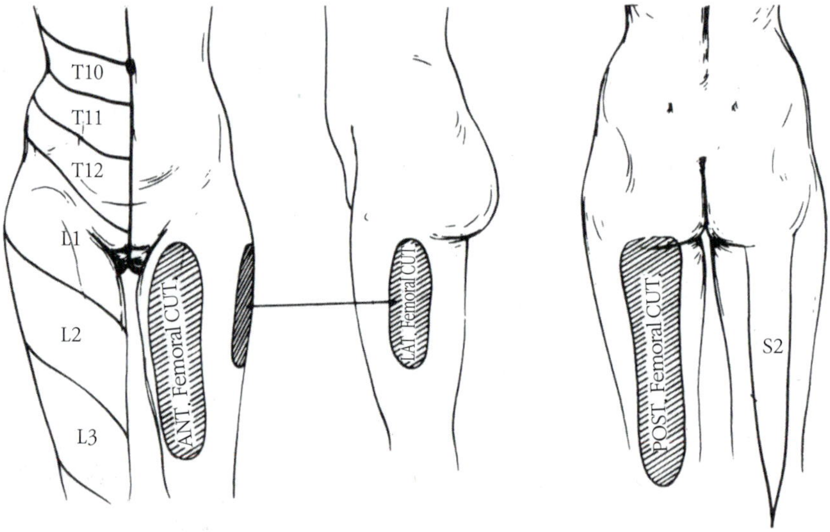

그림 54. 엉덩관절과 골반의 감각 분포

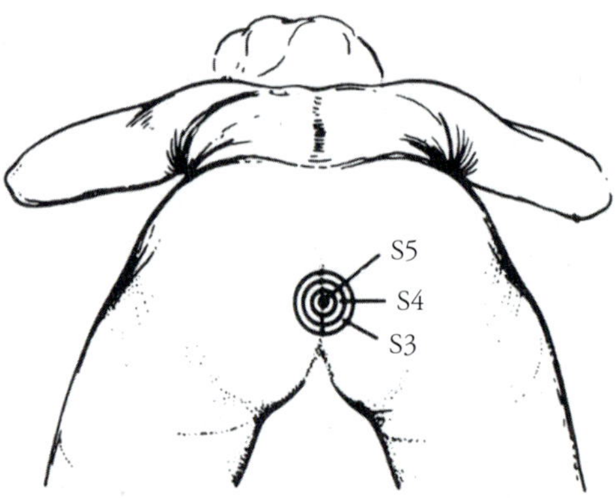

그림 55. 항문 주위의 감각 세포

덩뼈능선, ② 뒤위엉덩뼈가시와 엉덩뼈결절의 중간부, ③ 엉덩이의 감각을 지배하고 있다(그림 24). 뒤넙다리피부신경(posterior cutaneous nerve of the thigh)(S2)은 넙다리 뒷면의 엉덩이피부주름(gluteal crease)에서 오금부위(popliteal)를 넘어서까지 세로의 긴 띠의 형태를 이룬 피부 감각을 지배한다. 가쪽넙다리피부신경(lateral cutaneous nerve of the thigh)(S3)은 넙다리가쪽피부를 커다란 타원형 모양으로 지배하고 있다(그림 54).

항문 주위의 피부분절은 세 개의 동심원이 고리 모양으로 되어 있으며 S3(회음부의 가쪽고리), S4, S5(회음부의 안쪽고리)의 지배를 받고 있다(그림 55).

6 특수검사

1) 트렌데렌버르그 검사(Trendelenburg test)

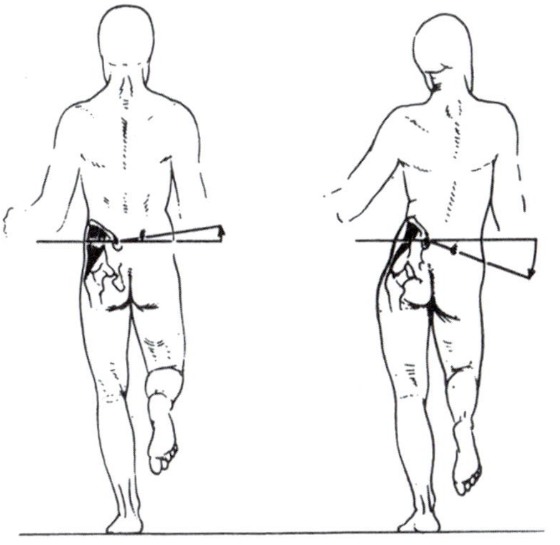

그림 56. 트렌데렌버르그 검사(trendelenburg test)
왼쪽: 음성, 오른쪽: 양성

이 검사는 중간볼기근의 근력을 평가하기 위하여 고안된 방법이다. 환자의 뒤에 서서 뒤위엉덩뼈가시 위의 보조개 같은 오목한 곳을 관찰한다. 정상적으로 환자가 양다리에 체중을 주고 서 있을 때 양쪽의 오목한 곳은 같은 높이에 위치하게 된다. 그다음 환자에게 한쪽 다리로 서 있어 보라고 말한다.

만일 한쪽 다리로 똑바로 서 있다면 딛고 있는 다리의 중간볼기근은 반대쪽 다리가 지면에서 떨어지자 마자 곧 수축하게 되며, 들고 있는 다리의 골반은 위로 올라가게 된다. 이러한 골반 상승은 딛고 있는 다리의 중간볼기근이 정상 기능이라는 것을 의미하는 것이다(트렌데렌버르그 징후 음성)(그림 56). 그러나 만일 들고 있는 다리의 골반이 그대로 있거나 내려가게 되면 딛고 있는 다리의 중간볼기근은 약하거나 제기능을 못하고 있다는 것을 의미한다(트렌데렌버르그 징후 양성)(그림 56).

보행을 할 때 중간볼기근의 근력이 정상이라면 유각측의 골반하강이나 불안전성을 방지하게 된다. 만일 중간볼기근의 근력이 약하면 환자는 골반하강에 따른 불안정성에 대한 반작용으로 특유한 트렌데렌버르그 파행 또는 중간볼기근 파행을 나타나게 된다(보행검사 참조). 중간볼기근을 약화시키는 여러 가지 질병이 있다. 예를 들면 안굽이엉덩관절(내반고, coxa vara), 큰돌기 골절, 넙다리뼈머리끝분리증(slipped capital femoral epiphysis)과 같이 중간볼기근의 닿는곳과 이는곳이 접근하고 있을 뿐 아니라 엉덩관절의 정상 기능이 소실되어 있다. 또한 소아마비(poliomyelitis), 수막척수탈출증(척수수막류, meningomyelocele) 척수관 내에서의 신경 손상과 같은 신경학적 문제는 중간볼기근의 척수 변성을 초래하게 된다.

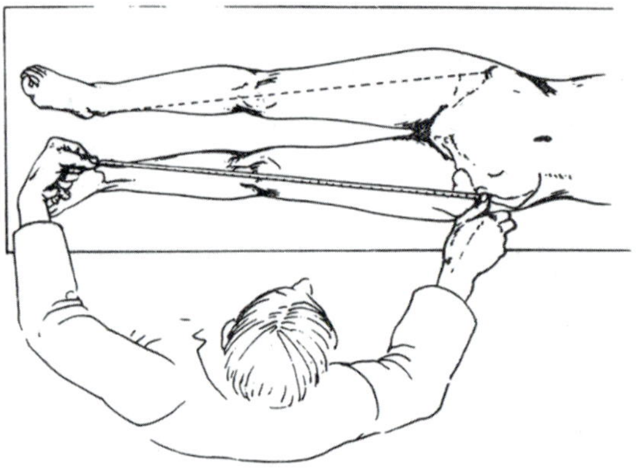

그림 57. 실제 다리 길이 차이를 측정하려면 두 지점의 고정된 뼈 사이의 길이를 측정한다.

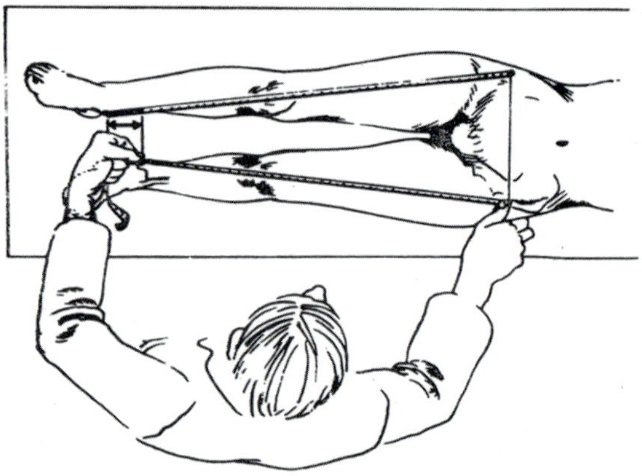

그림 58. 실제 다리 길이 차이(true leg length discrepancy)

2) 다리 길이 차이의 검사

검사자가 시진을 할 때 환자의 다리 한쪽이 짧다고 느껴지면 실제로 다리 길이가 차이가 있어서 그런 것인지 단지 보기에만 짧아 보이는 것인지를 알아보기 위하여 다음 검사를 실시한다.

(1) 실제 다리 길이 차이(true leg length discrepancy): 실제 다리 길이 차이를 측정하려면 환자의 양쪽 다리를 정확하게 비교해 볼 수 있는 자세로 하여 앞위엉덩뼈가시(ASIS)에서부터 발목관절 복사뼈(medial malleolus)까지 측정한다(그림 57). 줄자를 앞위엉덩뼈가시 바로 위에 직접 대면 미끄러지기 쉽기 때문에 앞위엉덩뼈가시 바로 아래의 약간 오목한 곳에서 측정한다. 양쪽 다리의 길이가 차이가 나면 한쪽 다리가 짧다는 것을 의미한다(그림 58).

정강뼈와 넙다리뼈 중 어느 쪽에 다리 길이 차이의 원인이 있는지를 알아보려면 환자를 진찰대 위에 똑바로 눕게 하고 무릎을 90° 정도 구부려 발바닥을 진찰대에 고정시켜 놓는다. 만일 한쪽 무릎이 반대쪽보다 높다면 그 쪽 다리의 정강뼈가 긴 것이며(그림 59 A) 무릎이 반대쪽 무릎보다 앞으로 튀어나와 있으면 그쪽 다리의 넙다리뼈가 길다는 것을 나타내는 것이다(그림 59 B). 사실상 다리 길이가 짧은 원인은 소아마비나 청소년기에 골단부 골절 때문일 수 있다.

(2) 외견상 다리 길이 차이(apparent leg length discrepancy): 외견상 다리 길이 차이(사실상 뼈의 길이의 차이는 없다)를 검사하기 전에 사실상 다리 길이 차이가 있는지 없는지

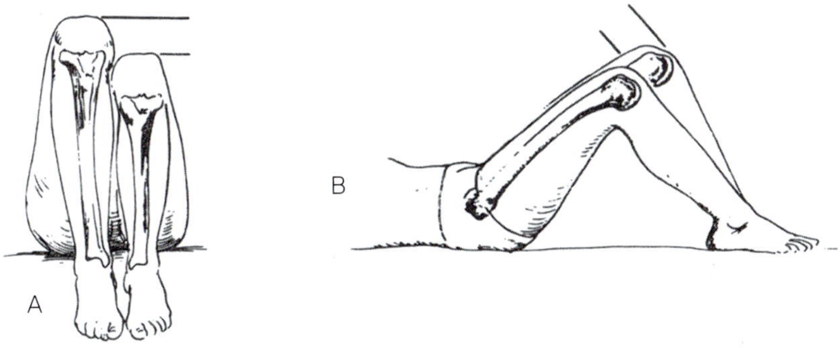

그림 59. A. 정강뼈 길이 차이, B. 넙다리 길이 차이

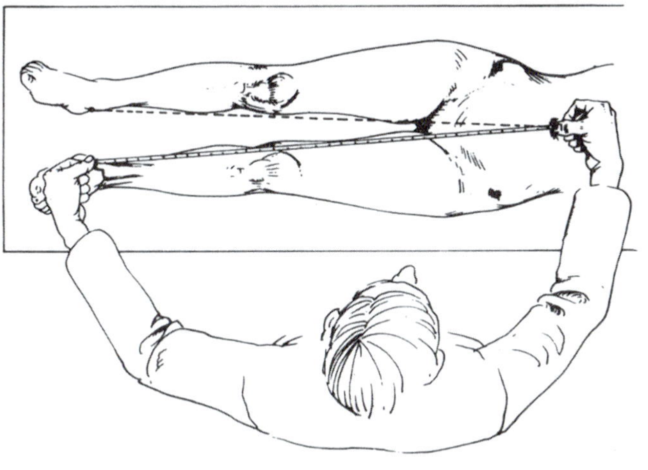

그림 60. 외견상 다리 길이 차이(apparent leg length discrepancy)를 측정하기 위하여 고정점(발목관절 내과)에서 비고정점(배꼽)까지 측정한다.

를 확인해 보아야 한다.

외견상으로 다리 길이가 짧아 보이는 것은 골반기울임이나 엉덩관절의 모음 또는 굽힘 때문일 것이다. 시진할 때 환자가 서 있는 동안 좌우의 앞위엉덩뼈가시나 뒤위엉덩뼈가시의 높이가 평행하지 않으면 골반 기울임을 의미한다. 환자를 진찰대 위에 똑바로 눕히고 가능한 한 양쪽 다리를 중립 위치로 하고 배꼽(또는 검상돌기, xiphisternal juncture)에서부터 발목관절 안쪽 복사뼈까지 측정한다(그림 60). 길이가 같지 않을 때는 외견상 다리 길이 차이를 의미한다(그림 61). 그러나 실제 다리 길이 차이는 없는 것이다(그림 62).

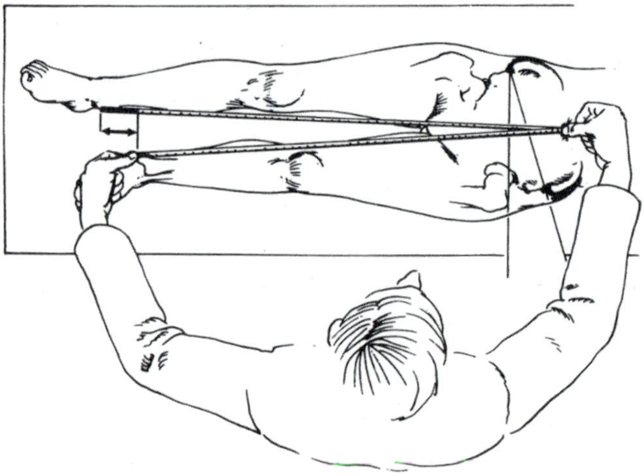

그림 61. 골반 기울임으로 인한 외견상 다리 길이 차이

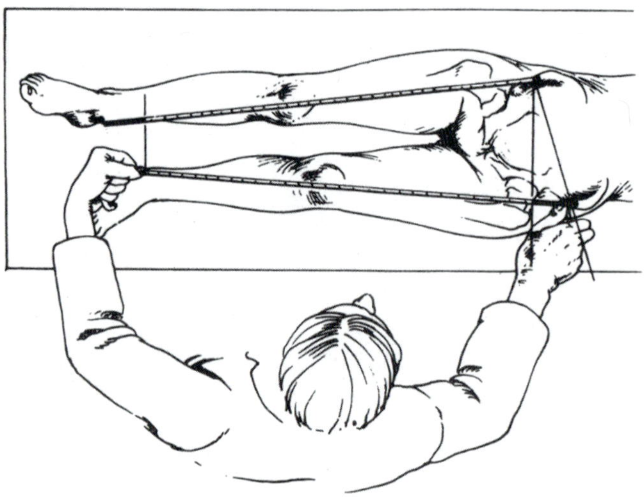

그림 62. 외견상 다리 길이 차이가 있어도 실제 다리 길이는 좌 · 우가 똑같다.

3) 엉덩정강인대 구축(장경인대 구축(iliotibial band contracture)에 대한 오버 검사(Ober test)

환측다리를 위로하여 환자를 옆으로 눕힌다. 환측다리의 무릎관절을 90°로 굽히고 엉덩관절을 가능한 한 벌리게 한다. 엉덩정강인대(장경인대)를 이완시키기 위하여 엉덩관절을 중립위로 유지한다(그림 63). 그다음 환자에게 벌리게 했던 다리의 힘을 풀게 하고 검사자는 받쳐주고 있던 손의 힘을 뺀다. 엉덩정강인대가 정상이라면 하지는 모음 위치로 떨어지게 된

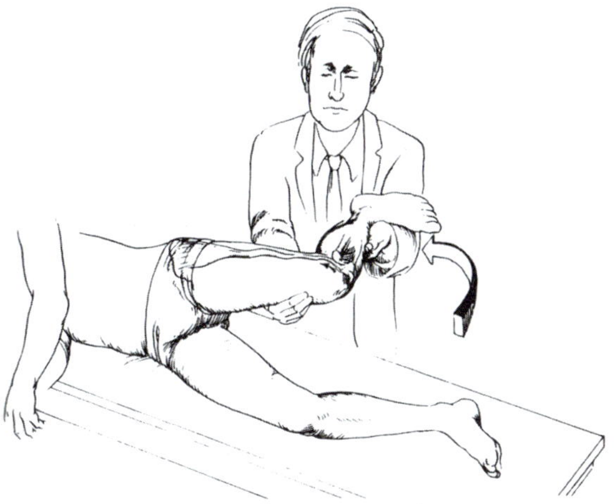

그림 63. 오버 검사(Ober test): 넙다리근막긴장근(대퇴근막장근, tensor fascia lata)의 구축에 대한 검사

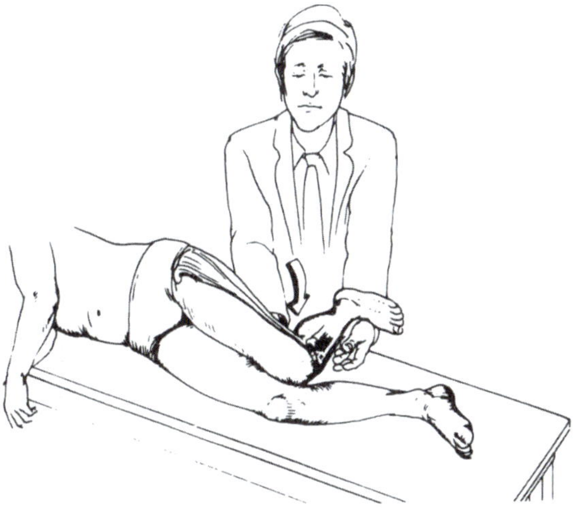

그림 64. 오버 검사 음성

다(그림 64). 그러나 넙다리근막긴장근(tensor fascia lata)이나 엉덩정강인대가 구축되어 있다면 다리의 힘을 빼도 그대로 벌림 위치로 남아 있게 된다(그림 65). 이와 같이 계속 벌림으로 되어 있는 상태는 소아마비(poliomyelitis)나 수막척수 탈출증(meningomyelocele)이 원인이 될 수 있다.

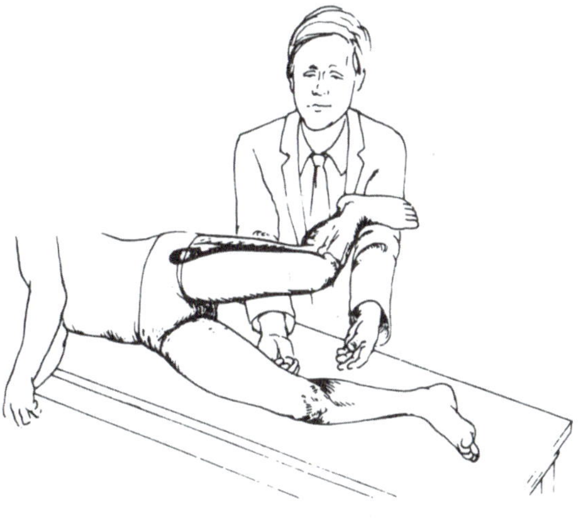

그림 65. 오버 검사 양성

4) 엉덩관절 굽힘 구축에 대한 토마스 검사(Thomas test)

토마스 검사에 관해서는 엉덩관절의 수동관절운동 범위검사에서 이미 기술하였다.

5) 선천성 엉덩관절 탈구에 대한 검사

(1) 오토라니 크릭 검사(Ortolani click test): 선천성 엉덩관절 탈구가 있을 때 굽힌 엉덩관절을 벌림, 가쪽돌림하면 넙다리뼈머리는 절구테두리(관골구 개연, acetabular rim)를 넘어 미끄러져 약간 벗어나게 되며 이때 딸가닥하는 소리를 느낄 수 있게 된다. 이 소리는 넙

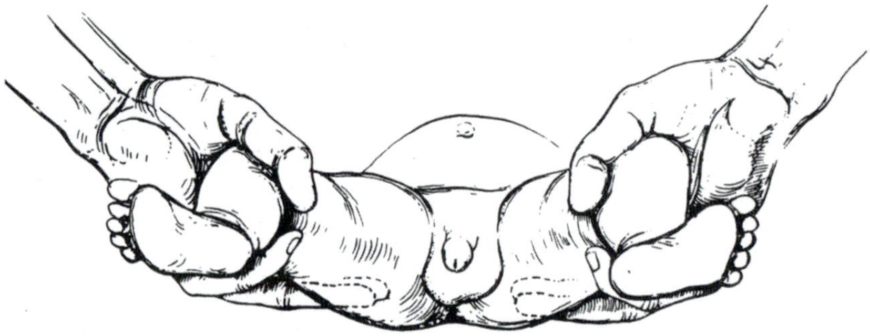

그림 66. 신생아에 있어서 양쪽 엉덩관절은 아무런 소리 없이 굽힘, 폄, 가쪽돌림할 수 있다.

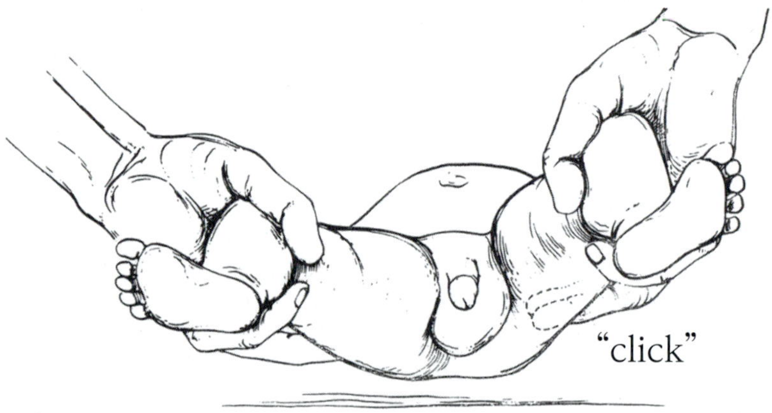

그림 67. 선천성 엉덩관절 탈구의 진단은 오토라니 클릭 검사(Ortolani click test)로 확인할 수 있다. 환측 엉덩관절은 정상측 엉덩관절 만큼 벌릴 수 없으며 엉덩관절을 정복할 때 딸가닥하는 소리가 나게 된다.

다리뼈머리가 절구관절(관골구, 비구, acetabulum)에 들어왔다가 벗어날 때 들리는 소리다. 선천성 엉덩관절 탈구는 환측의 엉덩관절 벌림이 제한된다(그림 66, 67)

(2) 텔레스코핑 현상(telescoping): 선천성 엉덩관절 탈구는 골반과의 관계에서 넙다리뼈를 밀고 당겨보면 진단할 수 있다. 한 손으로 무릎관절을 잡고 넙다리뼈를 잡아당긴다. 반대쪽 손으로 골반을 고정하고 엄지손가락을 큰돌기(대전자) 위에 올려놓는다. 넙다리뼈를 잡아당기면 큰돌기가 하방으로 움직이는 것을 느낄 수 있으며 다시 놓으면 제 위치로 되돌아간다. 큰돌기의 이러한 비정상적인 전후 동작(to-and-fro motion)을 텔레스코핑이라 부른다. 이것은 선천적 엉덩관절 탈구를 나타내는 것이다(그림 68).

(3) 엉덩관절 모음구축(hip adductor contracture): 엉덩관절을 90° 굽혀서 벌린다. 정

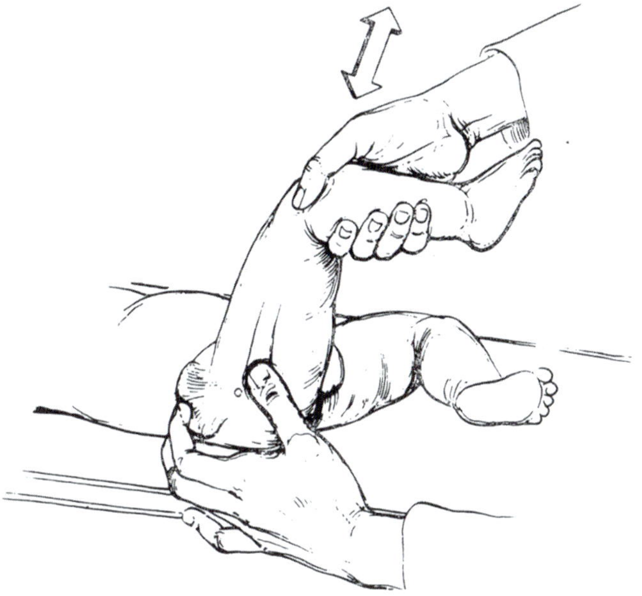

그림 68. 선천성 엉덩관절 탈구의 진단을 위한 텔레스코핑(telescoping) 현상

상적으로 양쪽 엉덩관절은 90° 벌림이 가능하다. 선천적으로 엉덩관절이 탈구된 어린아이(infant)는 20° 또는 그 이하로 벌림이 제한된다.

신생아의 한쪽 엉덩관절에 선천성 엉덩관절 탈구가 있을 때는 양쪽 엉덩관절의 벌림 각도의 차이를 볼 수 있을 것이다(그림 67).

7 관련 부위의 검사

흔히 1차적인 엉덩관절의 통증은 샅굴부위(서혜부)의 통증으로 인식하게 된다. 엉덩관절 뒤쪽면의 통증은 보통 허리뼈(요추)와 관련이 있으며 궁둥신경(sciatic nerve)의 주행을 따라서 일어나게 된다. 어떤 때에는 무릎관절이나 엉덩관절에 관련통이 일어나는 경우도 있다(그림 69).

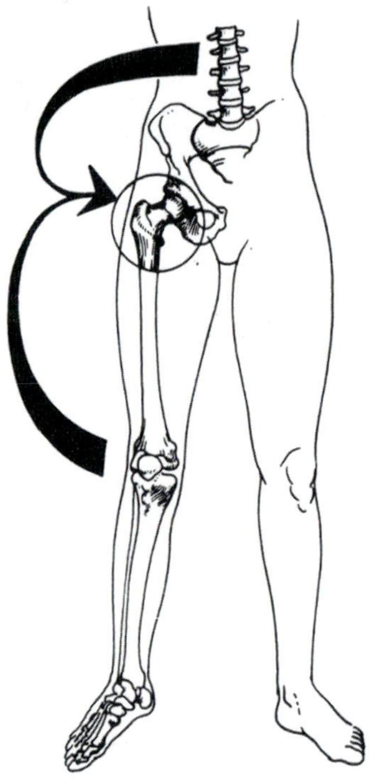

그림 69. 허리뼈(요추)와 무릎관절은 엉덩관절에 관련통을 일으킬 수 있다.

1) 직장의 검진(rectal examination)

이 진찰법은 꼬리뼈(미골, coccyx) 또는 엉치꼬리관절(천미관절, sacrococcygeal joint)을 직접 만져 볼 수 있는 가장 좋은 방법이기 때문에 골반 부위를 검진할 때 필수적인 검사의 한 부분이 된다. 직장을 검사하려면 환자를 옆으로 눕게 한다. 먼저 항문의 정상적인 주름 형태가 정상인지 아닌지를 관찰한다. 만약 조임근긴장(괄약근 긴장, sphincter tone)이 소실되었다면 항문은 편평(평활)하게 되고 항문 주위의 근육과 피부의 주름이 없어지게 된다(개방 항문, patulous anus). 수술용 고무장갑을 끼고 검지손가락에 윤활액을 바른다. 접촉하는 순간 항문조임근 반사(superficial anal reflex, S3, 4, 5)가 있는지 없는지를 관찰한다. 그다음 환자에게 항문조임근을 이완시키기 위하여 아랫배에 힘을 주게 하면 별로 불쾌감 없이 검사자의 손가락을 직장 안으로 집어넣을 수 있다. 항문의 안쪽은 평활하게 되어

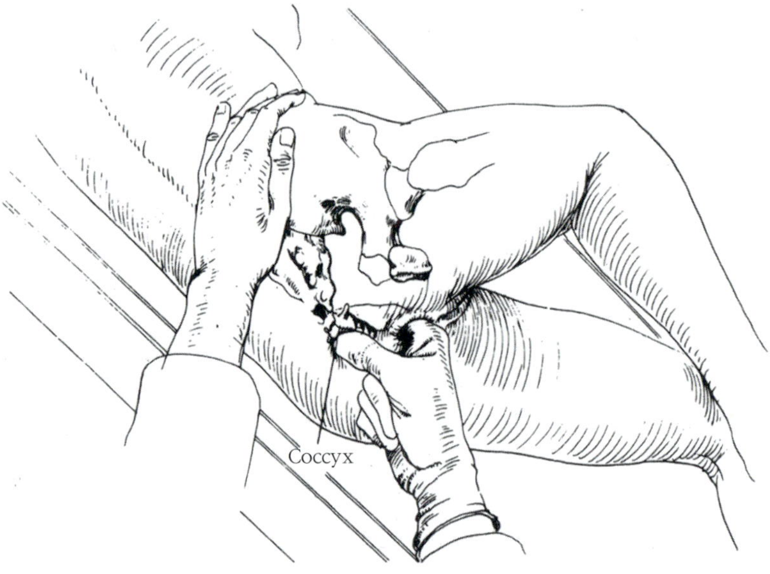

그림 70. 꼬리뼈(미골, coccyx)와 엉치꼬리관절(천미관절, sacrococcygeal joint)의 촉진

있고 심부 조임근을 손가락으로 감지할 수 있다(심부항문반사, deep anal reflex, S5). 심부 항문반사의 소실은 S5의 결함을 의미하는 것이다. 검사자는 가능한 한 직장 안으로 손가락을 집어넣고 손가락을 회전해서 손가락의 바닥면을 꼬리뼈를 향해 놓는다. 검사자의 엄지손가락은 직장 밖에서 검지손가락은 직장 안에서 꼬리뼈를 만져본다. 이것을 한 단위로 하여 엉치꼬리관절에서 움직여 본다(그림 70). 어떤 주된 압통점(꼬리뼈통증, 미골통, coccydynia)이 있는지를 살펴보아야 한다.

제7장

무릎관절(슬관절)의 검진

Physical examination of the knee

1. 시진(inspection)

2. 뼈의 촉진(bony palpation)
   1) 안쪽면(medial aspect)
   2) 가쪽면(lateral aspect)
   3) 도르래고랑과 무릎뼈(trochlear groove and patella)

3. 연부조직의 촉진(soft tissue palpation)
   1) 앞쪽면(anterior aspect)
   2) 안쪽면(medial aspect)
   3) 제3구역–가쪽면(latearl aspect)
   4) 제4구역–뒤쪽면(posterior aspect)

4. 관절의 안정성 검사
   1) 곁인대(collateral ligament)
   2) 십자인대(cruciate ligament)

5. 관절운동 범위(ROM; range of motion)
   1) 능동관절운동 범위 검사(active range of motion test)
   2) 수동관절운동 범위 검사(passive range of motion test)

6. 신경학적 검사(neurologic examination)
   1) 근력검사(muscle testing)
   2) 감각검사(sensation test)
   3) 반사검사(reflex test)

7. 특수검사(special test)
   1) 맥머리 검사(McMurray test)
   2) 아프레이(Apley)의 압박검사와 견인검사
   3) 리덕션 크릭(reduction click)
   4) 바운스 홈 검사(bounce home test)
   5) 무릎뼈 연마검사(patellar grinding test)
   6) 무릎뼈 탈구와 아탈구의 불안검사(apprehension test for patellar dislocation and subluxation)
   7) 티넬 징후(Tinel sign)
   8) 무릎관절 삼출액 검사(knee joint efufsion test)

8. 관련 부위의 검사(examination of related area)

무릎관절의 검진

무릎관절은 신체에서 가장 큰 관절이며, 접번관절(경첩관절, ginglymus)로서 상당히 큰 운동범위를 가지고 있다. 팔꿉관절에서처럼 무릎관절의 가장 큰 운동범위는 굽힘(굴곡, flexion)이다.

무릎관절은 외상받기 쉬운 관절이다. 왜냐하면, 정강뼈와 넙다리뼈의 두 개의 지렛대 끝에 위치하고 있어서 최대의 스트레스를 받고 있기 때문이다. 더구나 무릎관절은 근육이나 지방층으로 보호받고 있지 못하기 때문에 관절 주위의 상태나 해부학적으로도 손상받기 쉽게 되어 있다.

무릎관절의 뼈의 외형은 돌출되어 있어서 쉽게 만져 볼 수 있으며 진단과정도 다른 관절보다 쉽게 되어 있다.

1 시진(inspection)

먼저 환자가 진찰실에 들어올 때 보행이 부드럽게 활동적인 동작으로 움직이는지를 살펴본다. 제 5 장에서 기술한 바와 같이 무릎관절은 유각기(swing phase) 동안 굽혀져 있으며 하지의 가속이 시작되면 넙다리네갈래근(quadriceps femoris)이 수축한다. 유각중기(mid stance) 후, 넙다리뒤근(hamstring)은 뒤꿈치닿기(heel strike)에서 완전히 펴지게 되며 입각기의 모든 시기에는 굽히게 된다.

환자의 보행을 분석한 후 환자에게 허리까지 상의를 벗으라고 말한다(속옷은 벗을 필요가 없다). 환자가 옷을 벗을 때와 구두나 스타킹을 벗을 때의 동작을 주의 깊게 관찰하고 무릎관절의 동통이나 강직(stiffness)을 보상하기 위한 이상한 동작을 하지 않는지를 살펴본다.

무릎관절의 부기(종창, swelling)는 국소적(윤활주머니)으로 부어있는가 또는 전체적(관절내)으로 부어있게 된다. 윤활주머니의 부기는 무릎뼈(무릎앞주머니염, prepatellar bursitis)에서나 정강뼈 결절(무릎아래주머니염, infrapatellar bursitis)에서 가장 흔히 발견된다. 때로 윤활주머니의 부기는 오금(슬와, popliteal fossa) 또는 정강뼈 결절의 안쪽면 위에 나타난다 [거위발(아족) 윤활주머니염, pes anserine bursitis].

관절내 출혈, 활액 분비의 원인이 되는 윤활막(synovium)의 자극(윤활막염, synovitis) 또

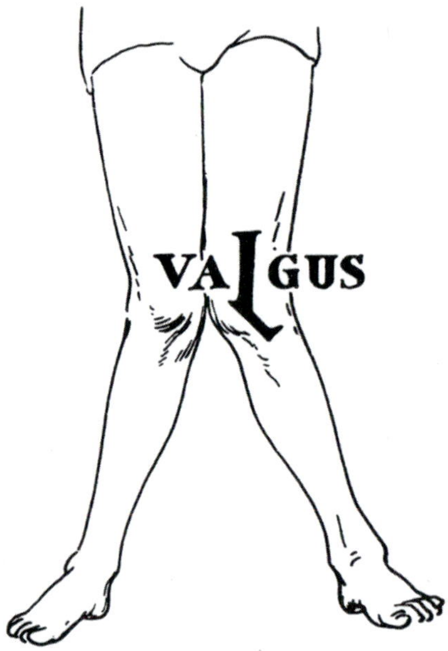

그림 1. 지나친 밖굽이각(과도한 외반각, excessive valgus angulation)

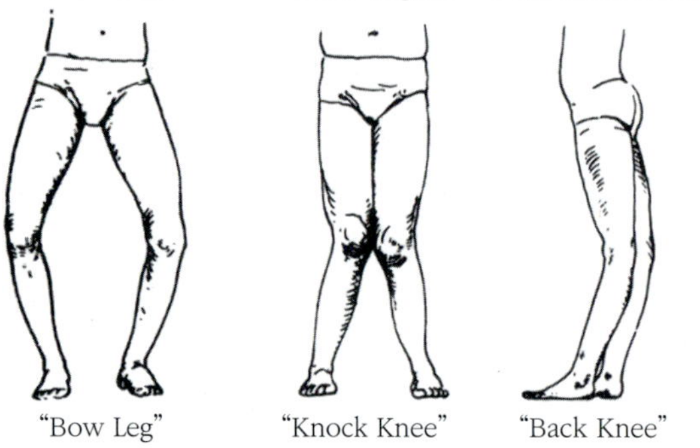

그림 2. 일반적인 무릎관절 기형

는 윤활막 비후(synovial thickening)는 무릎 전체에 부기가 급격하게 파급된다. 부분적 또는 전체적인 부기는 정상적인 무릎의 윤곽을 희미하게 만든다. 무릎관절에 부기가 있을 때는 보통 부기를 완화하기 위하여 약간 무릎을 굽히게 된다. 왜냐하면, 무릎관절의 용량은 폄(신전)보다 굽힘(굴곡)에서 크기 때문이다.

양쪽 무릎관절의 근 위축을 관찰하려면 특히 무릎관절 근처의 근육을 비교해 보아야 한다. 특히 안쪽넓은근(내측광근, vastus medialis)을 살펴본다. 이 근육은 무릎관절 수술 후에 위축되기 쉬운 근육이다.

무릎관절의 앞쪽면을 만져보려면 환자에게 무릎을 쭉 펴고 똑바로 서 있게 한다. 무릎뼈는 대칭으로 같은 높이에 있어야 한다. 정상적으로 정강뼈는 넙다리(대퇴)와 비교해 볼 때 약간 밖굽이(외반, valgus)로 되어 있다(그림 1). 밖굽이는 무릎관절과 먼쪽뼈(원위골)와의 관계로서 여기서는 무릎관절과 정강뼈의 관계를 말한다. valgus의 L자와 Lateral L자를 연상해서 생각하면 쉽게 기억할 수 있다. 밖굽이각(외반각, valgus angle)은 보통 여성에 있어서 더욱 현저하다. 무릎관절에서 흔히 볼 수 있는 두 가지의 기형은 과도한 밖굽이무릎(외반슬, knock knee)과 안굽이무릎(내반슬, bowleg)이다(그림 2).

환자가 똑바로 서 있을 때 측면에서 관찰하여 무릎관절을 완전히 펴고 있는지를 살펴본다. 환자가 무릎관절을 굽히고 있을 때 무릎을 똑바로 펴보라고 해도 펼 수 없을 때 특히 한쪽 무릎을 피지 못할 때는 무릎관절에 병변이 있는 것을 의미한다. 양쪽 무릎관절이 약간 지나치게 펴져 있는 것은 정상이다. 젖힌무릎(반장슬, genu recurvatum)은 여성 중에 많으며 느슨한 인대를 가지고 있는 사람에게 많다.

2 뼈의 촉진(bony palpation)

환자를 촉진하기 위하여 진찰대 끝에 앉도록 한다. 검사자는 환자와 마주 앉으면 쉽게 무릎을 촉진할 수 있다. 이러한 위치에서 검사자의 양발 사이에 환자의 발을 고정하고 양손은 검진하기 위하여 자유롭게 한다. 침상 환자는 바로누운자세(supine position)로 무릎을 90°로 굽힌다.

무릎관절을 완전히 펴면 어느 정도 무릎관절의 윤곽이 없어지지만 굽히면 피부는 팽팽해져서 뼈의 윤곽이 두드러지고 만져보기 쉬워진다. 또 체중 부하를 받지 않는 위치에서 구부리면 무릎관절 주위의 근육, 힘줄, 인대가 이완되어 뼈의 가시(돌기)나 관절 끝은 쉽게 만져볼 수 있다.

1) 안쪽면(medial aspect)

무릎관절을 만져보려면 검사자는 양손을 무릎관절 위에 놓고 손가락으로 뒷면 오금부에서 앞면까지의 무릎을 감싸도록 한다. 무릎관절의 앞면에 검사자의 엄지손가락을 놓고 무릎밑

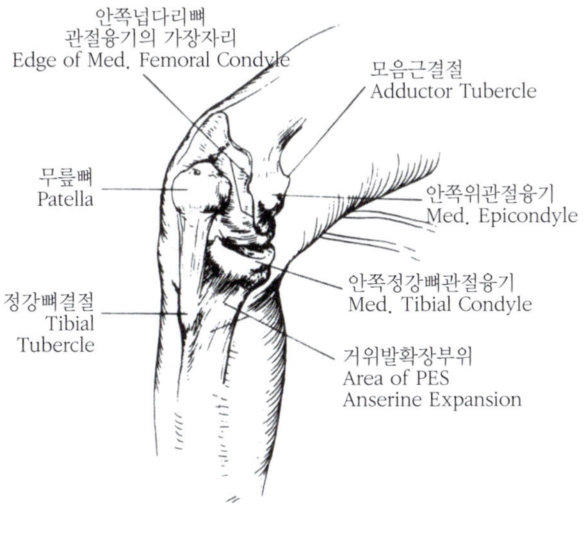

그림 3. 무릎관절의 해부(앞면)

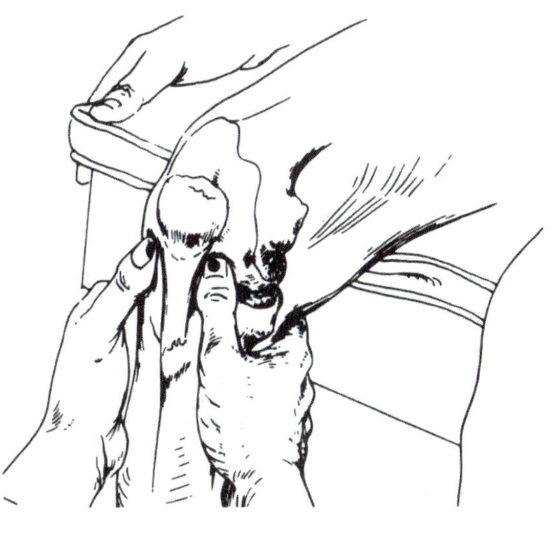

그림 4. 무릎을 만져보기 위한 포인트

힘줄(infrapatellar tendon)의 양쪽의 오목한 연부조직을 눌러본다(그림 3, 4). 이 오목한 무릎밑힘줄의 양쪽은 무릎관절의 안쪽면을 만져보기 위한 중심점이 된다. 검사자가 무릎밑힘줄의 양쪽을 압박했을 때 넙다리뼈와 정강뼈 사이의 관절 선(joint line) 부분은 실제로 만져 볼 수 있다.

(1) 안쪽정강뼈고원(내측경골고평부, medial tibial plateau): 검사자의 엄지손가락으로 무릎밑힘줄의 양쪽을 누르면 검사자는 안쪽정강뼈고원의 예리한 위쪽모서리(upper edge)를 만져 볼 수 있다(그림 5). 관절을 이루고 있지 않은 정강뼈고원의 위쪽모서리는 정강뼈 넙다리 관절의 뒤쪽(후방)까지 또 앞쪽(전방)은 무릎밑인대까지 만져 볼 수 있다. 정강뼈고원은 안쪽반월(medial meniscus)의 부착지점의 하나로 제공된다(그림 6).

(2) 정강뼈거친면(경골조면, tibial tuberosity): 무릎밑인대를 먼쪽(원위)으로 따라가면 무릎밑인대는 정강뼈거친면에 부착한다(그림 7, 8). 정강뼈거친면의 바로 안쪽은 정강뼈고원이 약간 나와 있는 밑에서 피부 아래의 정강뼈를 직접 만져 볼 수 있다(그림 9). 이 부분은 거위발(아족, pes anserine)의 닿는곳과 윤활주머니가 있기 때문에 임상적으로 중요하다.

(3) 넙다리뼈안쪽관절융기(medial femoral condyle): 검사자의 엄지손가락을 상방으로 움직이면 넙다리뼈 안쪽관절융기가 있으며(그림 10) 무릎뼈안쪽 바로 옆에서 만져 볼 수 있다. 무릎을 90° 이상 굽혔을 때 넙다리뼈 안쪽관절융기(내과)는 만지기 쉽게 된다. 때때로

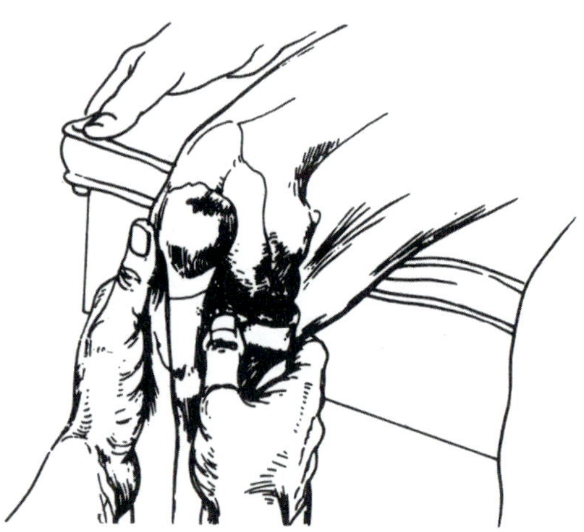

그림 5. 안쪽정강뼈고원(medial tibial plateau)

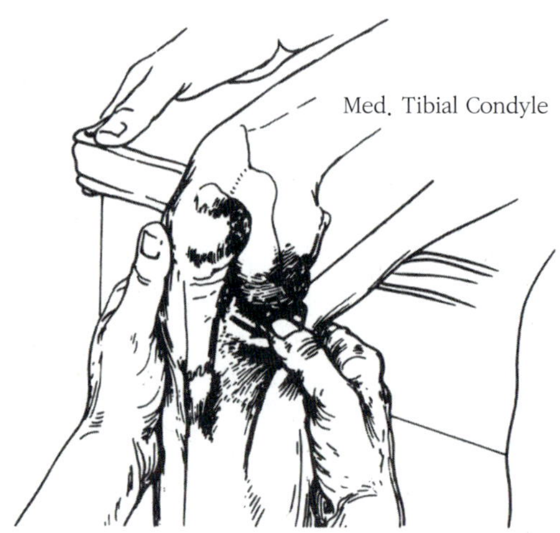

그림 6. 정강뼈고원(tibial plateau)는 안쪽반달판막의 부착이다.

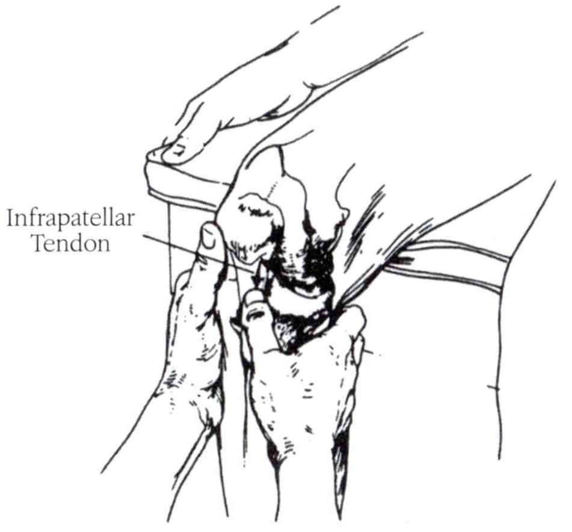

그림 7. 무릎밑힘줄(infrapatellar tendon)은 그 부착점을 향해서 촉진한다.

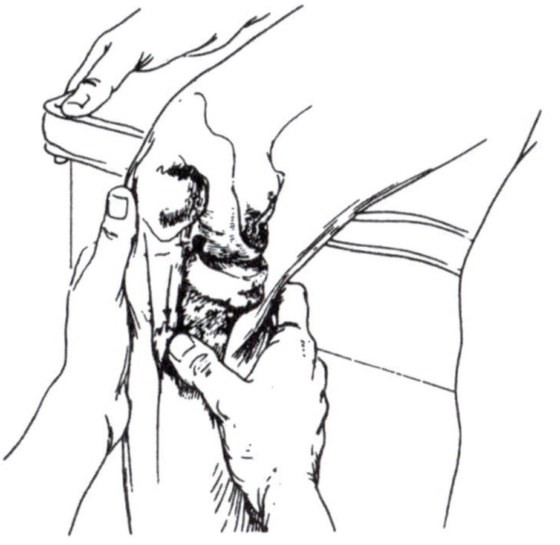

그림 8. 정강뼈거친면(경골조면, tibial tuberosity)

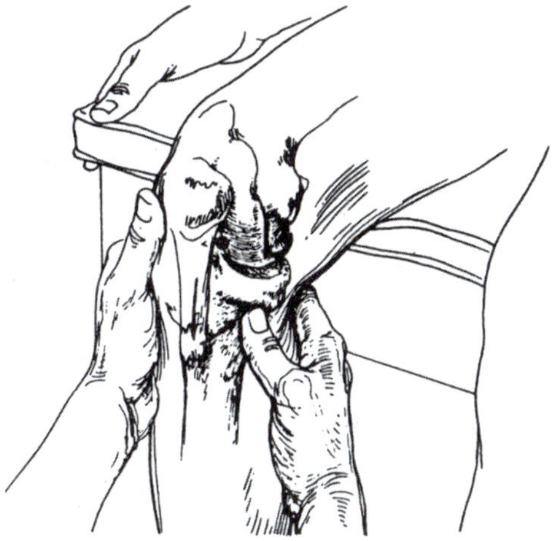

그림 9. 안쪽정강뼈고원의 내민 곳(flare): 거위발 부착부(아족 부착부, pes anserine insertion)와 윤활주머니(bursa)가 여기에 위치한다.

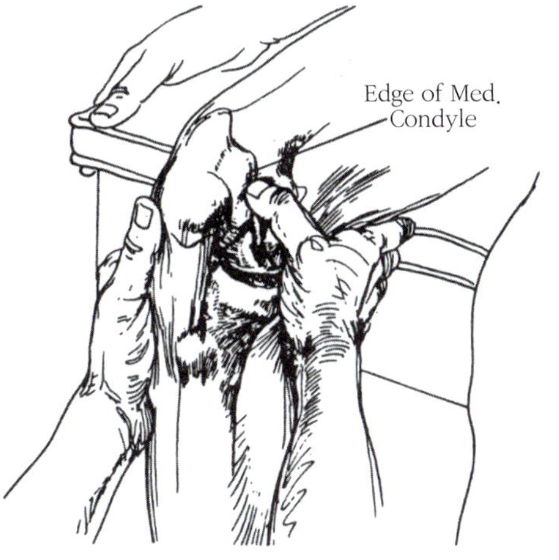

그림 10. 넙다리안쪽관절융기(medial femoral condyle): 예리한 안쪽모서리(sharp medial edge)를 가지고 있다.

이단성골연골염(osteochondral fragment) 또는 골관절염으로 인한 연골의 결손을 느껴 볼 수가 있다. 넙다리뼈 안쪽무릎융기는 무릎뼈의 위쪽(상방) 부분에서 정강뼈와 넙다리 관절부(junction of the tibia & femur)까지 예리한 안쪽모서리를 따라서 만져 볼 수 있다(그림 11). 작은 뼈가시(골극, osteophytes)는 가끔 무릎관절의 골관절염 환자로부터 만져 볼 수 있다.

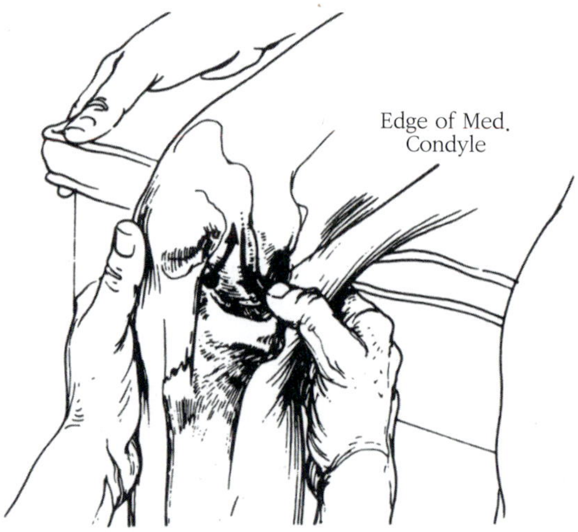

그림 11. 넙다리안쪽관절융기는 정강뼈와 넙다리관절(junction of the femur & tibia)의 먼쪽에서 만져볼 수 있다.

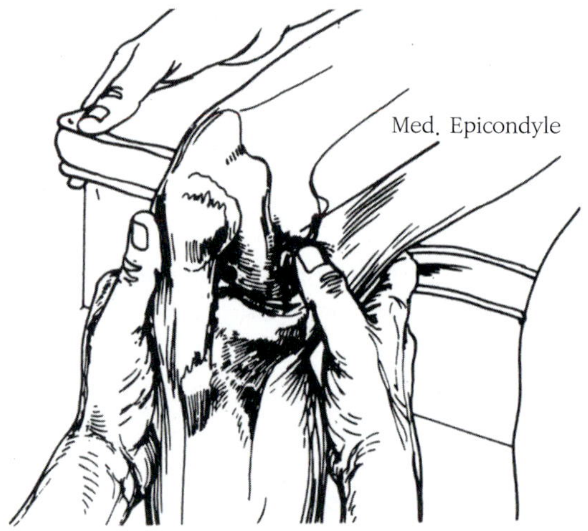

그림 12. 넙다리안쪽관절융기의 안쪽면(medial surface)과 안쪽무릎융기(medial epicondyle)

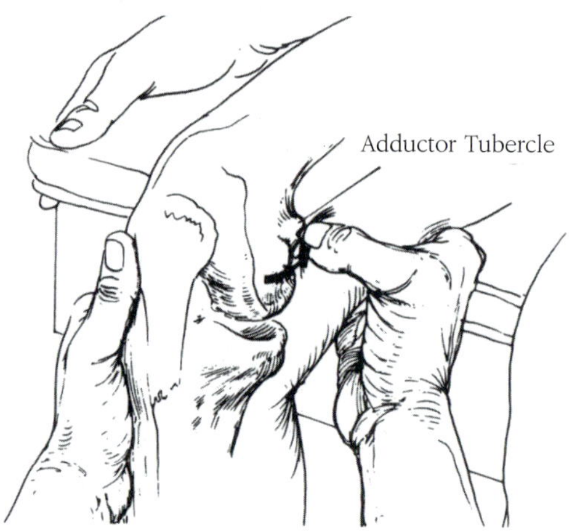

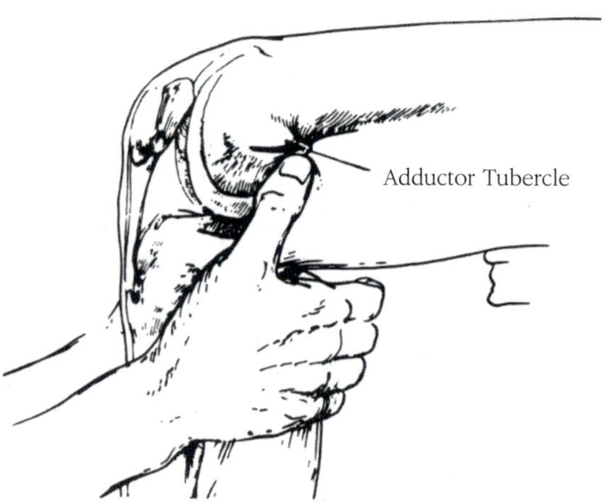

그림 13, 14. 모음근결절(adductor tubercle)은 넙다리뼈 안쪽 관절융기의 뒤쪽안쪽 부분에 위치한다.

(4) 모음근결절(adductor tubercle): 검사자는 넙다리뼈 안쪽무릎융기의 안쪽모서리를 되돌아와(그림 12) 뒤쪽까지 엄지손가락을 움직여서 안쪽넓은근(내측광근, vastus medialis)과 넙다리뒤근(슬괵근, hamstring) 사이의 근고랑(근구), 먼쪽의 모음근결절(내전근결절)을 찾아볼 수 있다(그림 13, 14).

2) 가쪽면(lateral aspect)

무릎밑인대 바로 가쪽의 연부조직의 함몰부는 가쪽면의 뼈를 촉진하기 위한 지점이 된다(그림 15).

(1) 가쪽정강뼈고원(lateral tibial plateau): 검사자는 엄지손가락으로 연부조직의 함몰부를 눌러보면 가쪽정강뼈고원의 사연을 느낄 수 있다(그림 16). 가쪽정강뼈고원은 정강뼈 넙다리관절부위의 예리한 가장자리(가쪽 관절선)를 따라가면서 촉진한다.

(2) 가쪽결절(외측결절, lateral tubercle): 가쪽결절은 가쪽정강뼈고원의 바로 밑에 있는 커다란 뼈의 돌기이다(그림 17). 검사자가 다시 무릎밑힘줄과 정강뼈거친면(조면)을 촉진한다(그림 18, 19).

(3) 넙다리뼈가쪽관절융기(lateral femoral condyle): 연부조직의 함몰부로 되돌아와서

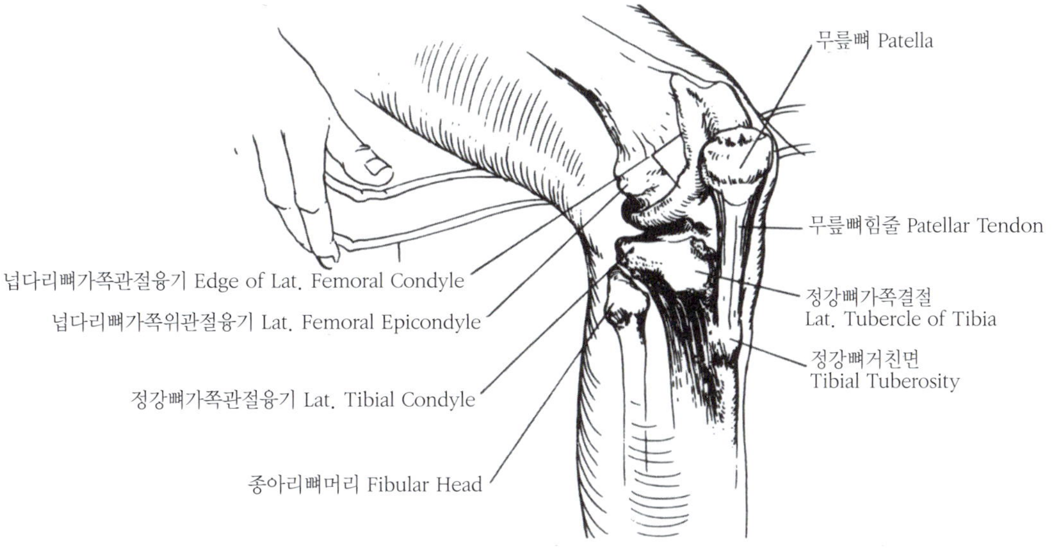

그림 15. 무릎관절의 해부(가쪽면)

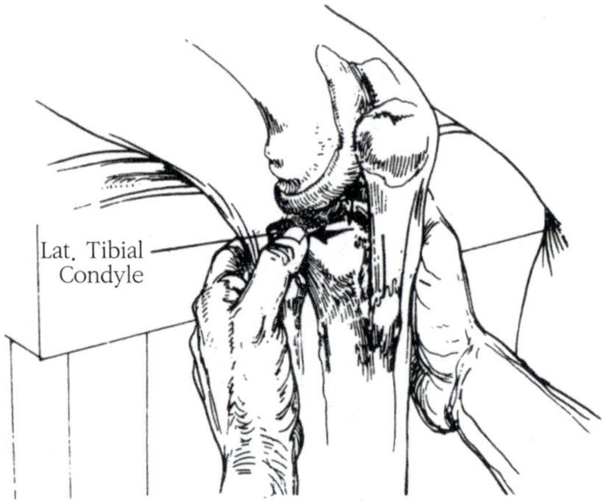

그림 16. 정강뼈가쪽고원(lateral tibial plateau)

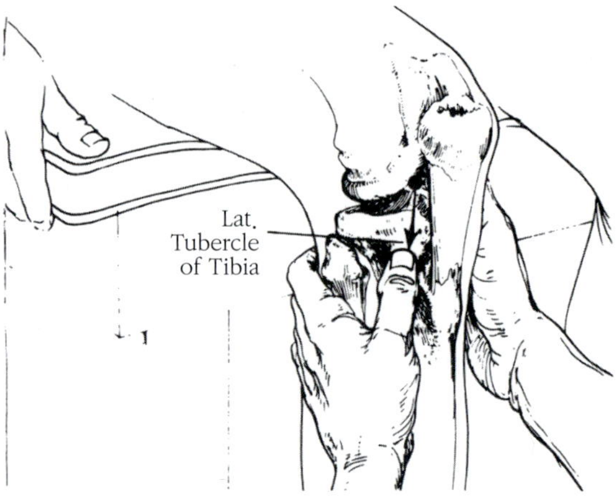

그림 17. 정강뼈가쪽결절(lateral tibial tubercle) 만져보기

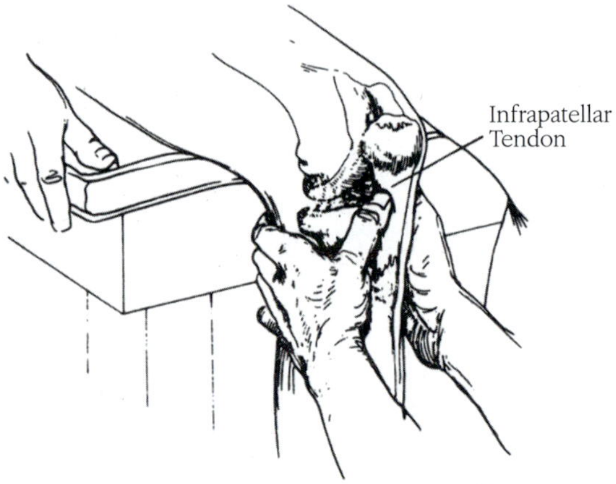

그림 18. 무릎밑힘줄(infrapatellar tendon) 만져보기

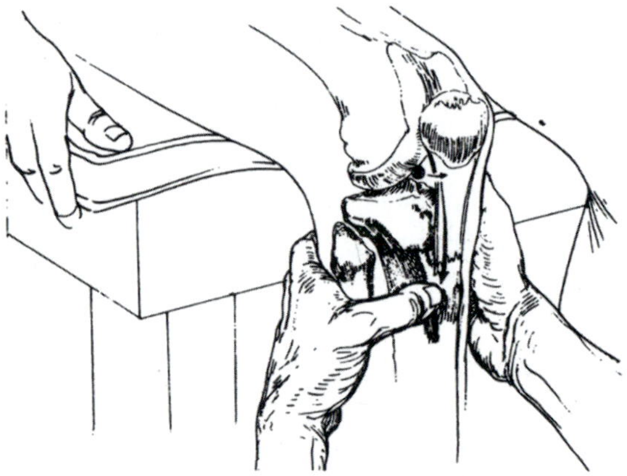

그림 19. 무릎밑힘줄과 정강뼈거친면 만져보기

검사자의 엄지손가락을 위관절융기쪽 방향으로 움직여 넙다리뼈가쪽관절융기의 예리한 가장자리를 만져본다(그림 20). 정강뼈 넙다리 관절까지 부드러운 면을 따라 만져 볼 수 있다(그림 21). 넙다리뼈가쪽관절융기는 무릎뼈에 의하여 덮여 있기 때문에 넙다리뼈 안쪽관절융기보다 촉진할 수 있는 면이 작다. 무릎관절을 90° 이상 굽히면 가쪽관절융기의 관절면은 쉽게 만져 볼 수 있다.

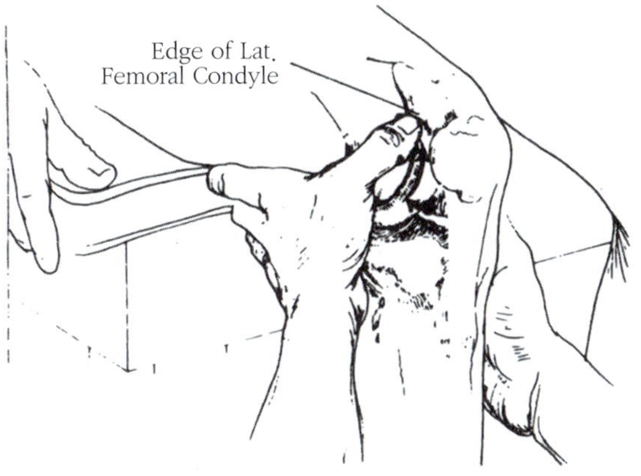

그림 20. 넙다리뼈가쪽관절융기(lateral femoral condyle)

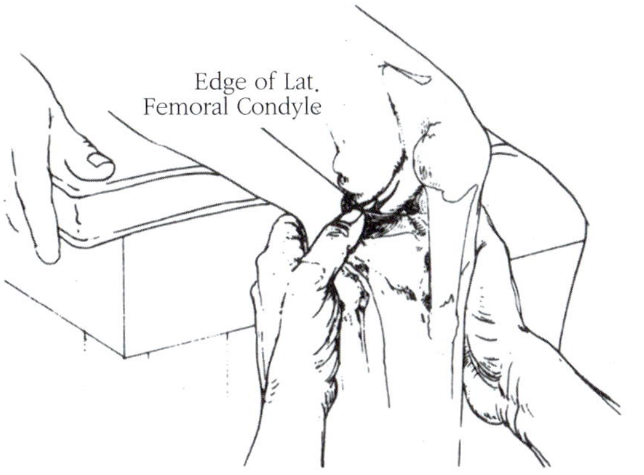

그림 21. 넙다리뼈가쪽관절융기는 정강뼈 넙다리관절의 먼쪽에서 만져볼 수 있다.

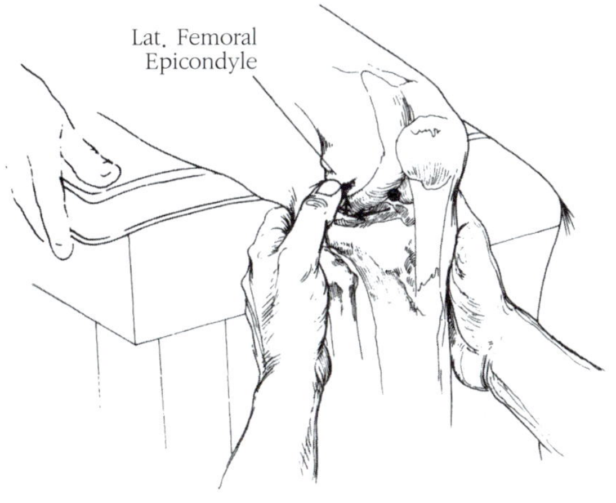

그림 22. 넙다리뼈가쪽위관절융기(lateral femoral epicondyle)

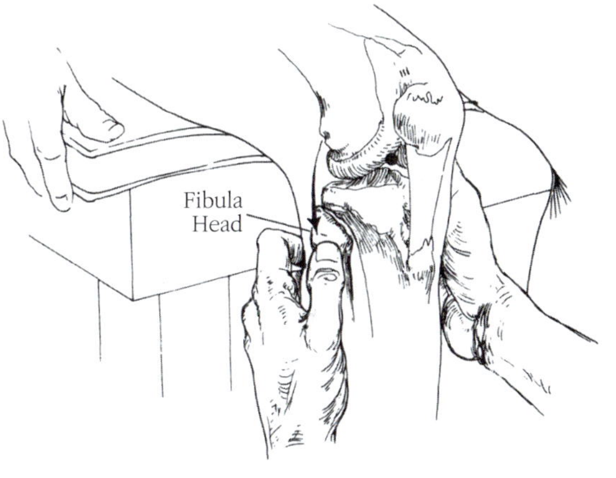

그림 23. 종아리뼈머리(fibular head)

(4) 넙다리뼈가쪽위관절융기(lateral femoral epicondyle): 넙다리뼈가쪽위관절융기는 넙다리뼈가쪽관절융기(lateral femoral condyle)의 가쪽에 있다(그림 22).

(5) 종아리뼈머리(비골두, fibular head): 넙다리가쪽위관절융기에서부터 검사자의 엄지손가락은 후방으로 관절선을 넘어서 움직인다. 종아리뼈머리는 정강뼈거친면과 거의 같은 높이에 위치한다(그림 23).

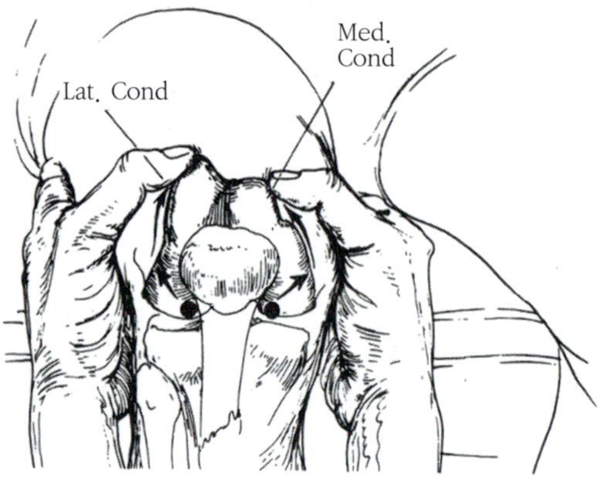

그림 24. 도드래고랑(활차구, trochlear groove)의 가쪽벽을 촉진하면 가쪽벽이 안쪽벽보다 높다는 것을 알 수 있다.

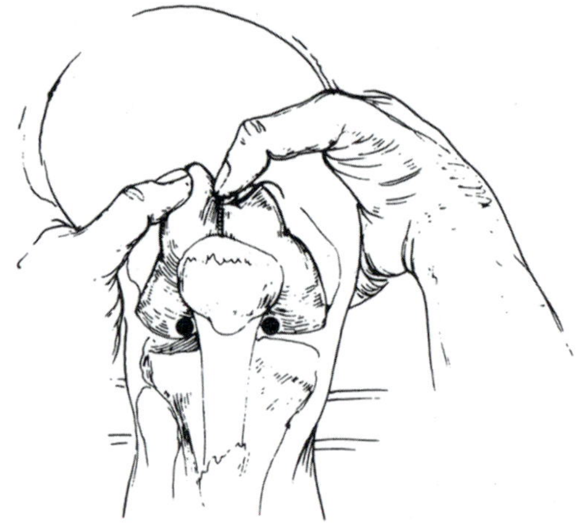

그림 25. 도르래고랑(활차구, trochlear groove)의 촉진

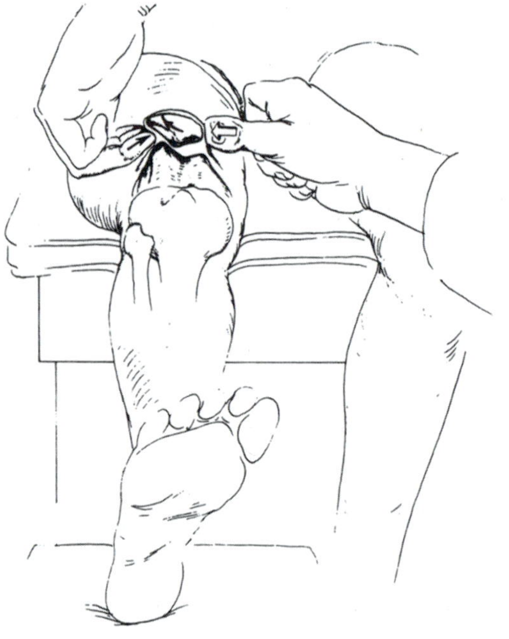

그림 26. 무릎관절을 완전히 펴면, 무릎뼈 아래를 만져보기가 쉽다.

3) 도르래고랑과 무릎뼈(trochlear groove and patella)

무릎뼈가 미끄러지는 도르래고랑(활차구)은 관절연골(articular cartilage)로 덮여 있지만 정강뼈와는 관절을 이루고 있지 않다. 검사자의 엄지손가락을 안쪽관절융기가쪽의 관절선 위에 놓고 넙다리뼈가쪽관절융기를 따라서 상방의 무릎뼈의 가장 먼쪽끝(원위단)까지 움직인다(그림 24). 다음에 무릎뼈 위에서 도르래고랑의 오목한 곳에 도달할 때까지 정중선을 향하여 움직인다(그림 25).

무릎뼈는 무릎을 굽혔을 때에는 도르래고랑 내에 고정되며 폈을 때에는 잘 움직이게 된다. 그리하여 무릎뼈 아랫면의 가쪽부위는 무릎관절을 폈을 때 가장 만져보기가 쉽다(그림 26). 무릎뼈(슬개골, patella)는 안쪽으로 미는 것이 가쪽으로 미는 것보다 쉽다. 때로 검사자는 무릎뼈 아래의 연골 결손이나 골관절염으로 인하여 무릎뼈의 관절면이 올록볼록하게 된 것을 만져 볼 수 있을 것이다.

3 연부조직의 촉진(soft tissue palpation)

연부조직을 만져보려면 ① 앞쪽면, ② 안쪽면, ③ 가쪽면, ④ 뒤쪽면의 네 부분으로 나누어 만져보도록 한다.

무릎관절의 연부조직을 쉽게 만져보려면, 환자는 무릎을 90° 구부린 자세로 진찰대 끝에 걸터앉게 하고, 검사자는 의자에 앉아 환자를 향하여 앉도록 한다.

1) 앞쪽면(anterior aspect)

(1) 넙다리네갈래근(대퇴사두근, quadriceps femoris): 넙다리네갈래근은 일반적으로 무릎뼈의 위쪽모서리와 안쪽모서리에 한 개의 근 그룹으로 부착한다. 넙다리네갈래근의 힘줄은 무릎뼈 위를 가로질러 정강뼈거친면(tibial tuberosity)에 부착하는 무릎밑힘줄(infrapatellar tendon)을 형성한다. 넙다리네갈래근의 두 개의 근 그룹인 안쪽넓은근(내측광근, vastus medialis)과 가쪽넓은근(외측광근, vastus lateralis)은 무릎의 가쪽에 두드러지게 나타나며 쉽게 만져 볼 수 있다. 이 근육들은 등장성 수축(isometric contraction)을 하면 더욱 두드러지게 된다. 안쪽넓은근이 가쪽넓은근보다 좀더 하방으로 퍼져 있다는 점을 유의해야 한다. 다른 넙다리네갈래근은 온근막(공통근막, common fascia)으로 싸여 있으므로 만져보기가 어렵다. 그렇기 때문에 한 개의 단위로 하여 평가한다. 양쪽 넙다리를 동시에 만져보며 좌우의 넙다리네갈래근에 대한 비대칭을 비교하고 근 파

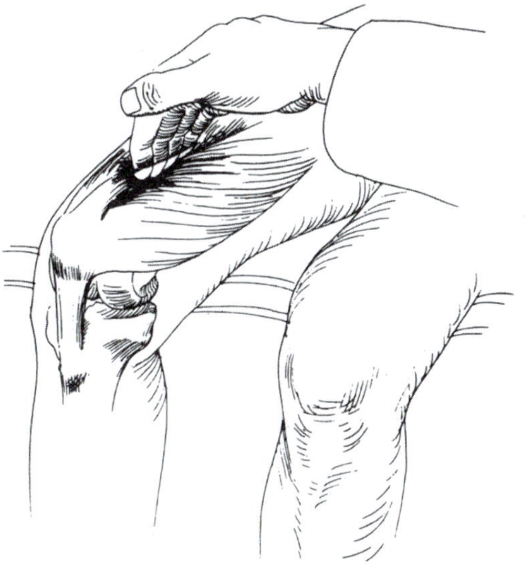

그림 27. 넙다리네갈래근(quadriceps)의 결손(defect)

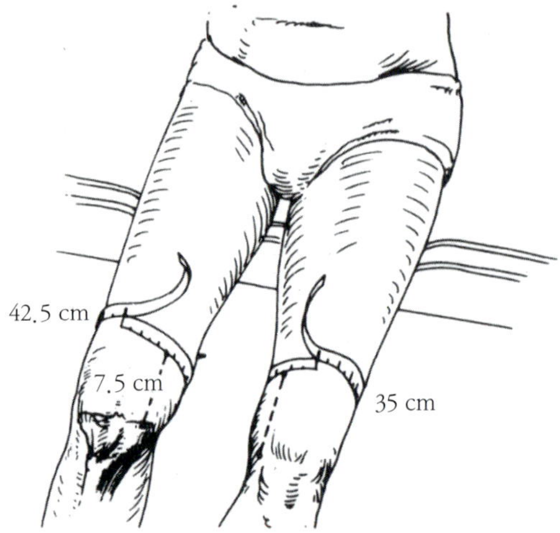

그림 28. 정강뼈안쪽고원의 가장자리(medial tibial plateau edge)에서 약 7.5 cm 위에 대퇴의 둘레를 측정해서 넙다리네갈래근의 위축을 평가한다.

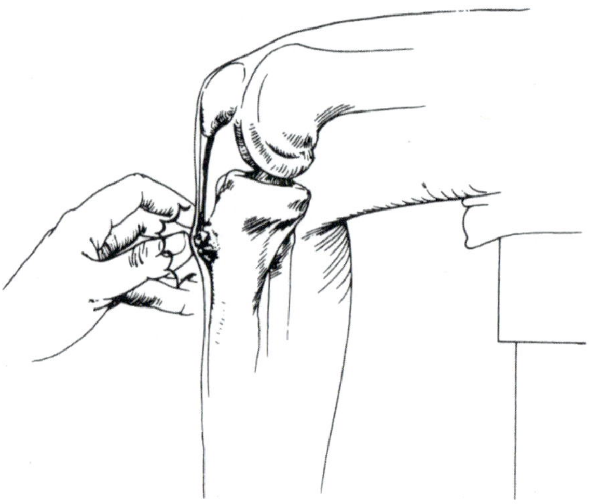

그림 29. 오스굿 슐라터 징후(Osgood-Schlatter syndrome): 무릎밑인대가 부착하는 정강뼈거친면의 부위에 동통과 부기가 있다.

열이나 근 열상 같은 결손이 없는지를 주의해서 살펴본다. 이러한 결손(defect)은 무릎뼈 바로 위의 중간넓은근(vastus intermedius)이나 넙다리곧은근(대퇴직근, rectus femoris)의 아래방향에서 가장 잘 발견된다(그림 27). 열상은 정상적인 넙다리네갈래근 보다 부드럽게 느껴지면 가로열상(transverse tearing)의 손상을 나타낼 수도 있다. 또 근위축이 없는지도 조사한다. 특히 안쪽넓은근은 무릎관절에 삼출액이 있을 때나 수술 후에 위축이 잘 생긴다. 정강뼈고원의 가장자리(edge of tibial plateau)에서 무릎 위로 약 7.5 cm되는 곳의 대퇴 둘레를 측정하여 넙다리네갈래근의 위축이 있는지 없는지를 검사한다. 넙다리 둘레의 커다란 차이는 의미심장하게 생각해야 한다(그림 28).

(2) 무릎밑힘줄(infrapatellar tendon): 무릎밑힘줄은 무릎뼈의 아래모서리(하연)를 향하여 달리며 정강뼈거친면(tibial tuberosity)의 닿는곳(insertion)에서 만져 볼 수 있다. 이 부착 지점은 때로 젊은 사람들에게 압통이 발생하는 곳이기도 하다(Osgood-Schlatter syndrome)(그림 29).

무릎뼈 아래의 지방(infrapatellar pad)은 관절선의 높이에서 무릎밑힘줄의 바로 뒤쪽에 있으며 이곳의 압통은 지방조직의 비대나 타박상을 나타내는 것이다. 무릎밑힘줄이 부착 지점에서 박리되면 단단한 힘줄의 느낌은 없어지며 정강뼈거친면 부분에 극심한 압통이 발생되

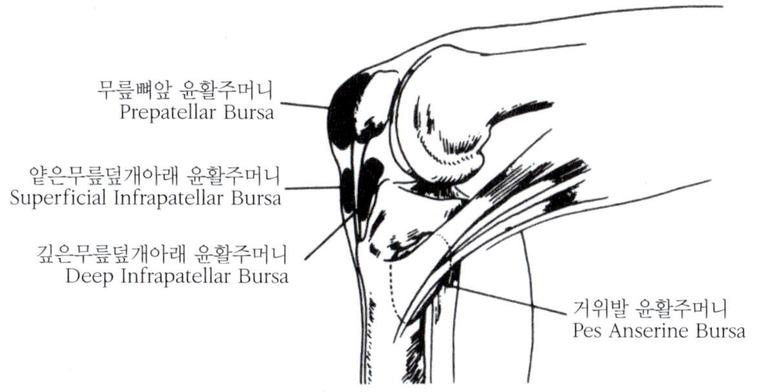

그림 30. 임상적 의의가 있는 무릎관절 윤활주머니

고 결손을 만져 볼 수 있다.

윤활주머니염(bursitis)은 무릎관절 주위에 잘 나타나는 병변이기 때문에 검사자는 임상적 의의를 가지고 윤활주머니의 위치를 잘 알고 있어야 한다(그림 30). 윤활주머니의 대부분은 무릎의 앞쪽면(제1 구역)에 위치한다.

(3) 얕은무릎덮개아래 윤활주머니(천슬개하관절낭, superficial infrapatellar bursa): 얕은무릎덮개아래 윤활주머니는 무릎밑힘줄의 앞에 위치하며 지나치게 무릎을 계속 꿇고 있으면 염증이 생길 수 있다.

(4) 앞무릎뼈 윤활주머니(전슬개활액낭, prepatellar bursa): 앞무릎뼈 윤활주머니는 무릎뼈의 모든 면을 덮고 있다. 이것은 주부가 마루를 닦을 때처럼 지나치게 무릎을 꿇고 앞으로 숙이는 동작을 계속하게 되면 그 결과로 염증을 초래하게 된다(housemaid's knee). 다리를 펴면 마치 주관절의 팔꿈치머리(주두) 위의 피부와 같이 무릎뼈 위의 피부는 손가락으로 집어 올릴 수 있을 정도로 느슨하게 된다. 앞무릎뼈 윤활주머니는 무릎관절을 움직일 때 특히 무릎을 굽힐 때, 무릎뼈 위의 피부가 자유롭게 미끄러질 수 있게 한다.

(5) 거위발(아족) 윤활주머니(pes anserine bursa): 거위발 윤활주머니는 넙다리빗근(sartorius), 두덩정강근(gracilis), 반힘줄근(semitendinosus)의 힘줄 사이(거위발 부착부)와 정강뼈의 위쪽안쪽, 정강뼈거친면의 바로 안쪽에 위치한다. 그러나 염증이 생기면 약간의 삼출액(effusion)과 비후(thickening)를 느껴 볼 수가 있다.

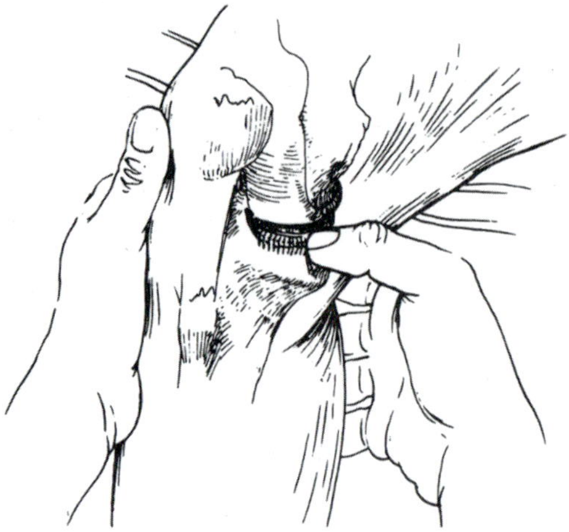

그림 31. 무릎안쪽연골판(medial meniscus)의 촉진 (전면부와 관상인대, coronary ligament)

2) 안쪽면(medial aspect)

안쪽의 연부조직이 오목하게 들어간 부위(함몰부)에서 시작하여 검사자의 엄지손가락으로 넙다리정강뼈 관절을 찾을 때까지 정강뼈 고원의 위쪽모서리(위모서리)를 따라서 안쪽 그리고 뒤쪽으로 움직인다.

(1) 안쪽반달판막(medial meniscus)

(1) 안쪽반달판막(medial meniscus): 안쪽반달판막은 작은 심장인대(coronary ligament)에 의하여 정강뼈 고원의 위모서리에 고정되어 있다. 이러한 인대의 촉진은 곤란하지만 만일 반달판막이 유리되면(관상인대의 열상으로 인하여) 압통은 관절 가장자리에 생길 수 있다. 안쪽반달판막의 앞모서리(anterior margin)는 관절 사이에서 간신히 만져 볼 수 있다(그림 31). 반달판막은 어느 정도 움직이므로 정강뼈를 안

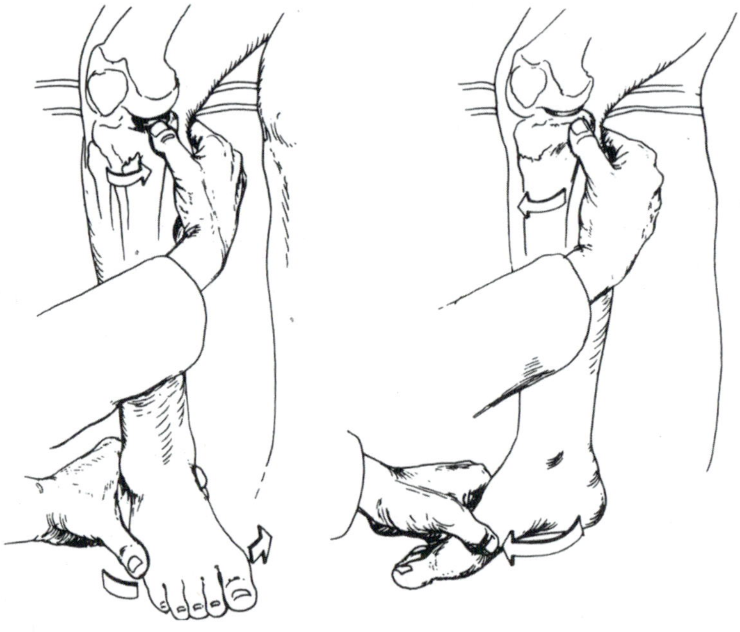

그림 32. 좌: 정강뼈를 안쪽으로 돌리면 안쪽반달판막을 만져 볼 수 있다. 오른쪽: 정강뼈를 가쪽으로 돌리면 안쪽반달판막은 뒤로 물러난다.

쪽으로 돌렸을 때 안쪽모서리는 가장 돌출되며 만져 볼 수 있게 된다. 반대로 정강뼈를 가쪽돌림하면 반달판막은 후퇴(retract)하여 만져 볼 수 없게 된다(그림 32). 반달판막이 열상(tearing)이 있으면 안쪽 관절선(medial joint line)은 압통이 있게 된다. 안쪽반달판막의 열상은 가쪽반달판막의 열상보다 발생 빈도가 높다.

(2) 안쪽곁인대(내측부인대, medial collateral ligament): 안쪽곁인대는 폭이 넓고 부채모양의 인대로서 넙다리뼈 안쪽위무릎융기와 정강뼈를 연결시켜 주고 있다. 인대는 깊은층과 얕은층으로 되어 있다. 깊은층은 정강뼈 고원과 반달판막이 부착하고 있으며 얕은층은 좀 더 먼쪽(원위)에서 정강뼈의 돌출부분(tibial flare)에 부착하고 있다. 안쪽곁인대의 해부학적 위치를 만져보기 위하여(인대 자체는 확실히 만져 볼 수는 없다) 먼저 관절선을 다시 찾아본다. 관절선을 따라 안쪽으로 그리고 후방으로 손가락을 움직여 보면 안쪽곁인대는 검사자의 손가락 끝에서 직접 만져 볼 수 있다. 안쪽 곁인대는 관절주머니의 일부이며 발의 볼(foot ball)에서 묶음손상(clipping injury)과 같은 밖굽이(외반, valgus) 손상으로 열상될 수 있다. 안쪽 곁인대의 이는곳에서부터 닿는곳까지 만져보고 압통이나 골절이 있는지 잘 살펴본다(그림 33).

만일 안쪽인대가 넙다리뼈 안쪽 위융기(상과)에서 박리된다면 인대는 작은 뼈의 골편과 함께 상방으로 올라가게 되고 이때 이는곳을 만져보면 압통이 일어나게 된다. 만일 안쪽곁인대가 중간에서 열상되었다면 인대와 상층의 연부조직은 조각조각이 날 것이다. 이때에는 열상을 만져 볼 수 있으며 안쪽 관절선 높이에서 압통이 있게 된다.

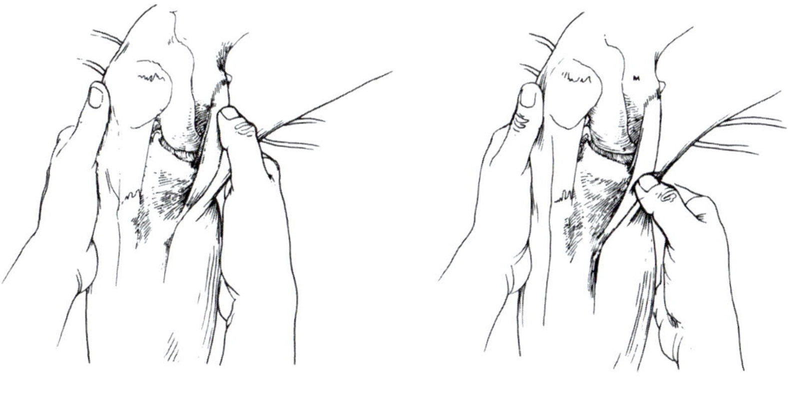

그림 33. 안쪽곁인대(내측부인대, medial collateral ligament)의 촉진

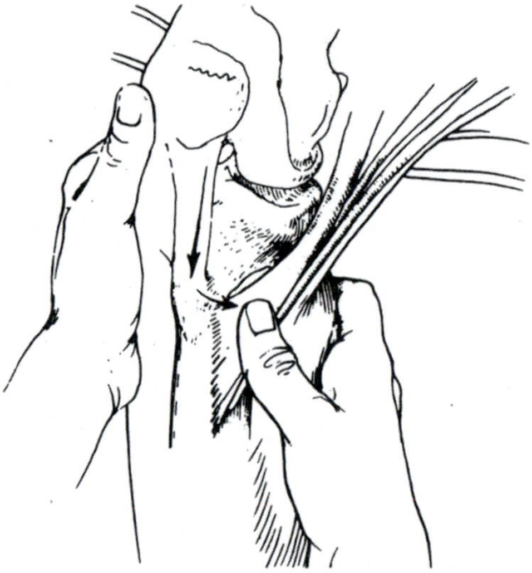

그림 34. 넙다리빗근(봉공근, sartorius), 두덩정강근(박근, gracilis), 반힘줄근(반건양근semitendinosus)의 닿는곳

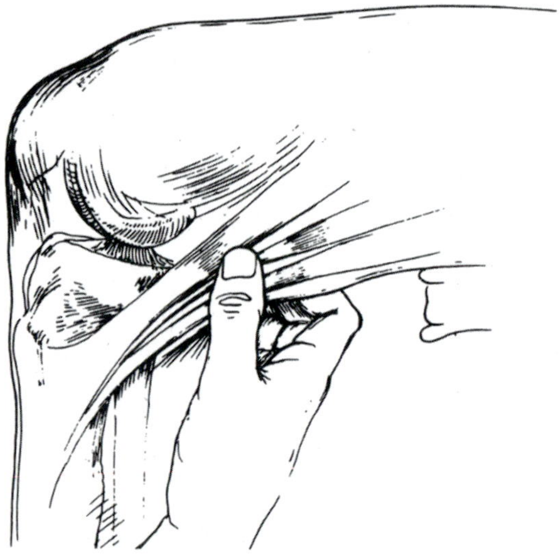

그림 35. 넙다리빗근(봉공근, sartorius), 두덩정강근(박근, gracilis), 반힘줄근(반건양근, semitendinosus)의 촉진

(3) 넙다리빗근(봉공근, sartorius), 두덩정강근(박근, gracilis), 반힘줄근(반건양근, semitendinosus): 무릎의 뒤쪽안쪽에서 이러한 근육들의 힘줄은 안쪽정강뼈고원의 하부에 부착하기 전에 무릎관절을 가로질러 가는 곳에서 명확한 융기를 형성한다(그림 34). 이러한 힘줄은 넙다리뼈와 정강뼈 사이의 밖굽이각(외반각, valgus angle)으로 인하여 보행 시에 스트레스를 받을 수 있는 무릎의 안쪽을 지지해 준다.

이 근육들의 힘줄을 만져보기 위하여 환자의 다리를 검사자의 다리로 확실하게 붙잡아 고정시킨다. 촉진을 하기 위하여 검사자의 양손은 자유롭게 한다. 검사자는 이 자세에서 무릎관절 굽힘에 대한 저항을 부여하여 힘줄이 돌출되게 한다. 검사자는 손가락으로 무릎 뒤에서 힘줄이 팽팽하게 긴장하고 있는 것을 느껴 볼 수 있다(그림 35).

이 힘줄 모양의 근육들 중에서 반힘줄근(반건양근, semitendinosus)은 가장 뒤쪽얕은층에 있는 힘줄로 쉽게 만져 볼 수 있다. 다음에 있는 힘줄은 두덩정강근(박근, gracilis)으로 반힘줄근보다 조금 앞쪽안쪽에 위치한다. 두덩정강근은 검사자가 하지의 안쪽돌림에 저항을 주면 더욱 두드러지게 나타난다. 반힘줄근의 힘줄과 두덩정강근은 둥글고 심부에 있는 반막근의 힘줄과 혼동해서는 안된다. 두덩정강근 바로 위의 넓고 두꺼운 띠 모양의 근육은 넙다리빗근(sartorius)이다. 넙다리빗근힘줄은 두덩정강근이나 반힘줄근 같이 힘줄 모양으로 생기지 않았기 때문에 만져보기가 어렵다. 반막근의 닿는곳은 정강뼈의 뒤쪽면 위에 이들 힘줄 그룹의 깊은 곳에 있다. 검사자는 한 손가락을 반힘줄근과 두덩정강근힘줄 사이에 밀어 넣으면 만져 볼 수 있다. 반막근은 무릎에 심한 외상을 받았을 때를 제외하고는 병변에 침범되는 경우는 매우 드물다. 가끔 이 근육은 무릎관절 안쪽을 보강하기 위한 근 이식술(muscle transplantation)에 이용된다.

이 근육들이 모두 부착되는 부위에는 거위발 윤활주머니(아족활액낭, pes anserine bursa)이 있으며 이곳에 염증이 생기면 움직일 때마다 동통을 호소하게 된다.

3) 제3 구역 – 가쪽면(lateral aspect)

(1) 가쪽반달판막(lateral meniscus): 가쪽반달판막은 환자의 무릎을 약간 구부렸을 때 가장 만져보기 쉽다. 왜냐하면, 가쪽반달판막은 무릎을 완전히 폈을 때는 관절 안으로 사라지기 때문이다. 가쪽반달판막은 심장인대에 의하여 정강뼈 고원의 가장자리에 고정되며 열상되었을 때는 반달판막이 유리(loose)되는 원인이 된다. 이럴 때 이 부분을 만져보면 압통이 있다(그림 36).

검사자가 엄지손가락으로 가쪽관절선을 주의 깊게 탐색하면 가쪽 반월의 앞모서리를 느껴 볼 수 있다. 반달판막은 오금근(popliteus)에 부착하고 있지만 가쪽곁인대에는 부착하고 있지 않다. 그렇기 때문에 안쪽반달판막 보다 가동성이 있다. 이러한 가동성 때문에 가쪽반달판막은 좀처럼 열상되지 않는다. 가쪽반달판막이 열상되었을 때는 가쪽관절선 주변을 만지면 압통이 생긴다. 가쪽 반달주머니혹(반월낭종 cyst)은 때로 관절선에 발생되며 누르면 아픈 단단한 덩어리를 만져 볼 수 있다.

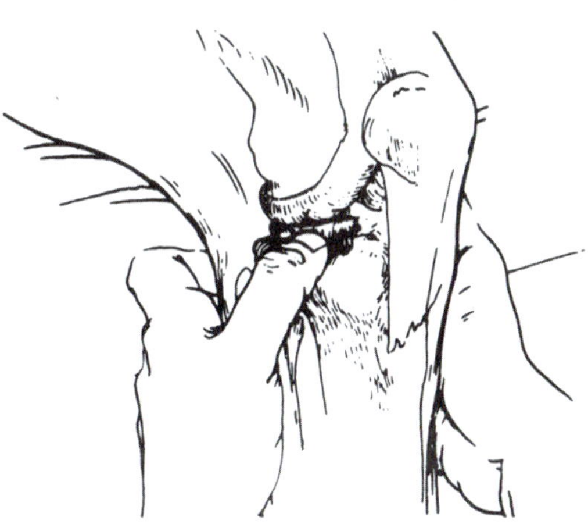

그림 36. 가쪽반달판막(외측반월판, lateral meniscus)과 심장인대(coronary ligament)

(2) 가쪽곁인대(외측부인대, lateral collateral ligament): 가쪽곁인대는 넙다리뼈 가쪽 관절융기(외측상과, lateral femoral epicondyle)와 종아리뼈머리(fibular head)를 연결하는 견고한 인대이다. 이것은 관절주머니와 관계없

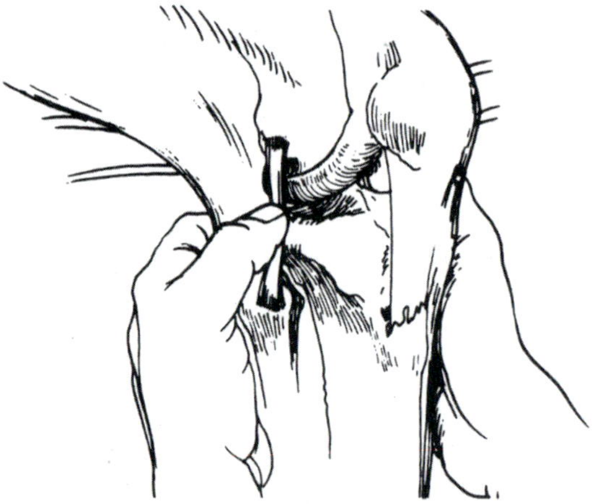

그림 37. 가쪽곁인대(외측부인대, lateral collateral ligament)

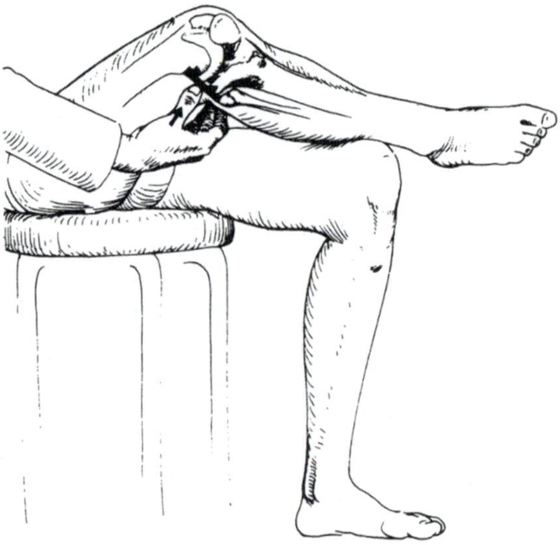

그림 38. 가쪽곁인대는 엉덩관절(hip joint)을 벌림, 가쪽돌림 무릎관절을 90° 굽혔을 때 쉽게 만져 볼 수 있다.

이 독립적으로 존재한다(그림 37). 이것을 만져보기 위하여 환자는 한쪽 발목을 반대쪽 무릎 위에 얹어 놓는다. 무릎관절을 90° 굽히고 엉덩관절을 벌림(외전), 가쪽돌림(외회전)했을 때 엉덩정강인대(장경인대, iliotibial tract)는 이완되고 가쪽곁인대는 쉽게 분리된다. 인대는 관절에서 떨어져 있으며 관절선을 따라서 가쪽 후방에 위치한다(그림 38). 인대는 무릎관절 외상으로 열상될 수 있지만, 그와 같은 열상의 빈도는 안쪽곁인대만큼 빈번하지는 않다. 인대가 열상이 되었을 때는 압통이 있게 된다.

때때로 가쪽곁인대는 선천적으로 그 자체가 없는 경우도 있다.

(3) 앞위정강종아리인대(전상경비인대, anterior superior tibiofibular ligament): 앞위정강종아리인대는 정강뼈와 종아리뼈 머리 사이의 틈새에 위치한다. 검사자의 손가락을 종아리뼈 머리에서 앞쪽 안쪽으로 움직여 보면 정강뼈와 종아리뼈 관절을 가로지르는 앞위정강종아리인대를 느껴 볼 수 있을 것이다. 이 인대는 거의 병변으로 침해받지 않기 때문에 단지 해부학적인 목적으로 촉진할 뿐이다.

(4) 넙다리두갈래근힘줄(biceps femoris tendon): 무릎관절을 굽혔을 때 넙다리두갈래근힘줄은 종아리뼈머리에 정지하기 전에 무릎관절을 가로지르는 곳에서 두드러지게 나타난다(그림 39). 어떠한 손상이 있을지도 모르기 때문에 이 근육의 닿는곳 근처를 만져볼 필요가 있다. 이 힘줄은 열상되는 일이 거의 없지만, 무릎관절의 심한 외상으로 종아리뼈에서 박

리될 수도 있다. 넙다리두갈래근과 그 힘줄을 엉덩정강인대와 혼동해서는 안 된다.

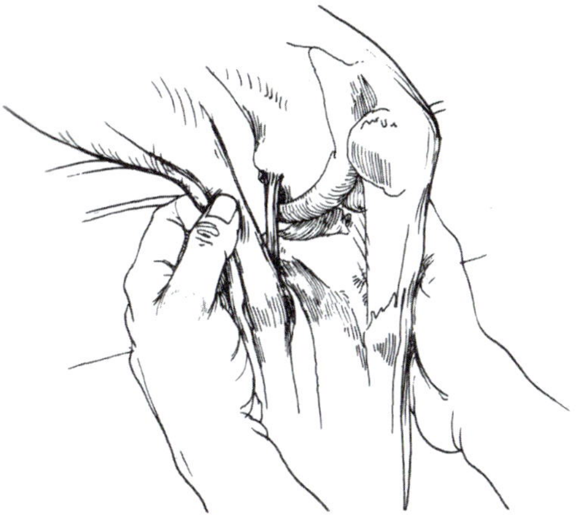

그림 39. 넙다리두갈래근힘줄(대퇴이두근건, biceps femoris tendon)

(5) 엉덩정강인대(iliotibial tract): 엉덩정강인대는 무릎관절의 가쪽면의 전방에 위치하고 있다. 이것은 이 인대가 가쪽 정강뼈 결절(lateral tibial tubercle)에 닿는곳에서 만져 볼 수 있다. 엉덩정강인대는 근육도 힘줄도 아닌 깊고 두꺼운 근막의 띠로 되어 있다. 엉덩정강인대는 무릎을 펴서 다리를 올렸을 때나 저항을 이겨내며 무릎을 구부렸을 때 쉽게 만져 볼 수 있다.

무릎뼈(슬개골, patella)의 맨 꼭대기에서 바로 가쪽에 있는 앞모서리(anterior border)는 촉진하기 위한 가장 유용한 부분이다(그림 40). 이 인대의 구축은 소아마비(poliomyelitis)나 수막탈출증(수막척수류, meningomyelocele) 같은 마비가 있을 때 무릎관절 변형의 원인이 된다.

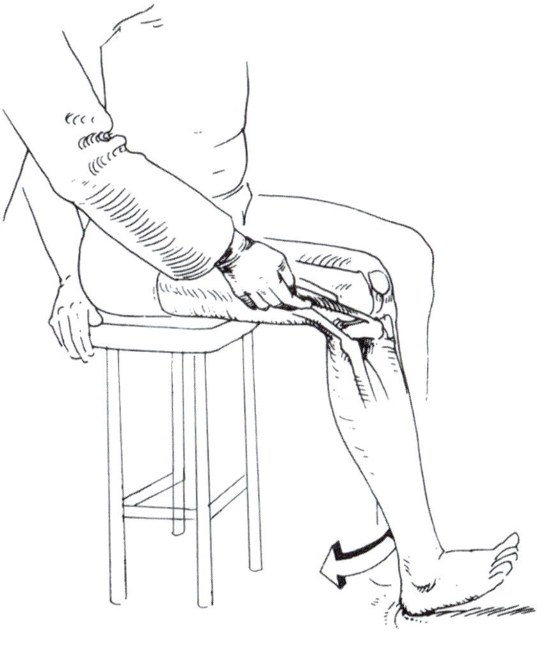

그림 40. 엉덩정강인대(장비골인대, iliotibial tract)의 촉진

(6) 온종아리신경(common peroneal nerve): 온종아리신경은 종아리목(fibular neck)을 가로지르는 곳에서 만져 볼 수 있다. 이 신경은 넙다리두갈래근의 닿는곳의 약간 아래에서 종아리뼈머리와 검사자의 손끝 사이에서 부드럽게 만져 볼 수 있다(그림 41). 온종아리신경은 매우 조심스럽게 만져보아야만 한다. 과도한 압력은 이 신경을 손상시킬 수 있으며 이 신경이 손상되면 발이 발바닥쪽으로 처지게 되는 발처짐(foot

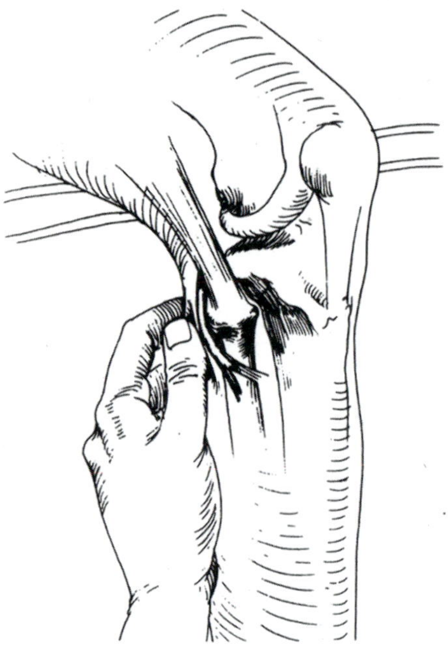

그림 41. 온종아리신경(총비골신경, common peroneal nerve)

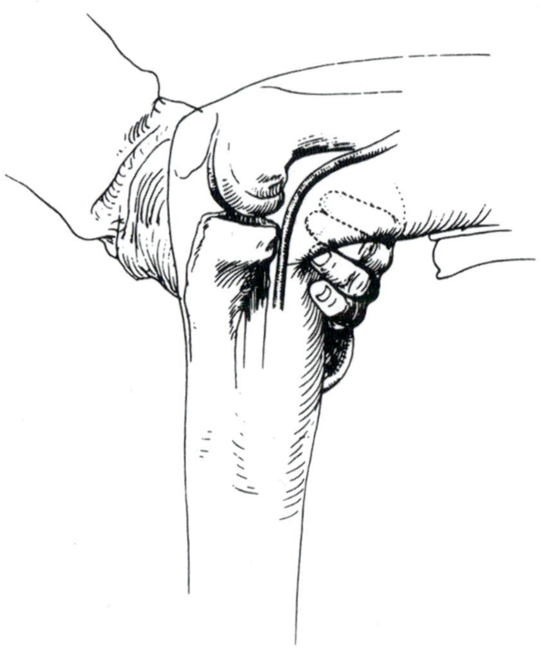

그림 42. 오금동맥(popliteal artery)

drop)의 원인이 된다.

4) 제4 구역 – 뒤쪽면(posterior aspect)

(1) 오금오목(popliteal fossa): 오금의 위쪽가쪽모서리(superior lateral border)는 넙다리두갈래근힘줄에 의하여 형성되어 있으며 위쪽안쪽모서리(superior medial border)는 반막근과 반힘줄근의 힘줄에 의하여 형성되고 아래모서리(inferior border)는 장딴지근의 두 개의 머리(이는곳)에 의하여 형성된다. 다음과 같은 중요한 조직은 오금을 지나가고 있다.

(2) 뒤정강뼈신경(posterior tibial nerve): 좌골신경의 분지인 뒤정강뼈신경은 오금의 가장 표층을 통과한다.

(3) 오금정맥(popliteal vein): 오금정맥은 뒤정강뼈신경의 바로 밑에 위치한다.

(4) 오금동맥(popliteal artery): 오금에서 가장 심층에 위치한 오금동맥은 관절주머니에 접해서 주행한다

무릎관절을 펴면 오금을 덮고 있는 근막은 팽팽해지고 오금 밑의 조직들은 만져 볼 수 없게 된다. 그러나 무릎을 굽힌 상태에서는 근막과 근육은 이완되고 오금의 심부(deep area)는 쉽게 만져 볼

수 있다(그림 42). 오금동맥은 근막, 신경, 정맥에 의하여 덮혀있기 때문에 오금에서 박동(pulse)을 느껴 보기는 어렵다. 이 맥박의 소실은 하지의 높은 부위의 혈관폐쇄증(vascular occlusive disease)으로 기인된 것일는지도 모른다. 오금에서 발생된 불연속인 부기(discrete swelling)는 오금낭포(popliteal cyst) 또는 베이커낭포(Baker's cyst, 일반적으로 장딴지근, 반막근 윤활주머니의 부기)를 나타낸다. 그런 형태의 낭포는 보통 동통이 없으며 오금의 안쪽에서 움직이는 부기(mobile swelling)가 나타나며 환자가 무릎관절을 폈을 때 좀 더 쉽게 만져 볼 수 있다(그림 43).

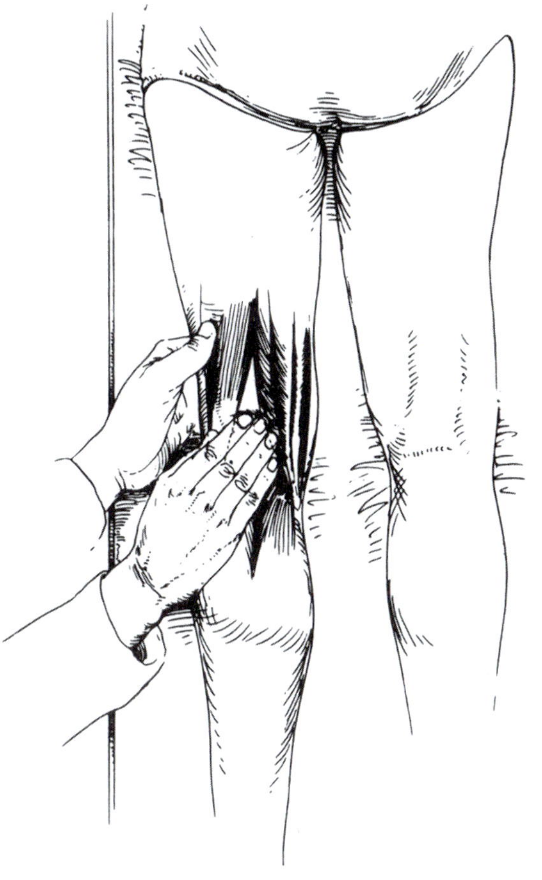

그림 43. 베이커 낭종(Baker's cyst)에 대한 오금의 촉진

(5) 장딴지근(비복근, gastrocnemius): 장딴지근의 두 개의 머리(두 개의 이는곳)는 환자가 저항을 이겨내며 무릎관절을 굽혔을 때 넙다리뼈 안쪽가쪽무릎융기의 바로 위에 있는 넙다리뼈 뒤면에서 이 근육의 이는곳을 만져 볼 수 있다. 장딴지근머리(gastrocnemius head)는 이 근육의 바로 위에 넙다리뒤근힘줄(hamstring tendon)이 있기 때문에 분명히 만져 볼 수는 없다. 만일 장딴지근이 열상이 되면 검사자는 장딴지근의 근복(muscle belly)에서 작은 결손을 느낄 수 있을 것이다. 그러나 대부분 촉진할 때 약간의 압통이 있다.

4 관절의 안정성 검사

무릎관절은 강하고 넓은관절주머니, 곁인대, 십자인대, 무릎관절 주위의 근육과 힘줄에 의하여 안정성을 부여받고 있다. 이러한 조직들의 힘과 정상 상태를 평가하기 위하여 다음 검사를 실시한다.

1) 곁인대(collateral ligament)

환자는 진찰대에 바로누운자세(supine position)로 하고 한쪽 다리를 충분히 구부리도록 하여 곁인대를 느슨하게 한다. 안쪽곁인대를 검사하려면 검사자는 한 손으로 환자의 발목을 확실히 잡고 다른 손은 손바닥의 엄지두덩(모지구)을 종아리뼈머리로 향하여 무릎을 잡은 다음 무릎관절의 안쪽을 여는 것처럼 무릎을 안쪽으로 발목은 가쪽으로 누른다(외반외력, valgus stress)(그림 44). 이때 무릎관절의 안쪽의 관절선에 틈이 벌어지는지를 만져본다. 틈이 있다면 안쪽곁인대는 정확하게 무릎을 지지하지 못한다. 검사자는 손상된 관절에 주고 있던 외반 외력을 풀게 되면 정강뼈와 넙다리뼈의 접촉음을 느낄 수 있을 것이다.

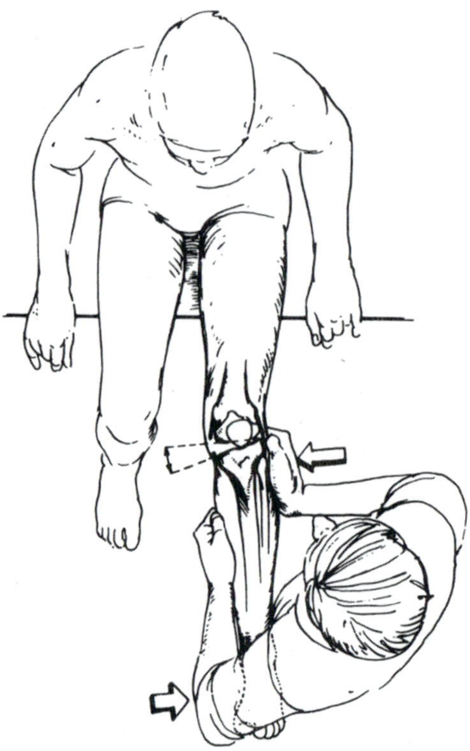

그림 44. 안쪽곁인대(medial collateral ligament)의 검사: 안쪽의 무릎관절을 여는 것처럼 외반압력을 가한다.

무릎의 가쪽면의 안정성을 검사하기 위해서는 검사자의 손의 위치는 안쪽면을 검사할 때와는 반대로 하여 무릎관절의 가쪽을 여는 것처럼 무릎을 가쪽으로 발목은 안쪽으로 누른다(내반외력, varus stress). 여기에서 무릎관절 가쪽 관절선의 틈을 촉진한다(그림 45). 안쪽 때와 마찬가지로 틈이 있으면 만져 볼 수도 있고 들어볼 수도 있다. 내반 외력을 풀게 되면 정강뼈와 넙다리뼈는 덜커덩하는 소리와 함께 원위치로 들어가게 된다.

만일 관절선을 촉진하기 위하여 무릎을 잡은 손가락이 너무 짧아서 관절선에 닿지 못한다면 환자의 발을 검사자의 겨드랑이 사이에 낀다. 이렇게 하면 검사자의 양손은 자유롭게 되어 무릎관절의 관절선을 쉽게 만져 볼 수 있게 된다. 이 방법으로는 검사자의 몸통이 환자의 발에 대해 지렛대로 작용하며 무릎에 안굽이(내반), 밖굽이(외반) 외력을 가할 수 있게 된다(그림 44, 45).

안쪽곁인대는 무릎관절 안정에 크게 관여하고 있기 때문에 이 인대의 열상은 관절의 불안정성을 초래한다. 그에 반하여 가쪽곁인대의 유사한 손상은 별로 영향을 받지 않는다. 무릎 주위의 대부분 인대 손상은 안쪽에서 일어난다.

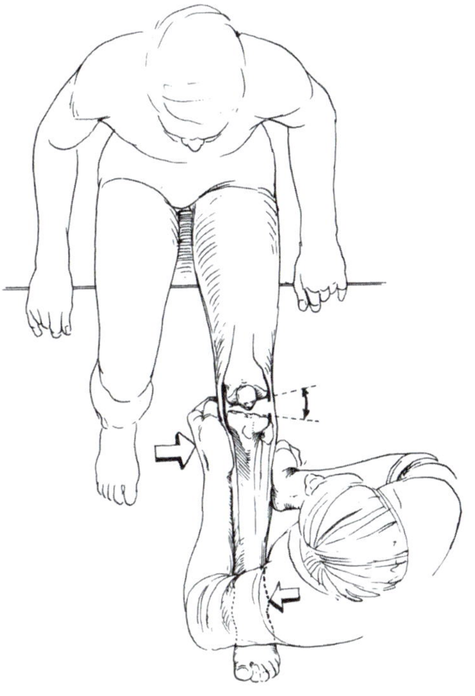

그림 45. 가쪽곁인대(lateral collateral ligament)의 안정성 검사: 가쪽의 무릎관절을 여는 것처럼 내반 압력을 가한다.

2) 십자인대(cruciate ligament)

앞십자인대(anterior cruciate ligament)와 뒤십자인대(posterior cruciate ligament)는 넙다리뼈에 대해서 정강뼈가 전방 또는 후방으로 탈구되는 것을 방지한다. 이 인대들은 관절주머니 내에 있으며 정강뼈에 이는곳이 있고 넙다리뼈융기(femoral condyle)의 안쪽에 닿는곳이 있다.

앞십자인대의 정상 여부를 검사하려면 환자를 진찰대 위에 똑바로 눕히고 무릎을 90° 구부려 진찰대 위에 발바닥을 고정시켜 놓는다. 검사자는 진찰대 끝에 걸터앉아 환자의 다리를 안정시킨다. 다음

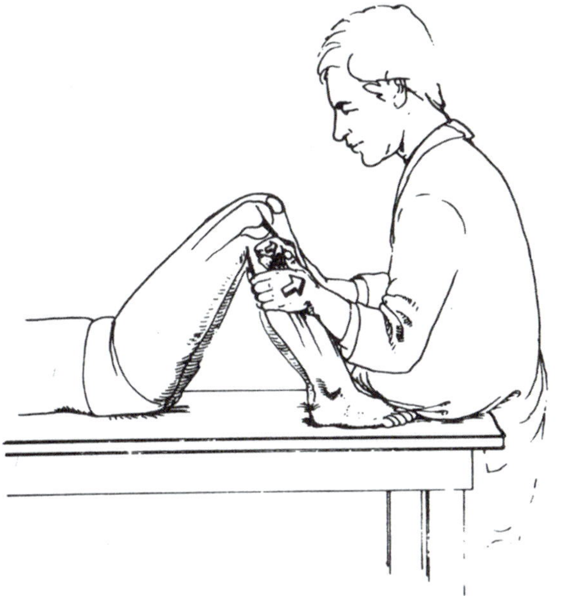

그림 46. anterior draw sign을 유발하기 위한 자세

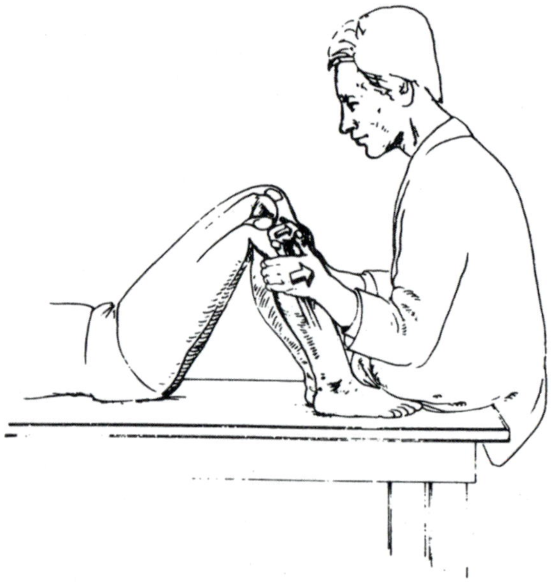

그림 47. positive anterior draw sign: 앞십자인대의 열상(torn anterior cruciate ligament)

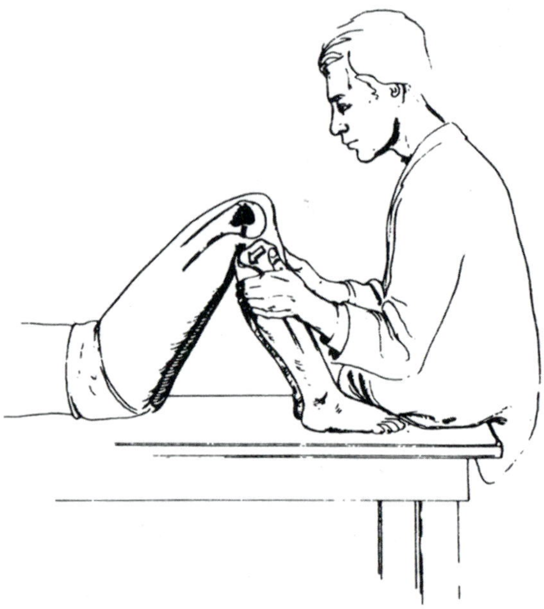

그림 48. positive posterior draw sign: 뒤십자인대의 열상(torn posterior cruciate ligament)

에 검사자의 양손으로 무릎을 감싸쥐고 검사자의 손가락은 안쪽가쪽 넙다리뒤근(hamstring)의 닿는곳에, 엄지손가락은 안쪽가쪽 관절선에 닿도록 한다. 그다음 정강뼈를 앞쪽으로 당긴다(그림 46). 만일 정강뼈가 넙다리뼈 밑에서 전방으로 미끄러지면(positive anterior draw sign) 앞십자인대의 열상을 의심할 수 있다. 약간 전방으로 밀려 나오더라도 반대쪽과 비교하여 같은 정도로 밀려 나오면 그것은 정상이다.

전방으로 밀려 나오는 징후가 양성일 때 환자의 하퇴(lower leg)를 안쪽돌림과 가쪽돌림으로 돌려보는 것은 중요하다. 일반적으로 하퇴를 가쪽돌림하면 관절주머니의 뒤쪽안쪽 부분은 팽팽하게 된다. 비록 앞십자인대가 열상되었다 하더라도 하퇴를 가쪽돌림하여 앞으로 당겨 보면 하퇴는 별로 앞으로 밀려 나오지 않게 된다. 그러나 하퇴를 가쪽돌림하여 앞으로 잡아당겼을 때와 중립 위에서 앞으로 잡아당겼을 때 하퇴가 앞으로 밀려 나오는 정도가 같다면 관절주머니의 뒤쪽안쪽 부분과 앞십자인대가 모두 손상되었을 가능성이 있다(안쪽곁인대의 손상 가능성도 있다). 하퇴를 안쪽돌림하면 무릎관절 뒤쪽가쪽 부분이 팽팽하게 된다. 정상적으로 하퇴 안쪽돌림 상태에서는 앞십자인대가 열상되었어도 다리를 앞으로 잡아당겼을 때 별로 앞으로 밀려 나오지 않게 된다. 그러나 만일 하퇴를 안쪽돌림하여 앞으로 잡아당겼을 때 하퇴가 앞으로 밀려 나오는 정도와 중간위치에서 잡아당겼을 때 하퇴가 밀려 나오는 정도가 같다면 앞십자인대와 뒤쪽가쪽 관절주머니가 모두 열상 되었을 가능성이 있다. 앞십자인대와 안쪽곁인대는 함께 열상되는 경우가 많다.

뒤십자인대 검사에서도 비슷한 방법으로 실시한다. 앞십자인대 검사에서와 같은 자세로 하여 정강뼈를 후방으로 밀어 본다(그림 48). 정강뼈가 넙다리뼈에 대하여 후방으로 움직이면 뒤십자인대는 열상되었을 가능성이 있다(positive posterior draw sign). 앞십자인대의 손상은 뒤십자인대의 손상보다 손상의 빈도가 높기 때문에 positive anterior draw sign은 positive posterior draw sign보다 자주 볼 수 있다. 실상 뒤십자인대만 단독으로 열상되는 경우는 거의 없다.

앞십자인대와 뒤십자인대의 안정성 검사를 여기에서는 교육적인 목적으로 분리하여 기술하였지만, 임상에서는 보통 연속적인 방법으로 실시한다. 검사는 양쪽을 시행하여 비교 검토한다.

5 관절운동 범위(ROM; range of motion)

무릎관절에는 세 개의 기본적인 동작이 있다. ① 굽힘(미끄러짐과 관련하여), ② 폄(미끄러짐과 관련하여), ③ 안쪽돌림과 가쪽돌림.

굽힘과 폄은 주로 넙다리뼈와 정강뼈 사이에서 일어나는 동작이다. 안쪽돌림과 가쪽돌림은 넙다리뼈와 정강뼈 사이에서 일어나는 동작뿐 아니라 정강뼈 위의 반달판막의 이동도 포함된다. 폄은 넙다리네갈래근의 작용이며 굽힘은 넙다리뒤근(hamstring)과 중력의 작용이다. 안쪽돌림과 가쪽돌림(무릎을 약간 구부렸을 때 일어난다)은 안쪽에서는 넙다리빗근, 반막근, 반힘줄근이 작용하며 가쪽에서는 넙다리두갈래근이 작용한다.

1) 능동관절운동 범위 검사(active range of motion test)

환자의 무릎관절에 제한이 있는지 없는지를 신속하게 판정하는 검사방법은 다음과 같다.

(1) 굽힘(flexion): 검사자는 환자에게 쪼그려 앉아 보라고 한다. 환자는 양쪽 무릎을 완전

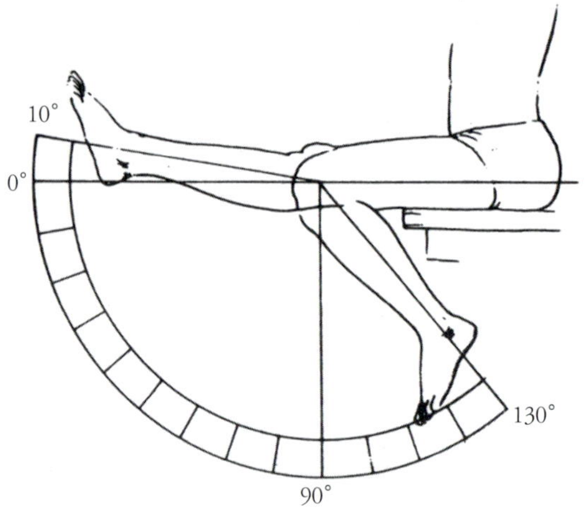

그림 49. 굽힘과 폄의 무릎관절 운동범위

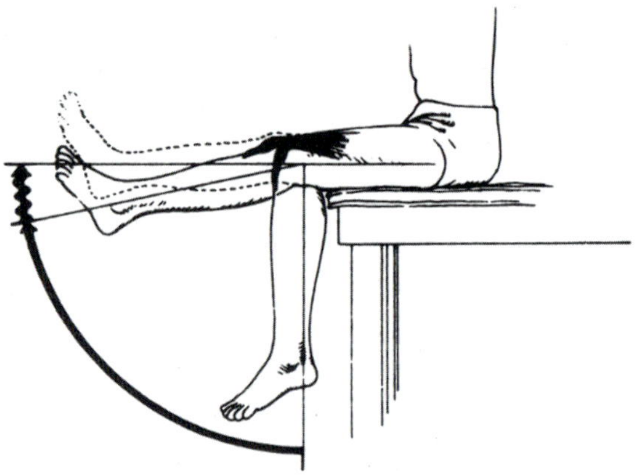

그림 50. 무릎폄처짐(extension lag): 마지막 10° 또는 폄을 간신히 할 수 있을 때

히 구부리고 쪼그려 앉을 수 있어야 한다. 무릎, 엉덩관절, 골반에 비대칭이 있는지 없는지를 살펴본다.

(2) 폄(extension): 환자에게 쪼그려 앉은 자세에서 일어서 보라고 지시한 다음 양쪽 무릎을 쭉 펴고 똑바로 서 있을 수 있는지 살펴본다. 한쪽 다리에 체중을 더 주고 있는지도 살펴본다. 검사자는 환자에게 진찰대 끝에 앉게 하고 무릎을 완전히 펴보라고 한다(그림 49). 무릎관절의 굽힘과 폄의 호를 그리는 동작은 부드럽게 해야 한다. 때로 환자는 무릎관절 폄의 마지막 10°를 할 수 없거나 또는 최대의 노력으로 간신히 하는 일이 있다. 이것을 무릎폄처짐(extension lag)이라고 한다(그림 50). 이것은 넙다리네갈래근의 근력이 쇠약한 것이다.

넙다리뼈에서 정강뼈가 어느 정도 가쪽돌림되지 않고서는 무릎관절은 완전히 펴지지 않는다는 것을 알아야 한다. 이것은 무릎관절과 십자인대의 물리적 형태 때문이다(A. Helfet's Helix). 넙다리뼈 안쪽무릎융기(medial femoral condyle)는 넙다리뼈 가쪽무릎융기보다 약 1.2 cm 정도 길다. 그러므로 정강뼈가 양쪽 넙다리뼈와의 관절면을 따라 완전히 편 상태로 움직일 때 가쪽무릎융기의 관절면까지 움직여도 안쪽무릎융기의 관절면은 아직 약 1.2 cm 정도가 남게 된다. 안쪽에 남아있는 관절면을 다리 무릎관절을 완전히 펴면 정강뼈 안쪽은 가쪽으로 회전된다. 이 가쪽돌림은 무릎관절이 넙다리뼈 안쪽무릎융기를 따라 완전히 편 상태가 되게 하며 무릎관절을 완전히 편 자세에서 "lock the knee joint home"의 효과가 생긴다(그림 51). 이 마지막 잠그는 운동(일반적으로 screw home motion이라 부른다)은 환자

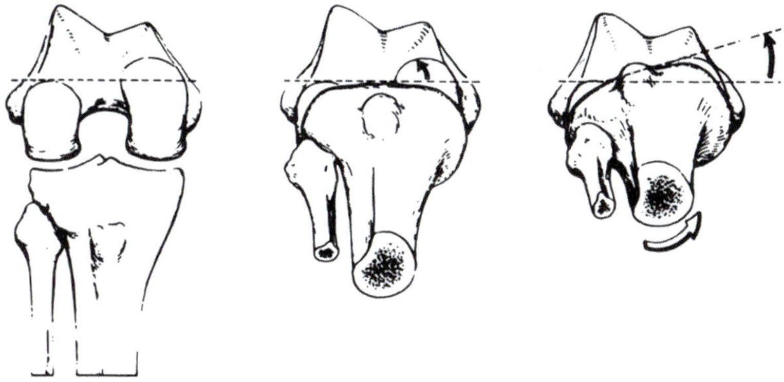

그림 51. 무릎관절을 폈을 때 스크류 홈 모션(screw home motion): 하중을 받지 않는 자세(non-weight bearing position)에서 정강뼈는 넙다리에 대한 가쪽돌림이 일어난다.

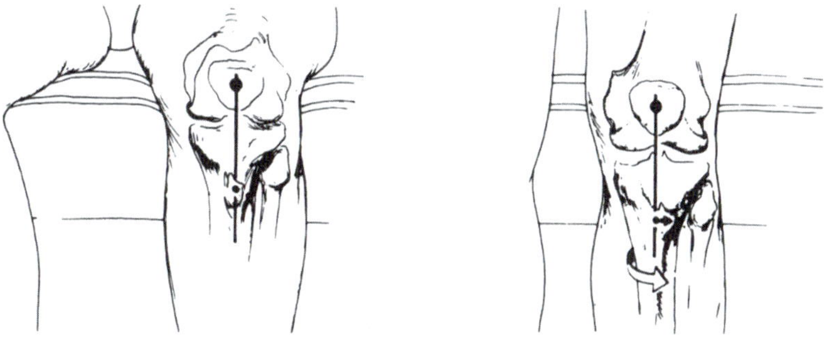

그림 52. 스크류 홈 모션 검사(screw home motion test) 왼쪽: 무릎을 구부렸을 때 무릎뼈의 중앙점과 정강뼈거친면의 점은 일직선상에 있다. 오른쪽 ; 무릎을 폈을 때 정강뼈거친면은 그 점에서 가쪽으로 돌아가며 넙다리뼈에 대한 정강뼈가 가쪽돌림하는 것을 나타낸다.

가 무릎관절의 근력에 의존하지 않고도 장시간 무릎을 펴고 서 있을 수 있게 한다.

Screw home motion test는 다음과 같이 한다. 환자에게 무릎을 구부리게 하고 무릎관절의 중앙에 점을 찍고 정강뼈거친면 위에도 한 개의 점을 찍는다. 정강뼈거친면 위의 점은 무릎뼈 중앙의 점과 동일 선상에 있다. 다음에 환자에게 다리를 완전히 펴보라고 지시한다. 정강뼈거친면은 거친면상의 점 아래에서 가쪽으로 돌아가게 되며 넙다리뼈에 대한 정강뼈의 가쪽돌림을 나타낸다. 정강뼈거친면은 또 무릎뼈의 중앙점에 대해서 약간 가쪽으로 돈다(그림 52). 반달판막의 열상은 screw home motion을 방해하며 무릎관절의 완전폄을 제한한다.

(3) 안쪽돌림, 가쪽돌림(internal rotation & external rotation): 무릎관절의 안쪽돌림과 가쪽돌림의 운동범위를 검사하기 위하여 검사자는 환자에게 발을 안쪽무릎융기 가쪽으로 돌려보라고 지시한다. 정상적인 상태에서는 양쪽으로 각각 약 10° 회전할 수 있어야 한다.

2) 수동관절운동 범위 검사(passive range of motion test)

(1) 굽힘: 135°: 환자를 진찰대 위에 엎드려 누운자세(복와위, prone position)나 바로 누운자세(앙와위, supine position)로 한다. 또는 진찰대 끝에 걸터앉아 다리를 늘어뜨린다. 이때 오금을 진찰대에서 약간 떨어지게 하여 앉는다. 검사자는 한 손으로 환자의 발목을 잡고 다른 손을 받침대로 하기 위하여, 또는 무릎관절을 자유로이 굽히고 펴기 위하여 환자의 오금에 놓는다.

그다음 무릎관절을 구부릴 수 있는 만큼 완전히 굽히고 볼기와 발뒤꿈치 사이의 거리를 살펴본다. 젊은 환자는 비교적 쉽게 발뒤꿈치가 거의 엉덩이에 닿을 수 있을 만큼 굽힐 수 있다. 무릎관절의 정상 굽힘의 최대 한계는 완전히 편 상태에서 약 135°이다. 같은 방법으로 반대쪽 다리를 검사하고 무릎관절의 각도를 비교 검토한다.

(2) 폄 – 0°: 검사자는 양손을 그대로 환자의 발목과 무릎에 놓고 무릎관절을 편다. 완전히 굽힌상태에서 완전히 편상태까지 호를 그리는 동작은 부드럽게 움직여야 하며 무릎관절은 적어도 0°, 또는 약간 더 펼 수 있어야 한다.

(3) 안쪽돌림 – 10°, 가쪽돌림 – 10°: 검사자는 환자의 대퇴를 고정하기 위하여 무릎관절 바로 위의 넓다리 부위에 손을 고정하고 다른 한 손은 환자의 발목을 잡고 정강뼈를 회전시킨다. 동시에 정강뼈거친면의 움직임을 확인하기 위하여 그 위를 만져본다. 반대쪽 다리를 똑같이 검사하고 검사자의 소견을 비교해 본다. 정상적으로 양쪽은 각각 약 10° 회전운동이 일어날 것이다.

6 신경학적 검사(neurologic examination)

1) 근력검사(muscle testing)

(1) 폄(extension)

주동근 넙다리네갈래근(quadriceps femoris)

넙다리신경(femoral nerve, L2, L3, L4)

무릎관절의 폄은 이미 신속한 능동관절운동 범위 검사를 할 때 검사하였다(288페이지 참조).

그러나 도수검사(manual test)를 하려면 검사자는 한 손으로 무릎관절 바로 위의 넙다리 부위를 고정하고 환자에게 무릎을 완전히 펴보라고 지시한다. 일단 무릎을 완전히 펴면 검사자는 발목 위를 잡고 저항을 준다. 이때 검사자는 고정하는 손으로 넙다리네갈래근을 만져본다(그림 53).

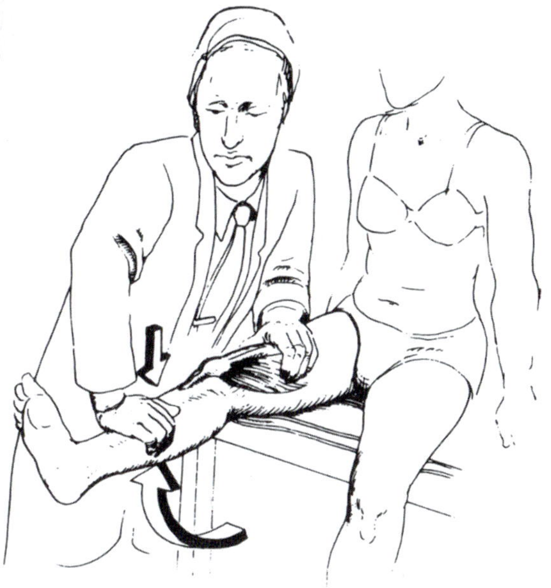

그림 53. 넙다리네갈래근(quadriceps femoris)의 근력검사

(2) 굽힘(굴곡, flexion)

주동근 넙다리뒤근(슬괵근, hamstrings)

① 반막근(반막양근, semimembranosus)
궁둥신경(좌골신경, sciatic nerve)의 정강뼈 부위, L5

② 반힘줄근(반건양근, semitendinosus)
궁둥신경(좌골신경)의 정강뼈 부위, L5

③ 넙다리두갈래근(대퇴이두근, biceps femoris)
궁둥신경(좌골신경)의 정강뼈 부위, S1

넙다리뒤근을 한 단위로 검사하려면 환자를 엎드려 누운 자세(prone position)를 취하게 하고 검사자는 무릎관절 바로 위의 넙다리를 고정한다. 그다음 환자에게 무릎을 구부려 보라고 하면서 환자의 발목 뒤에서 무릎을 펴는 방향으로 저항을 준다(그림 54). 넙다리두갈래근을 강하게 작용

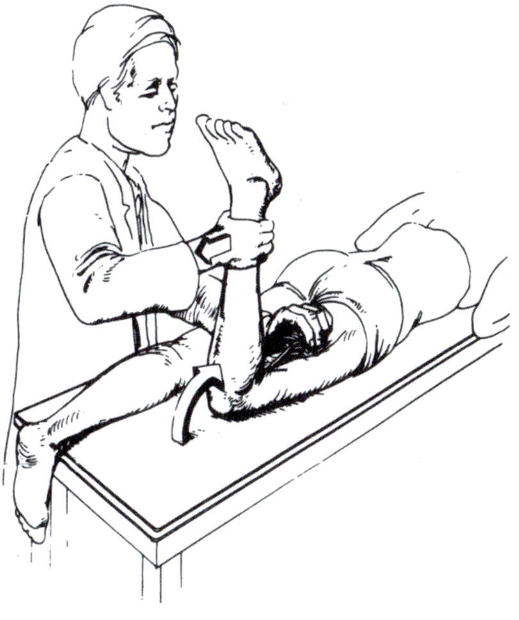

그림 54. 넙다리뒤근(hamstring)의 근력검사

하려면 하퇴를 가쪽돌림시켜 검사하고 반막근과 반힘줄근을 강하게 작용하려면 하퇴를 안쪽돌림시켜 검사한다.

(3) 안쪽돌림, 가쪽돌림(internal rotation, external rotation): 무릎관절을 안쪽돌림, 가쪽돌림 하는 근육은 이상적으로 분리할 수 없다. 그러나 안쪽돌림과 가쪽돌림에 대한 근력검사는 굽힘과 폄의 근력검사를 할 때 함께 검사해야 한다.

2) 감각검사(sensation test)

허리뼈(요추, lumbar spine)와 엉치뼈(천추, sacrum)의 신경뿌리(신경근, nerve root)에서 시작하는 신경은 무릎관절과 그 주변의 피부감각을 지배한다. 고유의 신경학적 레벨에 따라 지배받는 이 영역은 폭넓은 띠처럼 피부분절(dermatome)에 따라 구분되어 있다(그림 55).

무릎관절 주변의 피부분절은 다음과 같이 길고 비스듬한 띠로서 주행한다.

① L4는 무릎관절의 전면 부위를 비스듬히 가로지르며 하부로 내려가는 하퇴의 안쪽을 지배한다.

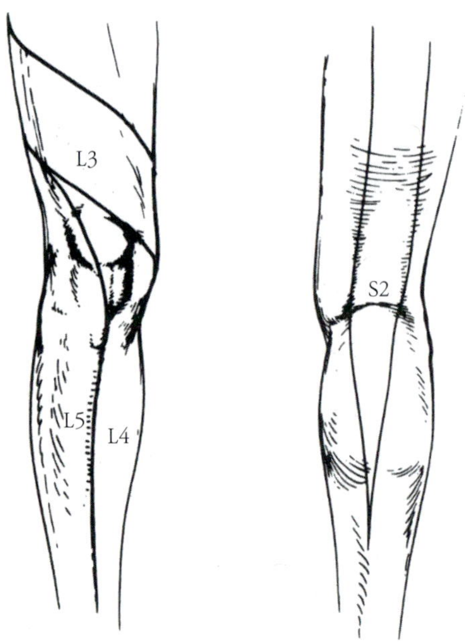

그림 55. 무릎의 감각 분포 좌: 전면 우: 후면

말초신경인 두렁신경(복재신경, saphenous nerve)의 무릎뼈아래가지(infrapatellar branch)는 정강뼈융기(tibial condyle)의 앞쪽 안쪽 부위의 피부를 지배한다. 두렁신경은 하퇴 안으로 계속되는 넙다리신경의 감각지이다. 이 무릎뼈 하지는 때때로 수술시 특히 안쪽반달판막(medial meniscus)의 수술적 제거시에 절단되는 수가 있다.

② L3는 무릎 바로 위의 대퇴 전면을 지배한다. 이곳은 넙다리신경(femoral nerve)에 의해서도 지배를 받는다.

③ L2는 넙다리 중앙부의 앞쪽면을 지배하며 넙다리신경에 의해서도 지배받는다.

④ S2는 넙다리 뒤쪽면과 중앙부를 가

늘고 긴 띠의 형태로 지배한다. 이곳은 넙다리의 뒤쪽넙다리피부신경(posterior femoral cutaneous nerve)에 의해서도 지배받는다(그림 55).

3) 반사검사(reflex test)

(1) 무릎뼈힘줄반사(슬개골건반사, patellar tendon reflex, L2, 3, 4): 무릎뼈힘줄반사(knee jerk)는 심부힘줄반사(deep tendon reflex, DTR)로서 L2, 3, 4의 신경학적 레벨에서 나오는 신경에 의하여 지배받지만 L4가 그 중심이 된다. 임상적으로는 무릎뼈힘줄반사는 L4의 반사라고 생각할 수 있다. 그렇다 하더라도 L4의 신경뿌리가 병변에 침범되어도 반사는 아직 나타나게 된다. 왜냐하면, 무릎뼈힘줄반사는 한 개의 신경학적 레벨에서 지배받는 것이 아니라 많은 신경학적 레벨에 의하여 지배받고 있기 때문이다. 무릎뼈힘줄반사의 저하는 흔히 있는 일이지만 반사가 완전히 소실되는 경우는 거의 없다.

이 반사를 검사하기 위하여 검사자는 환자에게 다리를 늘어뜨리고 진찰대에 걸터앉게 한다(그림 56). 또는 의자에 앉아 다리를 꼬아 앉으라고 한다. 환자가 침상에 누워 있는 환자라면 무릎관절을 어느 정도 굽힌다(그림 57). 이러한 자세에서 무릎밑힘줄(infrapatellar tendon)을 신장시킨다. 그다음 무릎밑힘줄의 위치를 확인하기 위하여 무릎밑힘줄의 양 옆에 오목한 곳을 만져본다(무릎관절 위치에서). 손목을 부드럽게 그리고 신속하게 움직여서 함마(neurologic hammer)로 무릎밑힘줄을 “톡” 쳐서 반사를 유발한다. 만일 반사가 잘 나타나지 않으면 검사자는 환자에게 한 손은 엎침(회내)으로 또 다른 한 손은 뒤침(회외)으로 하여 양손을 마주 잡으라고 하고 검사자가 함마로 무릎밑힘줄을 칠 때 양손을 힘껏 잡아당기면 반사는 좀 더 잘 나타나게 된다. 같은 방법으로 반대쪽 다리

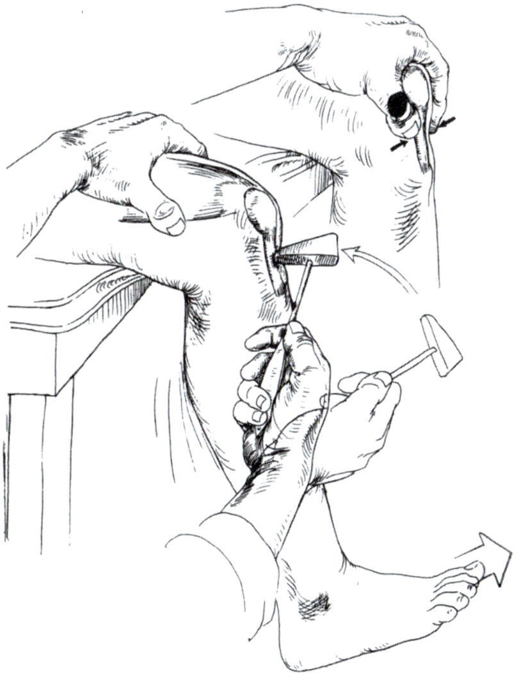

그림 56. 무릎뼈힘줄반사(슬개골건반사, patellar tendon reflex)

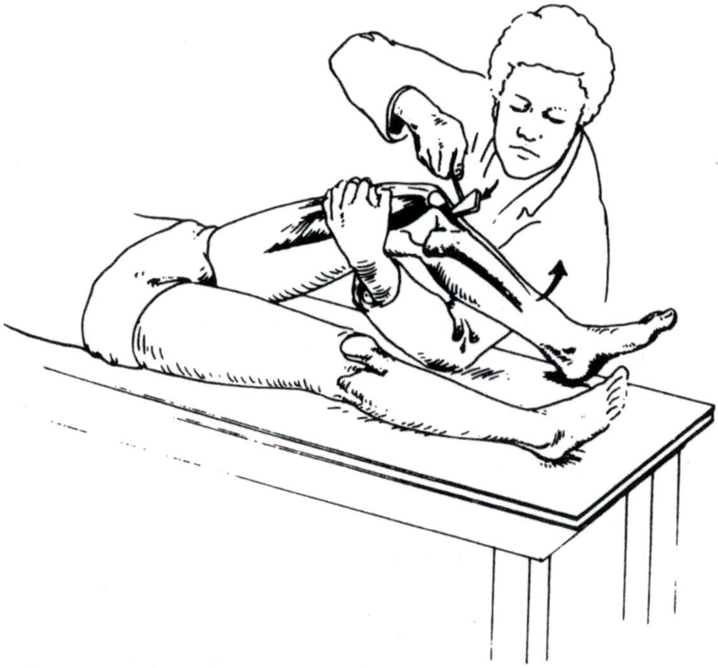

그림 57. 누워 있는 환자의 무릎뼈힘줄반사를 유발하는 자세

도 시행하여 반사의 정도를 정상(normal), 항진(increased), 저하(decreased), 소실(absent)로 평가하여 기록한다.

7 특수검사(special test)

1) 맥머리 검사(McMurray test)

열상된 반달판막(torn meniscus)은 무릎관절을 굽히고 펼 때 무릎관절에서 딸가닥하는 소리(clicking)를 느껴볼 수도 있고 들어볼 수도 있다. 무릎관절선(knee joint line)의 안쪽가쪽을 촉진할 때 유발되는 압통은 반달판막이 열상된 것을 의미하는 것이다. 뒤쪽 반달판막 열상(posterior meniscal tear)은 감별하기가 어렵기 때문에 맥머리 검사는 이 어려운 진단을 돕기 위하여 고안된 것이다.

환자에게 바로누운자세로 하여 다리를 펴고 중립위치로 유지하라고 말한다. 검사자는 한 손으로 환자의 발뒤꿈치를 잡고 다리를 완전히 굽힌다(그림 58). 그다음 검사자는 다른 한

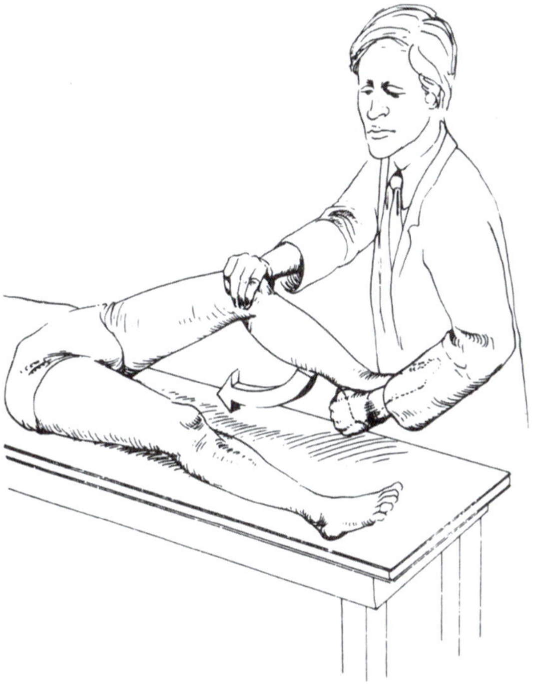

그림 58. 반원판 손상의 맥머리 검사(McMurray test)

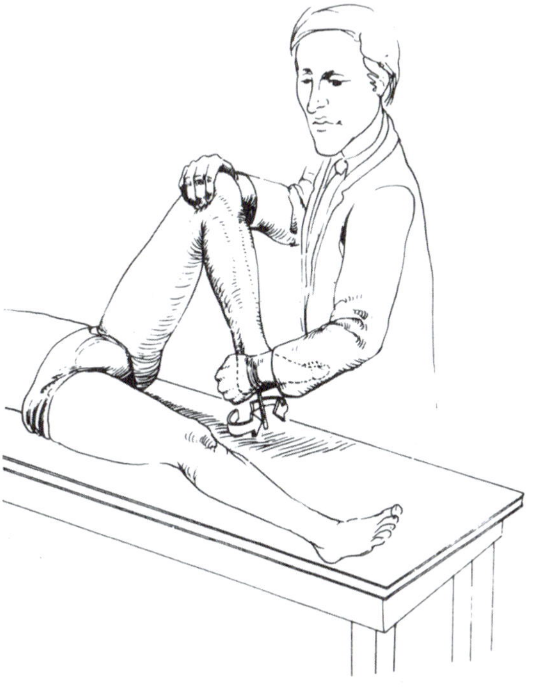

그림 59. 무릎을 구부려서 넙다리뼈에 대한 정강뼈를 안쪽돌림, 가쪽돌림한다.

손으로 무릎 위를 잡고, 엄지손가락과 엄지두덩(모지구, thenar eminence)은 무릎관절 가쪽선을 향하여 놓고 손가락은 무릎관절 안쪽선에 놓은 다음 무릎관절을 느슨하게 하여 하퇴를 안쪽돌림, 가쪽돌림시킨다(그림 59). 무릎관절 안쪽에 외반압력(valgus stress)을 가하여 동시에 하퇴를 가쪽돌림시킨다(그림 60). 외반압력과 가쪽돌림 상태를 유지하면서 다리를 천천히 펴도록 한다. 이때 검사자는 안쪽 관절선을 촉진한다(그림 61). 이 방법을 시행할 때 관절 내에 들을 수 있고 만져 볼 수 있는 딸가닥 하는 소리가 난다면 안쪽반달판막의 열상을

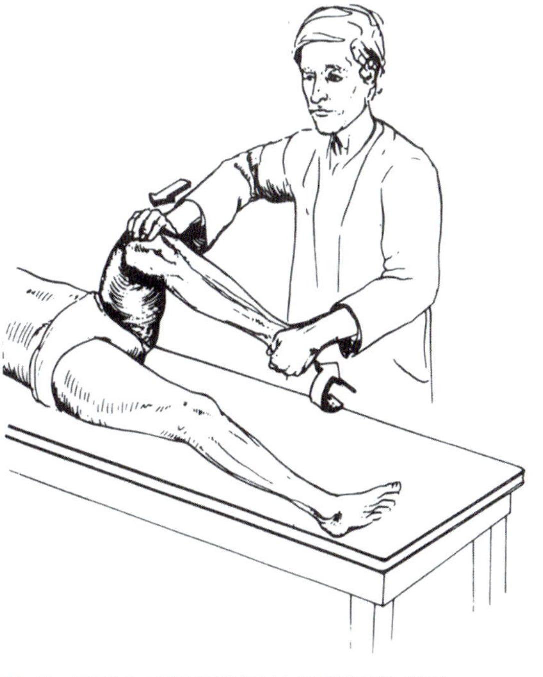

그림 60. 하퇴를 가쪽돌림하면서 외반압력을 준다.

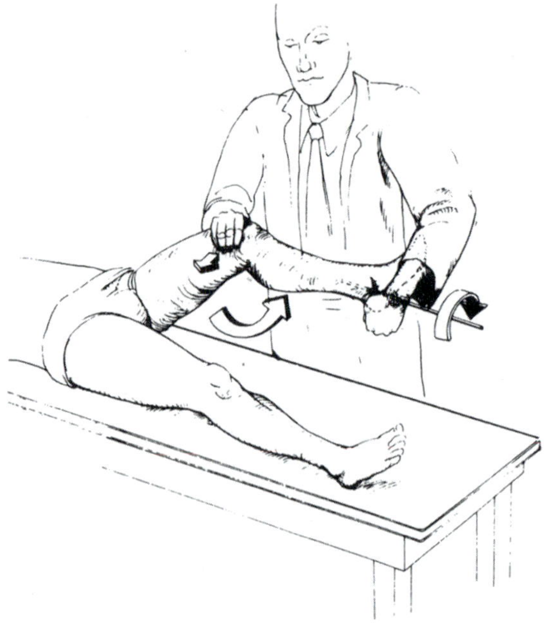

그림 61. 하퇴를 가쪽돌림하고 밖굽이(외반)하면서 천천히 무릎을 편다. 만일 검사할 때에 딸가닥하는 소리(click)를 느끼거나 들을 수 있으면 반달판막이 열상되었다는 것을 의미하며(양성) 보통은 안쪽반달판막의 후방에서 일어나는 일이 많다.

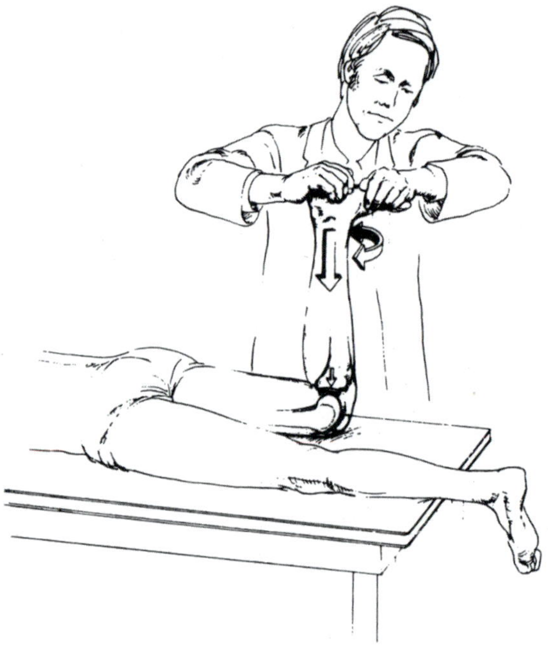

그림 62. 반달판막 열상에 대한 아프레이 압박검사(Apley's compression test)

의심하게 되며 그 위치는 대개 안쪽반달판막의 후방 1/2되는 곳이다.

2) 아플레이(Apley)의 압박검사와 견인검사

(1) 압박 또는 연마 검사(compression or grinding test): 이 검사는 열상된 반달판막의 진단을 돕기 위하여 고안된 방법이다.

검사자는 환자에게 진찰대에 엎드려 누운 자세로 하여 한쪽 무릎을 90°로 구부리라고 한다. 환자의 넙다리를 고정하기 위하여 환자의 넙다리뒤쪽에 검사자의 무릎을 구부려 올려놓는다. 정강뼈와 넙다리뼈 사이의 안쪽가쪽 반달판막을 압박하기 위하여 환자의 뒤꿈치 위에서 검사자의 체중으로 지그시 누른다(그림 62). 계속 지그시 누른 채로 넙다리뼈에 대해서 정강뼈를 안쪽돌림, 가쪽돌림시킨다. 이 방법을 시행할 때 통증이 발생하면 반달판막 손상을 의심할 수 있다. 환자에게 가능한 한 동통의 위치가 어디인지를 정확히 말하게 한다. 안쪽의 동통은 안쪽반달판막의 손상을 의미하며 가쪽의 동통은 가쪽반달판막의 손상을 의미하며 가쪽의 동통은 가쪽반달판막의 손상을 나타내는 것이다.

(2) 견인검사(distraction test): 견인검사는 무릎관절의 반달판막 손상과 인대 손상을 감별하기 위한 검사이다. 이 검사를 실시하기 전에 우선 논리적으로 압박검사부터 실시해야 한다. 견인검사를 실시하려면 압박검사에서 기술한 바와 같은 자세로 유지하고 넙다리 후면을 고정한다. 넙다리뼈에 대해서 정강뼈를 안쪽돌림, 가쪽돌림 하면서 발목을 위로 잡아당긴다(그림 63). 이 방법은 반달판막의 압력을 감소시키며 가쪽무릎융기 안쪽의 곁인대를 긴장시킨다(그림 63). 이 방법은 반달판막의 압력을 감소시키며 가쪽무릎융기 안쪽의 곁인대를 긴장시킨다. 만일 인대가 손상되었다면 환자는 동통을 호소하게 되며 단지 반달판막만 열상이 되었다면 이 검사를 시행하는 동안 환자는 통증을 느끼지 않을 것이다.

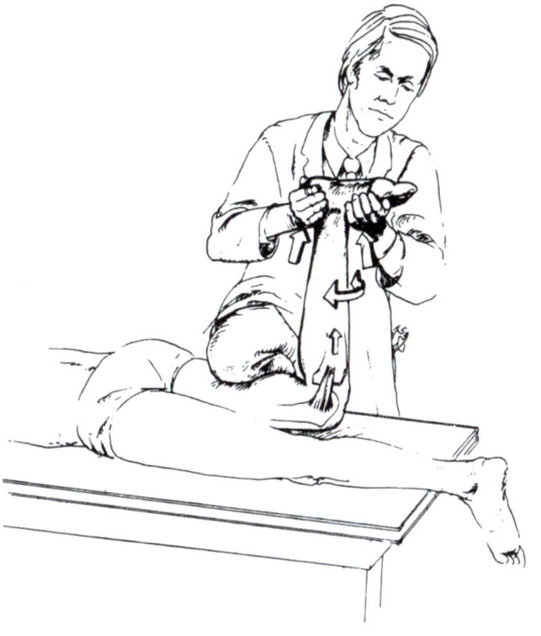

그림 63. 인대 손상에 대한 아플레이 견인검사(Apley's distraction test)

3) 리덕션 크릭(reduction click)

이 방법은 반달판막의 열상, 전위 또는 중첩으로 인하여 무릎관절이 고정된(locked knee) 환자에게 적용되는 방법이다. 환자의 위치는 맥머리 검사 때와 똑같은 자세로 한다(환자는 진찰대에 똑바로 눕게 하고 검사자는 한 손으로 환자의 발과 뒤꿈치를 잡고 다른 한 손으로는 무릎을 잡아 엄지손가락과 나머지 손가락들은 각각 관절선 양쪽을 잡도록 한다). 리덕션 크릭 방법의 목적은 전위된 반달판막이나 열상된 반달판막을 딸가닥하는 소리와 함께 제 위치에 되돌아가도록 정복하는 것이다. 이렇게 하기 위하여 무릎관절을 안쪽돌림, 가쪽돌림하면서 굽히고 다음에 반달판막이 적절한 위치에 되돌아갈 때까지 무릎관절을 돌리면서 펴도록 한다. 정복이 되면 검사자는 특징적인 관절소리를 들을 수 있다. 이 검사는 고정된 무릎관절(반달판막 열상으로 인하여)을 풀어주며 무릎을 완전히 펼 수 있게 한다. 맥머리 검사에

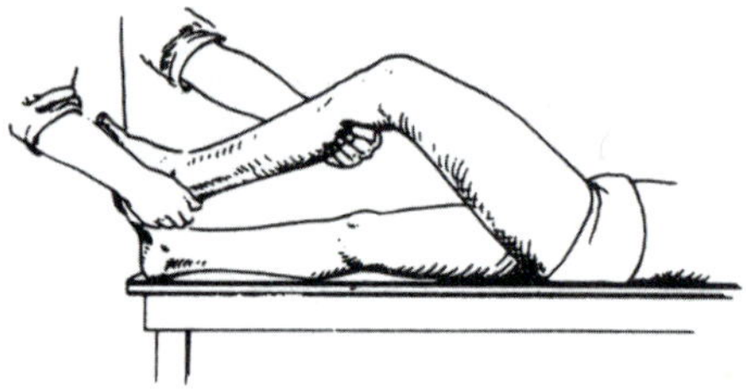

그림 64. 바운스 홈 검사(bounce home test): 무릎을 구부린다.

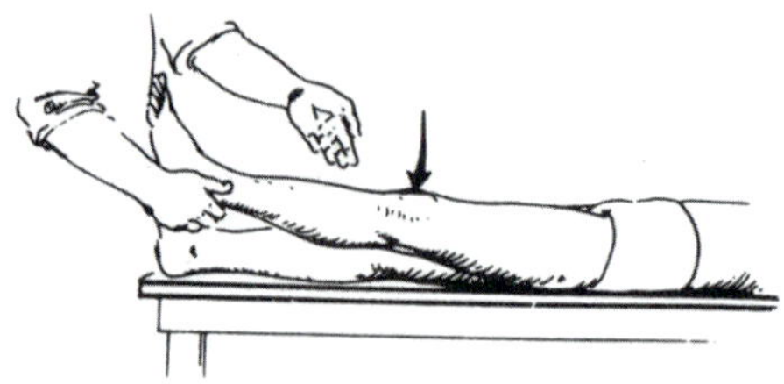

그림 65. 무릎을 수동적으로 펴면 완전 폄(full extension) 상태로 된다.

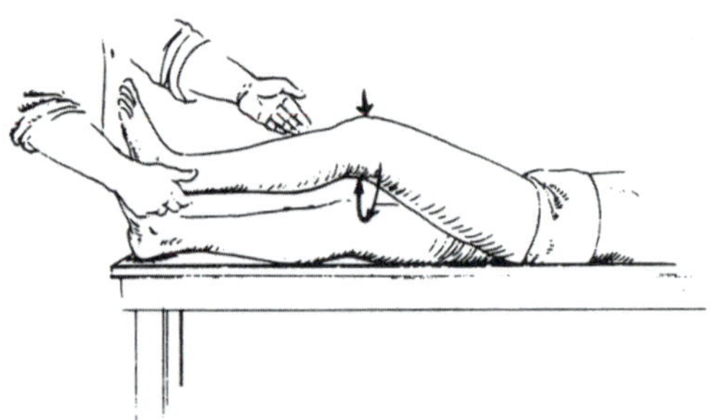

그림 66. 무릎의 부기(swelling)는 무릎관절의 폄을 방해한다: 대신 무릎이 되 튀기게 될 것이다.

서도 무릎관절을 풀어지게 할 수 있고 관절 소리와 함께 정복시킬 수 있다.

4) 바운스 홈 검사(bounce home test)

이 검사는 반달판막 열상, 무릎관절 내의 유리체(loose body) 또는 관절주머니 안의 부기로 인하여 무릎관절을 완전히 펴는 것이 불가능한 것을 평가하기 위하여 고안된 검사방법이다. 환자를 진찰대 위에 바로 눕히고 검사자는 손바닥으로 환자의 뒤꿈치를 감싸 쥐고 환자의 무릎을 완전히 구부리도록 한다(그림 64). 그다음 수동적으로 무릎관절을 편다(그림 65). 이때 무릎관절을 완전히 펴지는지 또는 완전히 폈을 때 최종점에서 되 튀기게 되는지를 관찰한다. 만일 무릎관절을 충분히 펴지 못하고, 완전히 다리를 폈을 때 탄력 있는 저항을 나타내면 반달판막 열상이나 어떤 다른 장애가 있는 것이며 바운스 홈 모션이 일어난다(그림 66).

5) 무릎뼈 넙다리뼈 연마 검사(patellar femoral grinding test)

이 검사는 넙다리뼈 활차구(trochlear groove)와 무릎뼈의 관절면의 상태를 결정하기 위하여 고안된 방법이다. 환자를 진찰대에 똑바로 눕히고 양쪽 다리는 중립 위에서 이완시켜 놓는다. 처음에 무릎뼈를 도르래고랑(활차구)에서 먼쪽방향으로 누른다(그림 67). 그다음에 환자에게 넙다리네갈래근에 힘을 주라고 지시한 다음 검사자는 손가락으로 무릎뼈의 움직임에 따라 저항을 주면서 만져본다. 무릎뼈의 움직임은 부드럽고 매끄럽게 느껴져야 되지만 관절면이 매끄럽지 못하다면 무릎뼈를 움직일 때 염발음(crepitation)을 느끼게 될 것이다. 검사결과가 양성이라면 환자는 보통 동통과 불쾌감을 호소하게 된다. 임상적으로 볼 때 환자는 계단을 오르거나 의자에서 일어날 때 동통을 호소하는 일이 가장 많다. 이와 같은 통증은 관절의 병변을 나타내는 것이다. 왜냐하면, 이러한 동작을 할 때 무릎뼈의 아래면이 매끄럽지 못하면 넙다리뼈가 도르래고랑(활차절흔, trochlear notch)과 마찰이 되기 때문이다. 또 무릎뼈골연화증(chondromalacia patella), 골연골의 결손(osteochondral defect) 또는 넙다리뼈도르래고랑 자체의 퇴행 변화가 있으면 그러한 동작을 할 때 동통이 일어난다.

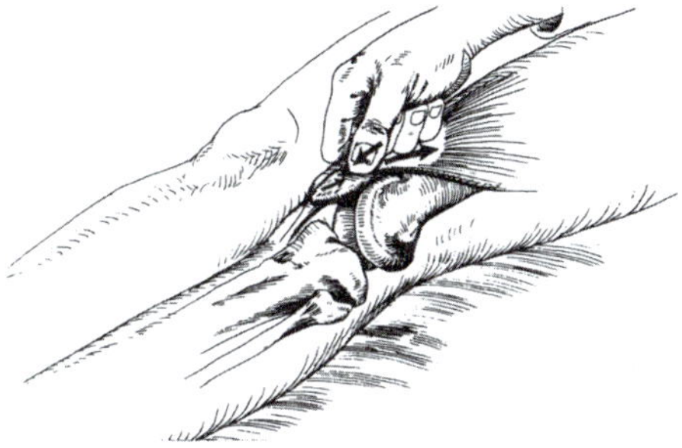

그림 67. 무릎뼈관절면의 상태를 평가하기 위한 무릎뼈 넙다리뼈 연마 검사(patellar femoral grinding test)

6) 무릎뼈 탈구와 아탈구의 불안 검사(apprehension test for patellar dislocation and subluxation)

이 검사는 무릎뼈가 가쪽 탈구가 되려는 경향이 있는지 없는지를 판단하기 위하여 고안된 검사방법이다. 습관성 무릎뼈탈구(recurrent dislocating patella)가 의심되면 검사자는 손을 이용하여(manual) 탈구를 시도하여 검사에 대한 반응으로 환자의 얼굴을 관찰한다. 검사자는 환자에게 진찰대 위에 바로누운자세로 양쪽 다리를 쭉 펴고 넙다리네갈래근의 힘을 빼라고 한다. 무릎뼈의 가쪽탈구가 의심이 되면 검사자의 엄지손가락으로 무릎뼈의 안쪽모서리를 가쪽 방향으로 밀어 본다. 무릎뼈가 탈구되기 시작하면 환자의 얼굴 표정은 불안하고 고통스럽게 나타날 것이다(그림 68).

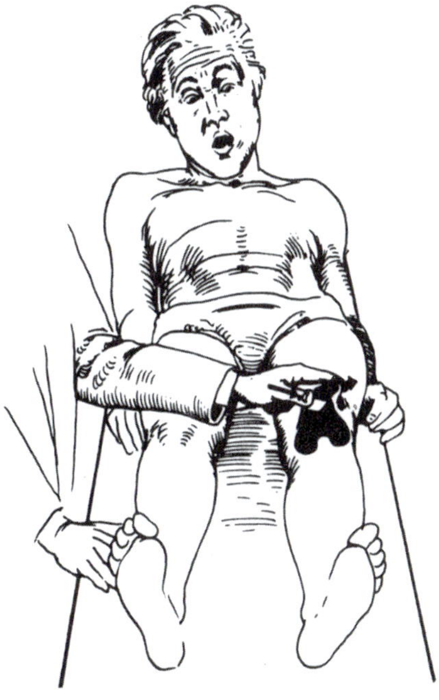

그림 68. 무릎뼈탈구에 대한 불안 검사(apprehension test for patellar dislocation)

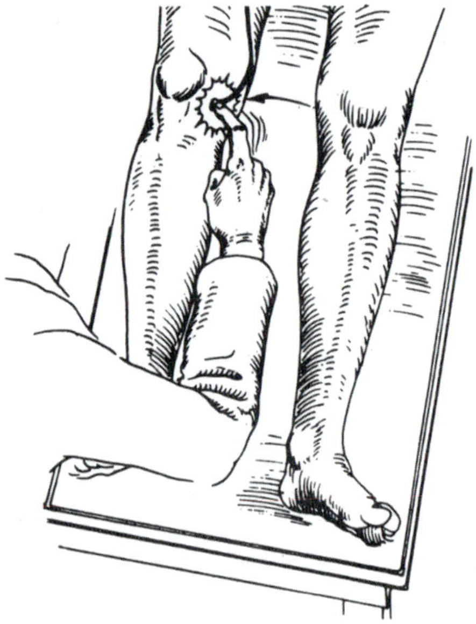

그림 69. 티넬 징후(Tinel sign)

7) 티넬 징후(Tinel sign)

티넬 검사는 신경 절단끝(end of nerve cut)의 신경종(neuromata)을 두드려서 동통을 유발하거나 재생신경의 말초에 자극을 주어 동통을 유발하기 위한 검사다. 무릎관절의 경우, 검사에 관계하는 범위는 두렁신경(복재신경, saphenous nerve)의 무릎뼈아래신경가지(infrapatellar branch)가 주행하는 정강뼈거친면(tibial tuberosity)의 안쪽부분이다. 무릎관절을 수술할 때 특히 안쪽반달판막을 제거할 때 이 신경은 흔히 절단된다. 만일 신경종이 발생하게 되면 압통은 절단된 신경 끝에서 야기된다(그림 69).

8) 무릎관절 삼출액 검사(knee joint effusion test)

이 검사는 무릎관절에 삼출물이 있다는 것을 증명하기 위하여 고안된 방법이다.

(1) 다량의 삼출액 검사(test for major effusion): 관절이 다량의 삼출액으로 인하여 부기가 있을 때 환자의 무릎관절을 주의 깊게 펴고 환자에게는 넙다리네갈래근의 힘을 빼라고 지시한다.

다음에 무릎뼈를 넙다리뼈도르래고랑(활차구, trochlear notch) 안으로 눌렀다가 재빨리 뗀다. 무릎뼈 아래의 다량의 삼출액을 처음에는 외력에 의하여 무릎 양쪽으로 이동하게 되고 무릎뼈를 떼면 원위치로 되돌아간다. 이것을 밸로타블 파텔라(ballotable patella)라고 한다(그림 70).

(2) 소량의 삼출액 검사(test for minor effusion): 무릎관절 내의 소량의 삼출액은 무릎뼈가 뜰만큼 삼출액이 많지 않으므로 소량의 삼출액을 검사를 하려면 환자의 무릎관절을 완전히 펴고 무릎뼈위작은주머니(슬개상소낭, suprapatellar pouch)와 무릎의 가쪽에서 삼출액을 짜내어 무릎의 안쪽으로 이동시킨다. 삼출액이 안쪽으로 이동되었을 때 삼출액이 고인 관절 부위를 약간 누르면 삼출액은 가쪽으로 이동하여 볼록하게 된다(그림 71 A, B, C).

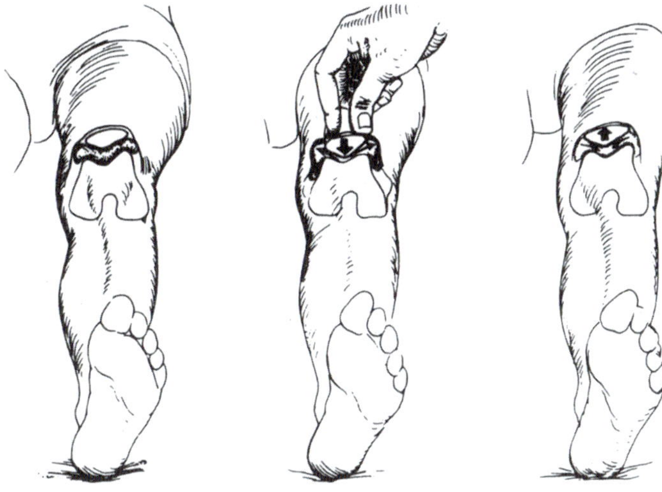

그림 70. 다량의 삼출액(effusion)에 대한 검사

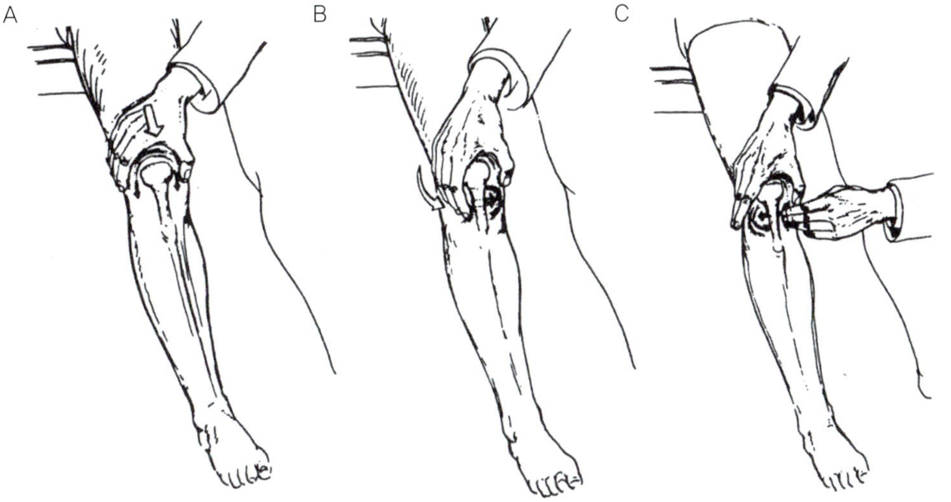

그림 71. 소량의 삼출액에 대한 검사

⑧ 관련 부위의 검사(examination of related area)

무릎관절을 검사할 때 엉덩관절과 발목관절도 동시에 검사해야 한다. 허리뼈의 추간판탈출 또는 엉덩관절의 골관절염은 무릎에 관련통을 일으킨다. 많지는 않지만, 발의 인대손상 또는 감염에 의한 발의 변형도 무릎에 통증을 일으킨다(그림 72).

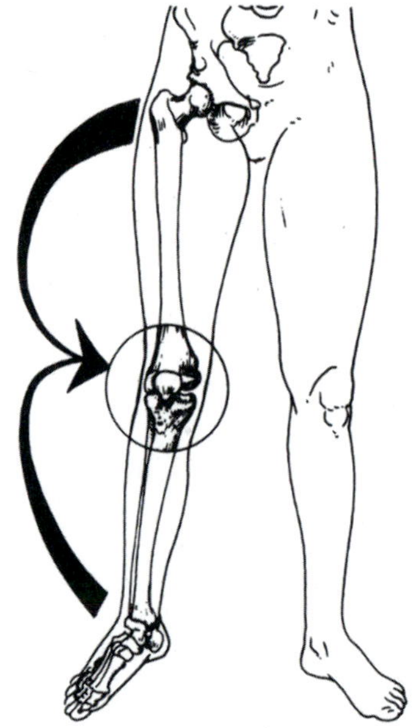

그림 72. 무릎관절의 관련통은 엉덩관절, 허리뼈, 발과 발목관절로부터 발생된다.

제8장

발목관절(족관절)과 발의 검진

Physical examination of the foot and ankle

1. 시진(inspection)

2. 뼈의 촉진(bony palpation)
   1) 안쪽면(medial aspect)
   2) 가쪽면(lateral aspect)
   3) 발목뼈공동(족근동, sinus tarsi area)
   4) 뒤발부위(후족부, area of the hindofot)
   5) 발바닥(족저, plantar surf ace)

3. 연부조직의 촉진(soft tissue palpation)
   1) 제1구역–제1발허리뼈머리(1st metatarsal head)
   2) 제2구역–발배뼈결절(navicular tubercle)과 목말뼈머리(talar head)
   3) 제3구역–안쪽복사뼈(medial malleolus)
   4) 제4구역–가쪽복사뼈와 안쪽복사뼈 사이의 발등(dorsum of the ofot between the malleoli)
   5) 제5구역–가쪽복사뼈(later al malleolus)
   6) 제6구역–발목뼈공동(족근동, sinus tasri)
   7) 제7구역–제5발허리뼈머리(head of the fifth metatarsal)
   8) 제8구역–발꿈치뼈(calcaneus)
   9) 제9구역–발바닥(족저, plantar surface of the foot)
   10) 제10구역–발가락(toes)

4. 발목관절의 안정성 검사(tests of ankle joint stability)

5. 관절운동 범위(ROM; range of motion)
   1) 능동관절운동 범위(active range of motion)
   2) 수동관절운동 범위(passive range of motion)

6. 신경학적 검사(neurologic examination)
   1) 근력검사(muscle testing)
   2) 감각검사(sensation testing)
   3) 반사검사(reflex testing)

7. 특수검사(special tests)
   1) 평발검사(교정 가능성 여부의 감별, test for rigid or supple flat efet)
   2) 정강뼈 비틀림(염전) 검사(tibial tor sion test)
   3) 앞발모음 교정검사(forefoot adduction correction test)
   4) 발목관절발등굽힘 검사(ankle dorsiflexion test)
   5) 호만 징후(Homan's sign)

8. 관련 부위의 검사(examination of related areas)

발목관절과 발의 검진

발과 발목 관절은 보행을 할 때 몸의 전 체중을 받는 곳이며, 그러한 기능에 잘 맞는 형태로 되어 있다. 두꺼운 발뒤꿈치나 발바닥은 걷거나 달릴 때 충격을 흡수하는 작용을 하며 발목관절은 울퉁불퉁한 지면을 섬세한 균형으로 잘 조절할 수 있게 되어 있다.

이렇게 집중된 압력 때문에 발과 발목 관절은 신체의 다른 부분에서는 문제가 되지 않는 정적인 변형(static deformity)에도 때로 문제가 된다. 게다가 발은 류머티스 관절염이나 당뇨병 같은 전신질환에 의해서도 흔히 영향을 받는다.

발은 외부환경과 직접적인 접촉을 해야 하기 때문에 계속 노출되어 있으면 손상 받기가 쉽다. 그래서 구두와 같은 인공적인 용기가 필요하지만, 구두 그 자체에 의한 많은 문제도 안고 있기 때문에 발과 발목 관절을 정확하게 검사하려면 환자의 신발도 세밀히 조사해야 한다.

1 시진(inspection)

환자가 진찰실에 들어올 때 발과 구두의 외형을 살펴본다. 변형된 발은 구두의 모양도 변형시킨다. 실제로 대부분의 경우에 있어서 구두는 발의 장애를 있는 그대로 나타내 보이고 있다. 예를 들어 평발인 사람의 구두는 보통 목말뼈머리(거골두, talar head)의 돌출로 인하여 구두의 안쪽 월형(medial count)이 망가지게 된다(그림 36). 발처짐(drop foot)인 사람의 구두는 유각기(swing phase)에서 지면에 구두 끝을 문지르며 끌고 걷게 된다(보행검사 그림 16). 안짱다리(toe in)로 걷는 사람의 구두는 구두의 가쪽면이 지나치게 닳아 있는 것을 볼 수 있다. 구두 앞부분의 주름도 발의 병변을 잘 나타낸다. 예를 들면 구두 앞부분의 주름이 수평으로 되어 있지 않고 비스듬하게 사선으로 되어 있으면 엄지발가락굽음증(강직성굴지증, hallux rigidus)을 의심해 볼 수 있다. 왜냐하면 발끝떼기(toe off)가 발의 가쪽에서 일어나기 때문이다(그림 78). 주름이 전혀 없는 것은 발끝떼기(toe off)가 안 된다는 것을 의미한다. 물론 발의 문제는 구두 안에 돌출된 못이나 리벳 또는 조잡하게 꿰매놓은 바느질 자국이나 구두 안창이 찌그러져 있을 때도 장애의 원인이 될 수 있다.

발과 발목관절의 포괄적인 검사를 하기 위해서는 환자가 하의를 벗는 동안 허리뿐 아니라 다리 전체의 모든 부분을 잘 관찰해 보아야 한다. 환자가 옷을 벗을 때 발에 체중을 완전히

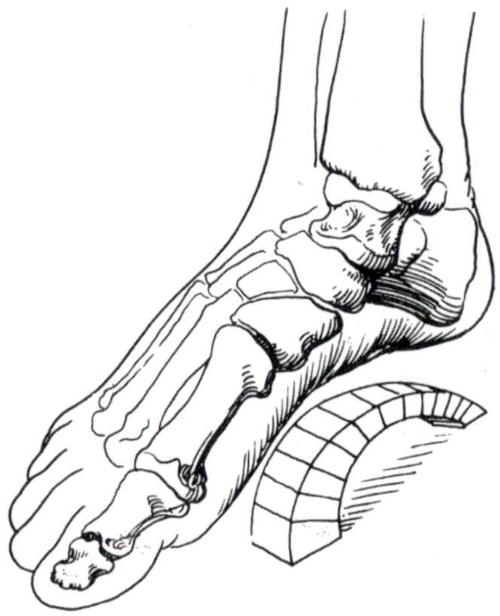

그림 1. 발의 세로아치(종아치, longitudinal arch)

주고 있는지 살펴보아야 하며 체중을 주고 있는 자세에서 발과 발목 관절을 시진해야 한다. 왜냐하면 체중을 주고 있는 자세에서는 비정상적인 상태가 좀 더 분명하게 나타날 수 있기 때문이다.

시진을 시작할 때 발가락이 다섯 개인지 세어 보는 것도 중요하다.

왜냐하면 선천적 기형(congenital anomaly)으로 발가락이 많이 있는 환자도 볼 수 있기 때문이다. 발가락은 곧고 편평해야 하며 반대쪽 발가락과 마찬가지로 개개의 발가락이 서로 같아야 한다. 유난히 큰 발가락은 선천적 기형이나 부기(swelling) 때문일 것이다. 중첩된 발가락(overlapping toe)은 엄지건막류(bunion)를 형성하게 된다. 그러나 겹쳐있는 발가락 자체는 아프지 않은 것이 보통이다.

환자를 의자에 앉게 하고 안정 시에 발은 보통 어떤 자세를 취하고 있는지를 살펴본다. 경련성 편평발(spastic flat foot)일 때는 발목관절발등굽힘과 가쪽번짐(ankle dorsiflexion and eversion)이 되어 있으며 정상일 때는 발목관절이 약간 발바닥굽힘·안쪽번짐(ankle plantar flexion & inversion)되어 있다. 그다음에 발의 일반적인 형태를 평가한다. 정상적으로 발등은 제1 발허리뼈(중족골)와 발꿈치뼈(종골, calcaneus) 사이에서 이루어진 아치 형

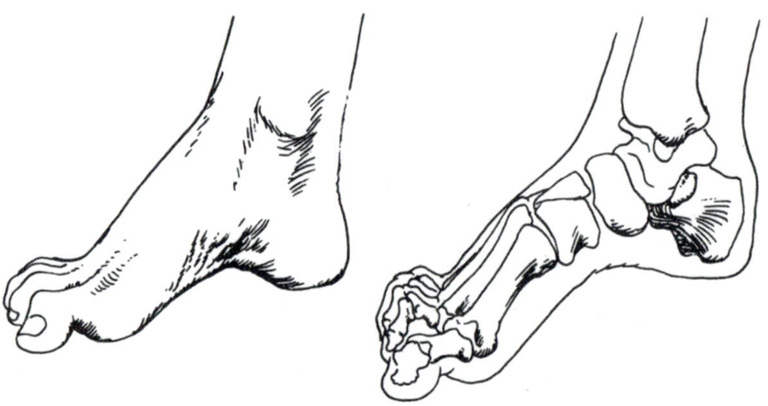

그림 2. 비정상적으로 발의 아치가 높다(갈퀴족; 요척족, pes cavus)

태의 안쪽세로아치(내측종아치, medial longitudinal arch)로 되어 있다(그림 1). 이 아치는 발에 체중을 주지 않았을 때 더욱 두드러진다. 이 아치가 비정상적으로 높은 발을 휜발(요족, pes cavus)(그림 2)이라 하며 반대로 낮은 발은 편평발(편평족, pes planus)이라고 한다. 또한 어린아이에 있어서는 앞발(forefoot)과 뒷발(hind foot)의 경계에서 안쪽으로 기울어진 앞발모음(forefoot adduction)(그림 93)을 볼 수 있으며 뒷발(hind foot)의 과도한 안굽이(내반, varus)나 밖굽이(외반, valgus)를 볼 수도 있다(그림 37).

체중을 주었을 때와 체중을 주지 않았을 때, 발의 피부색 변화를 주의해 본다. 정상적으로 체중을 준 상태에서 체중을 주지 않은 상태로 변화했을 때 발의 피부색은 어두운 핑크색에서 밝은 핑크색으로 변하는데 몇 초 밖에 걸리지 않는다. 그러나 만일 다리를 허공 위로 올렸을 때 밝은 핑크색이였으나 발을 지면쪽으로 내렸을 때 새빨갛게 된다면 이것은 말초혈관 장애나 동맥의 순환 부전일 것이다.

발의 피부는 정상 체중부하를 받는 부위(발뒤꿈치, 가쪽모서리, 제1 발허리뼈머리와 제5 발허리뼈머리)가 아주 두껍다. 이러한 피부가 병적으로 두꺼워지면(못, callosity) 그 부위는 비정상적으로 체중이 많이 쏠린다는 것을 의미한다. 이러한 현상은 발허리뼈머리에서 가장 잘 나타난다(그림 29).

마지막으로 발과 발목 관절에 부기가 한쪽 발 또는 양쪽 발에 있는지를 살펴본다. 한쪽 발의 부기는 발목관절 골절과 같은 외상으로 인한 부종이며 양쪽 발의 부기는 순환기계, 림프관계 또는 정맥환류(venous return)에 의한 골반부의 폐쇄(pelvic obstruction) 등에 문제가 있을 가능성이 있다. 부기는 국소적 또는 전신적으로 나타날 수 있다. 일반적으로 국소 부기는 염좌(sprain)에 따라 발목관절 복사뼈 주위에서 일어나고 전신적 부기는 심한 외상 후에 이차적으로 일어나게 되며, 발 전체가 부어오르고 때로는 정강뼈뼈줄기(골간)까지 확장된다.

2 뼈의 촉진(bony palpation)

발과 발목 관절을 촉진하기 위하여 환자를 진찰대 끝에 앉게 하여 다리를 자유롭게 늘어뜨리도록 한다. 검사자는 환자와 마주하여 의자에 앉는다. 검사자는 한 손으로 환자의 발뒤꿈치를 잡아서 발과 하퇴를 고정한다. 이러한 자세는 환자의 발을 검사자의 손으로 촉진하기 쉬운 자세가 된다. 발의 뼈는 대부분 피부 밑에 있으며 융기되어 있는 뼈는 임상에서 검진을

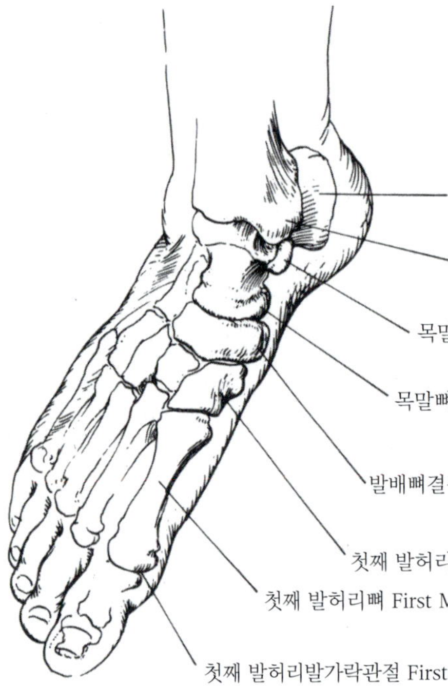

그림 3. 발과 발목 관절 안쪽면의 골격 해부

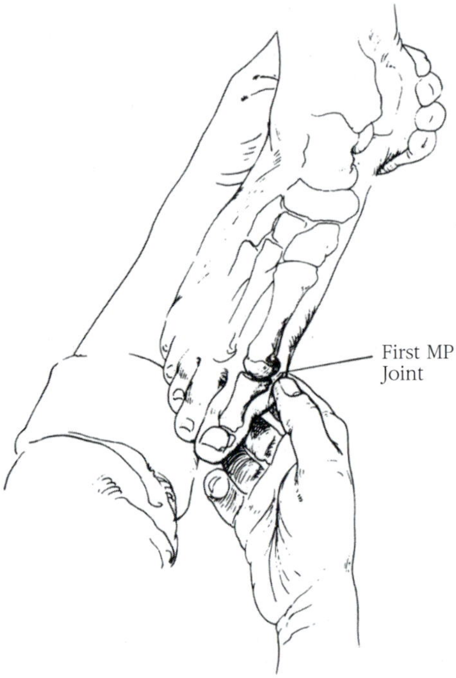

그림 4. 제1 발허리발가락관절(1st metatarso-phalangeal joint)

할 때 하나의 지표가 된다(그림 3).

1) 안쪽면(medial aspect)

(1) 제1 발허리뼈머리(제1 중족골두, head of 1st metatarsal bone)와 제1 발허리발가락관절(제1 중족지절관절, 1st metatarsophalangeal joint): 제1 발허리뼈머리와 제1 발허리발가락관절은 발의 볼(ball of foot)에서 만져 볼 수 있다. 발허리뼈머리의 종자뼈의 융기도 주의하여 관찰한다(그림 4). 제1 발허리발가락관절은 통풍(gout)이나 엄지건막류(bunion)가 잘 생기는 곳이다. 이 관절에서부터 제1 발허리뼈의 안쪽 모서리를 따라 몸쪽 방향으로 촉진을 해 나

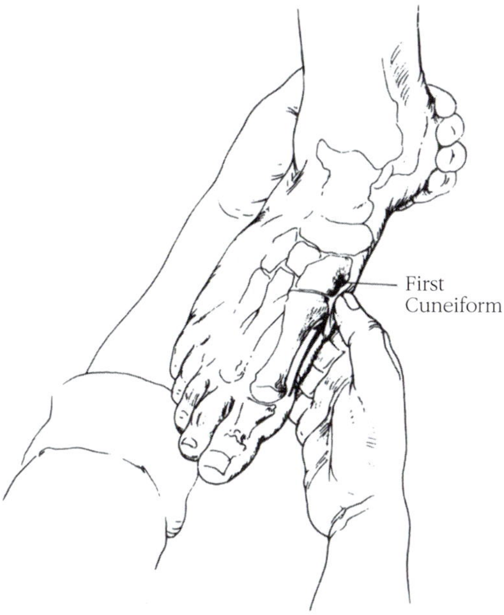

그림 5. 제1 쐐기발허리관절(설상중족관절, 1st metatarsocuneiform joint)

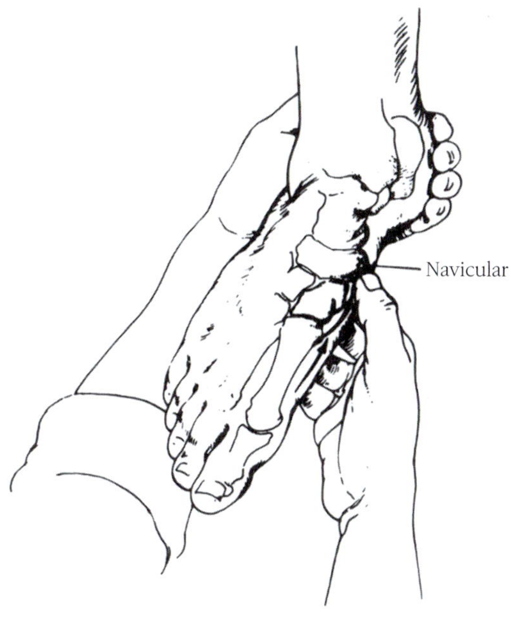

그림 6. 발배뼈결절(주상골결절, navicular tubercle)

아간다.

(2) 제1 쐐기발허리관절(제1 설상중족관절, 1st metatarsocuneiform joint): 발허리뼈는 발의 바닥면에서 약간 융기되어 있으며 제1 쐐기뼈와 접한 곳에서 제1 쐐기발허리관절(설상중족관절, metatarsocuneiform joint)을 만든다(그림 5). 제1 쐐기뼈는 다른 쐐기뼈보다 약 1.2 cm 정도 먼쪽(원위)으로 돌출되어 있으며 제1 발허리뼈 기저부와 미끄럼 운동(gliding movement)을 하며 1축 관절을 형성하고 있다.

(3) 발배뼈결절(navicular tubercle): 발의 안쪽모서리를 따라서 몸쪽으로 촉진을 계속하면 커다란 뼈가 돌출된 발배뼈결절이 있다(그림 6). 발배뼈는 다섯 개의 다른 뼈와 관절을 이루고 있다. 몸쪽에서는 목말뼈머리(talar head), 먼쪽에서는 세 개의 쐐기뼈(설상골, cuneiform), 가쪽에서는 입방뼈(cuboid)와 관절을 형성하고 있다. 국소의 압통과 절름발이 보행의 특징을 나타내는 발배뼈의 무균괴사(aseptic necrosis)는 가끔 어린이에서 발견된다. 발배뼈결절이 너무 돌출되어 있으면 구두 안쪽의 월형(counter)에 압박되어서 동통을 일으키게 된다.

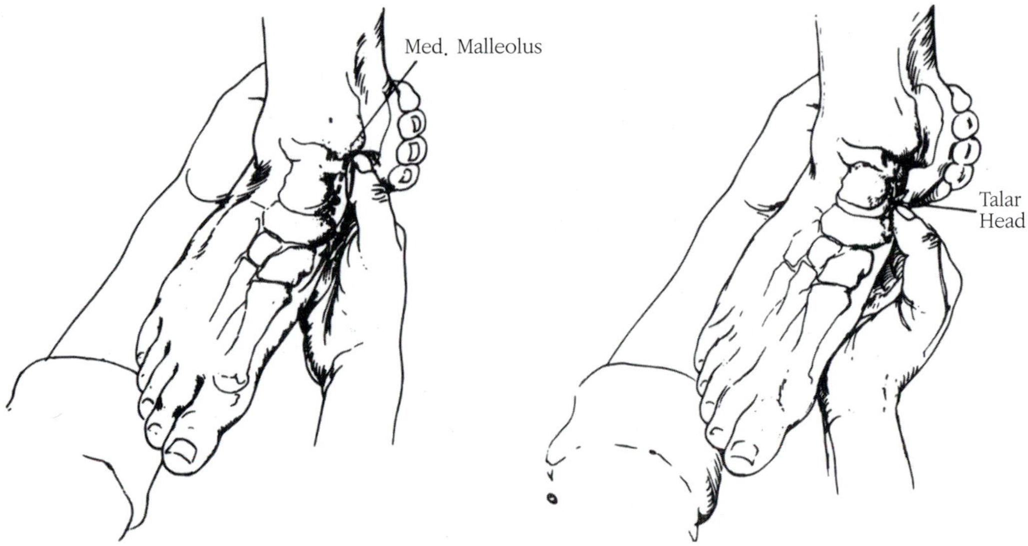

그림 7, 8. 목말뼈머리(talar head)는 안쪽복사뼈(medial malleolus)와 발배뼈결절을 연결한 선상의 2등분 지점에 위치한다.

(4) 목말뼈머리(거골두, head of talus): 목말뼈머리의 안쪽은 발배뼈의 몸쪽 부분에 접해 있다. 앞발을 안쪽 그리고 가쪽으로 움직이면 그것을 확인할 수 있다. 결국 목말뼈와 발배뼈 사이에서 움직임을 느껴 볼 수 있다. 발목관절을 가쪽번짐(eversion)하면 목말뼈는 발배뼈 밑에서 불룩 내미는 것처럼 돌출된다. 목말뼈머리를 찾기 어렵다면 안쪽복사뼈(malleolus)와 발배뼈결절 사이를 이등분한 장소에서 탐색한다. 목말뼈머리는 피부 밑에서 직접 만져 볼 수 있으며 발을 중립위치로 했을 때 약간 오목하게 들어가 있는 것을 만져 볼 수 있다(그림 7, 8). 평발일 때는 목말뼈머리가 안쪽으로 심하게 돌출된다.

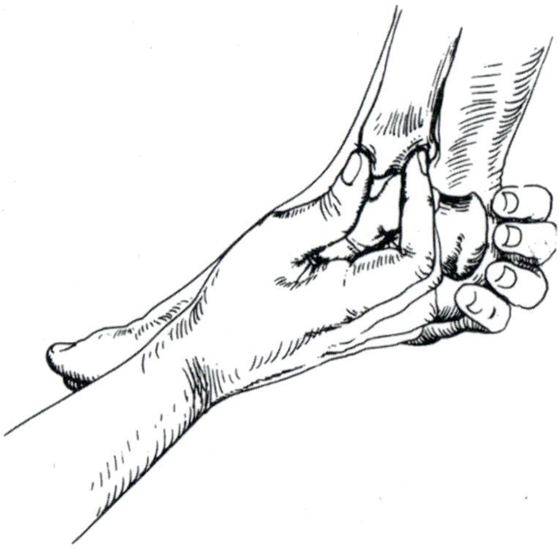

그림 9. 안쪽복사뼈(medial malleolus)

(5) 안쪽복사뼈(medial malleolus): 목말뼈머리에서 정강뼈 먼쪽끝에 있는 안쪽복사뼈까지 촉진한다. 안쪽복사뼈는 목말뼈 안쪽면에 접해 있고 발목관절의 뼈에 안정성을 부여해 준다. 안쪽복사뼈는 목말뼈 안쪽의 1/3과 관절을 이루고 있다(그림 9).

(6) 목말받침돌기(재거돌기, sustentaculum tali): 안쪽복사뼈의 먼쪽끝에서 약 손가락 한 개의 넓이만큼, 발바닥 방향으로 만져보면 목말받침돌기가 있다(그림 10). 목말받침돌기는 작고 전혀 만져 볼 수는 없지만 해부학적으로는 중요하다. 임상적으로는 목말받침돌기는 목말뼈를 받쳐주며 스프링 인대(spring ligament)가 붙는 곳이기도 하다. 이 해부학적인 정돈선(alignment)에 이상이 있을 때는 평발(flat foot, pes planus)이 뒤따르게 된다.

(7) 목말뼈의 안쪽결절(medial tubercle of the talus): 목말뼈의 안쪽결절은 작고 겨우 만져 볼 수 있는 정도이며 안쪽복사뼈 먼쪽끝의 바로 뒤쪽에 있다. 이것은 발목관절 안쪽결(측부) 인대 후면의 부착부이다(그림 11).

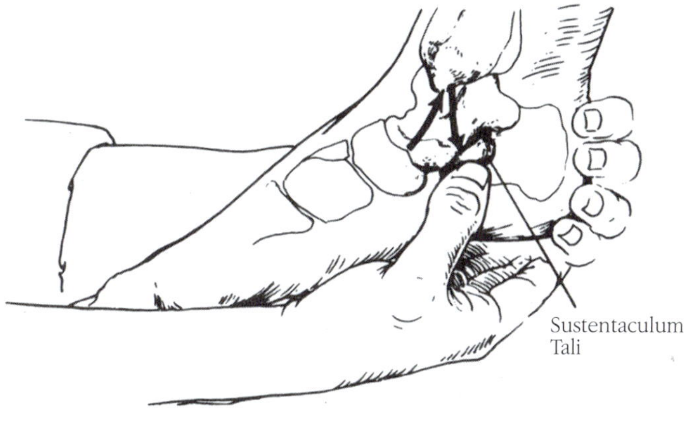

그림 10. 목말뼈받침돌기(재거돌기, sustentaculum tali): 발꿈치뼈(calcaneus)의 커다란 안쪽 돌기

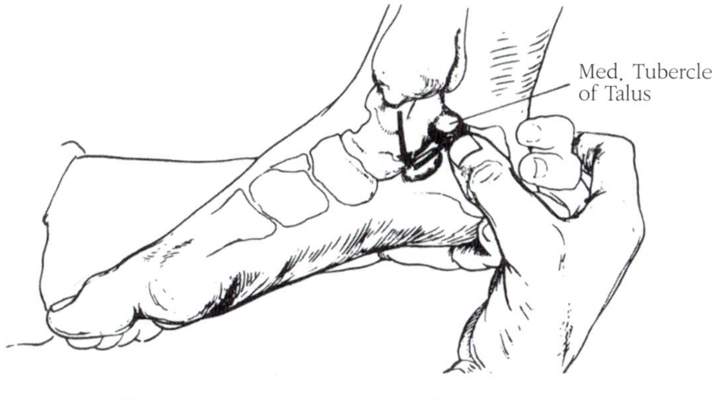

그림 11. 목말뼈(talus)의 안쪽결절(medial tubercle)

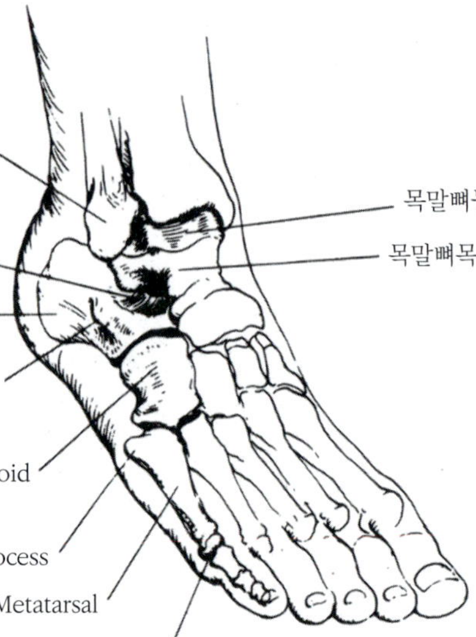

그림 12. 발과 발목 관절 가쪽면의 뼈대(골격) 해부

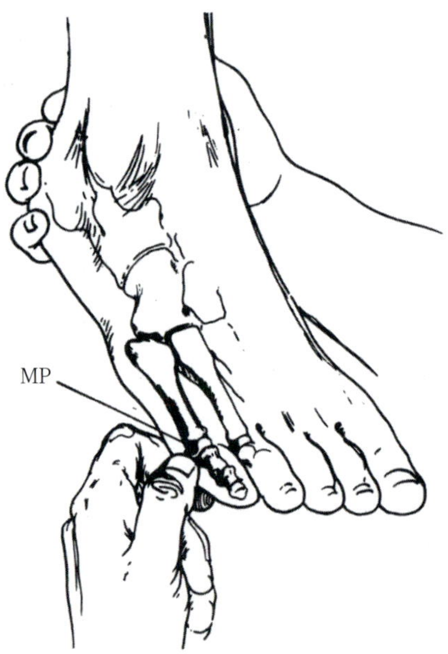

그림 13. 제5 발허리발가락관절(metatarsophalangeal joint)

2) 가쪽면(lateral aspect)

(1) 제5 발허리뼈와 제5 발허리발가락관절(중족골 및 중족지절관절, metatarsal bone & 5th metatarsophalangeal joint): 이것은 발의 볼(ball of foot)의 가쪽에 있다(그림 13). 정상적으로 제1 발허리뼈머리와 제5 발허리뼈머리가 가장 돌출되어 있는 점을 주목한다. 제5 발허리뼈의 가쪽 모서리를 그 위로 따라 올라가면서 붓돌기(경상돌기)가 융기한 곳까지 촉진해 나아간다(그림 14). 그 돌기에 짧은종아리근(peroneus brevis)이 부착하고 있다는 것을 유의한다. 붓돌기의 융기 바로 뒤에 그리고 입방뼈 앞에는 입방뼈 자체의 도랑(groove)에 의한 두드러지

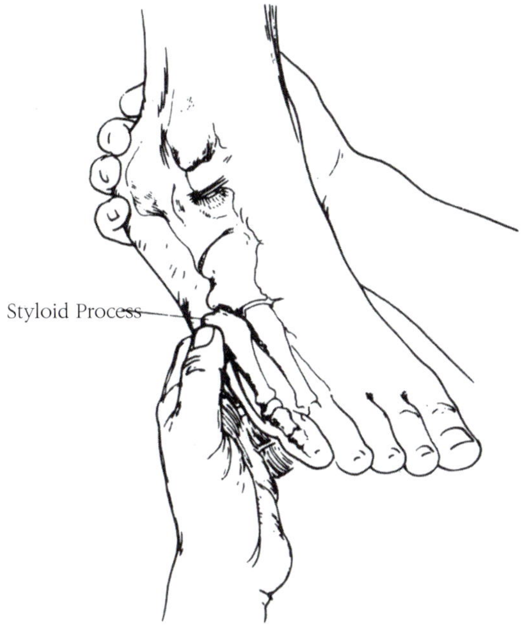

그림 14. 제5 발허리뼈의 붓돌기(경상돌기, styloid process)

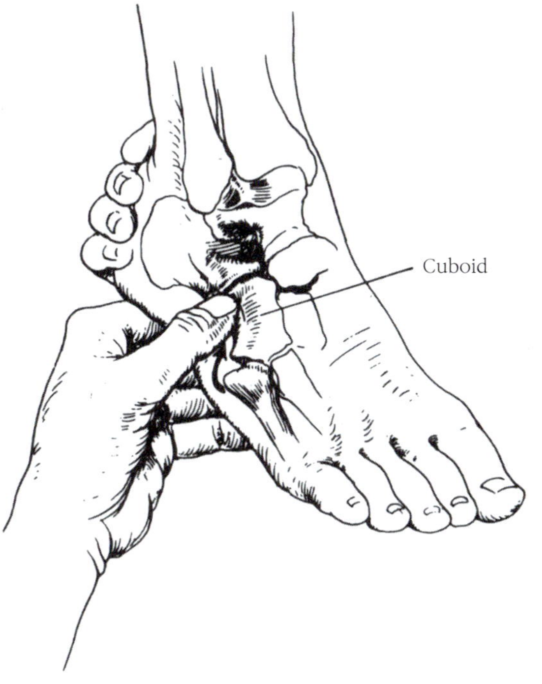

그림 15. 긴종아리근힘줄(장비골근건, peroneus longus tendon)에 의하여 형성된 입방뼈(cuboid)의 도랑(groove)

게 오목한 부위(함몰부)가 있다. 이 오목한 부위는 안쪽 발바닥 쪽으로 달리고 있는 긴종아리근힘줄(장비골근건, peroneus longus tendon)이 지나가고 있다(그림 15).

(2) 발꿈치뼈(종골, calcaneus): 발의 가쪽 모서리를 몸쪽 방향으로 따라가면 피부 밑의 발꿈치뼈를 바로 만져 볼 수 있다(그림 16).

(3) 종아리뼈 결절(비골결절, peroneal tubercle): 종아리뼈 결절은 가쪽복사뼈(lateral

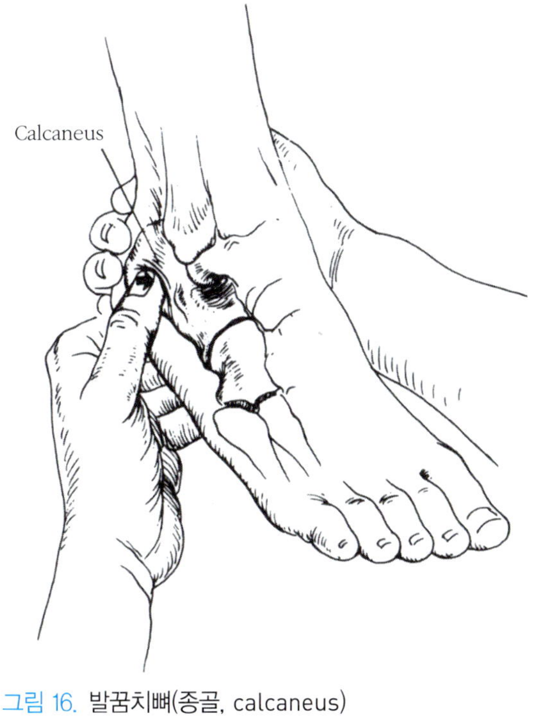

그림 16. 발꿈치뼈(종골, calcaneus)

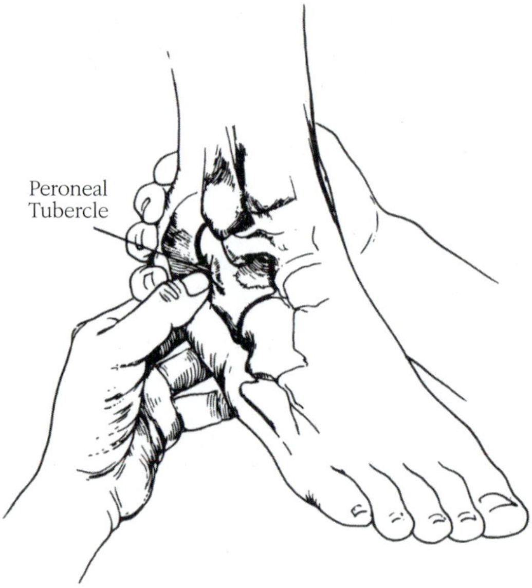

그림 17. 종아리 결절(비골결절, peroneal tubercle): 발꿈치뼈의 작은 가쪽돌기이다.

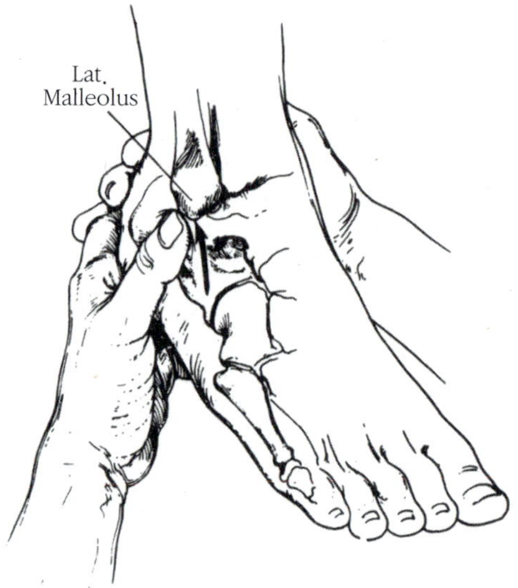

그림 18. 가쪽복사뼈(외측과, lateral malleolus)

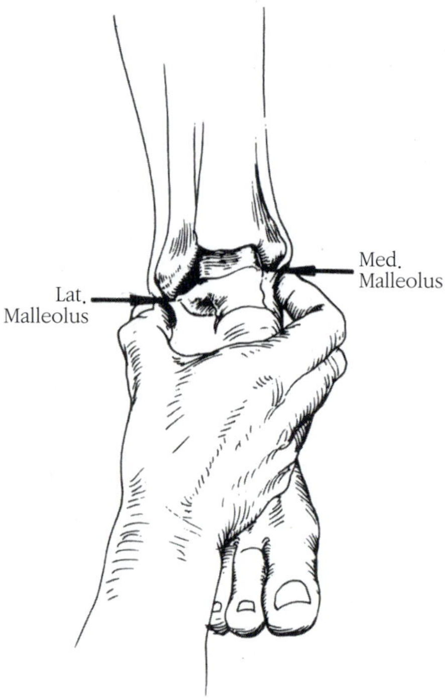

그림 19. 가쪽복사뼈(외측과, lateral malleolus)는 안쪽복사뼈(내측과, medial malleolus)보다 먼쪽으로 뻗어 있다.

malleolus)의 먼쪽인 발꿈치뼈에 있다(그림 17). 정상적으로 길이가 약 0.6 cm 되지만 그 크기는 개인적인 차이가 있다. 종아리뼈 결절은 장·단 종아리뼈근이 발꿈치뼈 가쪽을 지나갈 때 두 개의 힘줄이 나누어지고 있는 곳으로서 중요한 지표가 된다.

(4) 가쪽복사뼈(외측과, lateral malleolus): 가쪽복사뼈는 종아리뼈(fibula)의 먼쪽끝에 있고(그림 18) 안쪽복사뼈(medial malleolus)보다 후방에 있으며 좀 더 먼쪽까지 돌출되어 있다. 이러한 형태에 따라서 발목관절은 15° 가쪽으로 돌릴 수 있으며 더욱이 먼쪽 방향으로 뻗어 있는 가쪽복사뼈는 발목관절 염좌를 방지해 준다. 그다지 먼쪽으로 뻗어 있지 않는 안쪽복사뼈는 이러한 역학적인 이점을 취하지 못하여 흔히 볼 수

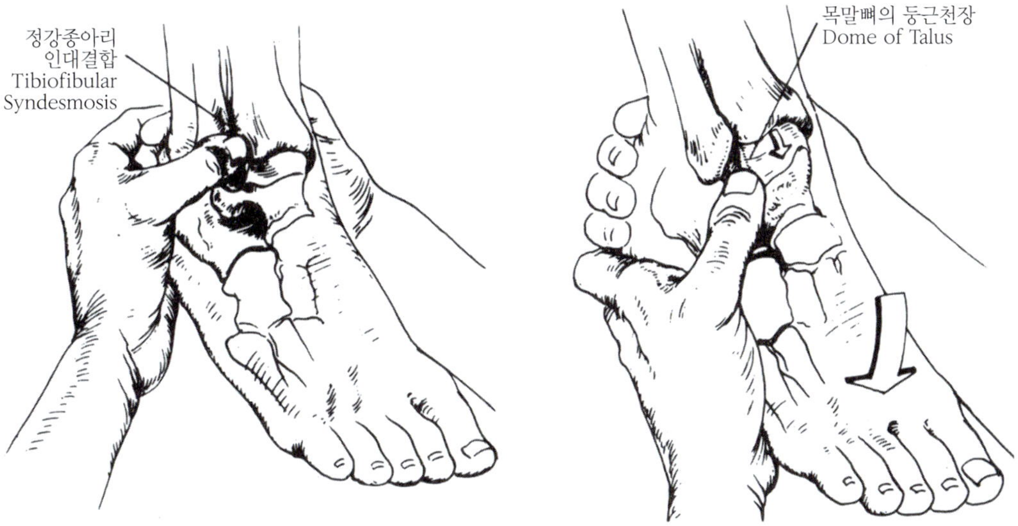

그림 20, 21. 목말뼈의 둥근천장(앞가쪽부분)의 가쪽면에 대한 촉진. 발의 발바닥굽힘(plantar flexion)은 목말뼈 아치의 넓은 표면이 노출된다.

있는 안쪽번짐 염좌(inversion type of sprain)를 방지할 수 없다. 양쪽 복사뼈 끝에 검사자의 손가락을 올려 놓으면 안쪽복사뼈와 가쪽복사뼈의 위치와 길이 차이를 쉽게 식별할 수 있다(그림 19). 외상으로 인한 복사뼈 골절의 빈도는 비교적 높은 편이다.

검사자는 가쪽복사뼈의 앞쪽면에 엄지손가락을 올려놓고(그림 20) 환자의 발을 발바닥쪽으로 굽히면(족저굴, plantar flexion), 복사뼈사이관절오목(과간관절와, ankle mortise) 아래에서 목말뼈아치의 앞쪽 가쪽부위가 나와서 그것을 만져 볼 수 있게 된다(그림 21).

3) 발목뼈공동(족근동, sinus tarsi area)

검사자는 한 손으로 환자의 발꿈치뼈를 고정하고 또 다른 한 손의 엄지손가락으로 가쪽복사뼈의 바로 앞쪽에 있는 연부조직이 오목하게 들어간 부위를 만져본다(그림 22). 이 오목하게 들어간 부위를 발목뼈공동(sinus tarsi)이라 하며 이곳은 짧은발가락폄

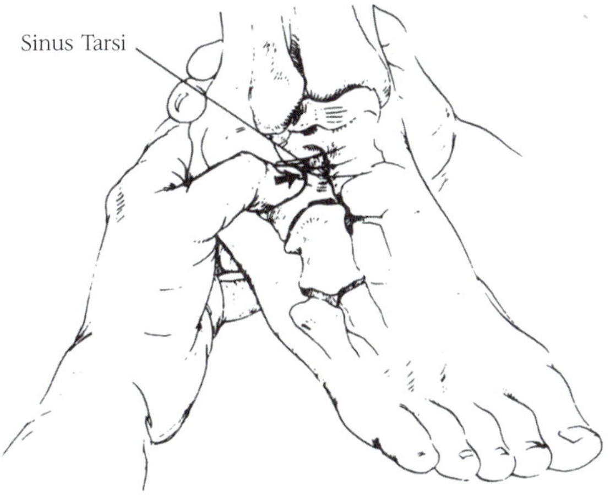

그림 22. 발목뼈공동(족근동, sinus tarsi)

근(단지신근, extensor digitorum brevis)과 지방 조직으로 차있다.

이러한 연부조직을 통해서 입방뼈와 관절을 이루고 있는 발꿈치뼈의 위등쪽면(superior dorsal aspect)을 만져 볼 수 있다. 환자의 발을 안쪽번짐(inversion)하여 검사자는 손가락으로 강하게 발목뼈공동을 누르면 목말뼈목(거골경, neck of talus)의 가쪽을 만져볼 수 있다. 목말뼈 아래의 관절고정술(subtalar arthrodesis)은 이 부위에서 실시한다.

(1) 목말뼈의 둥근천장(dome of the talus): 환자의 발을 안쪽번짐하여 발바닥굽힘을 하면 목말뼈의 일부를 만져 볼 수가 있다. 목말뼈둥근천장의 대부분은 안쪽복사뼈에 접한 안쪽보다도 가쪽에서 만져 볼 수 있다. 때로 목말뼈둥근천장의 관절면의 결손을 만져 볼 수가 있다.

(2) 아래장딴지종아리관절(하위경비관절, inferior tibiofibular joint): 먼쪽 장딴지종아리관절은 목말뼈의 바로 몸쪽에 있으며 앞정강종아리인대(anterior tibiofibular ligament)에 덮혀 있기 때문에 관절 자체를 명확하게 만져보는 것은 불가능하다. 그러나 피부에서 직접 약간 오목하게 들어간 것을 느낄 수 있을 것이다(그림 20). 발목관절에 외상을 받게 되면 이 관절이 벌어지는 경우도 있다.

4) 뒤발부위(후족부, area of the hindfoot)

환자에게 발에 힘을 빼도록 하고 검사자는 환자의 발 뒤(후족부)를 잡고 아킬레스 힘줄의 양쪽에 오목하게 들어간 곳을 엄지손가락과 검지손가락으로 잡는다.

(1) 발꿈치뼈의 둥근천장(종골돔, dome of the calcaneus): 발꿈치뼈의 둥근천장의 뒤쪽 1/3은 발목관절의 뒤쪽에 예리하게 두드러져 나와 있다. 발꿈치뼈를 발바닥 방향으로 만져

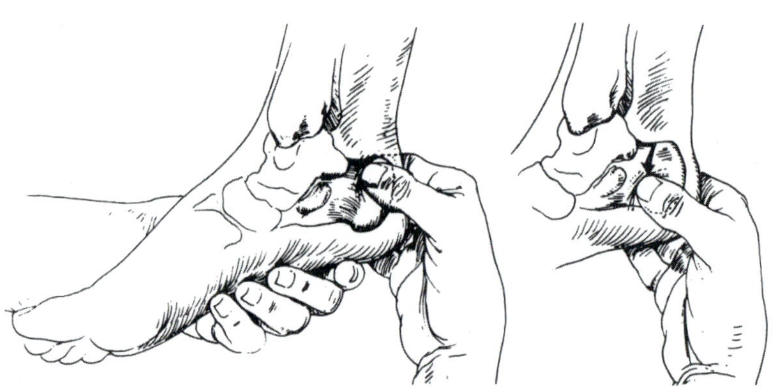

그림 23. 발꿈치뼈의 둥근천장: 발꿈치뼈의 뒤쪽 1/3 부위

보고 발바닥쪽에서 발꿈치뼈의 가쪽으로 융기하고 있는 것을 주목한다(그림 23). 이 융기는 발꿈치뼈의 뒤쪽 1/3이 압박골절이 되었을 때 더욱 분명하게 될 것이다.

(2) 발꿈치뼈의 안쪽결절(medial tubecle of calcaneus): 발꿈치뼈 안쪽결절은 발꿈치뼈의 안쪽 발바닥면에 있다(그림 24). 안쪽결절은 넓고 크며, 안쪽에는 엄지벌림근(모지외전근, abductor hallucis)이, 앞쪽에는 짧은발가락굽힘근(단지굴근, flexor digitorum brevis)과 발바닥힘줄막(plantar aponeurosis)이 부착하고 있다. 발꿈치뼈 안쪽결절은 압통을 수반한 뼈가시(골극, heel spur)가 없으면 실제로 예리하게 느껴지지도 않고 분명하게 구별되지도 않는다. 발꿈치뼈(종골)의 안쪽결절은 체중부하를 받는데 반하여 가쪽결절은 체중부하를 받지 않는다. 소아에 있어서는 골단염(epiphysitis)으로 인한 발꿈치뼈 후면의 동통은 흔한 일이다. 환자는 이 동통 때문에 보행주기에 있어서 뒤꿈치 닿기(heel strike)를 피하게 될 것이다(보행검사 그림 8).

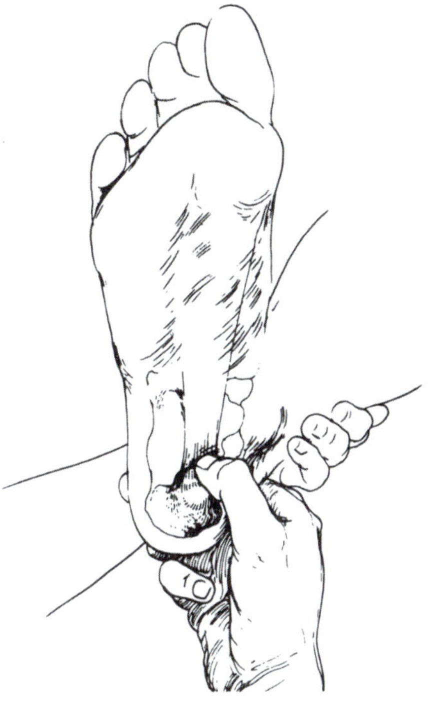

그림 24. 발꿈치뼈의 안쪽결절(medial tubercle of calcaneus)

5) 발바닥(족저, plantar surface)

일반적으로 발바닥은 뼈의 돌출을 만져보기가 어렵다. 왜냐하면 힘줄막, 지방조직, 두터운 피부(못)에 덮혀 있기 때문이다. 발바닥을 검사하려면 환자는 다리를 펴서 발바닥을 검사자와 마주 보게 하고 검사자는 발목관절 뒤쪽을 잡아서 다리를 고정한 상태에서 살펴보도록 한다.

(1) 종자뼈(sesamoid bones): 발꿈치뼈의 안쪽결절에서 안쪽세로아치(내측종아치, medial longitudinal arch)를 따라서 먼쪽으로 촉진하면 제1 발허리뼈바닥(중족골기저부)과 제1 발허리발가락관절(중족지절관절)을 지나가게 된다. 제1 발허리뼈를 강하게 누르면 짧은엄지굽힘근힘줄(단모지굴근건, flexor hallucis brevis tendon) 안에 작은 두 개의 종자뼈를

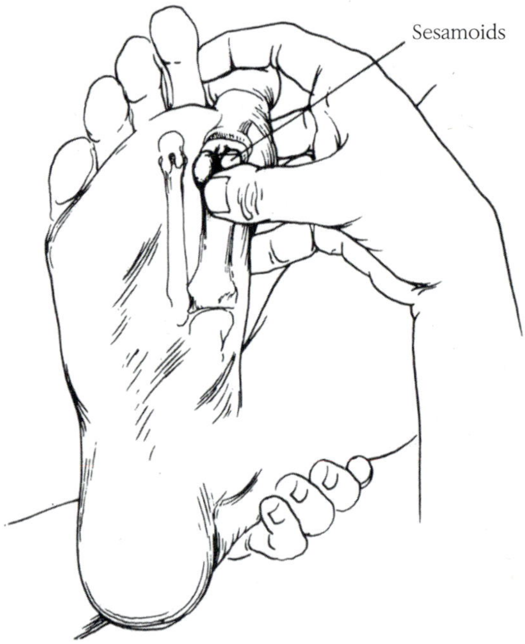

그림 25. 짧은엄지굽힘근힘줄(단모지굴근건, flexor hallucis brevis tendon) 속에 있는 종자뼈(sesamoid bone)

만져 볼 수 있다(그림 25).

제1 발허리뼈머리는 체중부하를 많이 받는 부분이며 종자뼈도 어느 정도 체중부하의 압력을 받게 된다. 종자뼈는 발끝떼기(toe off)에서 엄지발가락의 굽힘근힘줄의 역학적인 효율을 높이는 작용을 한다. 종자뼈에 염증이 생기면(종자뼈염, seasamoiditis) 압통이 일어나게 된다.

(2) 발허리뼈머리(metatarsal head): 검사자는 엄지손가락을 발바닥(족저부)에, 검지손가락을 발등(족배부)에 놓고 가쪽으로 움직여가면서 각 발허리뼈머리(metatarsal head)를 만져본다(그림 26, 27). 앞발(전

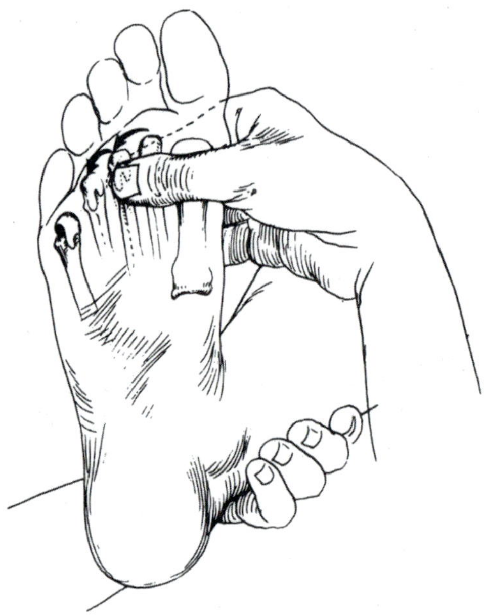

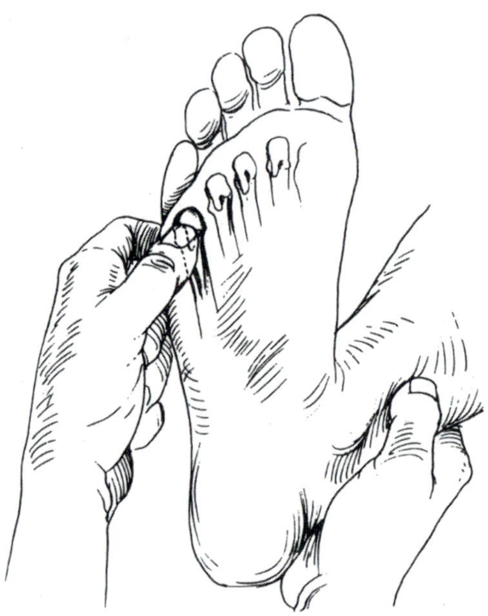

그림 26, 27. 검사자는 엄지손가락을 발바닥에 놓고 다른 손을 발등에 놓고서 각 발허리뼈머리(metatarsal head)를 만져보도록 한다.

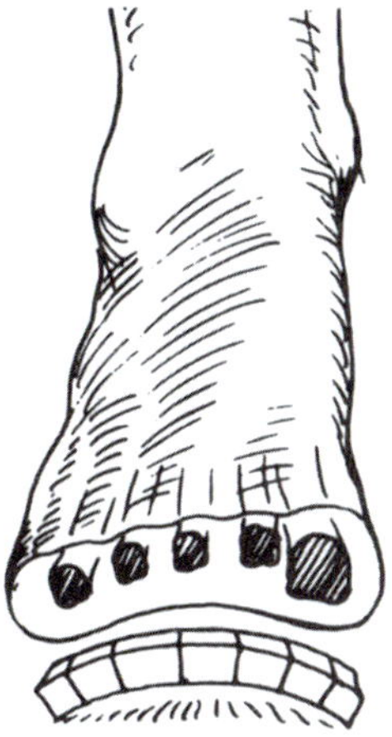

그림 28. 앞발(forefoot)의 가로아치(transverse arch)는 발허리뼈머리 바로 뒤쪽에 있다.

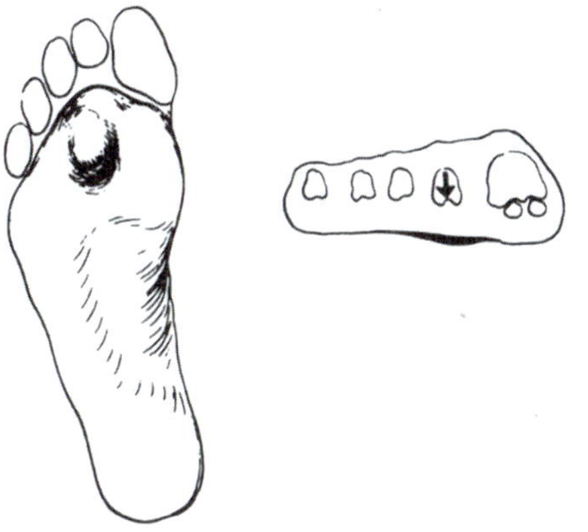

그림 29. 왼쪽; 못(callosities)은 발허리뼈머리 밑에 잘 생긴다. 오른쪽: 발바닥에 형성된 못과 내려앉은 제2 발허리뼈머리

족)의 가로아치(횡아치, transverse arch)는 발허리뼈머리의 바로 뒤쪽에 있다(그림 28). 이 아치를 따라 제1과 제5 발허리뼈머리가 가장 돌출되어 있다. 뼈머리를 만져 볼 때 특이하게 돌출된 곳이 있는지 없는지를 살펴본다. 특이한 돌출이 있으면 그곳은 체중부하를 많이 받는 곳이며 여러 가지 문제를 일으키게 된다. 이것은 때로 제2 발허리뼈머리에 잘 생기며 압력증가 때문에 형성된 못(callosity)은 뼈머리를 완전히 불명료하게 한다(그림 29). 때로 제5 발허리뼈머리는 과도한 못이 발생되는 곳이기도 하다. 2, 3, 4번째 발허리뼈머리의 동통은 무균괴사(aseptic necrosis)(혈액 공급이 결핍으로 인하여)에 의해서 일어나며 유통성 보행(antalgic gait)을 나타나게 된다.

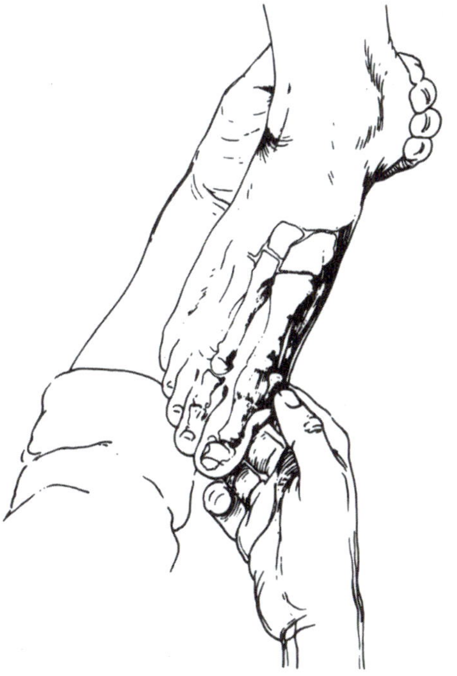

그림 30. 제1 발허리뼈와 발허리발가락관절(metatarsophalangeal joint) 부위에 형성된 윤활주머니(활액낭, bursa)

3 연부조직의 촉진(soft tissue palpation)

1) 제1 구역 – 제1 발허리뼈머리(1st metatarsal head)

제1 발허리뼈머리와 제1 발허리발가락관절 부위는 엄지발가락가쪽휨증(무지외반증, hallux valgus, lateral deviation)의 특징을 나타내는 기형이다. 많은 경우에 있어서 빗김이 지나쳐서 엄지발가락이 둘째 발가락 위에 중첩되는 경우도 있다(그림 31).

제1 발허리뼈 몸통(골체, shaft)은 안쪽으로 빗겨 제1 발허리뼈 안쪽번짐증(metatarsus primus varus)이 될 것이다. 이와 같은 상황이 되면 제1 발허리뼈 머리의 안쪽면에는 뼈의 돌기가 형성되고 주위의 연부조직은 부기가 될 것이다. 결국 증가된 압력과 구두와의 마찰은 윤활주머니(활액낭)에 생기게 되고 이 윤활주머니는 압통과 염증을 일으키게 된다. 특징적으로 이 부위는 발적을 나타내게 된다[엄지건막류(bunion) 형성](그림 32).

제1 발허리뼈머리의 안쪽은 통풍(gout)의 호발 부위이다. 관절 주위의 연부조직에 요산결절이 침착해서 생긴 통풍결절(tohpus)은 제1 발허리발가락관절에 생기며 변형과 동통을 일으킨다. 통풍결절과 엄지발가락가쪽휨증을 동반한 힘줄막류(건막류)를 혼동하지 않도록 주의해야 한다.

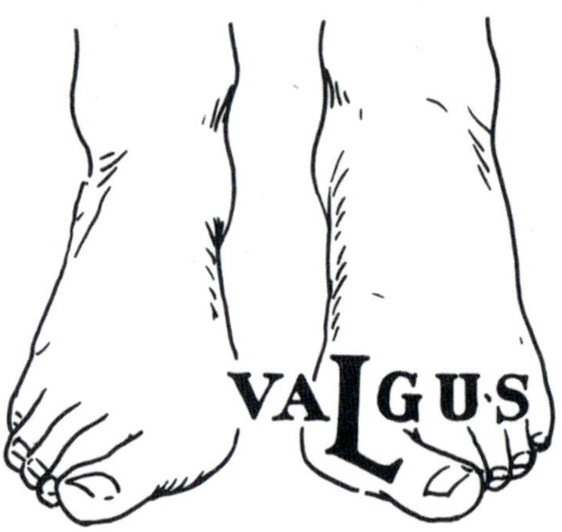

그림 31. 엄지발가락가쪽휨증(hallux valgus): Valgus의 L을 발가락뼈(phalanx)의 가쪽빗김(lateral deviation)과 관련시켜 연상한다.

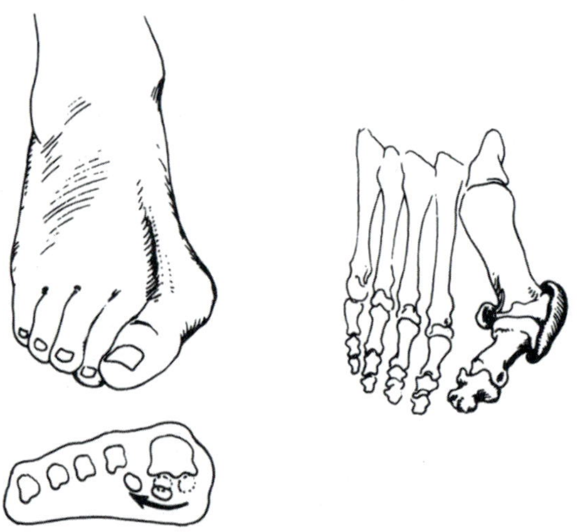

그림 32. 엄지건막류(bunion)를 수반한 엄지발가락가쪽휨증(hallux valgus)

2) 제2 구역 – 발배뼈결절(navicular tubercle)과 목말뼈머리(talar head)

이미 앞에서 기술한 바와 같이, 목말뼈머리의 발바닥면은 목말받침돌기와 관절을 이루고 있으며 전면은 발배뼈의 뒤쪽면과 관절을 이루고 있다. 이들 두 개의 관절 사이에는 목말뼈머리를 유지하는 뼈조직은 없다. 이 틈(gap)은 뒤정강근힘줄(tibialis posterior tendon)과 목말받침돌기에서 발배뼈로 주행하고 있는 스프링 인대(저측종주인대)에 의해서 받쳐지고 있다(그림 33, 34). 평발(flat foot, pes planus)에 있어서 목말뼈머리는 발배뼈에서 안쪽 발바닥 방향으로 이동되고 스프링 인대와 뒤정강근힘줄이 늘어나서 안쪽세로아치는 소실하게 된다(그림 35). 돌출된 목말뼈머리는 구두의 월형(counter)에 피부가 마찰되어 못이 생기게 되고 연부조직은 늘어나게 된다(그림 36). 또한 발꿈치뼈의 가쪽번짐각(외반각)이 생기기 때문에(다리 뒤쪽에서 볼 때)(그림 37) 이 부위를 만져보면 압통이 심하게 된다.

3) 제3 구역 – 안쪽복사뼈(medial malleolus)

(1) 세모인대(삼각인대, deltoid ligament): 발목관절의 안쪽 곁인대(측부인대)는 안쪽복사뼈의 바로 아래쪽에서 만져 볼 수 있다(그림 38). 세모인대는 폭이 넓고 강한 인대로 되어 있으며, 그 인대의 크기와 강도는 비교적 길이가 짧은안쪽복사뼈를 보상하고 있다. 세모인대는 가쪽의 발목관절인대보다 단단하지만 쉽게 만져 볼 수는 없다. 촉진할 때 나타나는 압통과

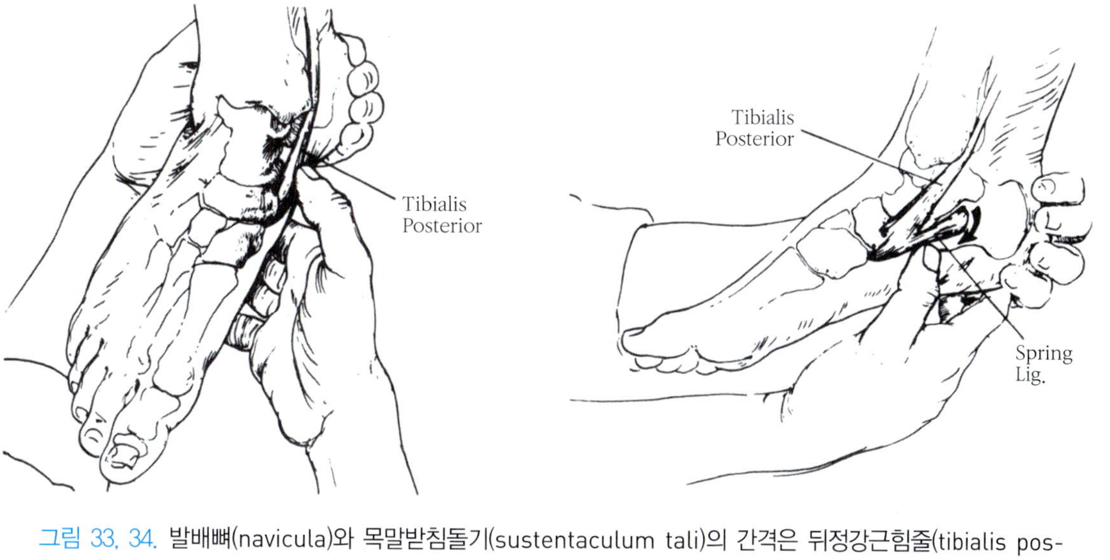

그림 33, 34. 발배뼈(navicula)와 목말받침돌기(sustentaculum tali)의 간격은 뒤정강근힘줄(tibialis posterior)과 스프링 인대에 의하여 받쳐지고 있다.

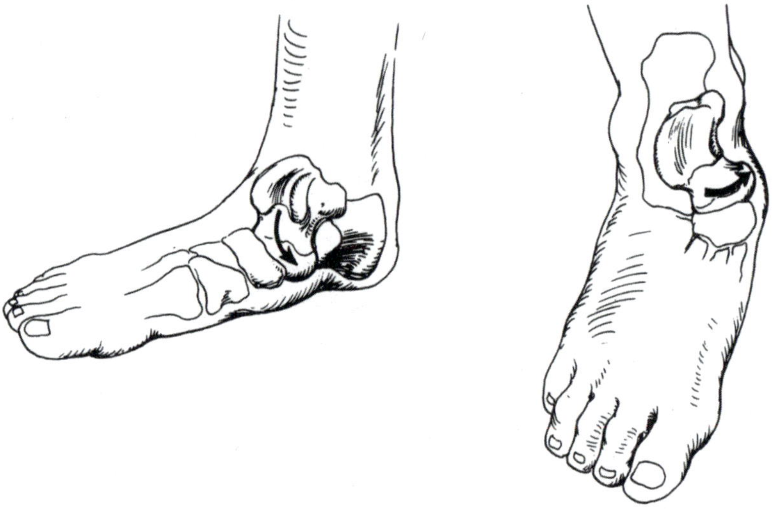

그림 35. 편평발(pes planus): 목말뼈머리(거골두, head of talus)는 안쪽 발바닥 쪽 방향으로 이동한다.

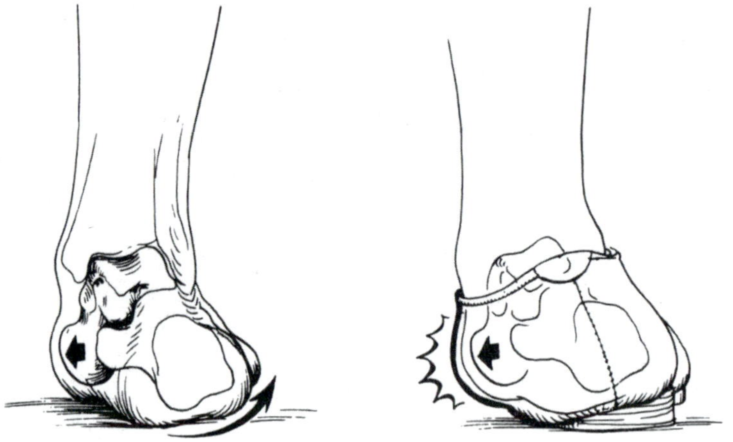

그림 36. 왼쪽: 평발일 때 목말뼈머리의 안쪽 융기, 오른쪽: 목말뼈머리가 구두에 닿는 곳에 못이 생긴다.

동통은 발목관절이 가쪽번짐으로 삐게(염좌, sprain)되어 인대의 일부가 끊어진 것을 나타내는 것이다(그림 39).

안쪽복사뼈로 돌아가서, 안쪽복사뼈 후방과 아킬레스 힘줄 사이의 연부조직이 오목하게 들어간 부위를 촉진하면 몇 개의 중요한 연부조직이 있다. 그것을 앞에서 뒤까지 순서대로 나열해 보면, 다음과 같다.

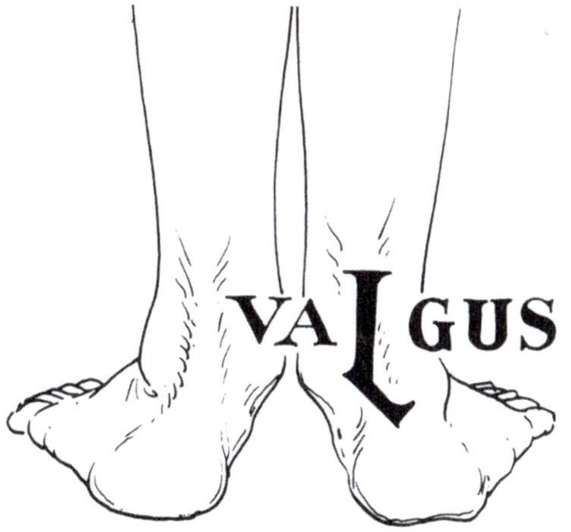

그림 37. 가쪽번짐발과 평발(valgus and pes planus)일 때 발꿈치뼈의 모양

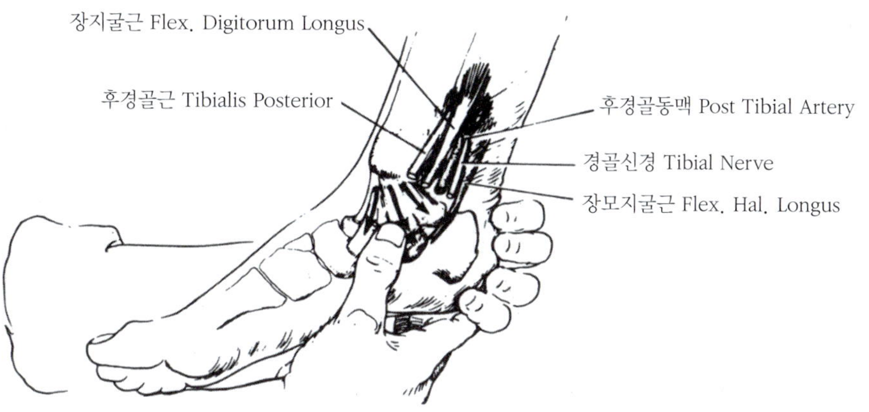

그림 38. 세모인대(삼각인대, deltoid ligament)

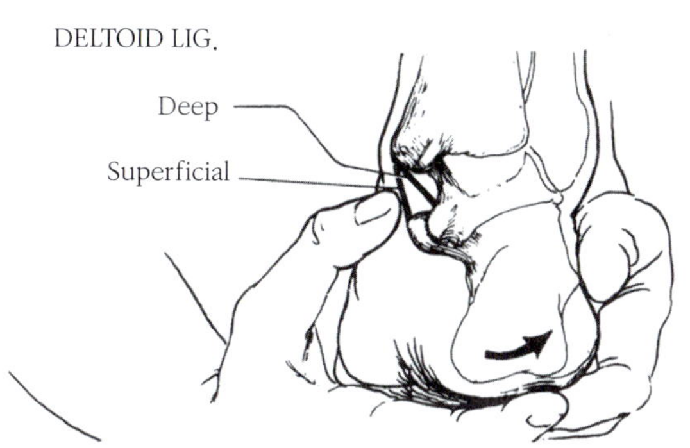

그림 39. 발목관절 가쪽번짐(ankle eversion)에서 유발된 동통은 세모인대가 삐게(염좌, sprain)되었기 때문일 것이다.

① 뒤정강근힘줄(후경골근건, tibialis posterior tendon)
② 긴발가락굽힘근힘줄(장지굴곡근건, flexor digitorum longus tendon)
③ 후정강뼈동맥과 정강뼈신경(후경골동맥과 경골신경, posterior tibial artery and tibial nerve)
④ 긴엄지굽힘근힘줄(장모지굴근건, flexor hallucis longus tendon)(그림 38)
(이들 구조의 순서를 다음과 같이 하면 쉽게 기억할 수 있다.
"Tom, Dick, an Harry": Tibialis posterior, flexor Digitorum longus, Artery & Nerve, flexor Hallucis longus)

(2) 뒤정강근힘줄(후경골근건, tibialis posterior tendon): 이 힘줄은 환자가 발을 안쪽번짐과 발바닥굽힘을 했을 때 가장 두드러지게 나타난다. 또한 이 힘줄은 안쪽복사뼈의 바로 뒤쪽과 아래쪽 방향으로 지나가기 때문에 이곳에서 시진과 촉진이 가능하다. 경직(spasticity), 척수 수막류(meningomyelocele), 소아마비(poliomylitis) 등에서는 발목관절 주위의 다른 근육은 쇠약해 있지만 뒤정강근은 비교적 강해서 발의 발바닥굽힘과 안쪽번짐의 기형을 초래하게 된다.

(3) 긴발가락굽힘근힘줄(장지굴근건, flexor digitorum longus tendon): 긴발가락굽힘근힘줄은 뒤정강근힘줄의 뒤에 있으며 이것을 만져보려면 환자에게 발가락을 모두 구부리게 하고 검사자는 구부린 발가락에 저항을 주어 펴보려고 하면 된다. 비록 이 근육의 힘줄은 돌출되지 않지만, 검사자는 환자의 안쪽복사뼈 바로 위, 뒤정강근(후경골근) 바로 뒤에서 이 근육의 움직임을 느낄 수 있게 될 것이다.

(4) 긴엄지굽힘근힘줄(장모지굴근건, flexor hallucis longus tendon): 실제로 이 힘줄은 안쪽복사뼈의 주위에 있다고 하기보다는 발목관절의 후면에 있다. 이 힘줄은 정강뼈 뒤쪽을 따라 달리며 목말뼈 뒤쪽의 목말뼈 안쪽, 가쪽 결절 사이의 도랑(groove)을 통과하며 발목관절을 가로 지르고 있다. 다른 근육과는 달리 심부에 있기 때문에 힘줄을 만져 볼 수는 없다.

이러한 모든 힘줄은 약간 안쪽복사뼈 후면을 접해서 달리고 있기 때문에(특히 뒤정강근힘줄), 뼈의 도랑을 통과하며, 윤활막에 의하여 보호받고 있다. 이 윤활막에 염증(활막염)이 생기면 안쪽복사뼈 뒤에 동통을 호소하게 되고 이 부위에는 압통이 있게 된다.

(5) 뒤정강동맥(후경골동맥, posterior tibial artery): 뒤정강동맥은 긴발가락굽힘근힘줄과 긴엄지굽힘근힘줄 사이에 있다(그림 40). 이 맥박은 항상 쉽게 찾을 수 있는 것은 아니

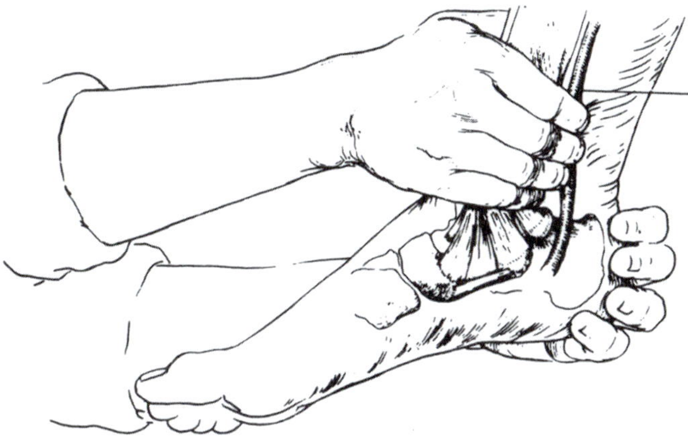

그림 40. 뒤정강뼈동맥(후경골동맥; posterior tibial artery, 주로 발의 혈액을 공급한다)의 촉진

다. 그러나 발을 체중을 주고 있지 않은 자세에서 이 부위의 힘줄을 느슨하게 이완시키면 쉽게 만져 볼 수가 있다. 뒤정강근힘줄(후경골근건, tibialis posterior tendon)과 긴발가락굽힘근힘줄(장지굴곡근건, flexor digitorum longus tendon) 뒤의 연부조직을 가볍게 눌러보면 맥박을 느낄 수 있을 것이다. 반대쪽과 비교해서 맥박이 감소되어 있다면 동맥폐쇄(arterial occlusion)를 나타내는 것이다. 뒤정강동맥은 발에 공급하는 주된 혈관이기 때문에 임상적으로 중요한 의미를 갖는다.

(6) 정강신경(경골신경, tibial nerve): 정강신경은 뒤정강동맥의 바로 뒤쪽과 가쪽에 위치하며 이 동맥의 경로를 따라 발속으로 들어간다. 이 신경은 다른 조직과 구별하여 만져 볼 수는 없지만 발바닥을 지배하는 주된 신경이기 때문에 해부학적 위치를 잘 알아두어야 한다. 신경혈관다발(neurovascular bundle)은 발목굴(족근관, tarsal tunnel)을 형성하는 인대에 의하여 정강뼈에 고정되어 있다. 이 발목굴이 작거나 조이게 되면 발의 신경혈관계에 문제를 일으키게 된다(발목굴증후군, tarsal tunnel syndrome). 비록 빈도는 많지 않지만, 이것은 마치 손의 손목굴증후근(carpal tunnel syndrome)과 유사하다.

(7) 긴두렁정맥(장복재정맥, long saphenous vein): 안쪽복사뼈로 다시 돌아와 안쪽복사뼈의 바로 앞쪽면에서 가끔 볼 수 있는 긴두렁정맥을 만져본다. 이 정맥은 상지에서 정맥주사(intravenous infusion)를 놓을 곳이 마땅하지 못할 때 이용되는 곳이기도 하다. 하지의 정맥류(varicosity)는 흔히 긴두렁정맥에 발생된다.

4) 제4 구역 – 가쪽복사뼈와 안쪽복사뼈 사이의 발등(dorsum of the foot between the malleoli)

양쪽 복사뼈 사이의 발등에는 세 개의 중요한 힘줄과 한 개의 혈관이 통과하고 있다. 안쪽에서부터 가쪽으로 살펴보면 다음과 같다.

① 앞정강근힘줄(전경골근건, tibialis anterior tendon)

② 긴엄지폄근건(장모지신근건, extensor hallucis longus tendon)

③ 발등동맥(족배동맥, dorsal pedal artery)

④ 긴발가락폄근힘줄(장지신근건, extensor digitorum longus tendon)

앞정강근, 긴엄지폄근, 긴발가락폄근은 발의 주된 발등굽힘근(dorsiflexor)이다. 만일 이 근육들이 제 기능을 못하면 발처짐(drop foot) 또는 닭모양보행(계상보행, steppage gait)을 나타내게 된다.

(1) 앞정강근힘줄(전경골근건, tibialis anterior tendon): 이 힘줄은 세 개의 힘줄 중 가장 안쪽에 있으며 가장 두드러진 힘줄이다. 또한, 발에서 가장 강한 안쪽번짐근(inversion muscle)과 발등굽힘근(dorsiflexor)이며 이 근육이 작용하지 않으면 발처짐이 된다. 앞정강근을 쉽게 만져보려면 환자의 발을 발등굽힘과 안쪽번짐을 하도록 지시한다. 그러면 이 근육이 발목관절을 가로지르는 곳에서 이 힘줄은 가장 돌출된다. 이 근육을 몸쪽에서 촉진하면 제1 발허리뼈 기저부의 안쪽과 제1 쐐기뼈(cuneiform)(그림 41)에 부착하며 몸쪽에서는 정강뼈 자체의 뼈줄기(골간부) 가쪽으로 근복이 이루어져 있다.

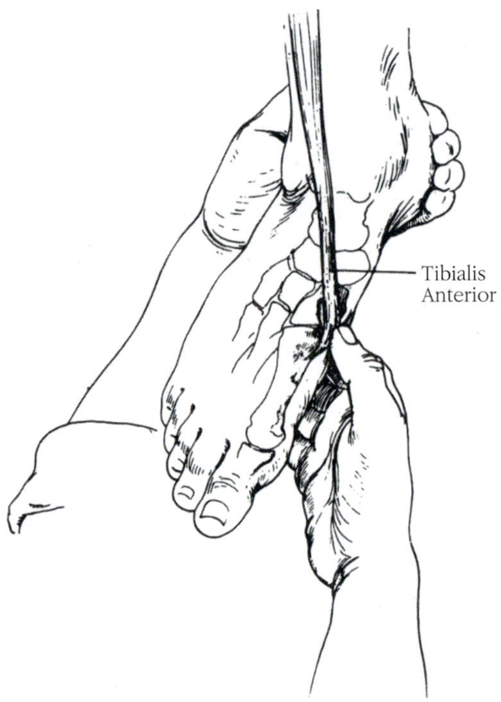

그림 41. 앞정강근힘줄(전경골근건, tibialis anterior tendon)의 촉진

(2) 긴엄지폄근힘줄(장모지신근건, extensor hallucis longus tendon): 이 힘줄은 앞정강근힘줄의 바로 가쪽에 위치하며 엄지발가락을 능동적으로 폈

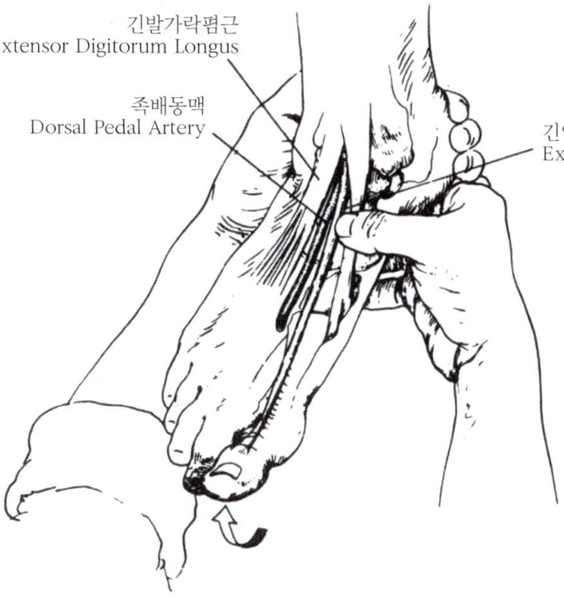

그림 42. 긴엄지폄근힘줄(장모지신근건, extensor hallucis longus tendon)의 촉진

을 때 가장 두드러지게 나타난다. 발목관절 부위에서는 앞정강근힘줄의 바로 가쪽에서 두드러지게 나타난다. 발등을 따라 이 근육이 부착되는 엄지발가락의 끝마디뼈(말절골, distal phalanx)의 기저부까지 만져본다(그림 42). 긴엄지폄근(장모지신근)의 부착점은 발처짐이 된 환자를 돕기 위하여 발가락에서 발등으로 가쪽복사뼈에 힘줄이행술을 하게 된다.

(3) 긴발가락폄근힘줄(extensor digitorum longus tendon): 이 힘줄은 긴엄지폄근(장모지신근) 바로 옆에 있다. 먼저 발목관절을 가로지르는 지점에서 만져본다. 발목관절의 먼쪽에서 네 개의 힘줄로 나누어진다. 이 네 개의 힘줄은 각각 네 개의 작은 발가락 발가락뼈의 등쪽바닥(배측기저부) 안으로 부착한다. 발가락을 펴면 이 힘줄들은 만져보기 쉽게 돌출된다.

(4) 발등동맥(dorsal pedal artery): 발등동맥(그림 43)은 긴엄지폄근과 발등의 긴발가락폄근힘줄 사이에 있다. 사람의 약 12~15%는 이 동맥이 없는 사람도 있다. 발등동맥은 피부아래에 있기 때문에 뒤정강동맥(tibialis posterior artery)보다 쉽게 만져 볼 수가 있다. 이 동맥은 발의 혈액을 공급하는 뒤정강동맥 다음의 두번째 동맥이다. 어떤 경우에 발등동맥의 맥박은 혈관의 병변으로 감소된다.

앞정강근(전경골근), 긴엄지폄근(장모지신근), 긴발가락폄근(장지신근)은 정강뼈와 종아

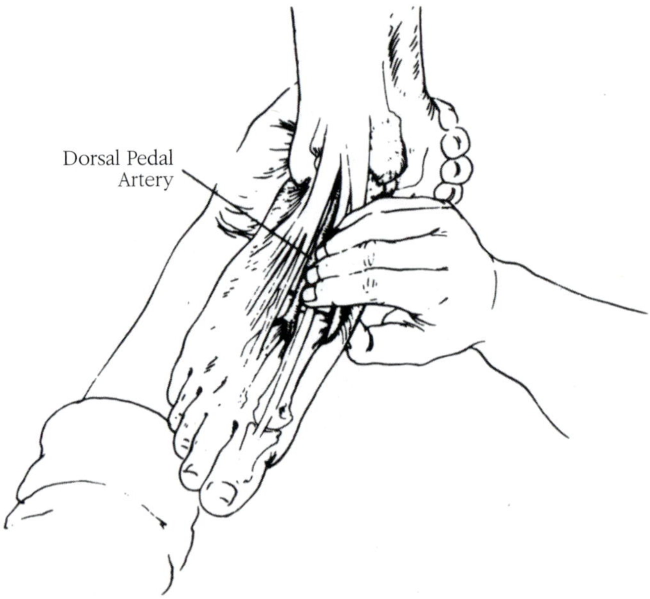

그림 43. 발등동맥(족배동맥, dorsal pedal artery)의 맥박은 만져 볼 수 있다.

리뼈 사이에서 정강이 앞 가쪽의 앞쪽 구획(anterior compartment)에 이는 곳(origin)을 가지고 있다. 이 앞쪽 구획은 팽팽한 섬유조직과 뼈로 이루어진 영역으로, 앞면은 강한 근막, 뒷면은 정강뼈, 종아리뼈, 뼈사이인대(골간인대)로 구성되어 있으며 이것은 잘 늘어나지 않도록 단단하게 되어 있다. 그렇기 때문에 정강뼈 골절, 근육 내의 혈종 또는 앞쪽 구획내의 부기나 어떤 다른 병변은 근육, 신경, 혈관의 괴사를 초래하여 발처짐이나 발의 변형을 일으킨다. 이것을 종아리앞칸증후군(앞정강증후군, anterior compartment syndrome)이라 한다. 이 증후군은 군대에서 장시간 행군한 후에 자주 볼 수 있다. 정상적으로 앞쪽 구획의 조직은 부드럽고 유연하게 느껴진다. 그러나 만일 단단하거나 유연성이 결여되어 있고 촉진할 때 압통을 수반하면 전방구획증후군을 의심할 수 있다.

5) 제5 구역 – 가쪽복사뼈(lateral malleolus)

발목관절의 가쪽곁인대를 형성하고 있는 임상적으로 중요한 세 개의 인대가 있다(그림 44). 이것을 전면에서 후면까지 살펴보면 다음과 같다.

① 앞목말종아리인대(전거비인대, anterior talofibular ligament)

② 발꿈치종아리인대(종비인대, calcaneofibular ligament)

③ 뒤목말종아리인대(후거비인대, posterior talofibular ligament)

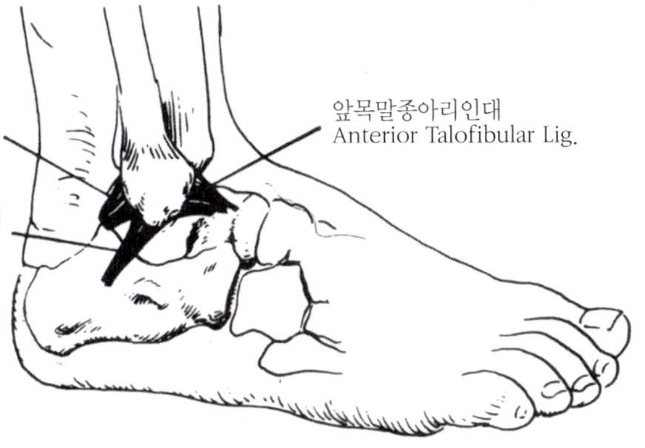

그림 44. 발목관절 가쪽면에 세 개의 중요한 인대

이러한 인대는 안쪽의 세모인대만큼 크지도 강하지도 않다. 비록 분명하게 만져 볼 수는 없지만 발이 자주 삐는(염좌) 곳이기 때문에 이 인대의 해부학적 위치를 알아두는 것은 중요한 일이다.

(1) 앞목말종아리인대(anteror talofibular ligament): 이 인대는 발목관절을 안쪽번짐(inversion)하고 발바닥굽힘 했을 때 외력을 받기 쉬운 세 개의 인대 중에 제일 첫번째에 있기 때문에 염좌의 빈도가 높은 인대이며 가쪽복사뼈의 앞쪽면에서 목말뼈목의 가쪽면으로 지나가고 있다. 발목뼈공동(족근동, sinus tarsi)의 부위는 힘줄을 가장 만져보기 쉽지만 인대 자체는 명확하게 만져 볼 수는 없다. 삐었을 때(염좌, sprain)는 부기와 압통을 초래한다. 그러나 인대 자체의 손상을 만져 볼 수는 없다.

(2) 발꿈치종아리인대(calcaneo fibular ligament): 발꿈치종아리인대는 발바닥 방향으로 달리는 발꿈치뼈 가쪽에 부착하고 있다. 이것은 실제로 종아리결절의 약간 뒤쪽에 있는 발꿈치뼈의 작은결절에 부착하고 있다.

발목관절을 심하게 삐었을 때 이 인대는 단열되겠지만 앞목말종아리인대가 먼저 손상된 다음에 찢어지게 될 것이다. 이 두 개의 인대가 손상되면 발목관절은 불안정하게 된다.

(3) 뒤목말종아리인대(posterior talofibular ligament): 이 인대는 가쪽복사뼈의 후면이 이는 곳이며 목말뼈 후면의 가쪽 작은결절까지 뒤쪽 방향으로 지나간다. 이것은 다른 두 개의 가쪽인대보다 강하며 주된 기능은 종아리뼈가 앞쪽 방향으로 미끄러지는 일을 방지하는 것이다. 이 인대의 강도와 위치 관계 때문에 탈구와 같은 아주 심한 손상을 받지 않고서는 좀처럼 단열되지 않는다.

(4) 긴·짧은종아리뼈근힘줄(peroneus longus and brevis tendon): 긴·짧은종아리뼈근힘줄은 발목관절을 가로질러 가쪽복사뼈의 바로 뒤를 통과한다(그림 45). 짧은종아리뼈힘줄은 가쪽복사뼈 후방의 뼈의 도랑을 통과하며 긴종아리근힘줄은 짧은종아리근힘줄의 바로 뒤쪽을 지나간다. 종아리뼈근은 주로 발목관절의 가쪽번짐(eversion) 근이지만 발바닥굽힘시에 보조하는 동작도 한다. 이 근육들을 만져보기 위하여 환자에게 발을 능동적으로 발바닥굽힘과 가쪽번짐을 하라고 한다. 때로 가쪽복사뼈의 부위에서 힘줄을 고정하고 있는 지대(근막의 띠)가 불완전하고 힘줄이 가쪽복사뼈의 후방으로 이동하고 있는 경우도 있다. 이 상태를 탄발힘줄증후군(snapping tendon syndrome)이라고 하며 들을 수도 있고 만져 볼 수도 있다.

종아리뼈근힘줄이 발꿈치뼈를 통과할 때에 종아리결절(peroneal tubercle)에 따라서 긴종아리근힘줄과 짧은종아리근힘줄이 나누어지게 된다(그림 45). 종아리뼈근힘줄은 지대(retinaculum)에 의하여 결절에 고정되어 있고 윤활막(synovium)에 의해서 싸여 있다. 그렇기 때문에 힘줄집염이 되기 쉽다. 또 협소한 힘줄집(건초, tendon sheath)을 통과하는 것도 협착성 힘줄집염(stenosing tenosynovitis)의 원인이 된다. 이때 종아리결절 부위는 두껍게 느껴지며 만지면 압통이 있게 된다. 붓돌기(그림 46)에 정지하는 짧은종아리근을 촉진한다. 이 부위의 압통은 발목관절 염좌를 수반한 붓돌기 끝의 골절이나 붓돌기 자체의 윤활주머니

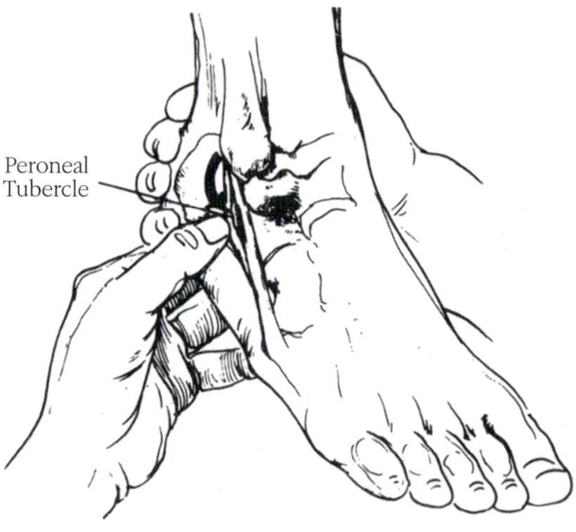

그림 45. 종아리결절(peroneal tubercle)을 가로지르는 긴 · 짧은종아리근힘줄(peroneus longus & brevis)의 촉진

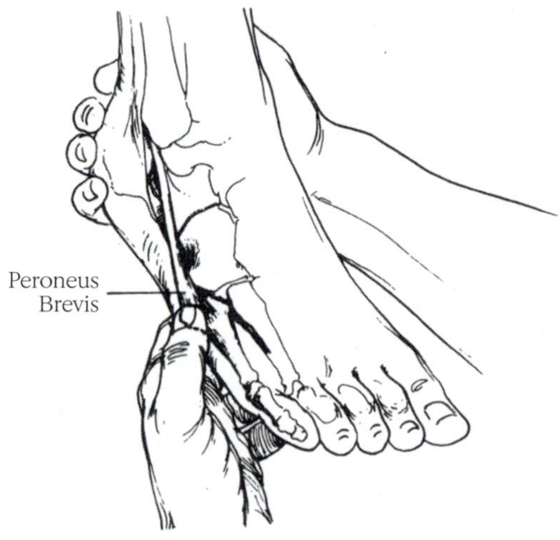

그림 46. 짧은종아리근(peroneus brevis)은 그 근육의 부착부인 붓돌기(경상돌기, styloid process)에서 만져 볼 수 있다.

염(활액낭염) 때문일 것이다.

6) 제6 구역 – 발목뼈공동(족근동, sinus tarsi)

발목뼈공동(가쪽복사뼈 바로 전방에 있다)은 발목관절의 염좌로 인하여 때때로 손상을 받는다. 앞목말종아리인대의 주행을 따라서 가쪽복사뼈의 앞쪽에서 목말뼈목까지 압통이 있게 되고 발목뼈공동의 오목하게 들어간 부위는 부종(edema)이 나타난다(그림 47). 발목뼈공동 내의 심부 압통은 목말뼈 아래의 어떤 병변을 입증하는 것이며 일반적으로 골절, 류머티스성 관절염, 경직성발 증후(spastic foot syndrome)를 의미한다.

(1) 짧은발가락폄근(단지신근, extensor digitorum brevis): 이 근육의 근복은 환자가 모든 발가락을 폈을 때 발목뼈공동 밖으로 두드러져 나와 쉽게 만져 볼 수 있다.

7) 제7 구역 – 제5 발허리뼈머리(head of the fifth metatarsal)

제5 발허리뼈머리의 가쪽에는 염증을 일으키기 쉬운 관절주머니가 있다. 이 관절주머니의 과도한 마찰과 압력은 윤활주머니염을 일으키고 발적, 부기, 압통을 수반한 뼈의 돌기가 생기게 된다. 이 상태를 테일러 건막류(tailor's bunion)라고 한다(전통적으로 재단사는 양반다리로 다리를 꼬고 앉아서 재단을 했기 때문에 제5 발허리뼈머리는 마루바닥과 마찰이 되어 윤활주머니염이 잘 일어난다(그림 48).

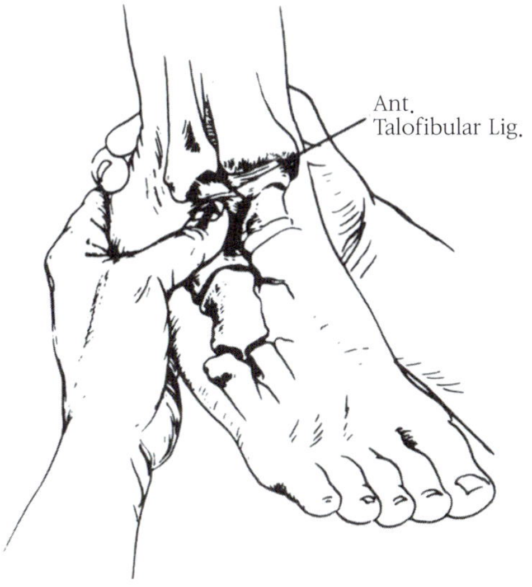

그림 47. 발목뼈공동(sinus tarsi)의 촉진

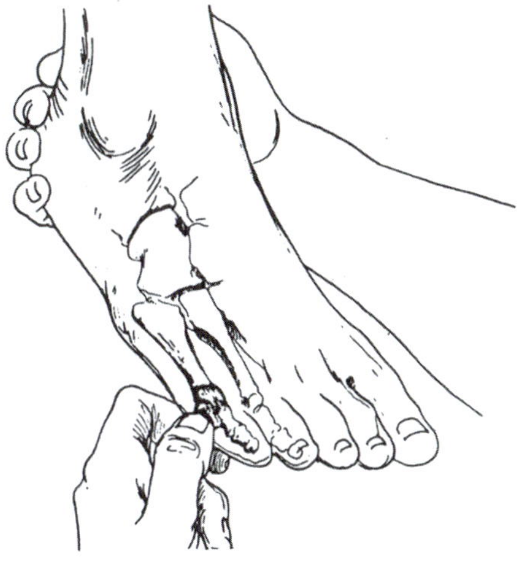

그림 48. 테일러 건막류(Tailor's bunion)

8) 제8 구역 – 발꿈치뼈(calcaneus)

장딴지근(gastrocnemius)과 넙치근(soleus)은 온힘줄(common tendon)을 형성하여 아킬레스 힘줄이 되어 발꿈치뼈에 부착한다. 아킬레스 힘줄(Achilles tendon)은 신체에서 가장 굵고 가장 강한 힘줄이며 종아리 아래 1/3에서 발꿈치뼈까지 만져 볼 수 있다. 또한 심한 충격이나 급격한 동작으로 갑자기 스트레스를 받았을 때 끊어지거나 찢어질 수도 있다. 심한 충격을 받았을 때는 가로찢김(횡열상, transverse laceration)되는데 반하여 갑작스런 스트레스를 받았을 때는 힘줄이 파열(rupture)된다.

힘줄이 파열되어 시간이 경과하면 붓게 되기(부기) 때문에 이 부위는 불확실하게 되지만 결손(defect) 자체는 만져 볼 수 있다. 처음에는 이 부위가 매우 심하게 아프고 누르면 압통이 심하고 강력한 발바닥굽힘은 할 수 없게 된다. 환자가 걸을 수 있다면 입각기에서 발끝떼기(toe off)가 되어 않아 평발보행(flat foot gait)을 하게 된다.

장딴지근과 넙치근의 연속성을 검사하려면 환자를 진찰대에 엎드려 눕게 하고 종아리의 근육을 꽉 쥐어 보면 발목관절이 발바닥굽힘을 할 수 있는지 없는지를 알 수 있다. 정상적으로 발바닥굽힘을 할 수 있다(그림 49). 그러나 만일 아킬레스 힘줄이 파열되었다면 발바닥굽힘은 현저히 감소되거나 전혀 나타나지 않을 것이다(그림 50). 또한 힘줄은 힘줄집염이 생길 수 있으며 만져보면 압통을 일으키게 되고 움직이면 염발음(crepitation)이 생기게 된다.

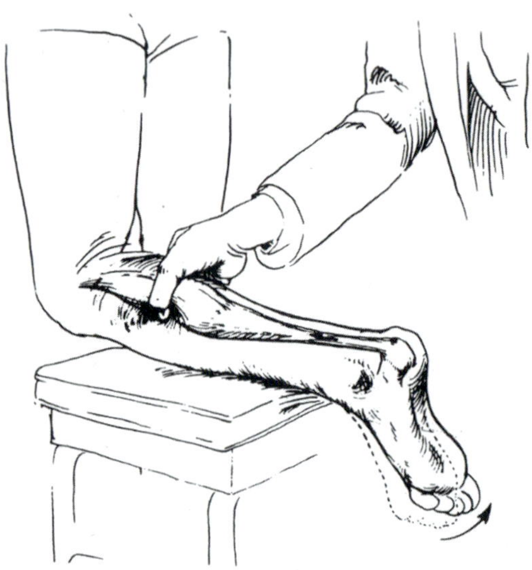

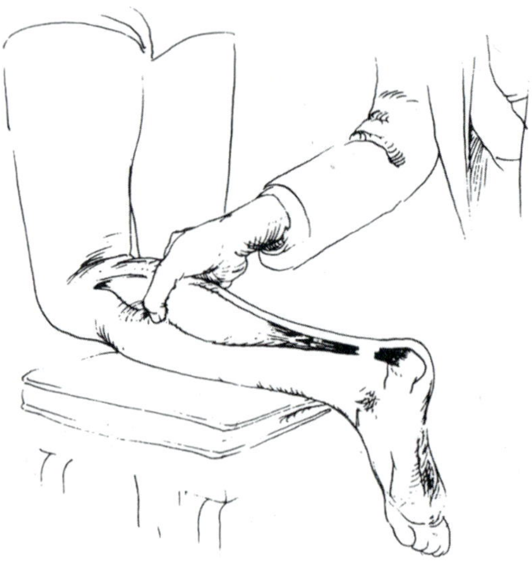

그림 49, 50. 아킬레스 힘줄의 열상 검사, 발의 발바닥굽힘(plantar flexion)이 안되면 아킬레스 힘줄의 열상을 나타내는 것이다.

(1) 발꿈치뼈 뒤쪽의 윤활주머니(retrocalcaneal bursa): 이것은 아킬레스 힘줄의 바로 앞쪽과 발꿈치뼈 뒤의 위쪽 아킬레스 힘줄 사이에 있다.

(2) 발꿈치뼈의 윤활주머니(calcaneal bursa): 이것은 아킬레스 힘줄의 정지부와 피부 사이에 있다. 이 두 개의 윤활주머니는 손상을 받거나 또는 이 부위에 과도한 압박을 받게 되면 염증을 일으키게 된다. 발꿈치뼈의 윤활주머니는 지나치게 큰 구두나 꽉 조이는 구두, 특히 하이힐이 달린 구두를 늘 신고 있을 때 일반적으로 잘 붓게 된다. 발꿈치뼈 뒤쪽의 윤활주머니는 아킬레스 힘줄 앞쪽의 연부조직을 엄지와 검지손가락으로 집어 보면 그 위치를 쉽게 찾을 수 있다. 윤활주머니는 두 손가락 사이의 바로 아래에 있다(그림 51). 이 부분이 두꺼워져 있거나 압통을 호소하면 윤활주머니염이 있다는 것을 나타내는 것이다.

9) 제9 구역 – 발바닥(족저, plantar surface of the foot)

발 뒤쪽의 중심부에 뼈가 돌출된 곳은 발꿈치뼈의 안쪽결절(medial tubercle)이다. 발바닥의 대부분의 근육들은 이 뼈에서부터 시작한다. 그러나 이는곳은 뼈를 덮고 있는 두꺼운 지방층 때문에 만져 볼 수가 없다. 그러나 이 부위는 안쪽결절에서 돌출되는 뼈가시가 나타날 수 있기 때문에 자세히 만져보아야 하며 여기에 부수적으로 생긴 윤활주머니는 보행 시에 뒤꿈치 닿기(heel strike)에 영향을 미치며 압통의 원인이 된다(그림 52).

(1) 발바닥힘줄막(plantar aponeurosis or plantar fascia): 발바닥힘줄막은 강한 밴드(strong band)로서 발꿈치뼈의 안쪽결절이 이는곳이며 발바닥으로 퍼져 앞발의 중족골두 근

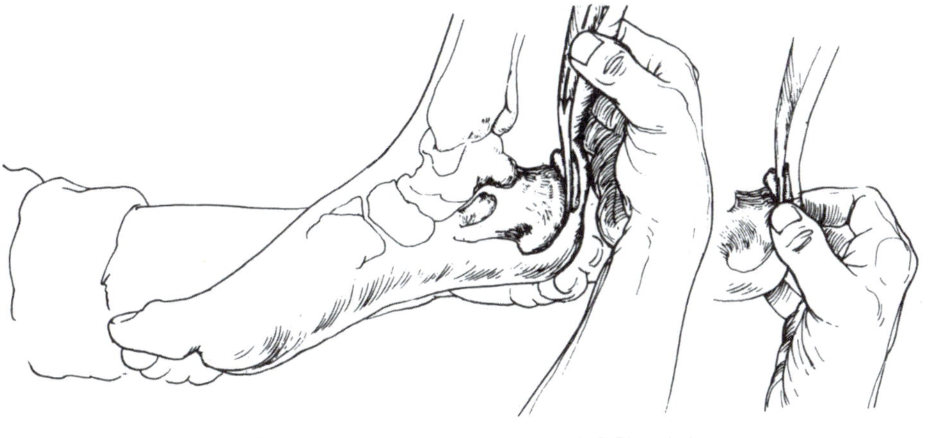

그림 51. 아킬레스 힘줄과 발꿈치뼈의 윤활주머니

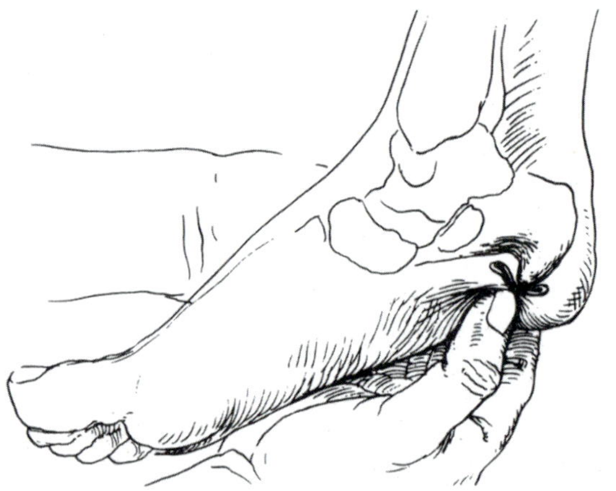

그림 52. 발꿈치뼈의 뼈가시(골극, heel spur)는 보행의 뒤꿈치 닿기(heel strike)에 문제가 생긴다.

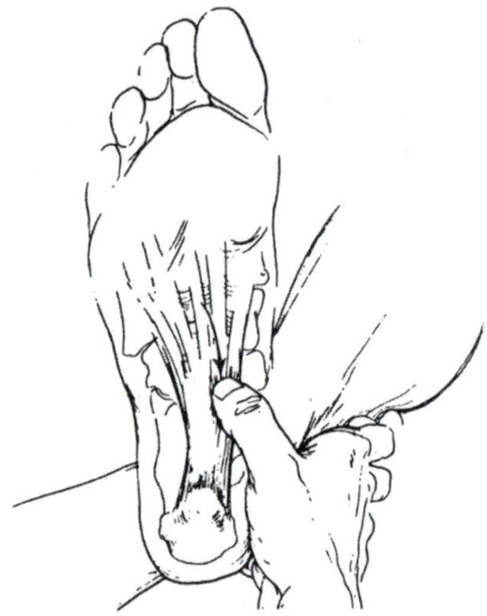

그림 53. 발바닥힘줄막(plantar aponeurosis)

처의 인대조직 안쪽이 닿는곳이다(그림 53). 발바닥힘줄막은 발의 연부조직에 의해서 모두 덥혀 있으며 안쪽세로아 치(medial longitudinal arch)를 지지하기 위한 실질적인 빔(beam)으로 작용한다.

발바닥을 만져보면 압통이나 이상한 결절이 없이 부드럽게 느껴져야 된다. 압통은 힘줄막의 염증을 나타내며 힘줄막에서 만져지는 결절은 듀퓨이트랑 구축(Duputyren's contracture)을 나타내는 것이다. 때때로 발바닥 피부 위에 발견되는 결절(특히 발의 볼)은 사마귀(plantar warts)이며 이것은 압력을 줄 때보다 꼬집을 때(pinch) 더욱 압통이 생기게 된다.

각 발허리뼈머리 사이의 연부조직에 압통이나 부기가 있는지를 만져본다. 흔히 셋째 발허리뼈머리와 넷째 발허리뼈머리 사이에 통증이 심한 신경종을 발견할 수가 있다(몰톤 신경종, Morton's neuroma)(그림 54). 발바닥의 못(callosities)은 사마귀(wart)와는 달리 압박을 하면 통증이 있으나 꼬집으면 압통이 없다.

10) 제10 구역 – 발가락(toes)

정상적으로 체중을 받고 있는 발가락은 지면에 편평하게 그리고 똑바로 뻗어 있다. 그러나 발가락에는 몇 개의 특징적인 고유 병변이 있다.

(1) 갈퀴발가락(claw toes): 갈퀴발가락은 발허리발가락관절(MP joint)의 지나친 폄(과신전, hyperextension), 몸쪽발가락사이관절(PIP joint)과 먼쪽발가락사이관절(DIP joint)의 굽힘(flexion)을 특징적으로 나타내는 발가락의 기형이다. 이러한 기형은 일반적으로 모든 발가락에 생길 수 있으며 때로 요족(凹足, pes cavus)을 동반하기도 한다(그림 55). 또한 발가락 끝과 발허리뼈머리의 발바닥면은 과도한 체중부하를 받기 때문에 못이 배기게 된다. 특히 둘째 발가락에 못이 잘 배긴다(그림 56).

(2) 망치발가락(hammer toes): 망치발가락은 발허리발가락관절(MP joint)과 먼쪽발가락사이관절(DIP joint)의 지나친 폄, 몸쪽발가락사이관절(PIP joint)의 굽힘을 나타내는 발가락의 기형이다. 대개 한 발가락만(특히 둘째발가락) 침범되는 것이 보통이다(그림 57). 구두의 압박으로 흔히 못이 생기게 되면 침범된 발가락의 몸쪽발가락사이관절(PIP joint) 위에 못이 생기게 된다.

(3) 티눈(corns): 연성티눈(soft corn)은 흔히 발가락 사이에서 발견되며 특히 넷째와 다섯째 발가락 사이에서 자주 발견된다. 이러한 티눈은 발가락 사이의 습기로 인하여 부드럽게 된다. 이것은 압통이

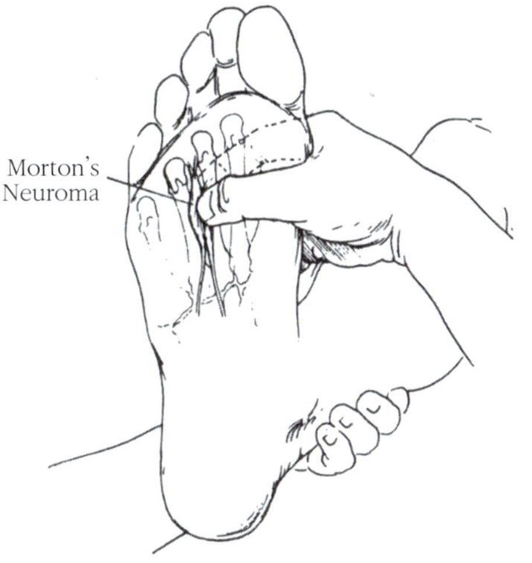

그림 54. 몰톤 신경종(Morton's neuroma): 유통성 신경종으로, 제2, 3, 4 발꿈치뼈머리 사이에 생긴다.

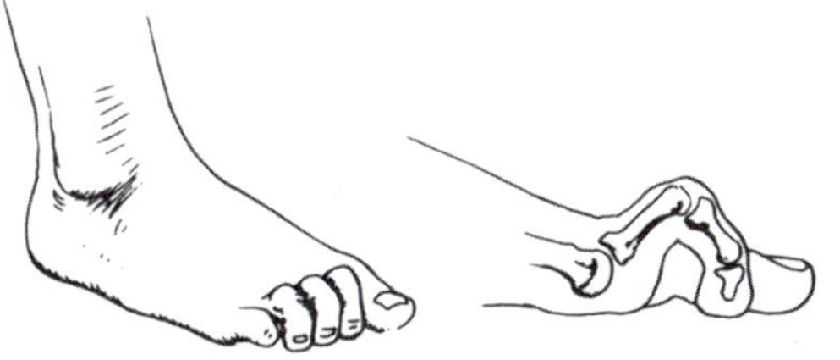

그림 55. 갈퀴발가락(claw toes)

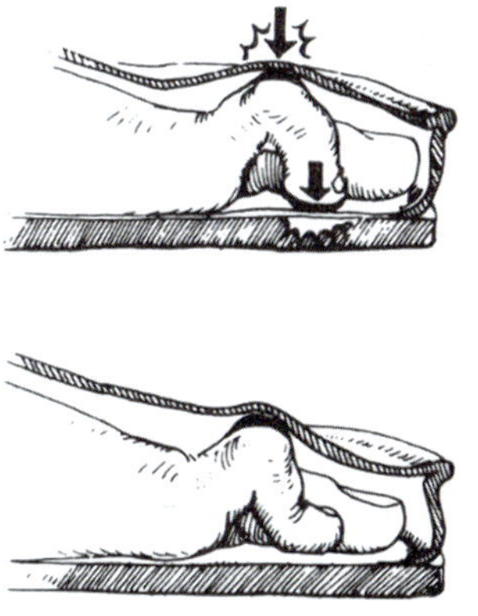

그림 56. 위: 갈퀴발가락에 의한 못의 형성, 아래: 망치발가락에 의한 못의 형성

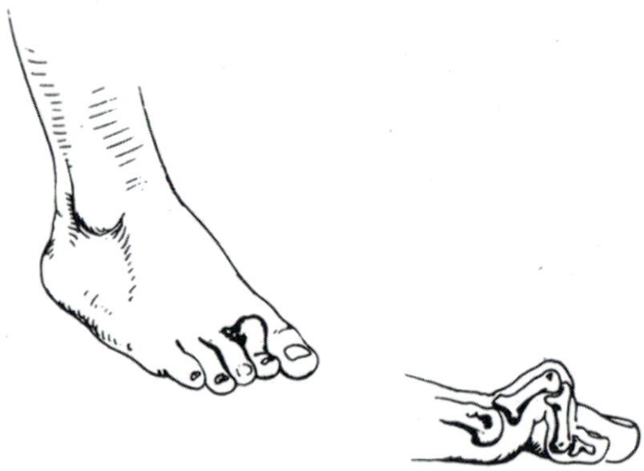

그림 57. 망치발가락(hammer toes)

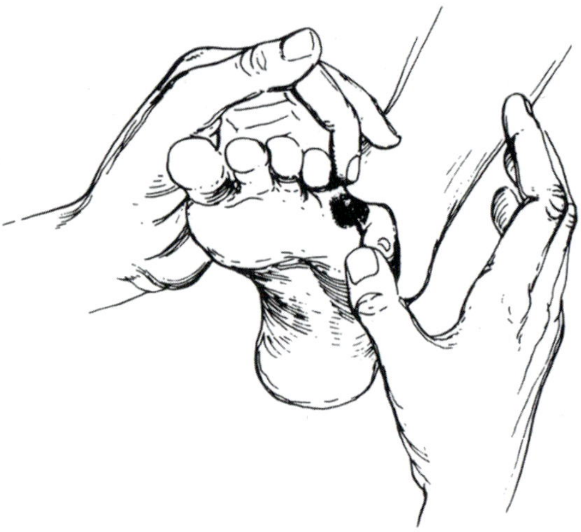

그림 58. 연성티눈(soft corn)

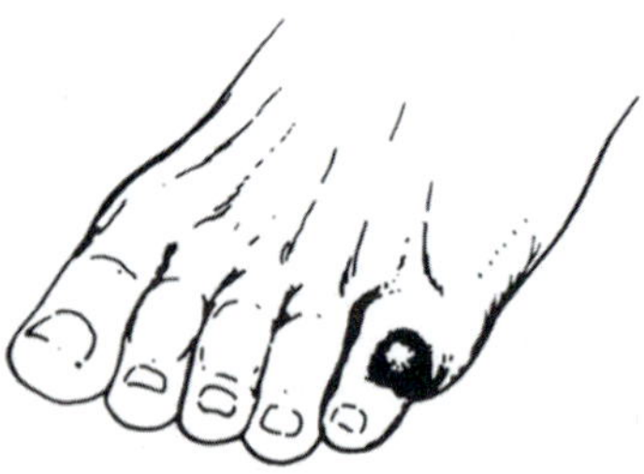

그림 59. 경성티눈(hard corn)

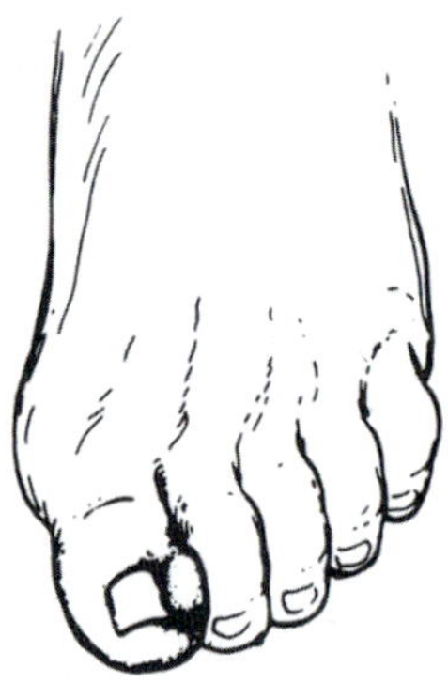

그림 60. 안으로 자라나는 발톱(ingrown toenail)

있기 때문에 아주 부드럽게 만져보아야 한다(그림 58). 경성티눈(hard corn)은 굽혀진 발가락사이관절(IP joint)의 등쪽처럼 과도한 압력을 받는 곳에 생기며 특히 다섯째 발가락 위에 잘 생긴다. 경성티눈 역시 압력을 직접 받게 되면 압통이 일어난다(그림 59).

(4) 안으로 자라는 발톱(ingrown toenail): 안으로 자라는 발톱은 엄지발가락의 발톱 안쪽면과 가쪽면에서 잘 발생된다. 발톱의 앞쪽 구석은 주위 연부조직 안으로 파고들게 되어 인접 연부조직의 부기와 감염의 원인이 된다. 환부는 열감이 있고 물렁물렁하며 촉진하면 압통이 있다(그림 60).

4 발목관절의 안정성 검사(tests of ankle joint stability)

발목관절은 체중부하를 받으며 보행하는데 중요한 역할을 하기 때문에 안정성과 운동성이 있어야만 한다. 안쪽번짐과 가쪽번짐 염좌는 관절을 싸고 있는 인대가 신장(stretching)되거나 단열(tearing)될 수 있으며 그 결과 발목관절은 불안정하게 된다. 과도한 안쪽번짐 압력은 발목관절 손상의 가장 보편적인 원인이 된다. 그것은 다음과 같은 두 가지 해부학적 이유 때문이다.

① 안쪽복사뼈는 가쪽복사뼈보다 짧아서 목말뼈는 가쪽번짐보다 안쪽번짐 쪽으로 힘이 쏠린다.

② 관절 가쪽면의 인대는 분리되어 있기 때문에 안쪽의 세모인대만큼 강력하지가 못하다.

앞목말종아리인대(anterior talofibular ligament)는 발목관절 염좌가 가장 잘 발생되는 인대이며 이 경로를 따라 발생되는 압통은 이 인대의 손상을 의미하는 것이다. 이 인대를 검사하려면 검사자는 환자의 발목관절을 발바닥굽힘과 안쪽번짐을 시킨다. 만일 안쪽번짐 압력으로 동통이 증가하면 인대가 염좌가 되었거나 단열이 되었을 가능성이 있다.

안쪽번짐 압력은 인대의 상태를 평가하기 위한 것이지만 단지 앞정강종아리인대만 단열되었다면 발목관절의 불안정 상태를 입증할 수는 없다. 그러나 그와 같은 단열은 목말뼈가 정강뼈에 대해서 앞쪽으로 미끄러지게 된다. 왜냐하면 앞정강종아리인대는 목말뼈의 전방 아탈구(forward subluxation)를 방지하는 조직이기 때문이다. 그러므로 검사자는 정강뼈와 목말뼈 사이의 전방 불안정에 대한 검사를 해야 한다. 이것은 전방끌림 검사(anterior draw test)라고 하며, 이 검사를 하려면 환자는 진찰대 가장자리에 앉도록 하고 다리를 늘어뜨리고 양발은 약간 발바닥굽힘을 하게 한다. 검사자는 한 손을 정강뼈 아래의 앞쪽을 잡고 다른 손으로는 발허리뼈를 잡는다. 그다음 발꿈치뼈와 목말뼈는 앞쪽으로 당기며 정강뼈는 뒤쪽으로 민다. 정상적으로 앞정강종아리인대는 발목관절의 어떤 위치에서도 팽팽하게 조여 있어서 정강뼈에 대한 목말뼈의 전방운동은 일어나지 않게 되어 있다(그림 61). 그러나 비정상적인 상태에서, 목말뼈는 복사뼈사이 관절오목(ankle mortise)에서 앞으로 미끄러지게 된다(positive draw sign). 검사자는 이때 덜커덩 하는 느낌을 느낄 수 있을 것이다(그림 62).

앞목말종아리인대(anterior talofibular ligament)와 발꿈치종아리인대(calcaneofibular ligament)가 둘 다 단열이 되면 발목관절은 심한 가쪽 불안정성(lateral instability)을 일으키게 된다. 이 인대의 정상 여부를 검사하기 위하여 발꿈치뼈를 안쪽번짐시킨다. 만일 목말뼈가

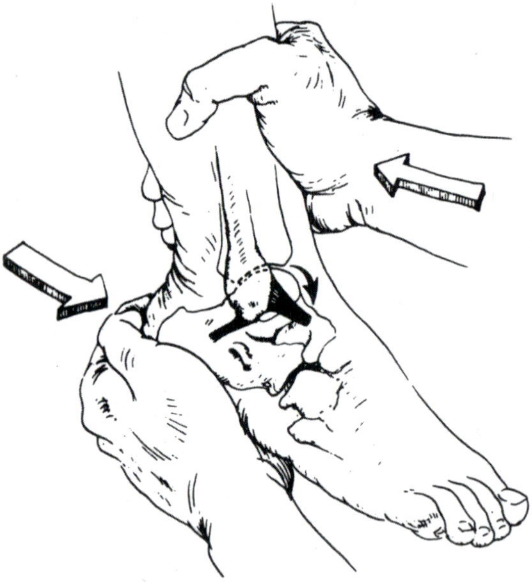

그림 61. 앞목말종아리인대(anterior talofibular ligament)가 정상인지를 평가하기 위한 전방끌림 검사(anterior draw test)

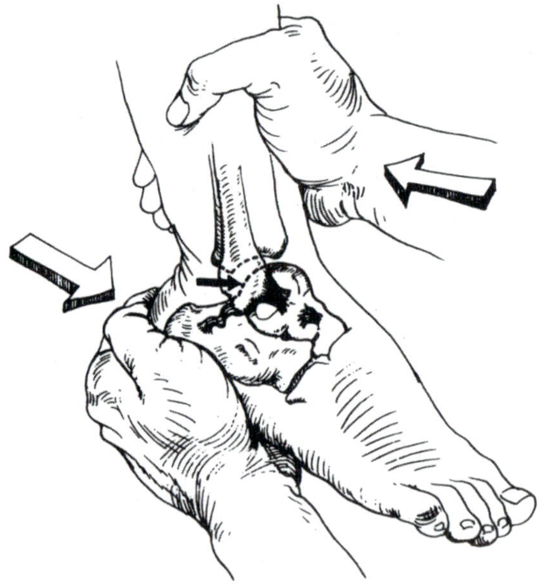

그림 62. 전방끌림 징후(anterior draw test)의 양성징후(positive sign)

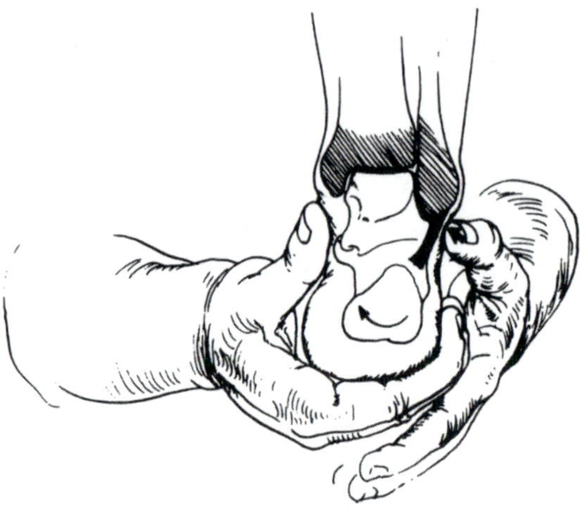

그림 63. 앞목말종아리인대(anterior talofibular ligament)와 발꿈치종아리인대(calcaneofibular ligament)의 안정성 검사

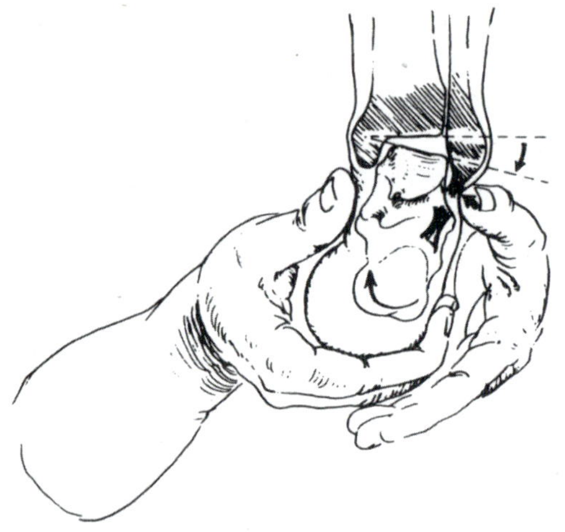

그림 64. 앞목말종아리인대와 발꿈치종아리인대가 단열되면 발목관절은 불안정하게 된다.

복사뼈사이관절오목에서 틈이 있거나 흔들리게 된다면 앞목말종아리인대와 발꿈치종아리인대는 손상받게 되고 그 결과로 발목관절은 가쪽 불안정성을 일으키게 된다(그림 63, 64).

뒤목말종아리인대(posterior talofi-bular ligament)는 다른 가쪽인대와 더불어 단열될 수 있다. 탈구와 같은 심한 발목관절 외상이 있을 때 뒤목말종아리인대는 손상받게 된다.

안쪽의 세모인대(삼각인대, deltoid ligament)의 안정성을 검사하려면 검사자는 환자의 정강뼈와 발꿈치뼈를 감싸쥐어 다리를 고정하고 한 손으로는 발을 가쪽번짐(eversion)시킨다. 만일 세모인대가 단열되었다면 복사뼈사이관절오목에서 틈이 크게 벌어지는 것을 느끼게 될 것이다.

환측다리를 검사한 다음에 정상적인 틈(gap)의 범위를 알아보기 위하여 정상측 다리를 검사하여 비교해 본다. 이학적 소견을 명확히 하는 방법으로는 방사선 촬영을 하는 것이 가장 좋다.

5 관절운동 범위(ROM; range of motion)

발과 발목관절의 운동은 단관절보다는 가동성이 많다. 기본적인 발목관절과 발의 운동은 다음과 같다.

① 발목관절의 운동: 발등굽힘(dorsiflexion), 발바닥굽힘(plantar flexion)

② 목말뼈아래 관절의 운동: 안쪽번짐(inversion), 가쪽번짐(eversion)

③ 발허리관절(중족관절)의 운동: 앞발모음(forefoot adduction), 앞발벌림(forefoot abduction)

④ 발가락의 운동: 굽힘(flexion), 폄(extension)

비록 발목관절이 고정되었다 해도 발은 어느 정도 움직일 수 있다는 것을 주목해야 한다. 그러므로 발목관절과 목말뼈아래관절, 발허리관절의 동작을 잘 구별해야 하는 것은 중요한 일이다.

1) 능동관절운동 범위(active range of motion)

순수한 능동관절운동 범위검사는 아니지만 환자의 발목관절과 발의 운동 각도가 크게 제한되어 있는지 없는지를 판단하기 위한 몇 가지 신속한 검사방법이 있다.

발바닥굽힘과 발가락의 운동을 검사하려면 환자에게 발끝으로 걸어보라고 한다. 발등굽힘을 검사하려면 발뒤꿈치로 걸어보게 한다. 안쪽번짐(inversion)을 검사하려면 발의 가쪽모

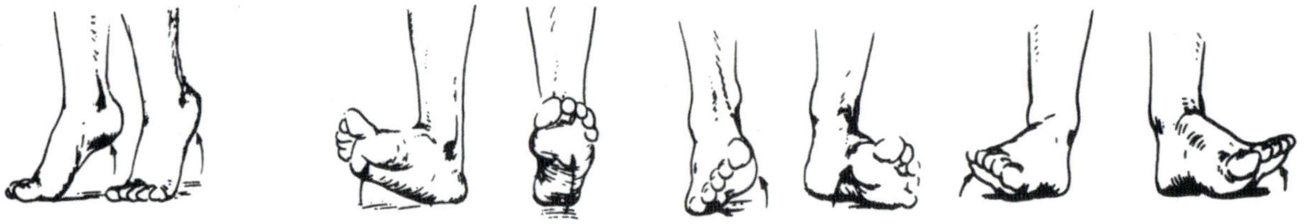

그림 65. 발과 발목 관절운동범위의 신속한 검사

서리로 딛고 걸어보게 하고, 가쪽번짐(eversion)을 검사하려면 발의 안쪽모서리로 딛고 걸어보게 한다. 안쪽번짐(inversion)을 검사하려면 발의 가쪽모서리를 딛고 걸어보게 하고, 가쪽번짐(eversion)을 검사하려면 발의 안쪽모서리로 딛고 걸어보게 한다(그림 65). 비록 이러한 방법으로 비정상적인 기능을 충분히 알 수는 있지만 정확한 측정과 분리된 운동의 평가를 할 수는 없다. 만일 환자가 이 과정을 시행할 수 없다면 운동제한의 원인을 판정하기 위하여 수동관절운동 검사를 실시해야 한다.

2) 수동관절운동 범위(passive range of motion)

(1) 발목관절(ankle joint)

발목관절발등굽힘(ankle dorsiflexor) – 20°

발목관절발바닥굽힘(ankle plantarflexor) – 50°

발등굽힘과 발바닥굽힘은 복사뼈사이관절오목(ankle mortise) 내에서 정강뼈와 종아리뼈 그리고 목말뼈 사이에서 일어난다. 가쪽복사뼈와 안쪽복사뼈의 중심선을 그어보면 거의 발목관절운동의 축이 된다.

검사자는 환자에게 진찰대 끝에 양다리를 늘어뜨리고 앉으라고 지시한다. 양쪽 무릎을 구부리면 장딴지근은 이완되며(장딴지근의 이는곳과 닿는곳이 가까워진다) 발등굽힘이 제한될 수 있는 요인을 제거하게 된다. 발꿈치뼈를 잡고서 목말뼈아래관절을 고정한다. 단지 발목관절운동만 일어나게 하기 위하여 발의 앞쪽의 대용작용이 일어나지 않도록 발의 뒤쪽에서 발의 앞쪽을 안쪽번짐시켜 고정시킨다. 검사자는 발의 앞쪽을 잡고 발목관절을 발바닥굽힘, 발등굽힘시킨다. 발을 발바닥굽힘시켰을 때 정상적으로 양쪽 복사뼈 사이에서 목말뼈는 약간 가쪽으로 움직이게 된다. 이러한 움직임은 기록하기는 곤란하지만 미리 생각해 두고 있어야 한다. 목말뼈의 등쪽면은 정강뼈와 종아리뼈로 형성된 소켓 또는 복사뼈사이관절오목에 맞게 되어 있으며 소켓과 목말뼈는 모두 전면이 넓게 되어 있다. 발목관절을 발등굽힘했을 때에는 목말뼈는 양쪽 복사뼈 사이에 단단히 고정된다. 그러나 발바닥굽힘을 했을 때는 좁은 목말뼈 뒤쪽이 양쪽 복사뼈 사이에 놓이게 되며 약간 가쪽으로 움직이게 된다. 양쪽 복사뼈 사이의 안쪽지름(내경)이 외상으로 인하여 좁아지게 되거나 발과 발목 관절을 첨족상태(position of equinus)로 장기간 석고붕대로 고정해 놓으면(양쪽 복사뼈 사이의 구축) 목말뼈둥근천장의 넓은 앞쪽부위는 복사뼈사이관절오목에 쉽게 잘 맞지 않게 되기 때문에 발목관절의 발등굽힘을 제한시킨다(그림 68).

발목관절의 운동제한은(염좌나 심부전으로 인한 부종 등으로) 발목관절 외의 부기 때문일 수도 있다. 그와 같은 부기는 마치 붕대나 석고붕대를 한 것처럼 갑갑하게 느껴질 것이다. 관절 내의 부기 역시 발목관절이 유합되거나 관절주머니가 구축된 것처럼 발목관절운동을 감소

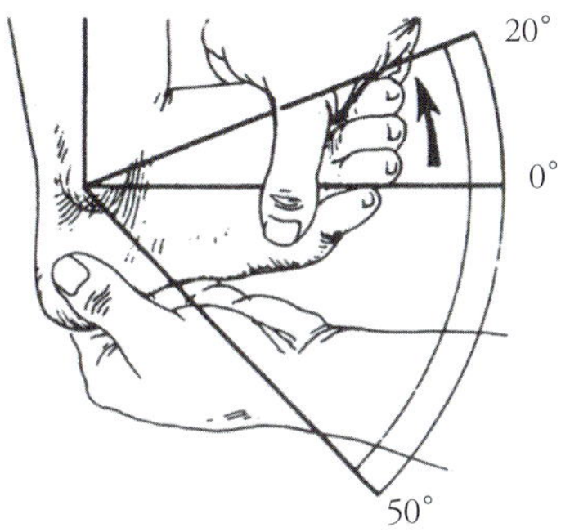

그림 66. 발목관절발등굽힘(ankle dorsiflexion)의 운동범위

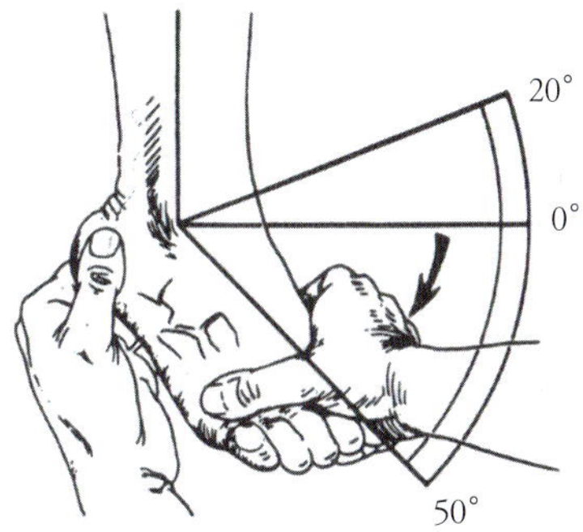

그림 67. 발목관절발바닥굽힘(ankle plantar flexion)의 운동범위

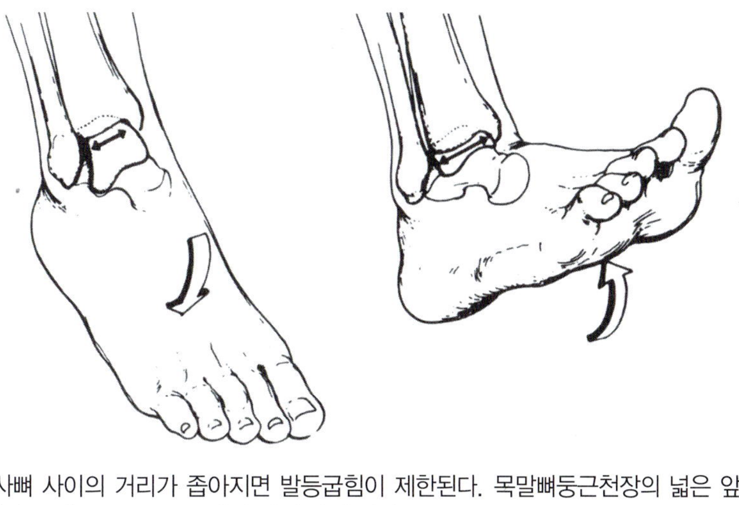

그림 68. 양쪽 복사뼈 사이의 거리가 좁아지면 발등굽힘이 제한된다. 목말뼈둥근천장의 넓은 앞쪽부분은 좁아진 복사뼈사이관절오목(ankle mortise)에 맞지 않게 된다.

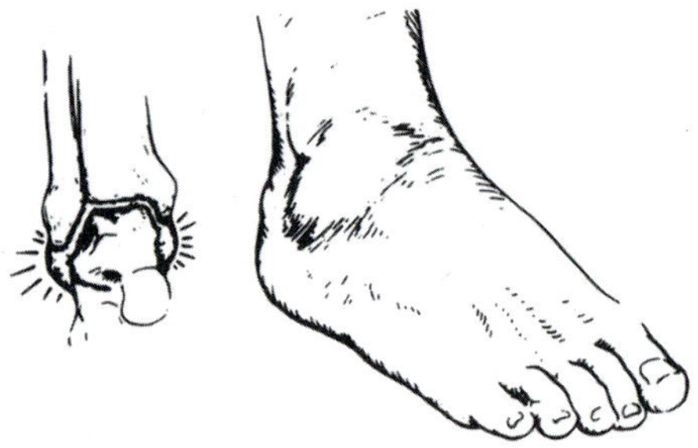

그림 69. 부기(swelling)는 관절운동 범위를 제한시킨다.

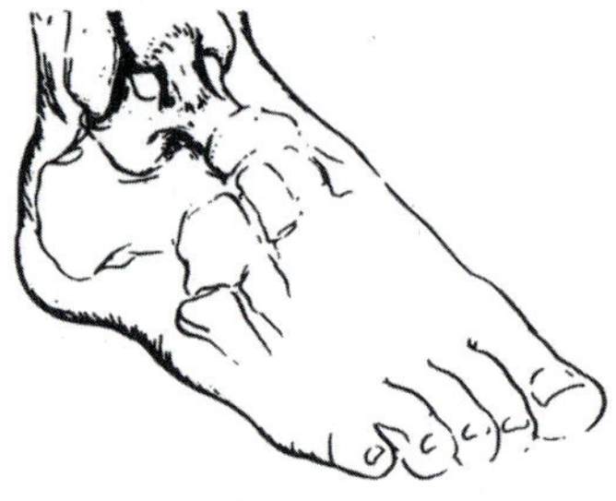

그림 70. 관절유합(joint fusion)도 관절운동 범위를 제한시킨다.

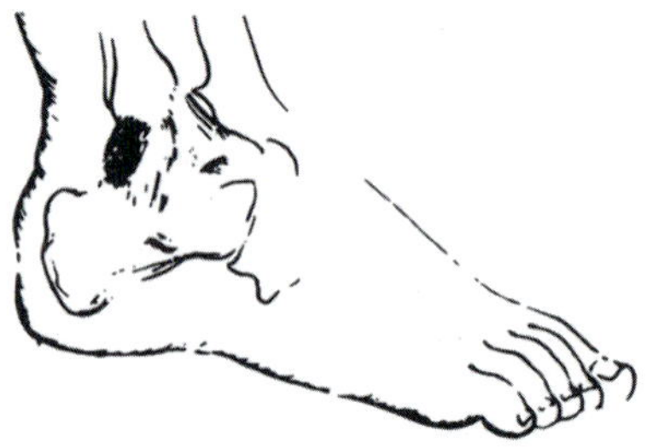

그림 71. 관절주머니(joint capsule)의 구축(contracture)도 관절운동 범위를 제한시킨다.

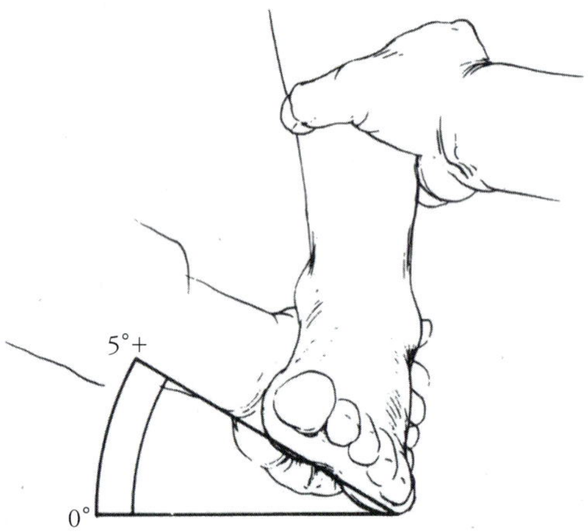

그림 72. 안쪽번짐(inversion)의 검사

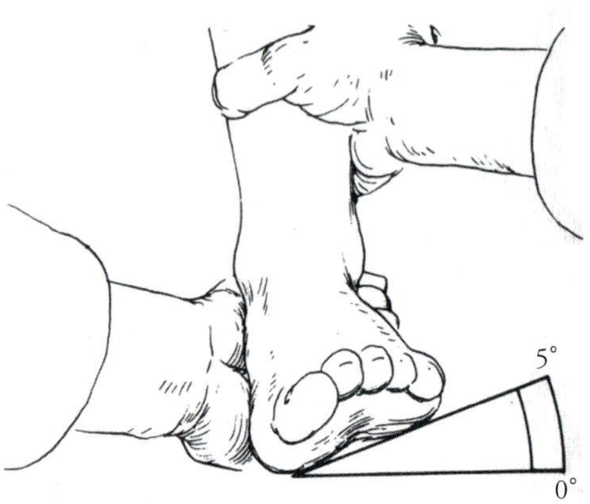

그림 73. 가쪽번짐(eversion)의 검사

시킨다(그림 69, 70, 71).

(2) 목말뼈아래관절(subtalar joint)

안쪽번짐(inversion) – 5°

가쪽번짐(eversion) – 5°

이 운동은 발이 울퉁불퉁한 면을 딛어도 제 기능을 할 수 있도록 조절하는 것이다. 이 운동은 목말발꿈치뼈관절(거종관절, talocalcaneal joint), 목말발배뼈관절(거주관절, talonavicular joint) 그리고 발꿈치뼈입방관절(종입방관절, calcaneocuboidal joint)에서 주로 일어난다. 안쪽번짐과 가쪽번짐을 검사하려면 환자를 진찰대 끝에 그대로 앉아 있게 하고 정강뼈 아래부분을 잡아서 고정한다.

그리고나서 발꿈치뼈를 잡고 뒤꿈치를 교대로 안쪽번짐, 가쪽번짐한다(그림 72, 73). 발꿈치뼈 골절이 목말뼈아래관절(subtalar joint)까지 파급되어 이차적으로 생긴 목말뼈아래관절염(subtalar arthritis) 환자는 이 운동을 할 때는 동통을 호소할 것이다. 젊은환자와 노인 환자의 목말뼈아래관절 운동에는 명백하고도 분명한 차이가 있을 것이다.

(3) 앞발(forefoot)

모음(adduction) – 20°

벌림(abduction) – 10°

앞발의 모음과 벌림은 주로 가로발목뼈관절(횡족근관절), 목말발배뼈관절(거주관절), 발꿈치입방관절(종입방관절)에서 일어난다. 이 운동을 검사하려면 한 손으로 환자의 발꿈치뼈를 잡고 검사하는 동안 중립위치에서 발뒤꿈치를 고정한 다음 검사자의 다른 손으로 앞발을 안쪽과 가쪽으로 움직인다. 이 운동 각도는 정확하게 측정하기는 어렵지만 어느 정도쯤 되는지는 느껴 볼 수 있다(그림 74, 75).

비록 안쪽번짐과 가쪽번짐 운동은 모음과 벌림 운동과 분리해서 검사할 수 있지만, 정상적으로는 이 네 개의 운동이 결합하여 모음을 동반한 안쪽번짐(회외, supination), 벌림을 동반한 가쪽번짐(회내, pronatin) 운동을 하게 된다.

(4) 제1 발허리발가락관절(1st metatar-sophalangeal joint)

굽힘(flexion) – 45°

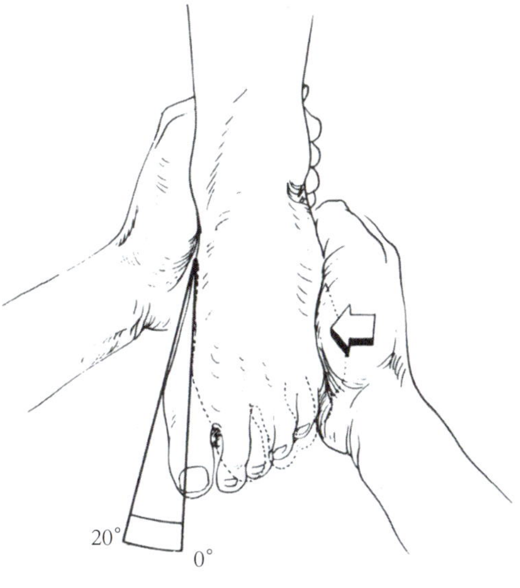

그림 74. 앞발모음검사(forefoot adduction test)

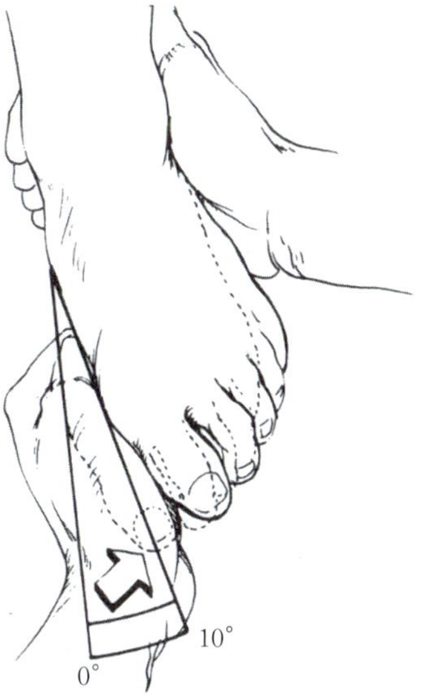

그림 75. 앞발벌림검사(forefoot abduction test)

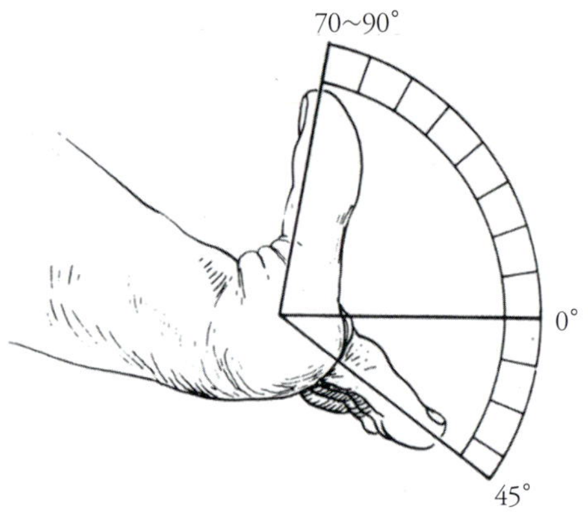

그림 76. 제1 발허리발가락관절(1st MP joint)의 굽힘과 폄의 관절운동 범위

폄(extension) – 70°~90°

제1 발허리뼈발가락관절(중족지절관절)의 운동은 보행주기의 발끝떼기(toe-off)에서 주로 일어나기 때문에 정상보행에서 매우 중요한 운동이다. 이것을 검사하려면 환자의 발을 고정하고 엄지발가락을 발허리뼈발가락관절에서 굽힘과 폄을 한다(그림 76). 정상적인 발끝떼기는 최소 35~40°의 폄이 요구된다. 만일 운동이 제1 발허리발가락관절에서 현저히 감소되거나 관절이 고정 또는 부분 고정(엄지발가락굽음증, hallux rigidus)이 되어 있으면 발을 보호하려는 보행을 하게 되어 발끝떼기의 시기는 짧아지게 되고 제1 발허리발가락관절에 받는 압력을 피하기 위하여 발을 비스듬히 하여 발짝을 떼게 될 것이다.

사실상 발끝떼기는 네 개의 작은 발가락에 의해서 이루어지며 보행은 부자연스럽게 되고 동통을 유발하게 될 것이다. 또한 환자의 구두 위에는 수평이 아닌 사선의 주름이 생기게 된다. 엄지발가락굽음증의 경우에 있어서는 발가락을 펴게 되면 심한 통증 때문에 발가락을 펼 수 없으나 엄지발가락굽힘운동은 거의 정상이 된다.

엄지발가락의 몸쪽발가락사이관절관절(PIP joint)은 단지 굽힘만 가능하다(약 90°).

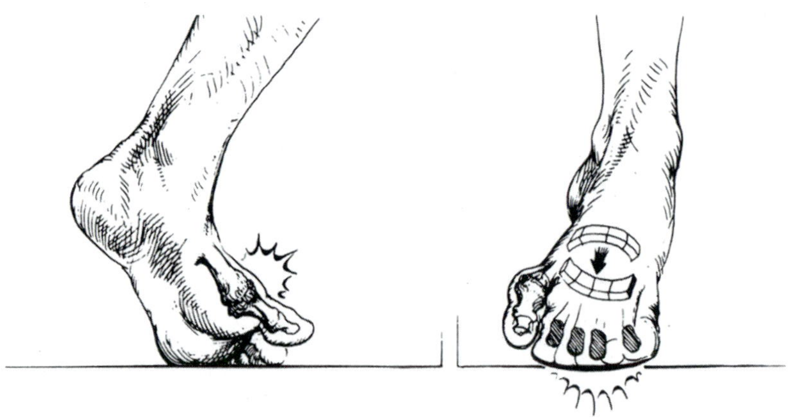

그림 77. 엄지발가락굽음증(강직성무지, hallux rigidus)으로 인한 발의 이상 형태. 엄지발가락굽음증이 있는 환자의 발끝떼기(toe off)는 엄지발가락을 제외한 나머지 네 발가락에서 일어난다.

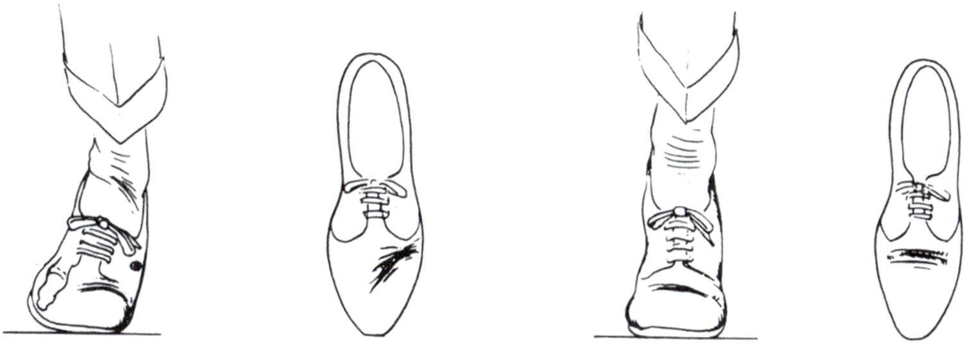

그림 78. 좌: 구두의 비정상적인 사선의 주름은 엄지발가락굽음증을 나타낸다. 우: 정상 상태의 구두 주름

(5) 작은 발가락 운동(엄지발가락 제외): 비록 작은 발가락들의 능동 굽힘(active flexion)은 몸쪽과 먼쪽발가락사이관절에서 일어나지만 능동으로 펴는 것은 정상적으로 발허리발가락관절에서 일어난다. 따라서 네 개의 작은 발가락들은 발허리발가락관절에서 그리고 몸쪽과 먼쪽발가락사이관절에서 수동적으로 굽히고 펴야 한다. 정상적으로 보행의 입각기에 있어서 안정성을 얻기 위하여 네 개의 작은 발가락들이 개별적으로 굽혀져서 지면이나 구두의 밑바닥을 고정한다.

갈퀴발가락(claw toe)은 몸쪽과 먼쪽발가락사이관절의 폄 운동과 발허리발가락관절의 굽힘운동을 제한한다. 그에 반하여 망치발가락(hammer toe)에서는 먼쪽발가락사이관절의 굽힘, 몸쪽발가락사이관절의 폄, 그리고 발허리발가락관절의 굽힘을 제한시킨다.

6 신경학적 검사(neurologic examination)

1) 근력검사(muscle testing)

발의 근육은 두 개의 기능군으로 대별한다. 그것은 발바닥굽힘근과 발등굽힘근이다. 이 근육들은 발의 부착 부위에 따라서 안쪽번짐과 가쪽번짐의 부가적인 기능을 한다. 일반적으로 복사뼈(malleolus)보다 전방에 있는 힘줄은 발목관절을 발등굽힘하며 후방에 있는 힘줄은 발바닥굽힘을 한다. 여기에서 신경학적 검사는 먼저 발등굽힘근 그다음에는 발바닥굽힘근을 따로따로 검사한다.

(1) 발등굽힘근군(dorsiflexors)

① 앞정강근(tibialis anterior) – 깊은종아리신경(deep peroneal nerve L4, L5)

② 긴엄지폄근(extensor hallucis longus) – 깊은종아리신경

③ 긴발가락폄근(extensor digitorum longus) – 깊은종아리신경

발의 굽힘의 주동근인 발등굽힘근군은 앞정강뼈구획(anterior tibial compartment)을 따라서 주행하고 있다. 이것은 깊은종아리신경지배를 받고 있으며, 깊은종아리신경의 병변은 발처짐(drop foot)이 된다.

① 앞정강근(전경골근, tibialis anterior)

앞정강근은 주로 L4의 신경지배를 받고 있지만 일부는 L5에서 신경지배를 받고 있다. 이 근육의 기능을 검사하기 위해서는 환자에게 안쪽번짐(inversion)하여 뒤꿈치로 걷게 한다. 앞정강근의 힘줄은 발목관절의 앞쪽과 안쪽을 가로질러 가는 곳에서 볼 수 있다. 그것은 이 근육의 닿는곳을 향하여 먼쪽으로 돌출되어 있다. 앞정강근이 약한 환자는 기능적인 굽힘과 안쪽번짐 검사를 시행할 수 없으며 발처짐(drop foot)과 발처짐보행(족하수보행, 계보, steppage gait)을 나타내게 된다. 앞정강근의 근력검사를 하려면 환자를 진찰대 끝에 앉게 한다. 환자의 아래발(하퇴)을 지지하고 환자에게는 발등굽힘과 안쪽번짐을 하게 하고, 검사자는 환자의 발등 위에 한 손을 올려놓고 엄지손가락을 제1 발허리뼈머리와 뼈몸통(골체)에 놓은 다음 환자의 발을 발바닥굽힘과 가쪽번짐의 방향으로 힘을 가한다. 이 검사를 시행하면서 앞정강근을 만져보도록 한다(그림 79).

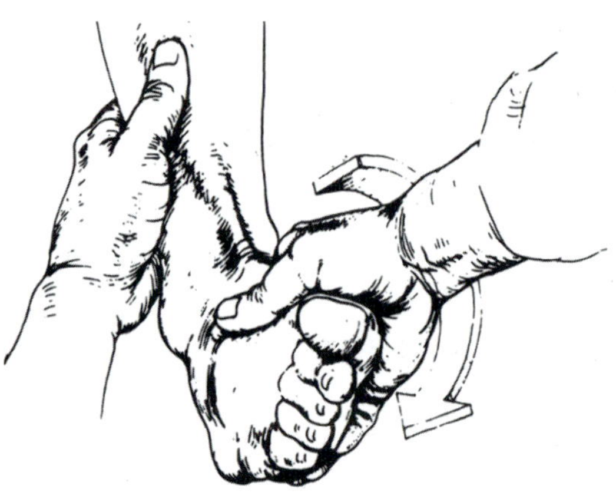

그림 79. 앞정강근(전경골근, tibialis anterior)의 근력검사

② 긴엄지폄근(extensor hallucis longus)

긴엄지폄근은 환자가 발을 가쪽번짐 또는 안쪽번짐하여 발뒤꿈치로 걸으면 기능적으로 검사할 수 있다. 이 근육의 힘줄은 엄지발가락의 끝마디뼈(말절골)의 몸쪽끝(근위단)에 부착하며 닿는곳 근처에서 명확하게 나타내게 된다.

긴엄지폄근의 근력검사를 하려면 환자를 진찰대 끝에 앉게 한다. 검사자는

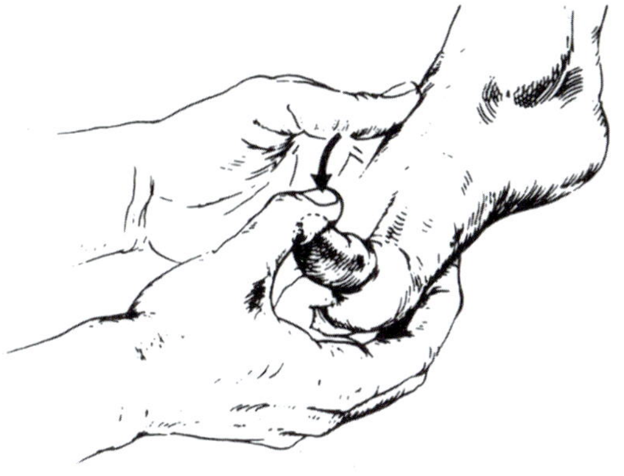

그림 80. 긴엄지폄근(장모지신근, extensor hallucis longus)의 근력검사

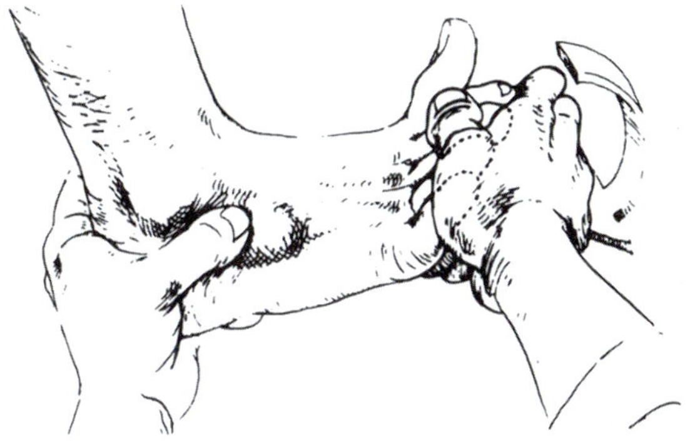

그림 81. 긴발가락폄근(장지신근, extensor digitorum longus)의 근력검사

한 손으로 발을 받쳐서 발꿈치뼈를 잡는다. 환자에게 엄지발가락을 펴게 하고 검사자는 엄지발가락 등쪽에서 저항을 주어 발바닥 쪽으로 힘을 가한다(그림 80). 만일 검사자의 엄지손가락을 발가락사이관절(지절간관절, IP joint) 위에 놓고 저항을 주면 짧은엄지발가락폄근(단모지 신근, extensor hallucis brevis)을 검사할 수 있으며 긴엄지폄근(장지신근, extensor hallucis longus)만 검사하려면 발가락사이관절의 먼쪽에서 저항을 주어야 한다.

③ 긴발가락폄근(extensor digitorum longus)

긴발가락폄근힘줄은 발등굽힘근 중에서 세번째로 두드러진 힘줄이다. 이 근육의 기능을 검사하려면 긴엄지폄근에서 검사했던 것처럼 환자에게 발뒤꿈치로 걸어보라고 지시한다. 그러면 이 근육의 힘줄은 발목관절 앞쪽의 발등에 두드러지게 나타나고 부채 모양으로 퍼져서 네 개의 작은 발가락의 중간마디뼈(중절골)와 끝마디뼈(말절골) 등쪽에 부착한다.

맨손근력검사를 하려면 환자를 진찰대 끝에 걸터앉게 한다. 발꿈치뼈를 감싸서 발을 잡고 검사자의 다른 한 손은 발가락 등쪽에 놓는다. 환자는 발가락들을 모두 최대로 펴도록 한다. 환자의 이러한 동작의 반대방향으로 발가락 등쪽을 눌러서 발바닥 방향으로 압력을 가한다(그림 81). 정상일 때, 발가락들은 실제로 굽혀지지 않아야 한다.

④ 짧은발가락폄근(extensor digitorum brevis)

짧은발가락폄근의 검사는 긴손가락폄근의 검사와 같다. 짧은발가락폄근의 근복은 발목뼈공동(족근동)과 일치하는 곳에서 만져 볼 수 있다. 그러나 근력검사는 긴손가락폄근과 분리해서 할 수는 없다.

(2) 발바닥굽힘근군(족저근군, plantar flexors)

① 긴·짧은종아리근(장·단 비골근, peroneus longus and brevis)
얕은종아리신경(표재비골신경, superficial peroneal nerve, S1)

② 장딴지근과 넙치근(비복근과 가자미근, gastrocnemius and soleus)
정강신경(경골신경, tibial nerve, S1, S2)

③ 긴발가락굽힘근(장모지굴근, flexor hallucis longus)
정강신경(tibial nerve, L5)

④ 긴발가락굽힘근(장지굴근, flexor digitorum longus)
정강신경(tibial nerve L5)

⑤ 뒤정강근(후경골근, tibialis posterior)
정강신경(tibial nerve L5)

① 긴 · 짧은종아리근(장 · 단비골근, peroneus longus & brevis)

긴·짧은 종아리근은 가쪽복사뼈의 뒤쪽에서 두 개의 힘줄이 된다. 이 두 근육의 기능은 같기 때문에 동시에 검사해야 한다. 이 두 근육의 기능은 발과 발목 관절의 가쪽번짐근(evertor)이기 때문에 환자에게 양발을 가쪽으로 하여 걸어보게 한다. 환자가 그렇게 하면 이 두 개의 종아리근 힘줄은 가쪽복사뼈를 감도는 곳에서 두드러지게 나타나며 종아리결절(peroneal tubercle)을 통과하여(짧은종아리근이 위, 긴종아리근이 아래) 제각기 닿는곳까지 주행한다.

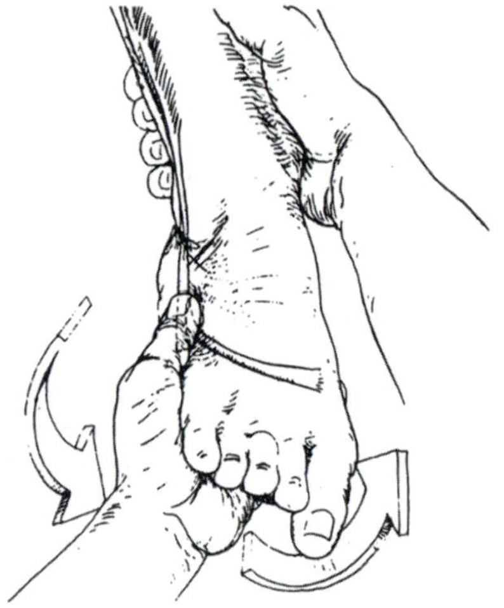

그림 82. 긴 · 짧은종아리근(장 · 단 비골근, peroneus longus & brevis)의 근력검사

종아리근의 맨손(도수)근력검사를 하려면 환자를 진찰대 끝에 걸터앉게 한다. 검사자는 한 손으로 환자의 발꿈치뼈를 잡아 발목관절을 고정한 다음 환자에게 발을 발바닥굽힘과 가쪽번짐을 하게 한다. 검사자는 다른 한 손으로 제5 발허리몸통(골체)과 뼈머리(골두) 위에 놓고 반대방향으로 저항을 준다(그림 82). (발가락 자체는 움직여질 수 있기 때문에 발가락에 저항을 주는 일은 피한다).

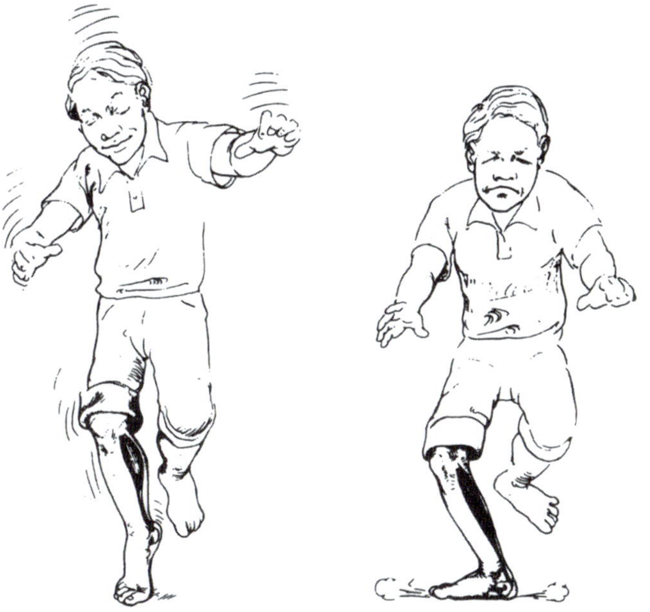

그림 83. 왼쪽: 장딴지근과 넙치근의 기능 검사. 환자는 한 발을 들고 발뒤꿈치를 올렸다 내렸다 한다. 오른쪽: 만일 뒤꿈치를 들어 올리지 못하거나 올렸다가도 금방 털썩 내려놓게 되면 장딴지근과 넙치근의 근력이 약한 것이다.

② 장딴지근과 넙치근(비복근과 가자미근, gastrocnemius & soleus)

장딴지근과 넙치근이 부착하는 온힘줄은 복사뼈 뒤쪽에서 가장 돌출된 힘줄이다. 장딴지가자미근(gastrosoleus)은 하퇴의 모든 근육들이 합한 힘보다 강하기 때문에 맨손근력검사로서는 이 근육의 쇠약한 정도를 구별하는 것은 어렵다. 그러므로 이 근육들은 기능적으로 관찰해야 한다. 먼저 환자에게 발끝으로 걸어보라고 한다. 만일 근력이 많이 쇠약해 있으면 발끝으로 걸을 수 없게 된다. 그다음 환자에게 한 발을 들고 서서 뒤꿈치를 올렸다 내렸다 하게 한다. 이때 장딴지가자미근은 체중의 거의 두 배 반의 힘을 받게 된다. 만일 환자가 뒤꿈치를 지면에서 떼지 못하거나 뒤꿈치를 들어 올렸다가도 털썩 내려딛게 되면 즉 다시 말해서 이 검사를 시행할 수 없다면 장딴지가자미근의 근력이 약하다는 것을 나타내는 것이다(그림 83). 노인이나 요통 환자는 이 기능적 검사를 실시하지 않는다.

③ 긴엄지굽힘근힘줄(장모지굴근, flexor hallucis longus)

이 근육은 아킬레스 힘줄의 안쪽에 있다. 이 근육의 기능을 평가하기 위해서는 환자의 보행을 관찰하는 것이 좋다. 이 근육의 작용은 보행을 할 때 발끝떼기(toe off)를 부드럽게 그리고 완전히 할 수 있게 한다. 이 근육의 기능적인 검사는 이 방법 이외에는 없다.

긴엄지굽힘근의 맨손근력검사를 하려면 환자를 진찰대 끝에 앉게 하고 발꿈치뼈를 고정하여 발을 지지한다. 그다음 환자에게 엄지발가락을 구부려 보라고 한 다음 검사자는 발바닥굽힘의 반대 방향으로 저항을 준다. 반대쪽 발에도 이 방법을 시행하여 두 근육의 근력을 비교한다.

④ 긴발가락굽힘근(장지굴근, flexor digitorum longus)

긴발가락굽힘근힘줄은 긴엄지굽힘근힘줄의 바로 안쪽에 있다. 이 근육을 기능적으로 정확하게 검사하는 방법은 없다. 발꿈치뼈를 고정하여 맨손근력검사를 한다. 환자에게 발가락을 구부려 보라고 한 다음 검사자는 환자의 발가락을 발바닥굽힘의 반대방향으로 저항을 준다. 이 근육의 근력이 정상이라면 발가락은 펴지지 않을 것이다.

⑤ 뒤정강근(후경골근, tibialis posterior)

뒤정강근힘줄은 안쪽복사뼈의 바로 뒤쪽에 있다. 이 근육을 기능적인 검사로 분리하기는 어렵지만 이 근육은 안쪽복사뼈를 감돌아 나오는 곳에서 만져 볼 수 있으며 이 힘줄은 발배뼈결절에 부착한다. 발바닥굽힘과 안쪽번짐을 함께 하면 이 힘줄은 아주 명백하게 두드러져 나온다.

뒤정강근의 맨손근력검사를 하려면 환자를 진찰대 끝에 앉게 하고 양발을 고정시킨다. 그 다음 환자에게 발을 발바닥굽힘과 안쪽번짐을 하게 하고 검사자는 그 운동의 반대방향으로 저항을 준다. 만일 뒤정강근이 발목관절 주위의 다른 근육보다 강하다면 특히 어린 아이에게 있어서 발의 변형을 일으킬 수 있다.

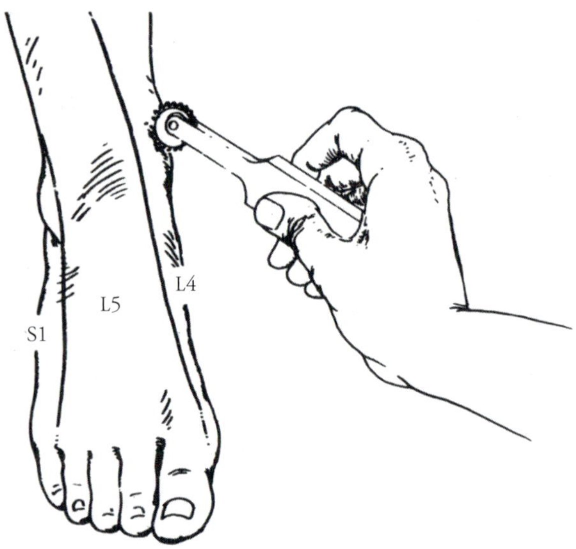

그림 84. 발과 발목 관절의 감각검사

2) 감각검사(sensation testing)

하지와 발의 피부감각은 허리엉치영역(요천수 영역, lumbar–

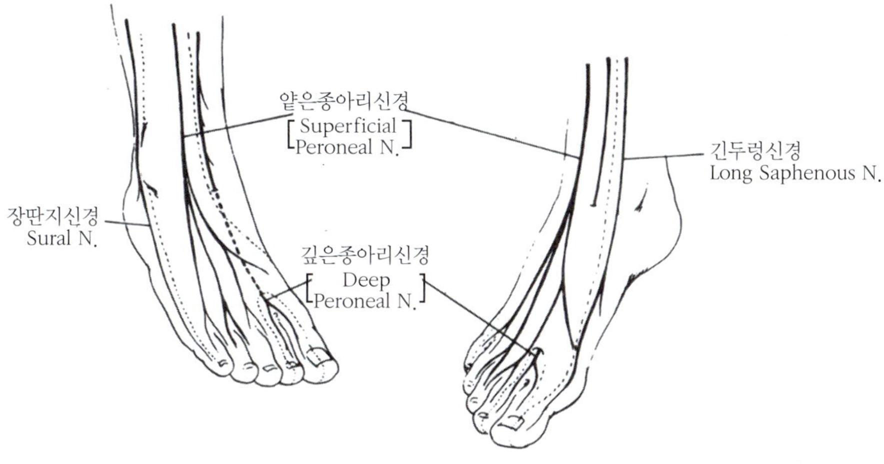

그림 85. 발과 발목 관절의 감각 신경지배

sacral region)의 신경지배를 받고 있다. 개개의 신경학적 레벨에 따라서 지배받고 있는 감각은 피부의 특정 부위에 띠 모양으로 또는 피부절로 넓게 분포하고 있다. L4의 피부절은 무릎관절을 가로지르며 종아리 안쪽을 지배하고 있다(정강뼈능선의 안쪽, 안쪽복사뼈, 발의 안쪽부분). L5의 피부절은 아랫다리 가쪽(정강뼈능선의 가쪽)과 발등을 지배하고 있다. S1의 피부절은 발의 가쪽을 지배하고 있다(그림 84).

개개의 말초신경에 대한 감각검사는 발등에서 검사한다. 발의 안쪽은 두렁신경(복재신경, saphenous nerve) 등쪽은 종아리신경(비골신경, peroneal nerve), 가쪽은 장딴지신경(비복신경, sural nerve)에 의해서 지배받고 있다(그림 85).

3) 반사검사(reflex testing)

(1) 아킬레스 힘줄반사(Achilles tendon reflex, S1): 아킬레스 힘줄반사는 장딴지근, 가자미근을 중재하는 깊은힘줄반사(deep tendon reflex)이다. 이것은 S1 레벨에서 신경지배를 받고 있다. 만일 S1 신경뿌리가 절단되었거나 압박을 받게 되면 아킬레스 힘줄반사는 소실된다.

아킬레스 힘줄반사의 검사는 환자를 진찰대 끝에 걸터앉아 다리를 늘어뜨리게 하고 발을 적당히 발등쪽으로 굽혀 힘줄을 약간 신장시킨다. 검사자는 자신의 엄지손가락과 검지손가락을 환자의 아킬레스 힘줄 양쪽 연부조직의 오목한 부위에 놓고 아킬레스 힘줄을 정확히 찾은 다음 반사 함마의 편평한 부분으로 아킬레스 힘줄을 두드리면 불수의적으로 발목관절발

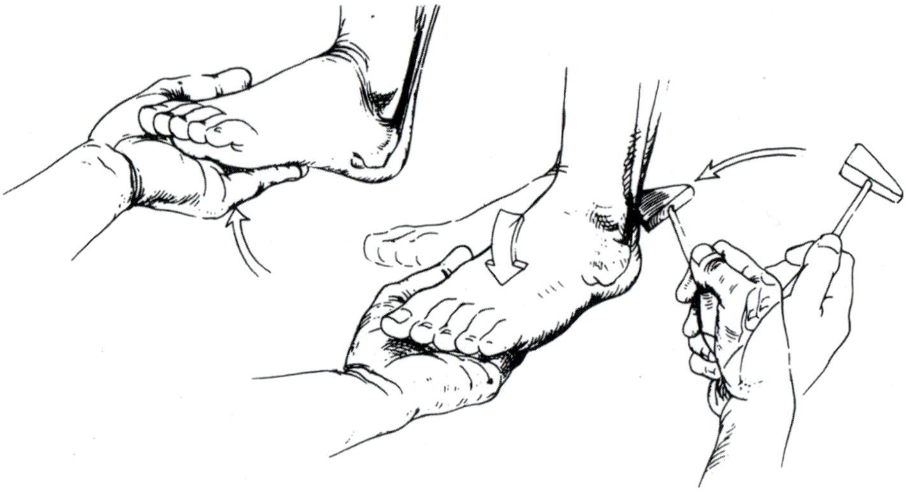

그림 86. 아킬레스 힘줄반사 검사(Achilles tendon reflex test)

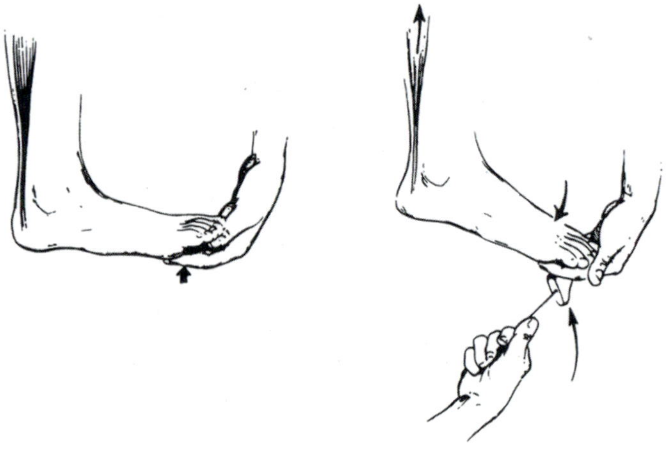

그림 87. 아킬레스 힘줄반사 검사의 다른 방법

바닥굽힘이 일어난다(그림 86). 아킬레스 힘줄을 때릴 때 환자에게 자신의 양손을 마주잡게 하고 양옆을 잡아당기면(또는 양손을 안으로 밀면) 아킬레스 힘줄반사는 좀 더 쉽게 나타나게 된다.

아킬레스 힘줄반사는 자세에 따라 몇 가지 다른 방법이 있다. 환자의 상태에 따라서 적당히 선택하는 것이 좋다.

만일 환자가 침상에 누워 있다면 환자의 한쪽 다리를 반대쪽 무릎 위에 가로질러 놓고 발목관절을 자유롭게 한다. 환자의 발등을 약간 굽혀서 긴장시킨 다음 함마의 편평한 부분으로 아킬레스 힘줄을 때린다. 필요하다면 반사가 잘 일어날 수 있는 방법도 함께 사용한다.

만일 환자가 침상에서 엎드려 누운 자세를 취하고 있다면 무릎관절을 90° 굽히고, 발목관절을 약간 발등쪽으로 굽혀 아킬레스 힘줄을 긴장시킨 다음 아킬레스 힘줄을 반사 함마로 때린다.

만일 발목관절에 부기가 있거나 또는 아킬레스 힘줄을 바로 때릴 때 동통이 심할 것 같다고 생각되면 환자를 엎드려 눕게 하여 양쪽 발을 진찰대 끝에 내려놓고 발목관절 반사검사를 시행한다. 검사자는 한 손으로 환자의 발을 약간 발등쪽으로 굽힌다. 검사는 다른 한 손으로 함마를 쥐고 환자의 발목관절을 발등쪽으로 굽히고 있는 손가락 위를 함마로 때리면 검사자가 자신의 손을 통해서 반사를 느껴 볼 수 있다(그림 87).

7 특수검사(special tests)

1) 평발 검사(교정 가능성 여부의 감별, test for rigid or supple flat feet)

환자가 발끝으로 서 있을 때와 앉았을 때 환자의 발을 관찰한다. 만일 서있을 때나 앉아 있을 때 모두 안쪽세로아치(내측종아치, medial longitudinal arch)가 소실되어 있다면 경성평발(rigid flat foot)을 가지고 있는 환자이며 만일 환자가 발끝으로 서거나 또는 앉아 있을 때는 아치가 있지만 서있을 때는 평발이 된다면 이러한 평발은 어느 정도 세로아치를 지지하고 있는 유연성 또는 교정이 가능한 평발(supple flat foot)이다(그림 88, 89).

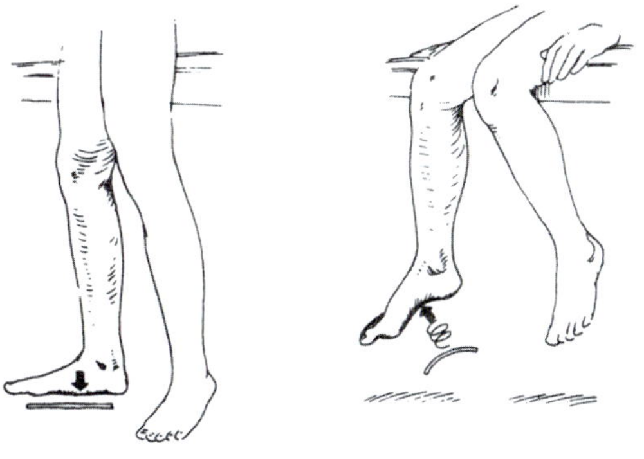

그림 88. 교정 가능한 평발은 서있을 때 이외의 자세에서는 세로아치(종아치, longitudinal arch)가 나타난다.

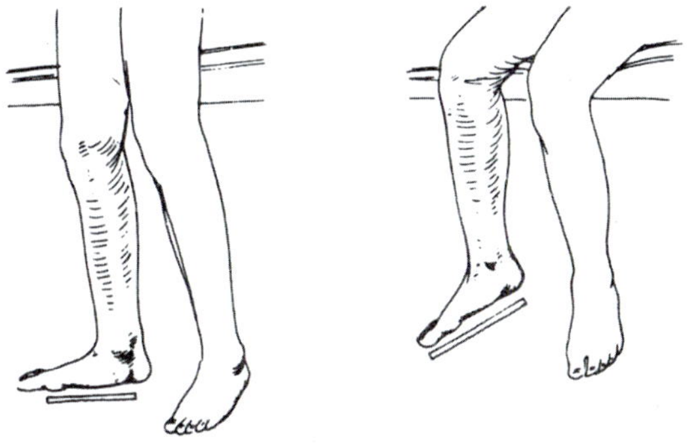

그림 89. 교정 불가능한 평발은 어떠한 자세에서도 발바닥이 편평하게 되어 있다.

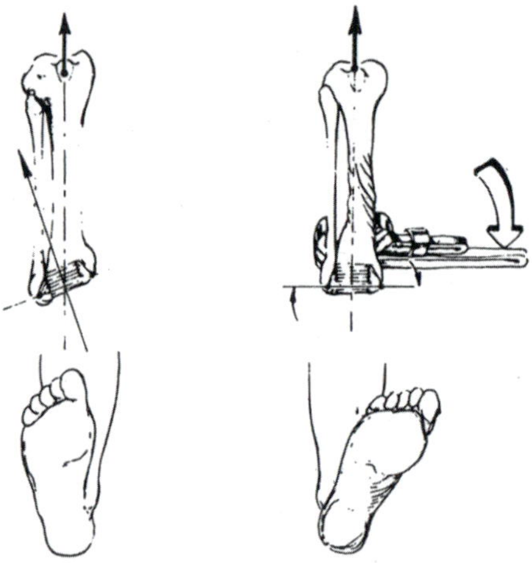

그림 90. 안짱다리(toe in)는 정강뼈의 지나친 안쪽돌림(internal rotation) 때문이다.

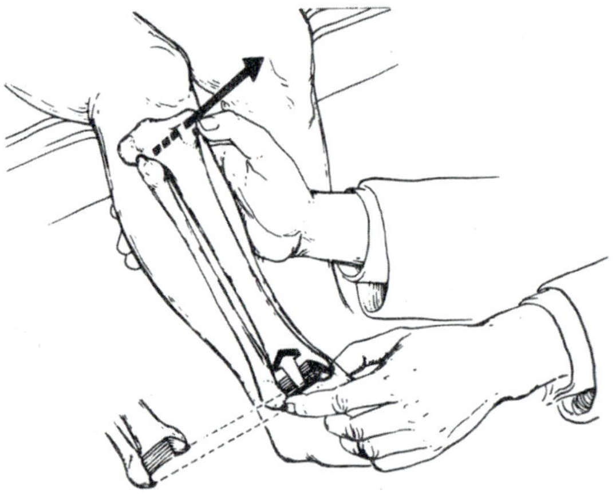

그림 91. 복사뼈사이관절오목(과간관절와, ankle mortise)는 정상에서는 15° 가쪽돌림(외회전)되어 있다.

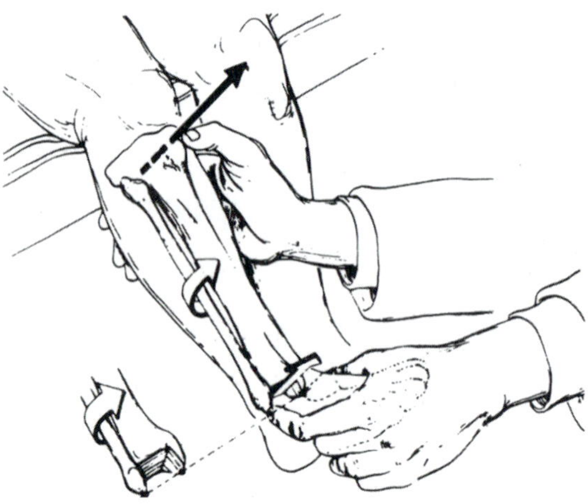

그림 92. 정강뼈안쪽비틀림(internal tibial torsion)에서는 복사뼈사이관절오목(ankle mortise)은 정면을 향하거나 안쪽돌림(내회전)하고 있다.

2) 정강뼈 비틀림(염전) 검사(tibial torsion test)

소아에 있어서 안짱다리는 정강뼈의 과도한 안쪽돌림(내회전)에 의한 것이다. 정강뼈 비틀림이라고 생각되면 정강뼈의 몸쪽 끝과 먼쪽 끝에 있는 뼈의 고정점을 정한다(무릎관절 아래의 정강뼈거친면과 발목관절의 양쪽 복사뼈). 정상에서는 양쪽 복사뼈를 연결한 선은 정강뼈 거친면에서부터 발목관절까지 연결한 수직선으로부터 15° 가쪽돌림(외회전)되어 있다. 만일 정강뼈의 안쪽 염전이 있다면 이 수직선에서 양쪽 복사뼈를 연결한 선은 앞쪽으로 똑바로 면하게 된다(그림 90, 91, 92).

3) 앞발모음 교정 검사(forefoot adduction correction test)

소아의 앞발모음은 교정이 필요할 때와 그렇지 않을 때가 있다(그림 93). 만일 맨손으로

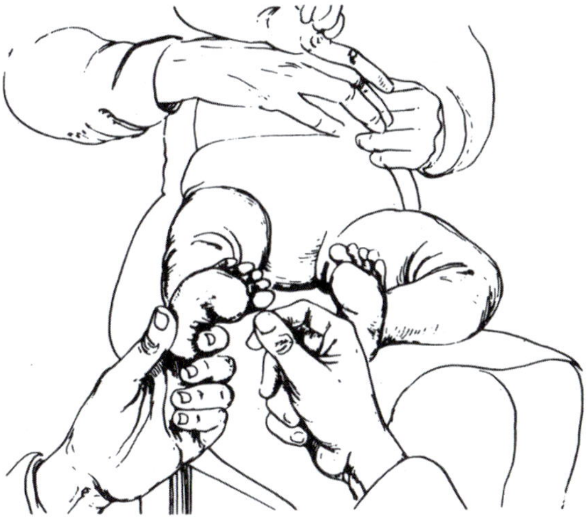

그림 93. 앞발모음(forefoot adduction)은 소아에서 자주 볼 수 있다.

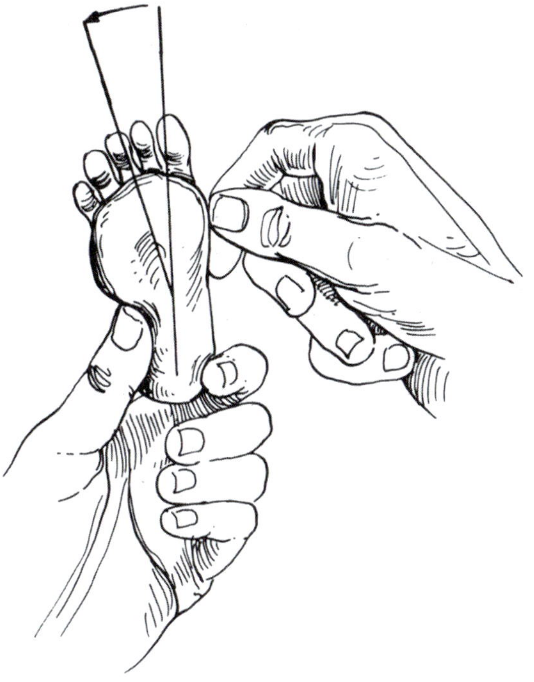

그림 94. 만일 검사자가 환자의 발을 중립위치를 넘어서 맨손으로 벌릴 수 있다면 교정할 필요는 없다.

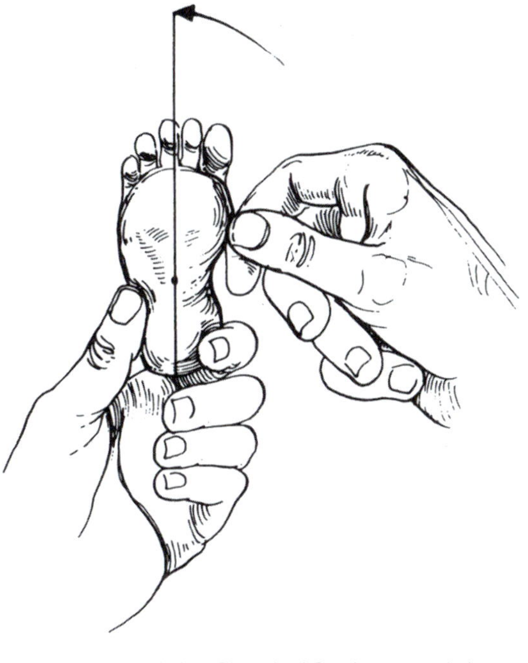

그림 95. 이 그림에서는 환자의 발을 가쪽으로 밀어도 중립위치를 넘어서 벌어지지 않고 있다.

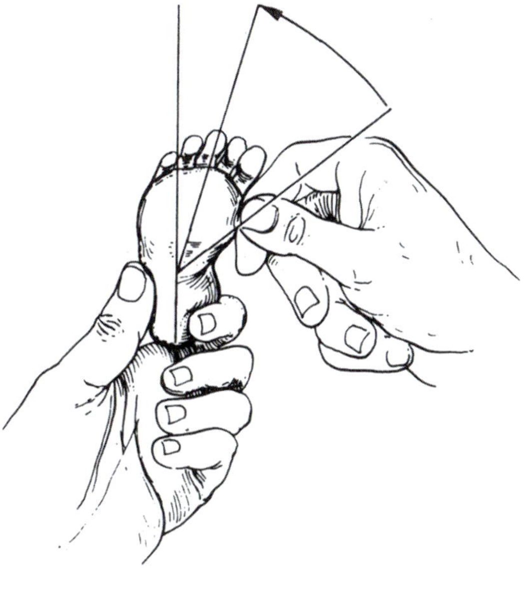

그림 96. 석고붕대에 의한 교정은 이 그림에서와 같이 중립위치까지도 교정되지 않는 모아진발(내전된 발, adducted foot)에 필요하다.

모음을 교정할 수 있고 중립위치 이상으로 앞발을 벌릴 수 있다면 발은 결국 자연적으로 교정될 수 있기 때문에 치료받을 필요는 없다(그림 94). 그러나 만일 중간위치 또는 그 이하 밖에 교정되지 않는다면 자연교정은 바랄 수 없기 때문에 석고붕대에 의한 교정이 필요하게 된다(그림 95, 96).

4) 발목관절발등굽힘 검사(ankle dorsiflexion test)

발목관절의 발등굽힘을 할 수 없을 때 또는 무릎관절을 편 상태에서 발목관절이 발바닥굽힘되어 있을 때 검사자는 장딴지근과 넙치근 중에 어느 근육에 제한이 있는가를 결정하기 위하여 다음과 같은 검사를 실시한다. 먼저 무릎관절을 편 상태에서 발목관절을 발등굽힘시킨다. 이때 발목관절의 발등굽힘에 운동제한이 있다면 무릎관절을 굽힌다. 만일 이 상태에서 발목관절을 완전히 발등쪽으로 굽힐 수 있다면 운동제한은 장딴지근의 짧아짐으로 인한 것이다. 왜냐하면 무릎을 구부리게 되면 장딴지근은 이는곳과 닿는곳이 근접하여 근육이 느슨해지기 때문이다(그림 97, 98). 넙치근은 한 관절근육(one-joint muscle)이기 때문에 무릎관절을 굽혀도 아무런 영향을 받지 않는다. 발목관절 관절운동 범위의 제한은 무릎관절을 굽히든지 펴든지 가자미근에는 아무런 상관이 없다.

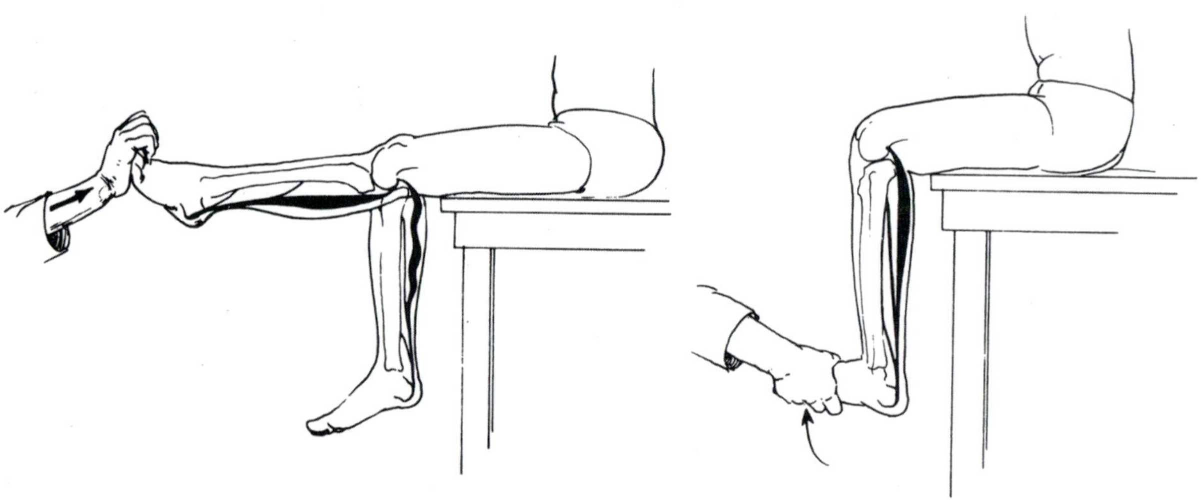

그림 97, 98. 장딴지근(gastrocnemius)과 넙치근(soleus)의 짧아짐(tightness)을 감별하기 위한 검사

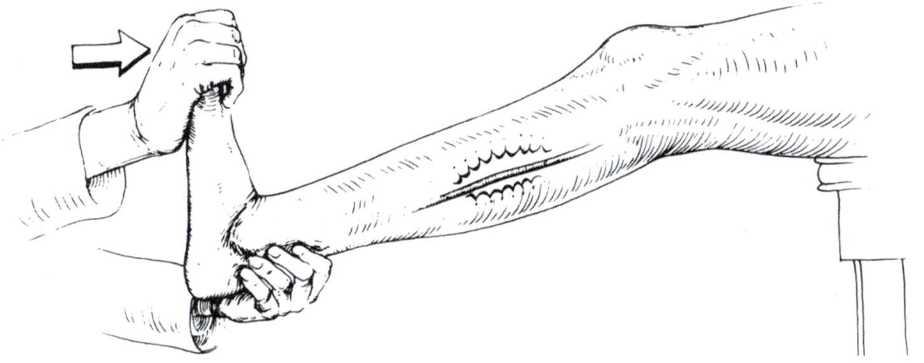

그림 99. 깊은정맥의 혈전성정맥염(thrombophlebitis)을 탐색하는 호만 징후(Homans' sign)

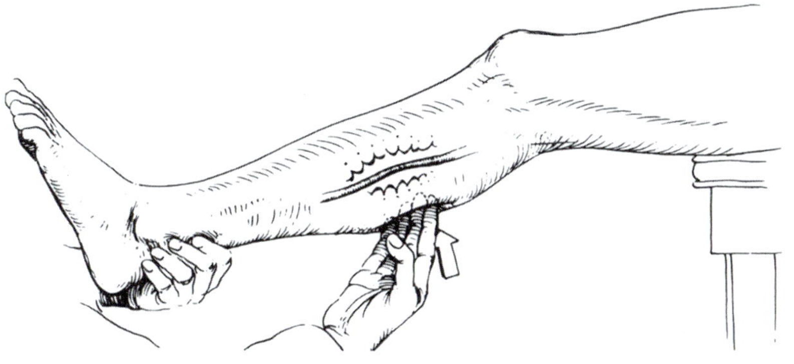

그림 100. 종아리근육을 꽉 눌러서 만져 볼 때 압통이 유발되면 깊은정맥의 혈전성정맥염을 나타내는 것이다.

5) 호만 징후(Homan's sign)

심부정맥의 혈전성정맥염(thrombophlebitis)의 유무를 검사하려면 환자의 무릎관절을 펴고 발목관절을 강하게 발등 쪽으로 굽힌다. 이 방법으로 일어나는 종아리의 동통은 호만의 징후 양성을 나타내는 것이다. 종아리근육을 깊이 만져 볼 때 압통이 있으면 깊은 정맥의 혈전성 정맥염이라는 것이 좀 더 분명해진다(그림 99, 100).

8 관련 부위의 검사(examination of related areas)

하지의 모든 관절은 발과 발목관절의 검사와 관련지어 검사해야 한다. 왜냐하면 허리(요추), 엉덩관절, 무릎관절 부위의 병변은 발과 발목관절에 관련통을 일으킬 수 있기 때문이다(그림 101).

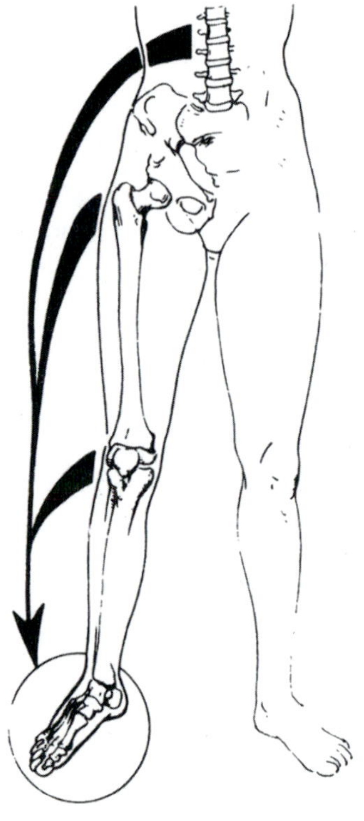

그림 101. 허리, 엉덩관절, 무릎관절의 병변은 발과 발목관절에 관련통이 발생될 수 있다.

제9장

허리뼈의 검진

Physical examination of the lumbar spine

1. 시진(inspection)

2. 뼈의 촉진
   1) 뒤쪽면(posterior aspect)
   2) 앞면(anterior aspect)

3. 의 촉진
   1) 제1구역-중앙봉선(midline raphe)
   2) 제2구역-엉덩뼈능선(iliac crest)
   3) 제3구역-뒤위엉덩뼈가시(posterior superior iliac spine)
   4) 제4구역-궁둥뼈부위(sciatic area)
   5) 제5구역: 앞배(anterior abdominal wall) 샅굴(서혜부, inguinal area)

4. 관절운동 범위

5. 신경학적 검사(neurologic examination)
   1) 신경학적 레벨 T12, L1, L2, L3
   2) 신경학적 레벨 L2, L3, L4
   3) 신경학적 레벨 L4
   4) 신경학적 레벨 L5
   5) 신경학적 레벨 S1
   6) 신경학적 레벨 S2, S3, S4
   7) 얕은반사(표재반사, superficial reflex)
   8) 병적 반사(pathologic reflex)

6. 특수검사(special test)
   1) 척수(spinal cord)나 궁둥신경(sciatic nerve)을 스트레칭하기 위한 검사

7. 관련 부위의 검사

허리뼈(요추)의 검진

허리뼈는 말꼬리신경(cauda equina)이 척추관에서 하지로 분지하는 부위에 있으며 허리의 운동성을 부여해 주고 있다. 또한, 허리뼈는 위로는 상체를 연결하여 받쳐 주고 있으며 아래로는 골반과 하지에 체중을 전달해 주고 있다. 허리뼈에는 갈비뼈가 붙어 있지 않기 때문에 비교적 넓은 운동범위를 가지고 있다.

1 시진(inspection)

허리뼈를 좀 더 확실히 검사하려면 환자는 옷을 완전히 벗어야만 한다. 환자가 옷을 벗을 때 동작의 흐름을 자세히 관찰한다. 허리에 문제가 있는 환자는 옷을 벗을 때 몸통을 구부리거나 비틀거나 그 밖에 동통을 일으킬 수 있는 동작을 피하기 위하여 허리에 부목을 대고 있는 것처럼 뻣뻣하게 움직일 것이다. 척추의 어색하고 부자연스러운 동작은 어느 정도 병변의 징후가 있다는 것을 나타내는 것이라고 할 수 있다.

시진할 때에는 허리에 발적이나 이상한 반점이 있지 않나 검사한다. 불규칙한 붉은반점은 감염이 되었을 때 또는 장기간 적외선이나 핫팩과 같은 열을 조사(radiation)하였을 때 나타나게 되며 그 결과 피부가 벗겨져 있는 경우도 있다. 지방종(lipoma), 털이 난 반점(hairy patches), 밀크커피 반점(cafeaulait spot) 또는 모반(birth mark) 같은 피부 반점은 신경계 또는 골질환이 내재하고 있다는 것을 의미하는 것이다.

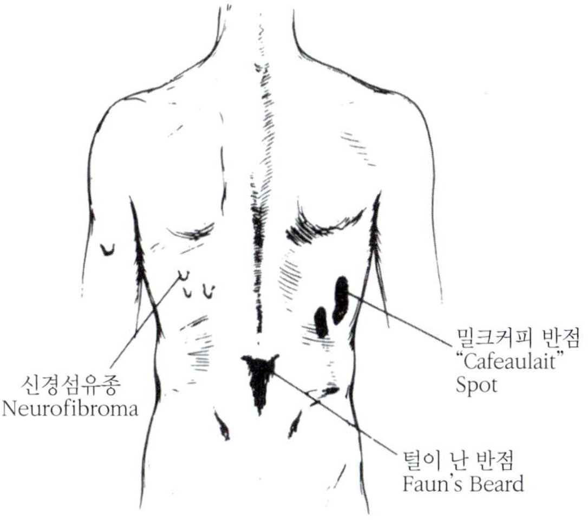

그림 1. 피부에 나타나 있는 표적

부드럽고 물렁물렁한 지방종이 허리에 있을 때는 척추갈림증(이분척추, spina bifida)[가시돌기에서 추궁(vertebral arch)의 유합부전(nonunion)]의 징후를 나타내는 것이며 또 뼈의 결손부를 통해서 아령 형태의 지방종이 마미에 파급되고 있는 경우도 있다(그림 21).

등에 이상한 털이 난 반점은 선천척수갈림증(diastematomyelia, 척수의 외측 절반이 분리된 선천적인 척추의 결손)을 입증하는 것이다. 지방종을 수반한 털이 난 반점(faun's beard)은 뼈의 병변이 있다는 것을 강하게 암시하는 것이다(그림 1).

피부의 종류(skin tag) 또는 유경종류(predunculated tumor)는 신경섬유종(neuro-gibromatosis)이 있는 것을 나타내며 이차적으로 피부 반점(밀크커피 반점)을 동반한다(그림 1). 신경섬유종은 지방종과 유사하며 척수(spinal cord)나 신경근(nerve root)을 침해하는 수도 있다.

모반(birth mark)이나 진한 포트와인 반점(port wine mark)은 척추갈림증과 같은 뼈의 병변을 암시하기 때문에 자세히 관찰해야 한다.

자세(posture)는 많은 척추질환을 그대로 나타내기 때문에 완전히 분석해서 관찰해야 한다. 어깨와 골반의 뼈와 은 수평으로 되어 있어야 하며 양쪽이 대칭으로 되어 있어야 한다. 환자가 서 있을 때 한쪽이 기울어져 있거나 쏠려 있으면 추간판탈출증에 의한 척추옆굽음증(scoliosis)을 의심할 수 있다. 측면에서 볼 때 약간의 허리뼈 척추앞굽음증은 정상이다(그림 2). 그러나 정상 허리척추뼈 앞굽음증(요추전만, lumbar lordosis)이 아주 소실되어 있는 경

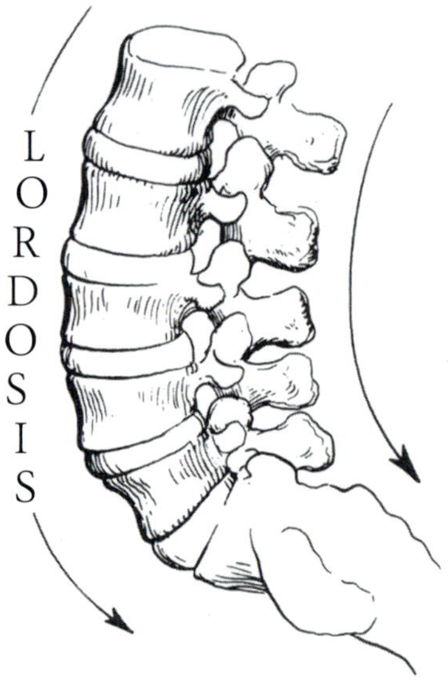

그림 2. 정상적인 허리뼈 척추앞굽음증 (normal lumbar lordosis)

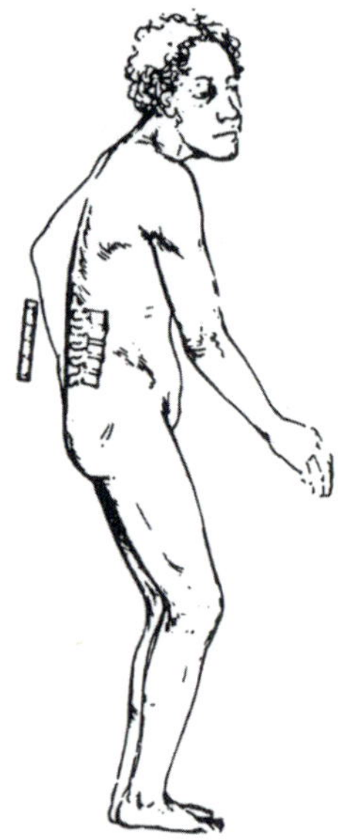

그림 3. 척추옆근(부척주근, paravertebral muscle)의 근경축(muscle spasm)

우도 있다(부척추근의 경축, paravertebral muscle spasm). 때로는 아주 지나친 척추뒤굽음증(척추후만, 꼽추 변형, gibbus deformity]도 있다(그림 4). 배근(복근, abdominal muscle)이 약하게 되면 비정상적으로 과도한 척추앞굽음증을 나타내게 된다.

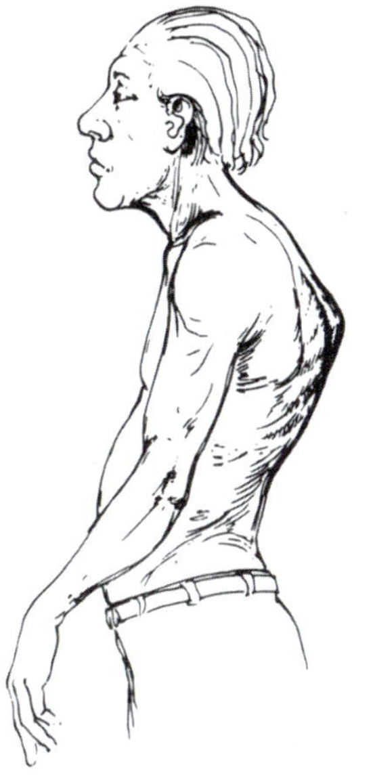

그림 4. 꼽추변형(gibbus deformity)

2 뼈의 촉진

허리뼈를 촉진하려면 환자를 똑바로 세우고 검사자는 환자의 뒤에서 의자에 앉는다(그림 5). 그다음 검사자는 양쪽 손가락을 환자의 엉덩뼈능선의 정점에 각각 놓고 양쪽 엄지손가락은 허리의 L4와 L5의 접점

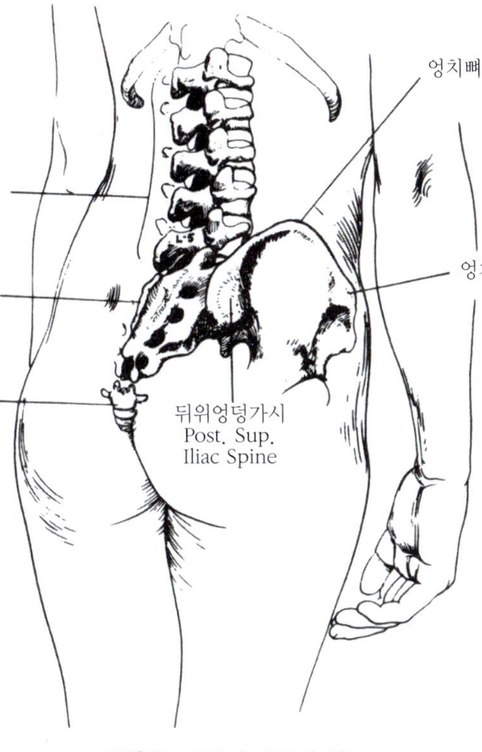

그림 5. 허리뼈 뒤쪽의 해부

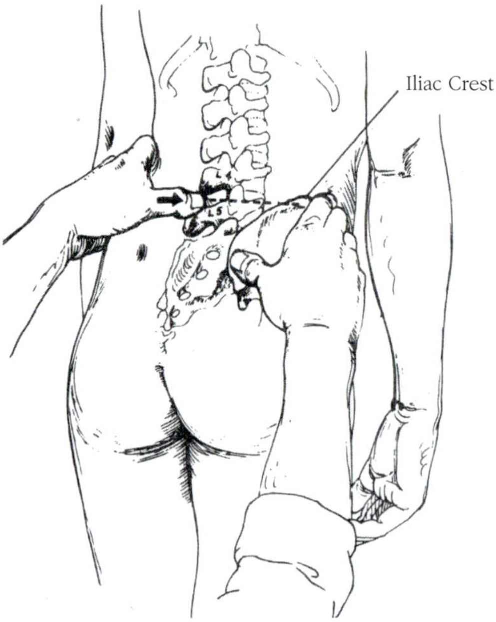

그림 6. L4와 L5의 척추 간격의 촉진: L4와 L5의 척추 간격은 양쪽 엉덩뼈능선(Iliac crest)의 정점과 같은 높이에 있다.

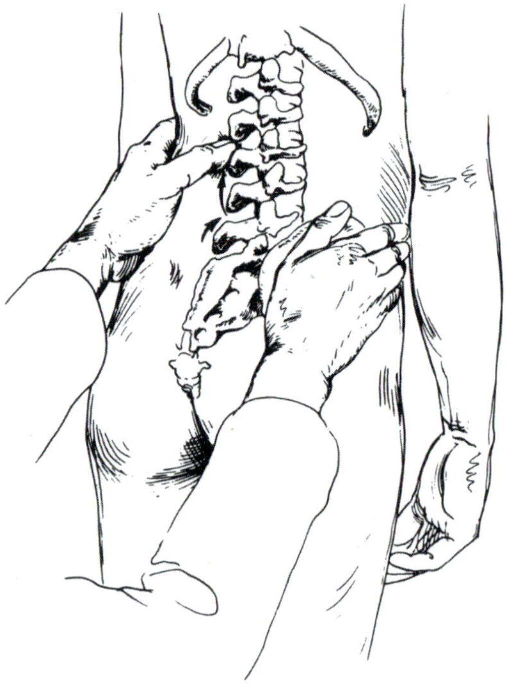

그림 7. 가시돌기(spinous process)의 촉진

(엉덩뼈능선 정점과 같은 높이)에 놓은 다음 두 척추 사이의 간격을 촉진한다(그림 6). L4와 L5의 가시돌기는 이 척추 간격의 위, 아래에 있다. 이 두 개의 가시돌기는 서로 중첩되지 않기 때문에 척추 자체의 위치를 표시하게 되며 다른 척추와 식별할 수 있는 훌륭한 참고점이 된다.

1) 뒤쪽면(posterior aspect)

(1) 가시돌기(극돌기, spinous precoss): L4와 L5의 가시돌기의 위치를 찾은 다음 다른 허리뼈의 가시돌기를 개별적으로 촉진하기 위하여 검사자는 손가락을 상방으로 움직인다(그림 7). 그다음 다시 L4와 L5로 되돌아와 하방의 작은 가시돌기를 만져 본다. S2 가시돌기의 위치는 뒤위엉덩뼈가시(posterior superior iliac spine)를 서로 연결한 선상에 있다. 이렇게 촉진하는 동안 가시돌기에서 관련된 통증은 등이나 하지에 발생할 수 있다(그림 8).

엉치뼈삼각(sacral triangle) 부위에서 작은 가시돌기 사이의 틈이나 엉치·허리뼈 가시돌

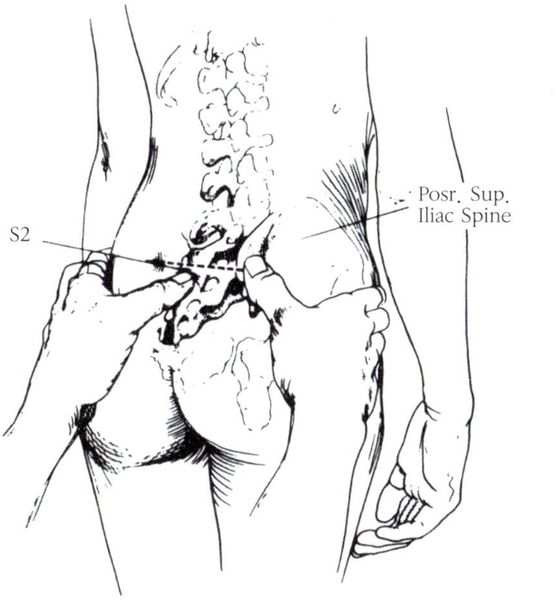

그림 8. 엉치뼈(천골)가시돌기(sacral spinous process): 가시돌기는 양쪽 뒤위 엉덩뼈가시(posterior superior iliac spine)를 연결한 선의 중앙에 있다.

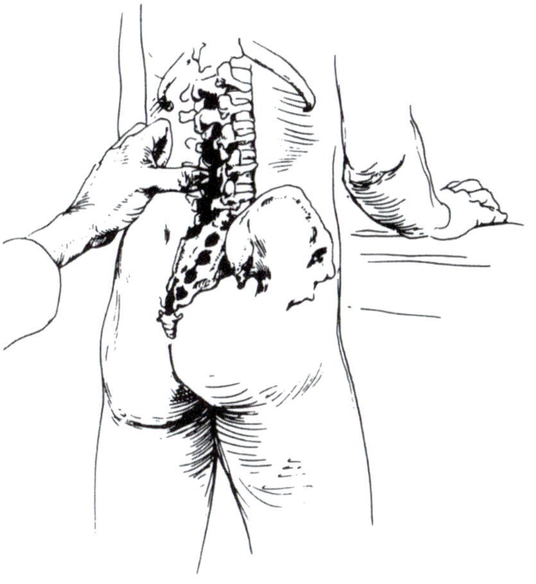

그림 9. 척추갈림증(이분척추, spina bifida)

기가 결여되어 있는 것은 척추갈림증(이분척추증, spina bifida)을 나타내는 것이다(그림 9). 눈으로 볼 수 있거나 또는 만져 볼 수 있는 가시돌기의 계단모양의 변형(step off)은 척추관절사이(pars interarticularis)의 뼈의 결손(척추분리증, spondylolysis)에 의한 척추전방전위증(spondylolisthesis: 위의 척추뼈가 앞으로 미끄러져 밀려 내려온 것으로서, L5와 S1, L4와 L5 사이에서 가장 잘 일어난다)을 의미한다(그림 10). 일반적으로 이 상태는 요통의 원인이 되며 10대에서 자주 볼 수 있다. 이러한 결손과 더불어 신경뿌리(신경근, nerve root)가 늘어나거나 하지로 동통이 내려가는 추간판탈출증의 가능성도 있다.

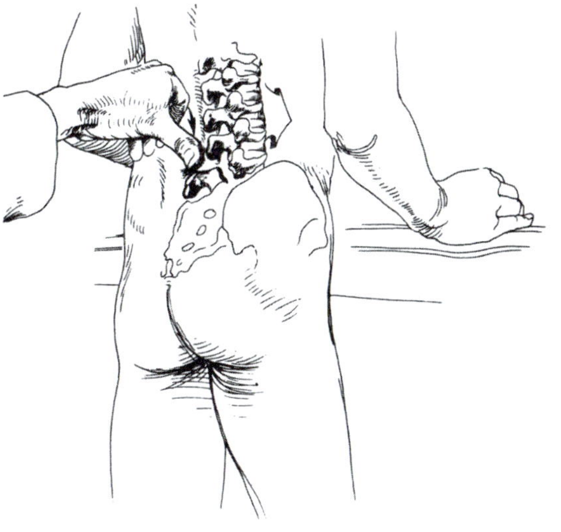

그림 10. 척추전방전위증(spondylolisthesis)

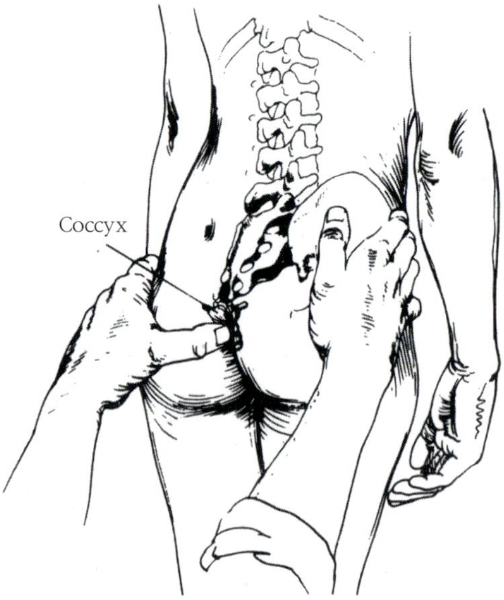

그림 11. 꼬리뼈(미골, coccyx)

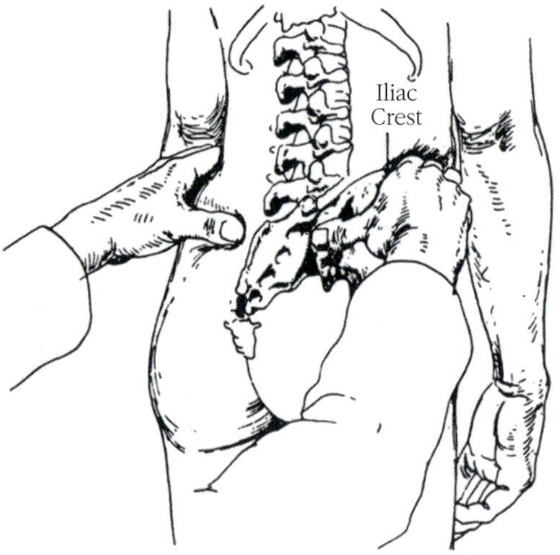

그림 12. 뒤위엉덩뼈가시(PSIS)와 엉덩뼈능선(iliac crest) 촉진의 출발점

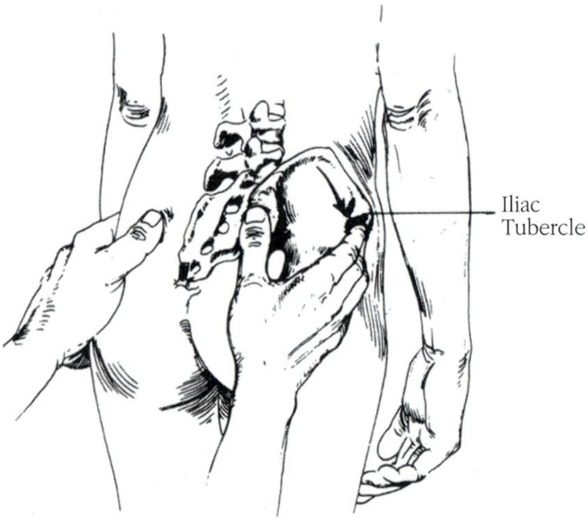

그림 13. 뒤엉덩뼈능선(posterior iliac crest)과 엉덩뼈 결절(iliac tubercle)

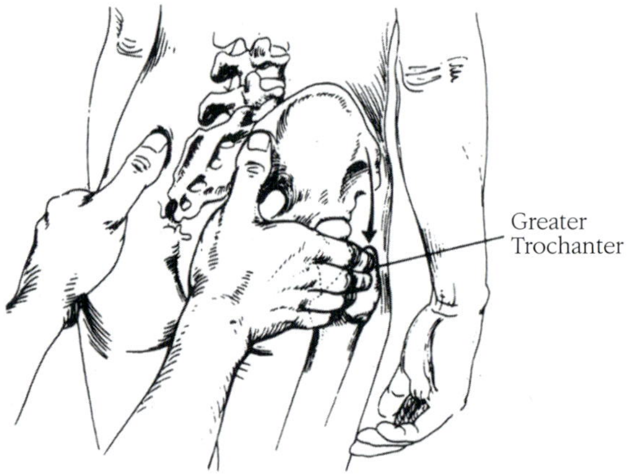

그림 14. 큰돌기(greater trochanter)

(2) 꼬리뼈 뒤쪽면(posterior aspect of the coccyx)(그림 11): 꼬리뼈 통증(coccydynia)의 원인은 대개 꼬리뼈 부위에 직접적인 외상을 받았을 때 발생된다. 꼬리뼈를 완전히 촉진하는 방법은 직장검사(rectal examination)를 통해서 할 수 있다(참고 258페이지).

허리뼈의 후면을 완전히 촉진하려면 뒤위엉덩뼈가시(PSIS), 엉덩뼈능선(iliac crest), 큰돌기(대전자, greater trochanter) 그리고 궁둥뼈거친면(좌골조면, ischial tuberosity)을 만져보아야 한다(이것은 엉덩관절의 검진 참조)(그림 12~15까지).

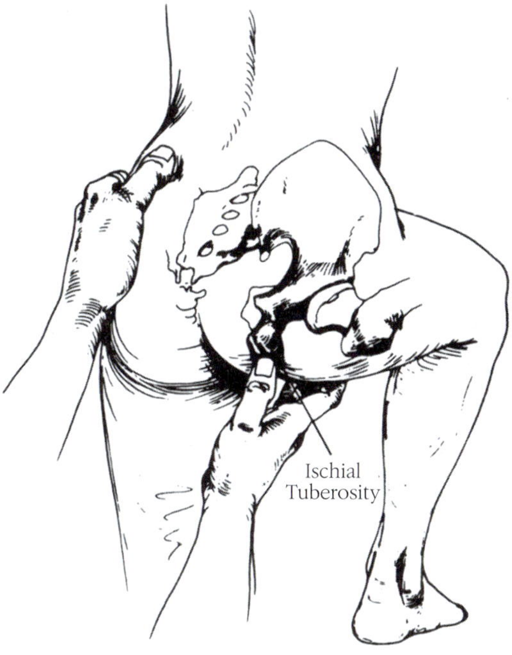

그림 15. 궁둥뼈거친면(ischial tuberosity)

2) 앞면(anterior aspect)

척추 앞면을 검사하려면 환자를 진찰대 위에 똑바로 눕히고 배의 근육을 이완시키기 위하여 무릎을 구부리게 한다. 배꼽(umbilicus)은 L3, L4의 척추 사이에 위치하며 이 높이에서 대동맥(aorta)이 분지하여 온엉덩뼈동맥(총장골동맥, common iliac aorta)이 된다. L4, L5, S1의 척추체와 추간판의 앞면에서 동맥의 분지를 만져 볼 수 있다. 이들 척추체의 앞면은 앞세로인대(전종인대, anterior longitudinal ligament)에 의해 덮여 있다(그림 16).

(1) 엉치뼈곶(천골갑각, sacral promontory): L5와 S1 사이의 관절은 이 부위의 척추 앞면에서 가장 돌출되어 있는 부위이다. 배꼽 바로 밑에 손가락을 올려놓고 환자를 완전히 이완시키고 백선(linea alba) 위에서 서서히 압력을 가하면서 복부를 눌러보면 약간 어렵지만 L5와 S1 척추체의 뼈를 느껴 볼 수가 있다(그림 17).

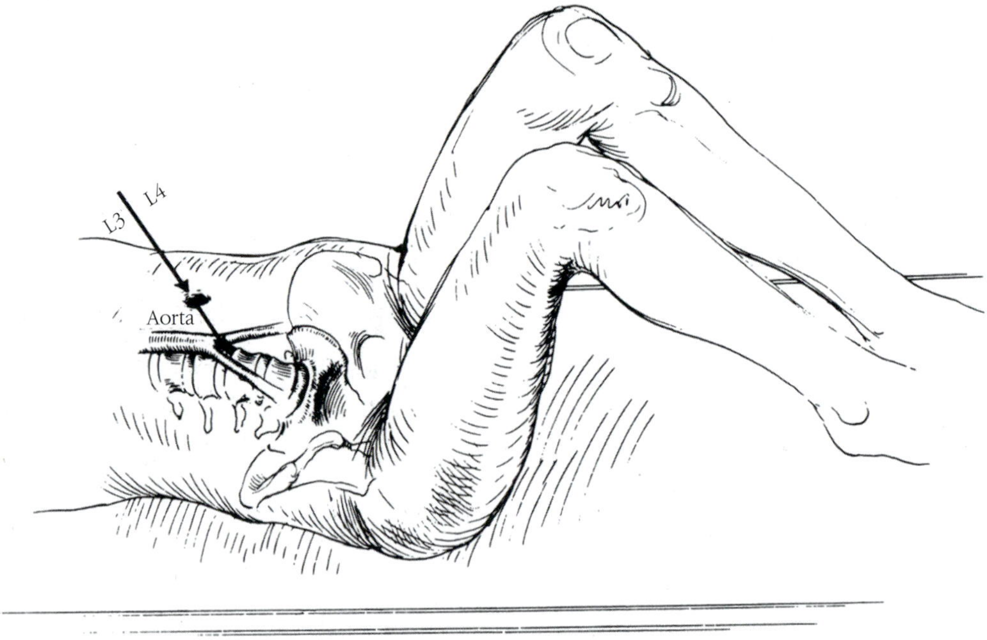

그림 16. 허리뼈 앞면, 배꼽은 L3와 L4 사이의 척추 레벨에 있다.

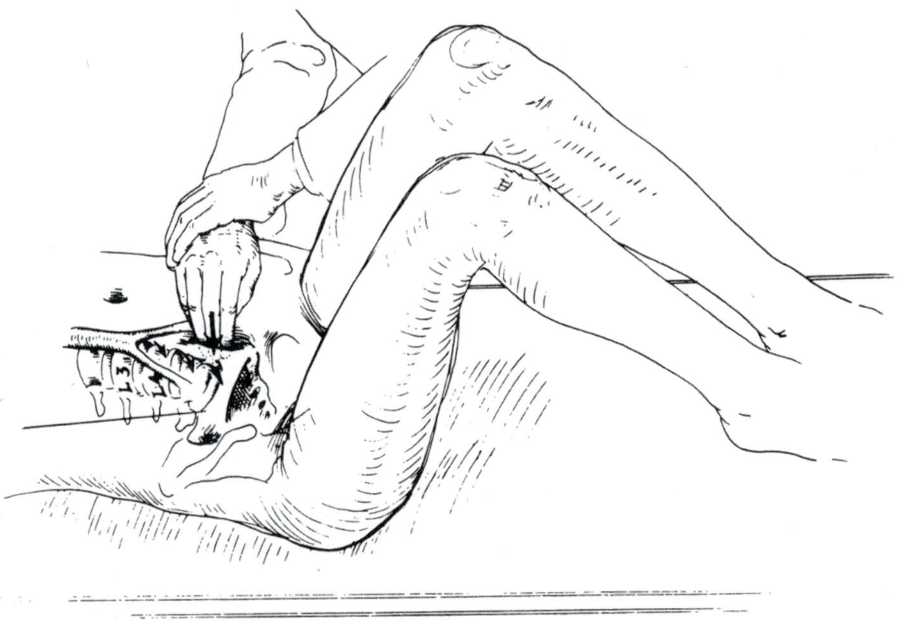

그림 17. 엉치뼈곶(천골갑각, sacral promontory)

③ 의 촉진

허리뼈의 검진은 다섯 개의 임상구역으로 나눈다.

1) 중앙봉선(midline raphe)
2) 엉덩뼈능선(iliac crest)
3) 뒤위엉덩뼈가시(posterior superior iliac spine)
4) 궁둥뼈 부위(sciatic area)
5) 앞배와 샅굴(서혜)(anterior abdominal wall and inguinal area)

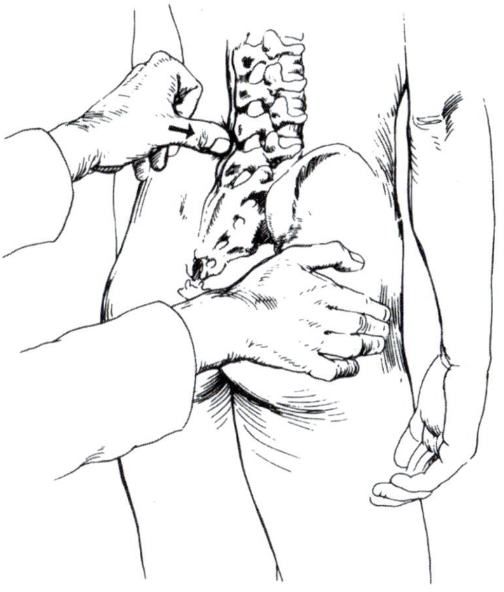

그림 18. 가시위인대(supraspinous ligament)와 가시사이인대(interspinous ligament)

1) 제1 구역 – 중앙봉선(midline raphe)

(1) 가시위인대(supraspinous ligament)와 가시사이인대(interspinous raghe(그림 18): 이들 인대는 후방에서 허리엉치 가시돌기(요천추 극돌기, lumbosacral spinous process) 사이를 연결하고 있다. 가시위인대는 강한 섬유성 조직으로 제7 목뼈(경추)에서 엉치(천추)까지의 가시돌기를 연결하고 있다.

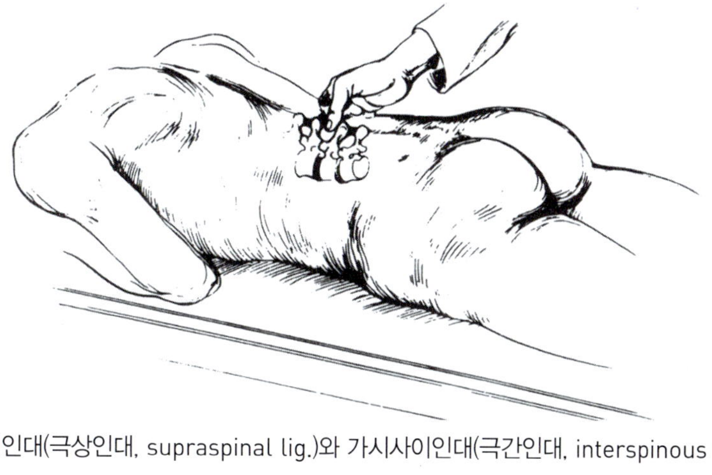

그림 19. 가시위인대(극상인대, supraspinal lig.)와 가시사이인대(극간인대, interspinous lig.)의 결손

이 인대는 허리뼈 부위에서 가장 폭이 넓고 이 인대의 두께는 척추 위에서 만져 볼 수 있다. 가시사이인대는 짧고 강하며 인접해 있는 가시돌기를 연결하고 있다. 이 인대는 가시돌기 사이를 만져 볼 때 가시위, 가시사이인대에 찢김(열상, tearing)이 있으면 그 부위에 압통이 있고 또 그곳에서 결손을 만져 볼 수도 있다.

(2) 척추옆근(부척추근, paraspinal muscles): 척추옆근은 3층[엉치가시근(천극근, sacrospinalis)에서는 가시근(극근, spinalis), 머리가장긴근(최장근, longissimus), 엉덩갈비근(장늑근, iliocostalis)으로 구성된다]으로 되어 있으며 표층(superficial layer)은 만져 볼 수 있다.

이 근육들을 만져보려면 검사자는 환자 뒤에 위치하고 환자에게 머리를 뒤로 젓히라고 한다.

그래서 근육을 덮고 있는 근막을 이완시킨다. 엉치가시근(sacrospinalis)의 세 개의 성분을 구별하는 것은 불가능하며 이것은 중앙 봉선(midline raphe)의 어느 쪽에서든지 한 단위로 만져보아야 한다. 이 근육을 촉진할 때 검사자는 두 손가락 사이로 마사지하듯이 만져보면서 어떠한 압통이나 경축(spasm), 크기의 차이, 경도(consistency) 등을 살펴본다. 이상이 있을 때는 척추옆근의 한쪽은 돌출되거나 정상쪽보다 딱딱하게 느껴질 것이다. 또한, 환자가 한쪽으로 기울게 되는 원인도 된다.

만일 근경축(muscle spasm)이 척추옆근의 양쪽에 있다면 거의 쇠막대처럼 딱딱해져서 정상적인 허리뼈 척추앞굽음증(요추만곡증)은 완전히 소실하게 된다. 척추옆근은 분절적인 신경지배(segmental innervation)를 받기 때문에 국소적 위축(local atrophy)이 되기 쉽다(그림 20). 때로는 지방종을 중앙에서 또는 한쪽에서 만져 볼 수가 있다(그림 21). 지방종은 척수(spinl cord)를 침입할 수 있으며 또는 척추갈림증(이분척추, spina bifida)을 나타내기

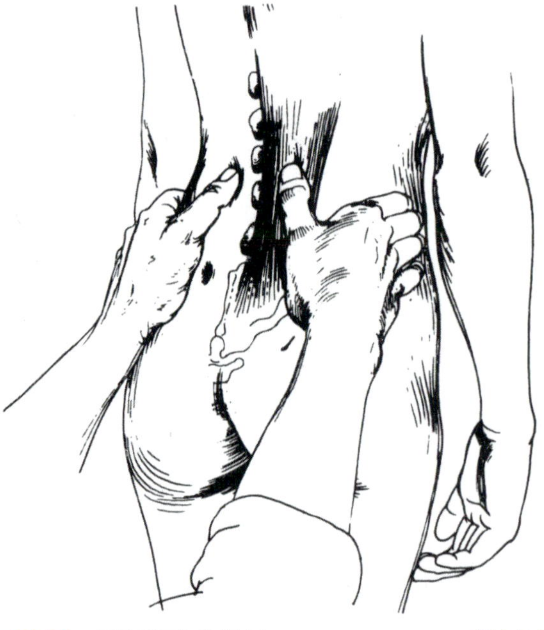

그림 20. 척추옆근(부척추근, paraspinal muscle)의 촉진

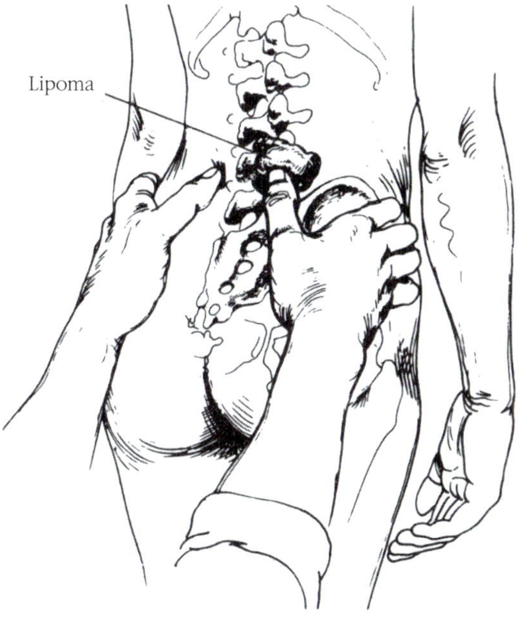

그림 21. 지방종(lipomata)은 척수(spinal cord)를 침입하는 수도 있고 또 척추갈림증(이분척추, spina bifida)을 나타내는 수도 있다.

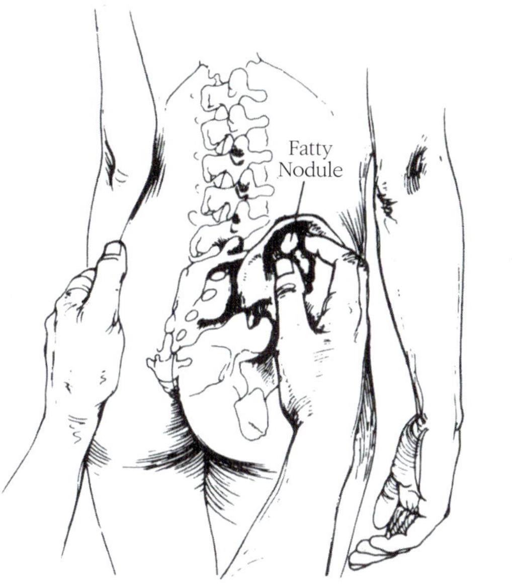

그림 22. 섬유 지방성 결절(fibro-fatty nodule)은 엉덩뼈능선 뒤쪽모서리 밑에서 때로 만져볼 수 있다.

때문에 임상적으로 중요한 의의가 있다.

2) 제2 구역 – 엉덩뼈능선(iliac crest)

볼기근육은 엉덩뼈능선의 바로 밑에서 엉덩뼈의 광범한 부위에 걸쳐 이는곳(origin)이 있다. 이 이는곳은 뒤엉덩뼈능선 뒤모서리 바로 밑에서 뒤위엉덩뼈가시(후상장골극, PSIS)에서부터 앞위엉덩뼈가시(전상장골극, ASIS)까지 만져 볼 수 있다. 상세한 엉덩근육의 촉진은 엉덩관절과 골반의 검진을 참조한다.

볼기근육의 이는곳을 탐색할 때 섬유지방 결절(fibrofatty nodule)에 대한 조사

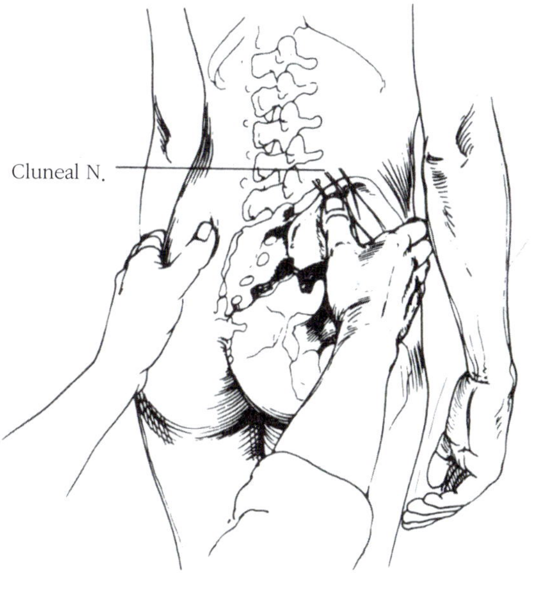

그림 23. 엉덩피부신경(둔피신경, cluneal nerve)의 신경종(neuroma)

를 한다. 때때로 엉덩뼈능선 뒤가장자리 바로 아래에 이 거친면(결절)이 있다(그림 22). 이것은 촉진시에 압통이 있거나 국소적인 요통의 원인이 될 수 있다. 엉덩피부신경(둔피신경, cluneal nerve)의 신경종(neuroma)은 촉진시 압통이 있다(그림 23).

3) 제3 구역 – 뒤위엉덩뼈가시(posterior superior iliac spine)

엉치뼈삼각(sacral triangle)은 좌우의 뒤위엉덩뼈가시와 볼기틈새(둔열, gluteal cleft)로 이루어진다. 이 삼각지역 안은 조심스럽게 만져보아야 한다. 왜냐하면 이곳은 허리뼈 염좌(low back sprain)로 인한 동통이나 뒤위엉덩뼈가시(PSIS)로부터 힘줄이 잘 찢어질 수 있는 곳이기 때문이다. 뒤위엉덩뼈가시(PSIS)는 엉치결절인대(천결절인대, sacrotuberous ligament)의 닿는곳이며 이 인대는 엉치가시인대(천극인대, sacrospinous ligament)와 함께 엉치뼈(천골, sacrum)와 궁둥뼈(좌골, ischium)를 결합해서 엉치관절(sacroiliac joint)을 지지하고 있다.

4) 제4 구역 – 궁둥뼈부위(sciatic area)

궁둥신경(좌골신경, sciatic nerve)은 인체에서 가장 긴 신경으로 넙다리뒤쪽 부위 중앙을 수직으로 달리며 넙다리뒤근(슬괵근, hamstring)에 분지(branch)하여 마지막에는 두 개로 나누어져 정강신경(경골신경, tibial nerve)과 종아리신경(비골신경, peroneal nerve)으로 나누어진다. 궁둥신경은 조롱박근[엉덩구멍근, 이상근(piriformis)] 아래의 큰궁둥구멍(greater sciatic foramen)을 통해서 골반을 나오며 큰돌기(대전자, greater trochanter)와 궁둥뼈거친면(좌골조면, ischial tuberosity)의 중간을 지나가기 때문에 상당히 찾아보기가 쉽다.

궁둥신경을 촉진하기 위해서는 환자의 엉덩관절을 굽히고 큰돌기와 궁둥뼈결절 사이의 중앙선을 찾아본다. 그 중앙 지점을 견고하게 누르면서 궁둥신경을 찾아보면 간신히 만져볼 수 있게 된다(그림 24, 25). 신경근에 영향을 미치는 추간판탈출증이나 공간점유 질병(space-occupying lesion)이 있으면 궁둥신경을 촉진할 때 압통이 있게 된다.

5) 제5 구역: 앞배(anterior abdominal wall)와 샅굴(서혜부, inguinal area)

(1) 앞배의 근육(anterior abdominal muscle): 배 앞쪽의 근육들은 정상적으로 허리뼈를 지지하고 있는 중요한 근육이다. 이 근육이 약하면 허리뼈의 척추앞굽이가 정상범위보다 증가되며 자세를 변화시키게 되고 요통을 일으키는 요인이 된다(그림 26).

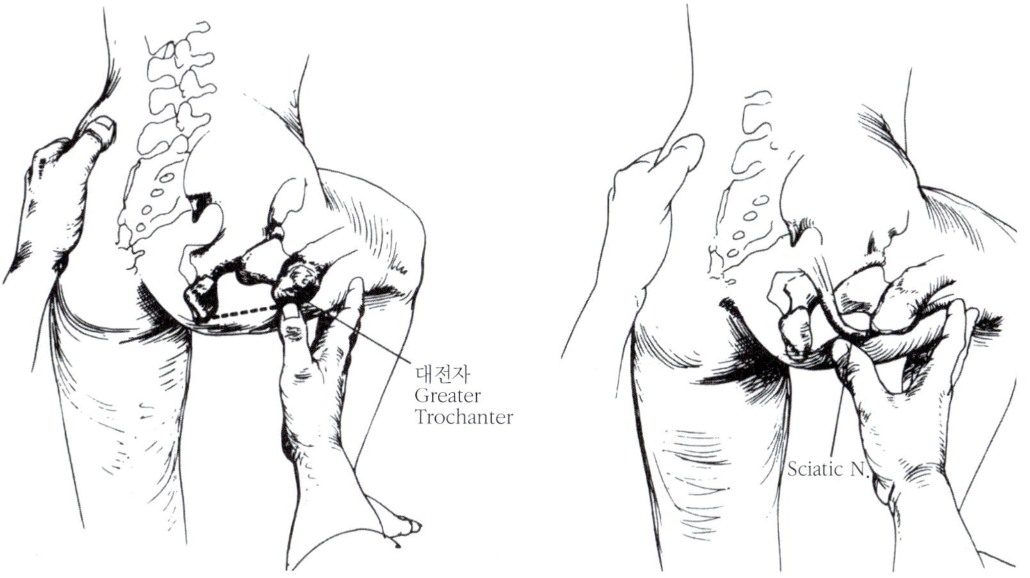

그림 24, 25. 궁둥신경(sciatic nerve)은 궁둥뼈결절과 큰돌기를 연결한 선의 중앙에서 촉진할 수 있다. 궁둥신경을 촉진할 때는 엉덩관절을 굽힌다.

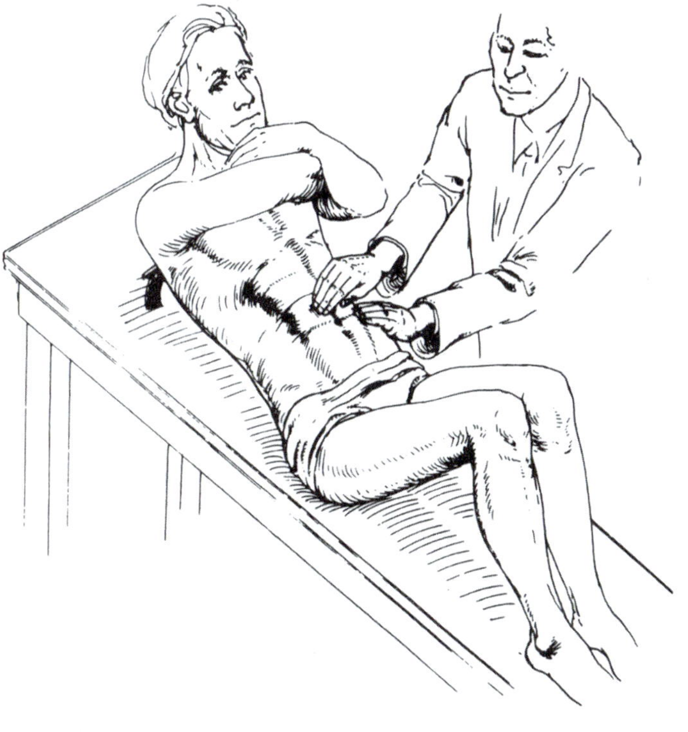

그림 26. 배앞쪽 근육(anterior abdominal muscle)을 촉진하기 위한 환자의 자세

배(복부) 앞에 있는 근육들은 척추옆근(paraspinal muscle)과 마찬가지로 분절성 신경지배(segmental innervation)를 받는다. 배의 근육을 촉진할 때는 누워있는 환자에게 팔짱을 끼게 하고 상체를 약간 일으켜 세우게 한다. 그리고 나서 배곧은근(rectus abdominus)의 각 분절을 촉진하여 근력쇠약이나 근의 결함이 없는지를 살펴본다.

(2) 샅굴부위(서혜부, inguinal area): 샅굴부위에는 엉덩허리근(장요근, iliopsoas muscle)내에 농양(abcess)이 있는지 없는지를 검사한다. 농양이 있으면 배농관(draining sinus)으로 부기(종창, swelling) 또는 점상농양(pointing abscess)을 확실히 만져 볼 수 있다. 엉덩허리근의 이는곳(origin)은 T12－L5 추체와 추간판의 앞면이기 때문에 이 농양으로 인한 동통은 엉덩관절을 능동적으로 굽혔을 때 증가하게 된다. 샅굴부위(서혜부)의 동통은 일반적으로 엉덩관절의 병변을 나타내는 것이다.

4 관절운동 범위

허리뼈 척추몸통(lumbar vertebral body)은 추간판(intervertebral disc)으로 분리되어 있으며 추간판은 섬유테(섬유륜, annulus fibrosus)와 속질핵(수핵, nucleus pulposus)으로 구성된다. 척추 사이의 운동범위는 추간판의 의력(distorsion)에 대한 저항과 돌기 사이의 관절면의 크기와 각도에 의해서 결정된다. 척추의 운동은 추간판이 가장 두껍고 관절면이 가장 넓은 곳에서 가장 크게 일어난다. 이러한 두 가지의 상태를 잘 갖추고 있는 곳은 허리뼈(L4, L5, S1)이며 L1과 L2 사이에서 일어나는 동작보다 L5와 S1 사이에서 일어나는 동작이 크다. 그러나 운동이 크게 일어나는 곳은 상해 받을 기회도 많고 추간판탈출증이나 골관절염도 상위허리뼈보다 하위허리뼈에서 자주 볼 수 있다.

허리뼈의 운동은 ① 굽힘(flexion), ② 폄(extension), ③ 가쪽굽힘(lateral bending), ④ 돌림(rotation)이 있다.

허리뼈에는 갈비뼈가 붙어 있지 않기 때문에 등뼈(흉추)보다 굽힘과 폄이 잘 일어난다. 같은 이유로 허리뼈의 돌림도 이론적으로는 크게 일어날 것 같지만 관절면의 맞물림(interlocking), 주위의 인대와 윤상 섬유의 긴장(tightening)은 허리뼈의 운동을 저지하여 운동의 범위를 감소시킨다.

사지의 관절과 비교해보면 허리뼈의 개개의 추간관절의 움직임은 비교적 적은 편이다. 굽힘과 같은 큰 동작은 주로 엉덩관절운동에서 일어나게 되며 허리뼈 자체에서 일어나는 동작은 무의미한 것이다.

이것은 척추고정술을 했어도 큰 동작에 대한 환자의 운동성에는 크게 영향이 미치지 않는 사실을 미루어 보아도 알 수 있다. 여기에 기술하는 허리뼈의 운동범위를 평가하기 위한 검사는 주로 커다란 운동제한을 조사하기 위한 것이다.

(1) 굽힘(flexion): 허리뼈의 굽힘은 앞세로인대(전종인대, anterior longitudinal ligament)가 이완되면 가시위인대(극상인대, supraspinal ligament)와 가시사이인대(극간인대, interspinal ligament), 황색인대(ligamentum flavum)와 뒤세로인대(후종인대, posterior longitudinal ligament)가 신장된다.

굽힘을 검사하려면 환자의 양쪽 무릎을 똑바로 펴고 가능한 한 앞으로 구부려서 발끝에 대도록 한다. 환자가 할 수 없다면 지면에서 손가락 끝까지의 거리를 측정한다(그림 27). 허리를 굽히는 동안 허리뼈의 정상적인 척추앞굽이(normal physiological lordosis)는 척추뒤굽이가 일어나지는 않으며 기껏해야 허리뼈가 편평해지는 정도가 된다는 것은 매우 흥미로운 일이다.

허리뼈의 굽힘은 목뼈에서처럼 척추뒤굽이는 일어나지 않는다. 척추옆근의 경축(paraspinal muscle spasm)이 있는 환자는 굽힘 운동범위 검사를 시행하기가 어려울 것이다. 근경축이 없이 단지 요통만 있을 때에도 통증 때문에 완전한 운동범위를 시행할 수가 없게 되어 운동범위가 줄어들게 된다.

(2) 폄(extension): 허리뼈의 폄은 앞세로인대를 신장시키며 뒤세로인대는 이완시킨다. 폄은 척주의 내재근에 의해서 움직여진다. 배곧은근(rectus abdominis)은 허리뼈의 과도한 앞굽이를 방지해 준다.

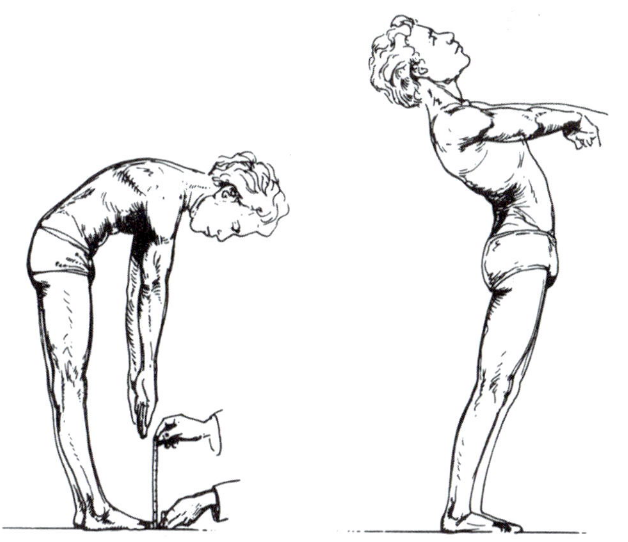

그림 27. 왼쪽: 허리뼈의 굽힘운동 범위, 오른쪽: 허리뼈의 폄운동 범위

폄 검사를 하려면 검사자는 환자 옆에 서서 한 손은 환자 허리에 놓고 뒤위엉덩뼈가시 위에 손바닥을 놓는다. 그리고 손가락은 중앙선을 향하여 펴도록 한다. 그다음, 검사자는 환자에게 가능한 한 허리를 뒤로 젖혀 보라고 한다. 이때 검사자의 손은 이 동작의 받침점으로 사용한다(그림 27). 검사자는 환자의 가슴을 가볍게 밀어 환자가 뒤로 허리를 젖히는 것을 도와준다.

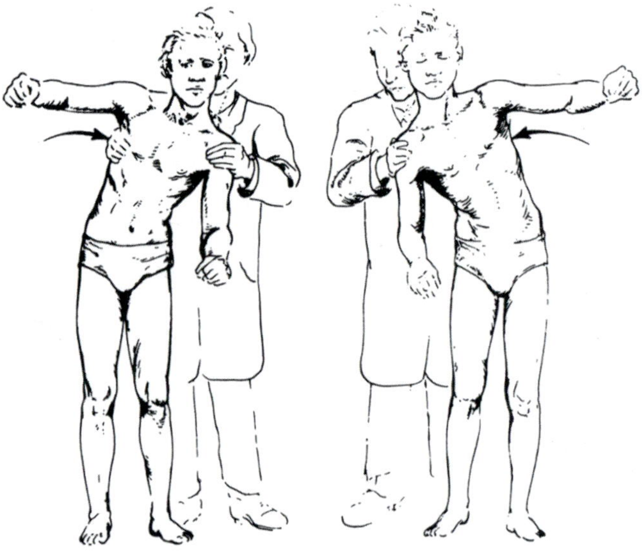

그림 28. 허리뼈의 가쪽굽힘운동 범위는 좌우가 같아야 한다.

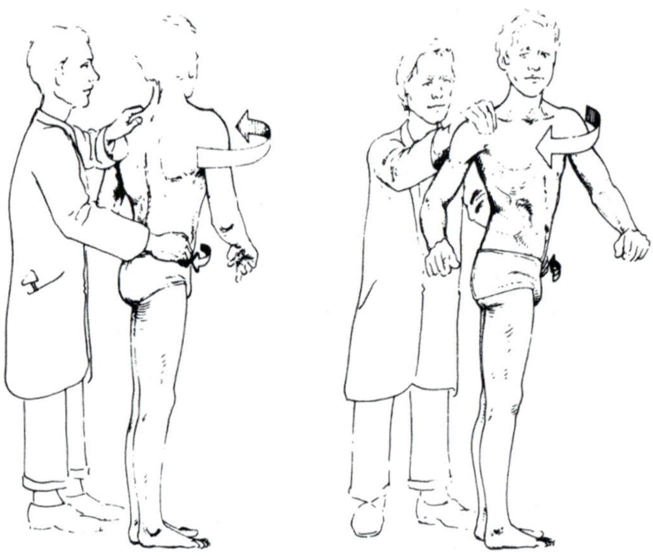

그림 29. 허리뼈의 돌림운동 범위

폄의 운동범위를 측정하여 기록한다. 척추전방전위증(spondylolisthesis)이 있으면 폄에 의한 요통은 증가한다. 이와 같은 환자는 허리굽힘을 시키면 어느 정도 동통이 감소되는 것을 발견할 것이다.

(3) 가쪽굽힘(lateral bending): 허리뼈에 있어서 가쪽굽힘은 순수한 운동은 아니다. 왜냐하면 이 운동은 척추돌림운동과 함께 일어나기 때문이다. 이 운동은 주위 인대에 의해서 제한된다.

가쪽굽힘을 검사하려면 먼저 엉덩뼈능선을 고정하고 환자에게 될 수 있는 대로 왼쪽으로 기울이게 한 다음 오른쪽으로 기울이라고 한다. 양옆으로 얼마나 기울이는지를 살펴보고 운동범위를 비교해 본다. 가쪽굽힘의 수동검사를 하려면 환자의 골반을 고정하고 어깨를 잡고 양쪽으로 각각 기울여 본다(그림 28). 허리뼈의 능동과 수동의 가쪽굽힘운동 범위를 측정하여 어떠한 차이가 있는지를 검사해야 한다.

(4) 돌림(회전, rotation): 허리뼈에 있어서 돌림을 검사하려면 검사자는 환자 뒤에 서서 엉덩뼈능선 위에 한 손을 놓고 골반을 고정시키고 다른 한 손은 반대쪽 어깨 위에 올려놓는다. 그다음 골반과 어깨를 후방으로 돌리면서 몸통을 돌린다. 반대쪽 엉덩관절과 어깨관절을 같은 방법으로 반복하고 돌림의 운동범위를 비교한다(그림 29).

5 신경학적 검사(neurologic examination)

허리뼈의 신경학적 검사는 하지 전체의 검사도 포함해야 한다. 왜냐하면 추간판탈출증(herniated disc), 종양(tumor), 신경근(nerve root)의 손상과 같은 척수(spinal cord) 또는 말꼬리(마미, cauda equina)의 병변은 때때로 하지에 반사, 감각, 근력의 변화를 나타내기 때문이다. 그러므로 이 검사는 여러 가지 근육들, 반사, 하지의 감각 부위 사이의 임상 관계를 묘사한다. 이들의 척수 레벨과 임상적 관계를 정확히 알면 척수병변의 발견과 그에 대한 정확한 위치를 알아내는 것은 비교적 쉽게 성취할 수 있을 것이다.

이러한 임상적 관계를 명확히 하려면 검사하고자 하는 부위보다는 오히려 신경학적 레벨에 따라 시행해야 한다. 그러므로 개개의 신경학적 레벨에 따라서 그 레벨에서 신경지배를 가장 명확히 받는 근육, 반사, 감각의 검사를 한다.

허리뼈 자체의 신경학적 검사는 실제로 없다. 그러므로 단지 큰 차이만 식별할 수 있기 때문에 대부분의 이 검사는 운동범위에 대한 검사만을 하게 된다.

1) 신경학적 레벨 T12, L1, L2, L3

T12, L1, L2, L3 레벨에는 고유의 반사는 없기 때문에 이곳의 병변은 근육의 상태와 감각 검사에 따라 평가한다.

(1) 근육검사

엉덩허리근(장요근, iliopsoas): 신경지배는 T12, L1, L2, L3

엉덩허리근은 엉덩관절의 주된 굽힘근이다. 이 검사는 이 근육을 검사하려는 환자를 진찰대 끝에 양쪽 다리를 늘어뜨린 채로 걸터앉는다. 먼저 검사자는 한 손으로 환자의 엉덩뼈능선 위를 잡아 골반을 고정하고 환자에게 넙다리(대퇴)를 위로 올려 보라고 한다. 검사자는 다른 한 손을 환자의 무릎 위(넙다리 몸쪽 부위)를 잡고 환자에게 좀 더 무릎을 올려 보라고 한 다음 그 운동의 반대방향으로 저항을 준다. 환자가 이겨낼 수 있는 최대 저항을 결정한 후에 반대편 엉덩허리근에 대한 검사를 반복하고 좌우의 근력을 비교한다(이 검사의 상세한 설명은 246페이지 참조).

(2) 감각검사: L1, L2, L3의 감각지는 샅굴고랑인대(inguinal ligament)와 무릎관절 사이의 넙다리 앞면을 지배한다. L1의 피부절(dermatome)은 샅굴고랑인대의 바로 밑에서 넙다리상부 앞면을 비스듬히, L3의 피부절은 무릎뼈의 바로 위에서 넙다리 앞면을 비스듬히 지배하며, L2의 피부절은 넙다리 중앙 앞면에서 L1과 L3의 피부절 사이를 지배한다.

2) 신경학적 레벨 L2, L3, L4

L2, L3, L4는 근육검사와 감각검사로 가장 잘 평가할 수 있다. 무릎힘줄반사(슬개건반사, patellar reflex)는 L2, L3, L4의 지배를 받지만, 근본적으로는 L4의 반사로써 평가된다.

(1) 근력검사

① 넙다리네갈래근(quadriceps femoris): L2, L3, L4 넙다리신경(대퇴신경, femoral nerve)

이 검사를 하려면 환자는 진찰대 끝에 앉게 한다. 넙다리의 먼쪽끝(원위단)을 고정하고 환자에게 무릎관절을 펴라고 지시하고 검사자는 그 동작에 저항을 가한다(상세한 설명은 273페이지 참조).

② 엉덩관절 모음근군(hip adductor group): L2, L3, L4 폐쇄신경(obturator nerve)

엉덩관절 모음근군은 넙다리네갈래근과 같이 한 근육군으로서 검사한다. 환자는 앉은 자세나 바로누운자세에서 하지를 벌리게 한 후 검사자는 손을 환자의 양쪽 무릎 안쪽을 잡고 다리를 안으로 오므리도록 하고 검사자는 반대방향으로 힘을 가하도록 한다(상세한 설명은 248페이지 참조).

3) 신경학적 레벨 L4

(1) 근력검사(muscle test)

앞정강근(전경골근, tibialis anterior): L4, 깊은종아리신경(심비골신경, deep peroneal nerve)

앞정강근의 검사는 제1 발허리뼈 (중족골두) 등쪽 안쪽면에 저항을 가하면서 발목관절을 등쪽굽힘(족배굴), 안쪽번짐(내반)시킨다(상세한 설명은 342페이지 참조).

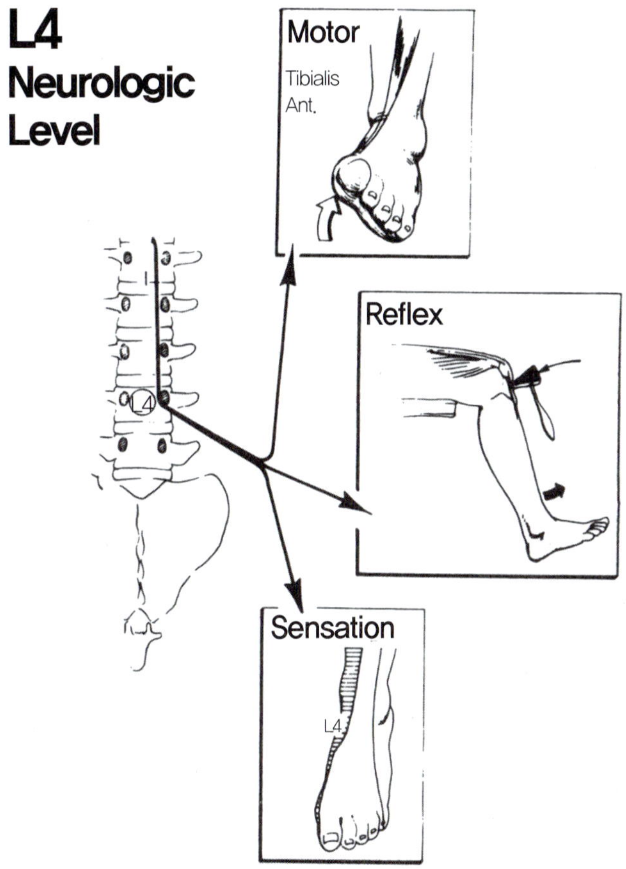

그림 30. 신경학적 레벨 L4

(2) 반사검사(reflex test)

무릎힘줄반사(patellar reflex)

무릎힘줄반사는 깊은반사로 L2, L3, L4 신경근의 지배를 받지만, L4가 가장 우세하다. 임상적으로는 이 반사는 L4의 반사라고 생각되지만, L4 신경근이 완전히 절단되어도 L4 이외의 신경지배도 받고 있기 때문에 반사는 약간 감소되기는 하지만 그대로 나타난다(상세한 반사 평가는 293페이지 참조).

(3) 감각검사(sensation test): L4 피부절은 종아리 안쪽에 있다. 무릎위는 L3, 무릎아래는 L4의 피부절로 나누어져 있다. 종아리 앞면에서는 정강뼈능선(경골능)의 위치에서 나누어져 안쪽은 L4로, 가쪽은 L5의 피부절이 된다(그림 30).

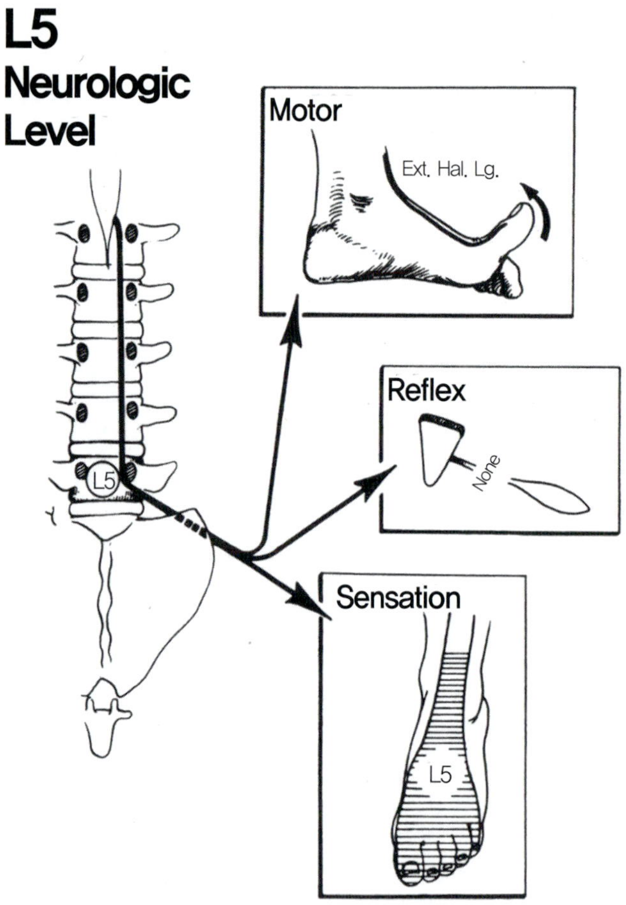

그림 31. 신경학적 레벨 L5

4) 신경학적 레벨 L5

(1) 근력검사(muscle test)

① **긴엄지폄근(장모지신근, extensor hallucis longus): L5 깊은종아리신경(심비골신경, deep peroneal nerve)**

긴엄지폄근의 근력검사는 환자에게 엄지발가락을 발등쪽으로 굽히게 하고 검사자의 엄지손가락을 환자의 발등에 놓고 검사자는 환자의 엄지발가락의 발톱에서 저항을 가한다(발과 발목관절의 검진, 그림 80, 348페이지 참조).

② **중간볼기근(중둔근, gluteus medius): L5, 위볼기신경(상둔신경, superior gluteal nerve)**

중간볼기근의 근력을 검사하려면 환자를 옆으로 눕히고 검사자는 한 손으로 골반을 고정한다. 그다음 환자에게 다리를 벌리라고 지시하고 완전히 벌렸을 때 검사자는 그 동작의 반대방향으로 넙다리의 가쪽을 잡고 힘을 가한다. 이 검사의 상세한 설명은 250페이지를 참조한다.

③ **긴발가락폄근과 짧은발가락폄근(extensor digitorum longus & brevis): L5, 깊은종아리신경**

이 검사를 하려면 환자는 진찰대 끝에 앉게 한다. 먼저 뒤꿈치뼈를 잡고 환자의 발가락을 발등쪽으로 굽히게 하고 검사자는 다른 한 손의 엄지손가락을 환자의 발가락에 위에 올려놓고 환자의 발가락을 발바닥쪽으로 굽히는 방향으로 힘을 가한다. 발가락이 실제로는 굽혀지지 않아야 한다(자세한 설명은 348페이지 참조).

(2) 반사검사: L5를 정확하게 나타내는 반사검사는 없다. 뒤정강근(후경골근, tibialis posterior)이 L5의 반사를 나타내기는 하지만 반사를 일으키기가 어렵고 반사가 일어나도 매우 미약하다. 감각과 운동 검사를 시행한 후에도 L5 레벨의 완전 여부가 불확실하면 뒤정강근반사는 다음과 같이 검사한다. 검사자는 환자의 발을 약간 가쪽번짐(외반)하고 발등쪽굽힘한 상태로 잡고 발배뼈 거친면(navicular tuberosity)에 닿는 바로 직전에 발의 안쪽에서 뒤정강근힘줄을 두드린다. 정상일 때는 약간의 발바닥굽힘과 안쪽번짐(내반)을 일으키는 반응을 볼 수 있다.

(3) 감각검사: L5의 피부절은 종아리 가쪽과 발등을 덮고 있다. 엉덩뼈능선(장골능)에서 L5와 L4의 피부절이 나누어진다(그림 31).

5) 신경학적 레벨 S1

(1) 근력검사(muscle test)

① **긴종아리근과 짧은종아리근(장비골근과 단비골근, peroneus longus & brevis)**: S1 얕은종아리신경(천종아리신경, superficial peroneal nerve)

종아리근(비골근)을 검사하려면 발목관절을 고정하고 환자에게 발을 발바닥굽힘과 가쪽번짐(외반)을 하게 하고 검사자는 손바닥을 제5 발허리뼈머리(중족골두)에 저항을 가하면서 시행한다(상세한 설명은 348페이지 참조).

② **장딴지근(비복근, gastrocnemius)과 가자미근(soleus)**: S1, S2 정강신경(종아리신경, tibial nerve)

장딴지근 그룹은 근력이 너무 강하기 때문에 그에 대한 적당한 맨손근력검사만으로는 부족하다. 장딴지근 그

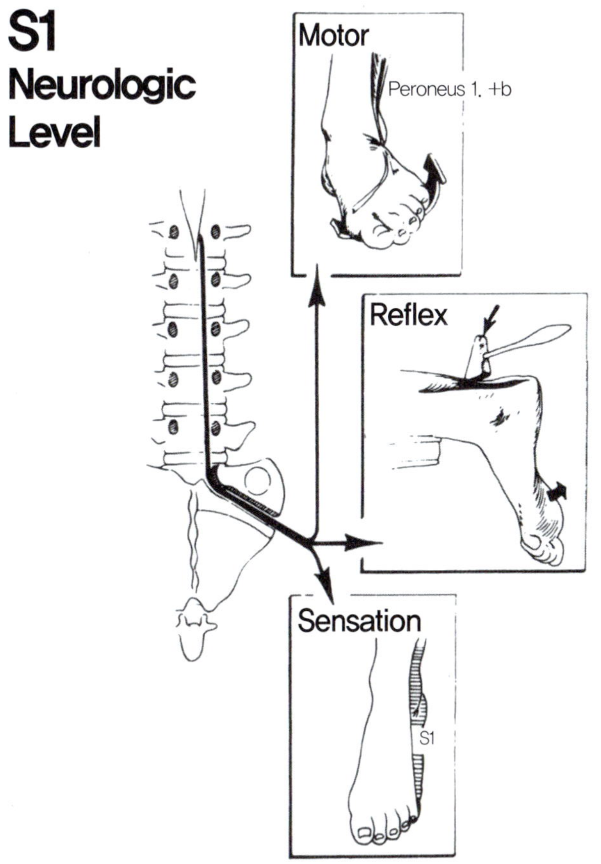

그림 32. 신경학적 레벨 S1

릎의 기능 검사에 대한 상세한 것에 관해서는 349페이지를 참조한다.

③ **큰볼기근(대둔근, gluteus maximus):** S1 아래볼기신경(하둔신경, inferior gluteal nerve)

큰볼기근의 근력을 검사하려면 환자를 진찰대에 엎드려 누운 자세로 하고 무릎을 굽혀서 엉덩관절을 펴도록 한다. 검사자는 엉덩관절을 펴는 반대방향으로 힘을 주고 큰볼기근의 근긴장을 촉진한다. 상세한 설명은 247페이지를 참조한다(엉덩관절과 골반의 검사, 그림 50).

(2) 반사검사(reflex test)

아킬레스 힘줄반사(Achilles tendon reflex)

아킬레스 힘줄반사는 깊은힘줄반사(심부건반사)이며 장딴지근(비복근)을 통해 전달된다. 이것을 검사하려면 발을 약간 등쪽굽힘(족배굴)시켜서 아킬레스 힘줄을 약간 신장(stretching)시킨 다음 힘줄을 치면 별안간 불수의적으로 발의 발바닥굽힘근(족저굽힘근)이 작용한다. 이 검사에 대한 설명과 반사를 유발하기 위한 방법에 관해서는 353페이지를 참조한다.

(3) 감각검사(sensation test): S1의 피부절은 가쪽복사뼈(외측과)와 발의 가쪽면과 발바닥이다(그림 32).

6) 신경학적 레벨 S2, S3, S4

신경학적 레벨 S2, S3, S4에서 나오는 신경은 방광을 지배하는 주요 신경이다. S2, S3, S4는 또한, 발 속의 작은근육(내재근, intrinsic muscles)도 지배한다. 방광근만 따로 분리하여 검사할 수는 없지만, 방광에 영향을 미치는 신경학적 병변은 또한, 발 속의 작은근육에도 영향을 미치는 것을 볼 수 있다. 그러므로 발가락에도 어떤 분명한 기형이 있는지 없는지를 관찰해야만 한다. S2, S3, S4에 의해 지배받는 깊은반사는 없다.

(1) 감각검사(sensation testing): 항문(anus) 주위의 피부절은 세 개의 동심원 윤상(concentric ring)으로 되어 있으며 가장 가쪽의 고리는 S2, 가운데 고리는 S3, 가장 안쪽의 고리는 S4, S5의 신경지배를 받는다. 이러한 세 부분의 피부 위를 핀 같은 뾰족한 도구로 자극하여 이 부위의 피부가 정상인지 감각 이상이 있는지를 결정한다. 아래의 도표는 신경학적 레벨과 그것을 응용할 수 있는 검사를 나타내고 있다(도표 1), 특히 허리뼈 추간판탈출증에

대한 검사로 적합하다.

도표 1

추간판	신경뿌리	반사(reflex)	근육(muscle)	감각(sensation)
L3–L4	L4	무릎힘줄반사 (patellar reflex)	앞정강근(전경골근) (tibialis anterior)	종아리안쪽과 발의 안쪽
L4–L5	L5	없음	긴엄지신근(장모지신근) (extensor hallucis longus)	종아리가쪽과 발등
L5–S1	S1	아킬레스 힘줄반사 (Achilles reflex)	긴·짧은종아리근(장·단 비골근) (peroneus longus & brevis)	발의 가쪽

7) 얕은반사(표재반사, superficial reflex)

복부근반사, 고환올림근(거고근)반사 그리고 항문반사는 얕은반사(superficial reflex) 또는 상위 운동신경원 반사(upper motor neuron reflex)이다. 이러한 반사는 피부 자극을 요하며 중추신경계의 대뇌겉질(대뇌피질, cerebral cortex)을 통하여 중재된다. 반대로 무릎힘줄반사 또는 아킬레스 힘줄반사는 깊은힘줄반사(심부건반사, DTR: deep tendon reflex) 또는 하위운동신경원반사(lower motor neuron reflex)이며 힘줄의 자극을 요한다. 이것은 척수앞뿔세포(전각세포, anterior horn cell)를 통해서 중재된다. 얕은반사의 소실은 상위 운동신경원의 병변을 나타내는 것이며 특히 얕은반사의 소실과 더불어 과도한 깊은힘줄반사(심부건반사)가 나타난다면 상당히 의미심장한 것이다.

깊은힘줄반사는 뇌 중추의 억제 성질에 따라 과도한 반응을 방지해 준다. 그러므로 얕은반사의 소실과 함께 나타나는 과도한 깊은반사는 대뇌나 상위 운동신경원의 병변을 이중으로 나타내는 것이다.

(1) 얕은배근(표재복부근)반사(superficial abdominal reflex): 얕은배근반사를 검사하려면 환자를 진찰대 위에 똑바로 눕게 한 다음 반사 망치 손잡이의 뾰족한 끝을 이용해서 배(복부)를 4등분하여 한 부분을 긁으면 배꼽이 긁은 쪽으로 움직이는지를 주의해서 살펴본다(그림 33). 배근반사(복부근반사)의 소실은 상위 운동신경원의 병변을 나타낸다. 배 윗부분의 근육들은 T7에서 T10까지, 아래 근육들은 T10에서 L1까지로 분절적인 신경지배를 받고 있다. 그러므로 하위 운동신경원에 병변이 있으면 병변이 있는 레벨에 따라 개개의 1/4의 부위를 정확히 지적할 수 있다.

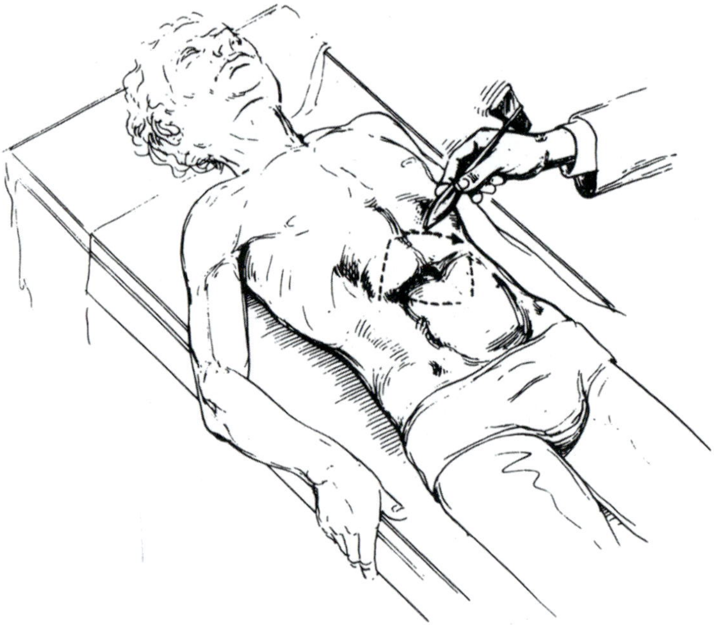

그림 33. 얕은배근(표재복부근)반사(superficial abdominal reflex)

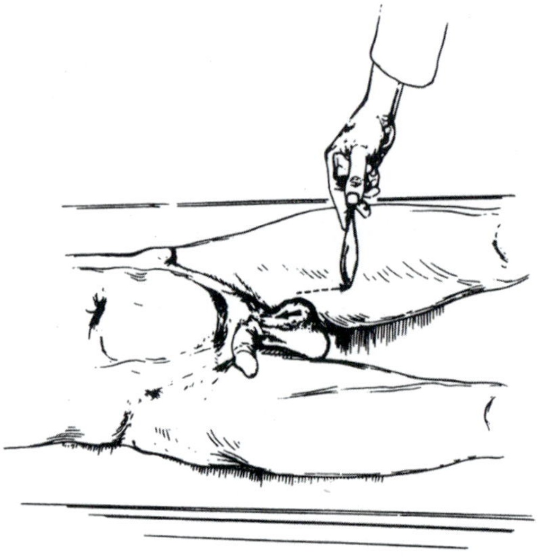

그림 34. 고환올림근(거고근반사, cremasteric reflex)

(2) 얕은고환올림근(표재성거고근반사, superficial cremasteric reflex): 이 반사는 망치 손잡이의 뾰족한 끝으로 넓다리 위쪽의 안쪽면을 긁어보면 나타나게 된다(그림 34). 반사가 정상일 경우에는 고환올림근(T12)이 수축할 때 같은쪽의 음낭(scrotal sac)이 위쪽으로 당겨지게 된다. 양쪽 고환올림근반사의 소실이나 감소는 상위 운동신경의 병변을 의미하며 한쪽 고환올림근반사의 소실은 L1과 L2 사이의 하위 운동신경원(lower motor neuron)의 병변을 암시하는 것이다.

(3) 얕은항문반사(superficial anal reflex): 이 반사를 검사하려면 항문 주위의 피부를 자극한다. 바깥조임근(외괄약근, external sphincter muscle)과 항문조임근(anal sphincter

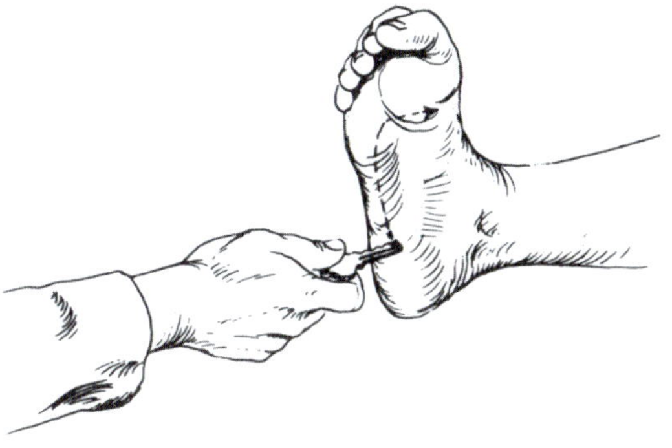

그림 35. 바빈스키 반사 음성

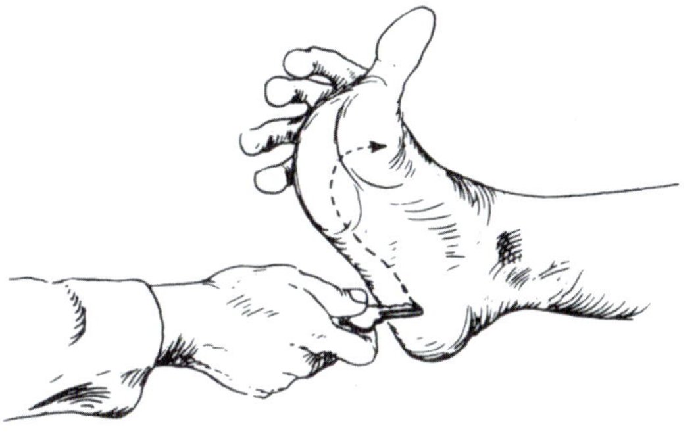

그림 36. 바빈스키 반사 양성

muscle)(S3, S4, S5)을 자극하면 그에 대한 반응으로 조임근은 수축하게 된다.

8) 병적 반사(pathologic reflex)

병적 반사도 역시 얕은반사에 속하며 중추신경계(대뇌피질)를 통해 전달된다. 그러나 이러한 반사 유무에 대한 의미는 정상 얕은반사에서 나타나는 것과는 반대로 해석해야 한다. 즉, 병적 반사가 나타나면 상위 운동신경원의 병변을 의미하며 병적 반사가 나타나지 않으면 상위 운동신경원에 병변이 없다는 것을 의미한다.

(1) 바빈스키 검사(Babinski test): 끝이 뾰족한 기구로 발바닥을 뒤꿈치에서부터 가쪽면을 따라 앞발쪽을 향하여 자극한다. 음성반응은 발가락이 전혀 움직이지 않거나 동시에 모든 발가락이 구부러지게 된다(그림 35). 양성반응은 엄지발가락은 펴게 되고 다른 발가락들은 발바닥굽힘이 되고 벌어지게 된다(그림 36). 양성의 바빈스키 반사는 보통 외상 후의 뇌손상이나 뇌의 종양과 같은 상위 운동신경원의 병변이 있을 때 나타나게 된다. 신생아는 양성의 바빈스키 반사가 정상이다. 그러나 출생 후에는 곧 사라져야만 한다.

(2) 오펜하임 검사(Oppenheim test): 검사자는 손톱으로 환자의 정강뼈능선(경골능, tibia crest)을 따라 무릎 위로 향하여 긁어 본다. 정상적으로는 전혀 아무 반응이 없거나 환자는 동통을 호소하게 될 것이다. 비정상일 때의 반응은 바빈스키 검사 때와 같다: 엄지발가락은 펴게 되고 다른 발가락들은 발바닥굽힘이 되어 벌어지게 된다.

⑥ 특수검사(special test)

1) 척수(spinal cord)나 궁둥신경(sciatic nerve)을 스트레칭하기 위한 검사

(1) 다리펴올리기[하지직거상검사, straight leg raising(SLR) test]: 이 검사는 허리와 하지의 동통에 대한 원인을 결정하기 위하여 동통을 재현하기 위한 검사이다. 환자는 진찰대 위에서 바로누운자세로 검사한다. 검사자는 환자의 뒤꿈치뼈(종골)를 잡고 발을 받쳐서 환자의 다리를 들어 올린다. 이때 무릎관절은 편상태로 유지해야 한다. 환자의 무릎이 구부러지는 것을 방지하기 위해 검사자는 다른 한 손으로 무릎을 고정해 준다. 불쾌감이나 동통없이 다리를 들어 올릴 수 있는 운동범위는 개인 차이가 있기는 하지만 정상적인 가동범위는 하지와 진찰대의 각도가 약 80°가 되어야 한다(그림 37). 만일 이 검사를 할 때 동통이 있다면 궁둥신경에 병변이 있는 것인지 넙다리뒤근(hamstring)의 긴장 때문인지를 결정해야 한다. 넙다리뒤근의 동통은 단순히 넙다리 뒤쪽면에만 관련되어 있는 반면에 궁둥신경통(좌골신경통)은 신경주행을 따라서 종아리까지 뻗칠 수가 있다. 또한, 허리통을 호소하는 경우도 있으며 반대쪽 다리에도 동통을 호소하는 수도 있다(양성 교차성 다리펴올리기 검사, positive cross leg straight leg raising test). 환자가 동통을 느끼는 지점에서 다리를 약간 내

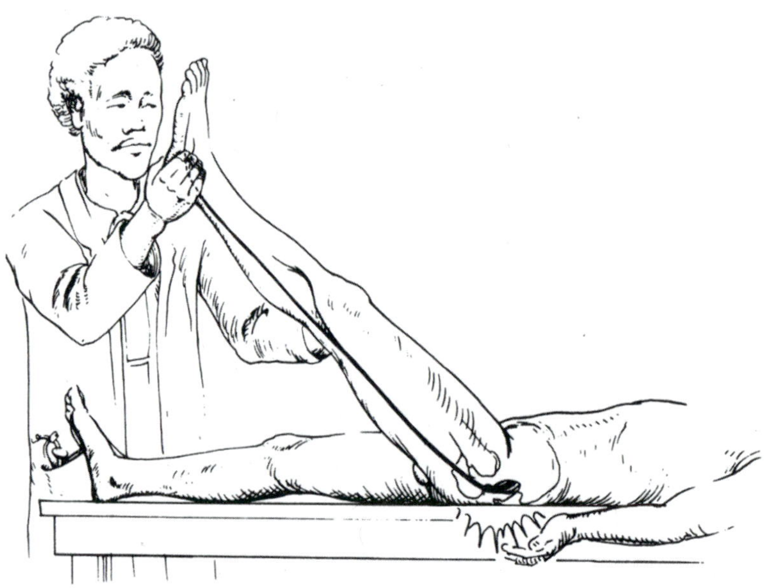

그림 37. 다리펴올리기(straight leg raising, SLR) 검사

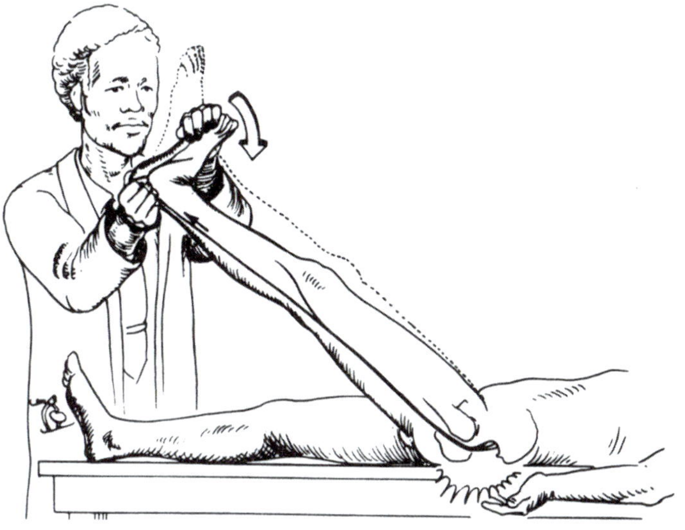

그림 38. 이 자세에서 발등굽힘은 궁둥신경통(sciatic pain)을 유발시킨다.

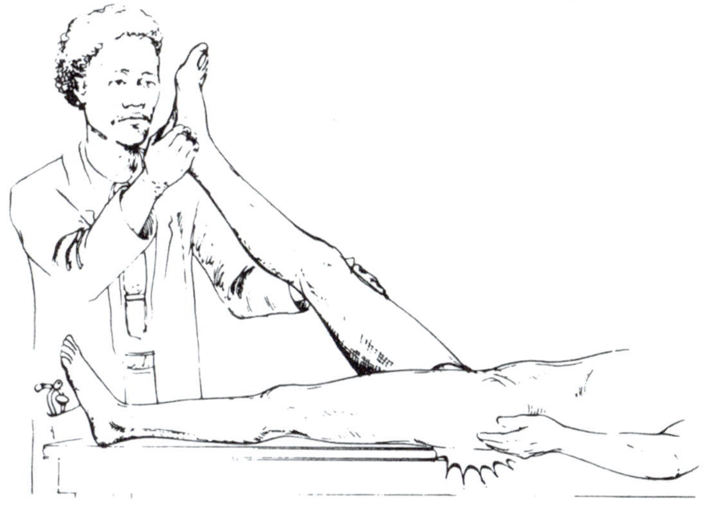

그림 39. 건측 다리펴올리기 검사 양성: 건측 다리펴올리기에 따른 환측 허리에 요통이 일어난다.

린 다음 발목관절을 발등쪽으로 굽혀 궁둥신경을 신장시키면 궁둥신경통을 재현시킬 수 있다(그림 38). 검사자가 환자의 발등쪽으로 굽혀도 동통을 느끼지 않으면 다리펴올리기검사 때의 동통은 단지 넙다리뒤근의 긴장 때문이라고 할 수 있다. 다리펴올리기 검사와 발목관절 발등굽힘에 양성반응이 나타날 경우에는 환자에게 가능한 동통의 근원에 대한 정확한 위치를 말하도록 한다. 그것은 허리뼈나 궁둥신경이 지나가는 경로를 따라 어느 곳에서든지 나타날 수 있다.

(2) 건측다리펴올리기 검사(well leg straight leg raising test): 환자를 진찰대 위에 똑바로누운자세로 한 다음 환자의 건측 다리를 들어 올린다. 환자가 반대편(환측)의 요통, 궁둥신경통을 호소할 경우에는 허리뼈 부위의 추간판탈출증과 같은 공간 점유 질병(space-occupying disease)이라고 생각할 수 있다(그림 39). 또한, 이 검사는 반대편의 다리펴올리기 검사 또는 교차성 다리펴올리기 검사에서도 양성으로 나타날 것이다.

(3) 후버 검사(Hoover test): 이 검사는 환자가 다리를 들 수 없다고 할 때 꾀병으로 그러는 것인지 정말 다리를 들 수 없는 것인지를 결정하기 위한 검사이며 다리펴올리기 검사와 함께 병행하여 시행하여야 한다. 환자가 다리를 들어 올리려고 할 때 검사자는 한 손으로 반대쪽 다리의 뒤꿈치 밑을 감싸쥔다. 환자가 자신의 다리를 들어 올리려고 애쓸 때 환자는 지렛대의 작용을 얻기 위해 반대편 다리의 뒤꿈치 위에 압력을 주게 된다. 검사자는 발뒤꿈치를 감싸고 있는 손바닥에서 아래쪽으로 눌려지는 압박을 느낄 수 있을 것이다(그림 40). 환자가 다리를 들어 올리려고 할 때 아래로 내려 눌려지는 느낌이 없을 경우에는 환자 자신이 실제로 애쓰고 있지 않다는 증거이다(그림 41).

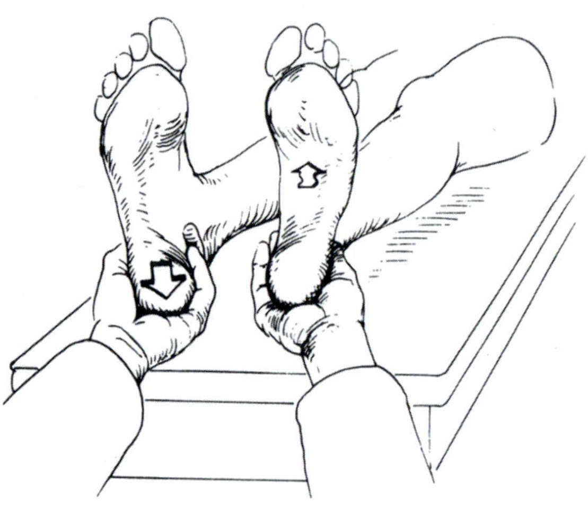

그림 40. 후버 검사(Hoover test)

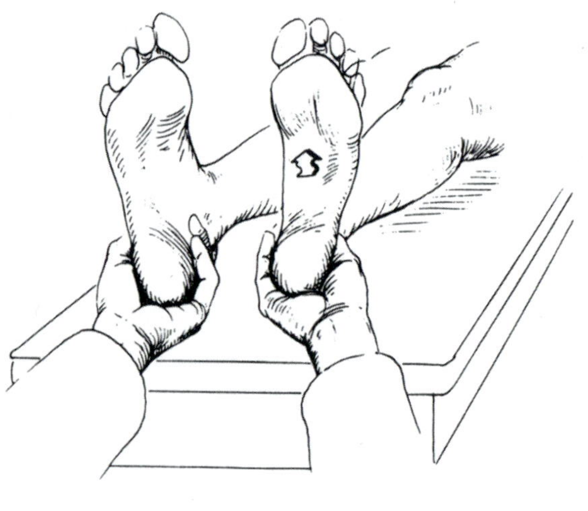

그림 41. 한쪽 다리를 올려보라고 지시했을 때 반대쪽 다리 밑으로 내려누르는 힘을 느낄 수 없다면 환자는 실제로 다리를 올리려고 하지 않는다는 것을 의미한다.

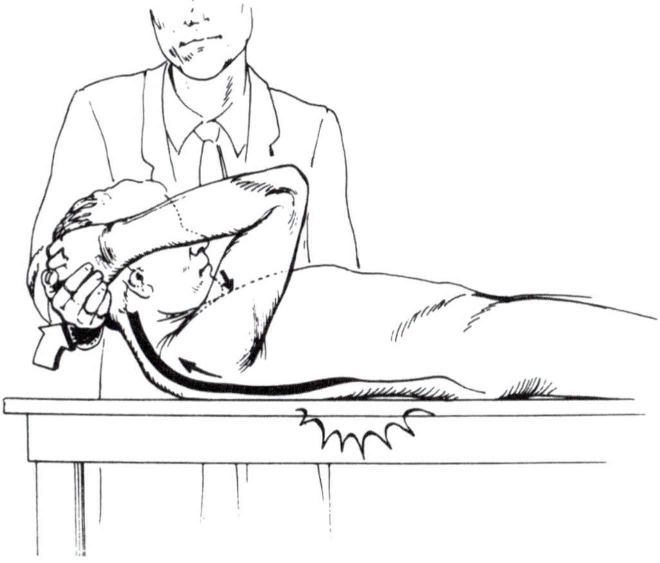

그림 42. 게르니히 검사(Kernig test): 척수를 신장하여 동통을 재현시킨다.

(4) 게르니히 검사(Kernig test): 이것은 척수를 신장시키고 동통을 재현하기 위하여 고안된 방법이다. 환자는 진찰대 위에 똑바로누운자세로 하고 양손을 머리 뒤에서 깍지를 끼고 머리를 가슴 쪽으로 힘차게 구부리도록 한다. 이때 환자는 목뼈(경추), 때로는 허리나 종아리(하퇴)에 동통을 호소하게 된다. 뇌막 자극증상, 신경근의 손상, 또는 신경근을 싸고 있는 경막 자극증상을 나타낼 수 있다(그림 42). 환자에게 동통이 일어나는 부위의 위치를 정확히 알리게 하여 그 장소를 확실히 결정한다.

(5) 척수내압상승 검사(tests to increase intrathecal pressure)

① 밀그람 검사(Milgram test)

환자는 진찰대 위에 똑바로 눕게 한 다음 하지를 편 채로 진찰대에서 약 5 cm 정도 들어 올린다. 그런 다음 가능한 한 오래도록 이 자세를 유지하게 한다. 이러한 검사는 엉덩허리근(iliopsoas)과 앞쪽배근(ant. abdominal muscle)을 긴장시키고 척수내압(intrathecal pressure)을 상승시킨다(그림 43). 환자가 동통 없이 30초 동안 이 자세를 유지할 수 있을 경우에는 경막 내의 병변(intrathecal pathology)을 제외시킬 수 있다. 그러나 검사가 양성으로 환자가 그 자세를 유지할 수 없을 경우에는 다리를 전혀 들 수 없거나 이러한 동작을 하려할 때 동통을 느끼게 되면 경막안쪽 또는 경막가쪽의 병변(추간판탈출증)이 있든가 또는 척

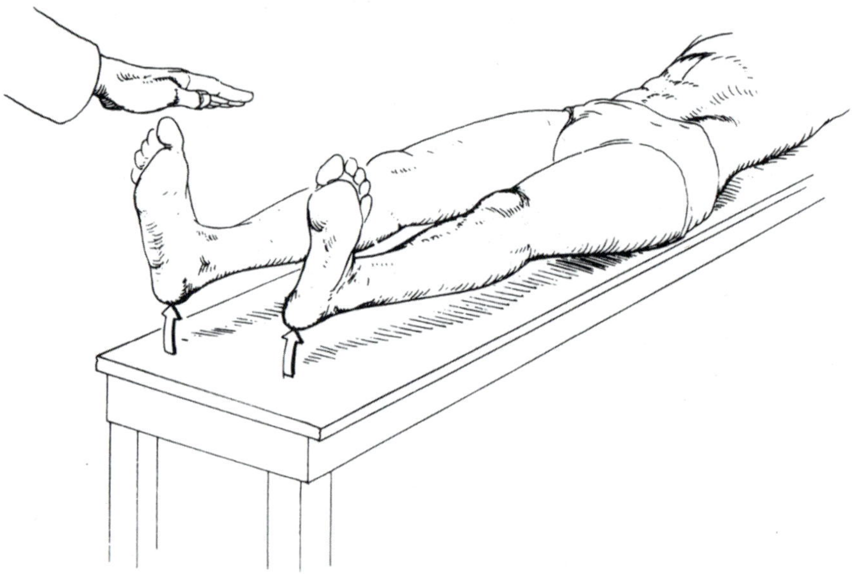

그림 43. 밀그람 검사(Milgram test): 이 자세에서 30초간 유지하여 동통이 없으면 경막 내의 병변(intrathecal pathology)을 제외시킨다.

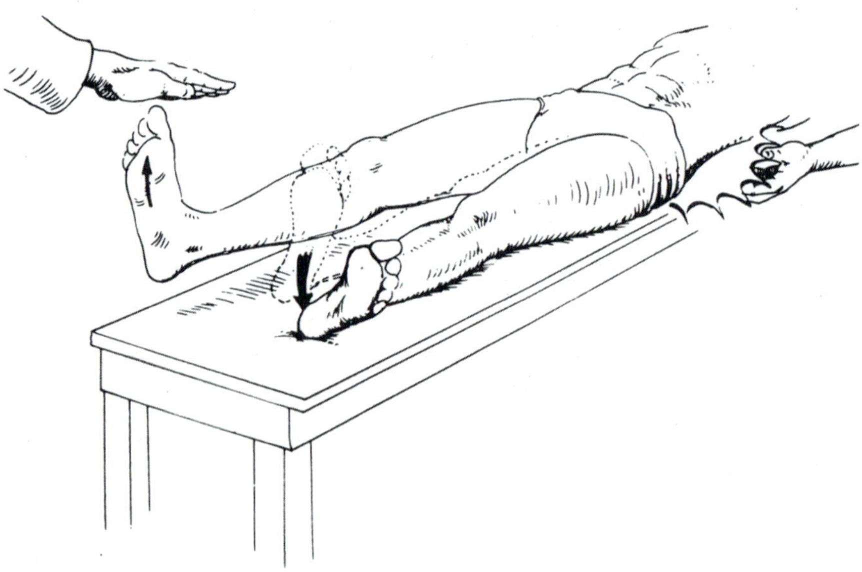

그림 44. 이 자세를 유지할 수 없다면 경막 내 또는 경막 외의 병변을 나타내는 것이다.

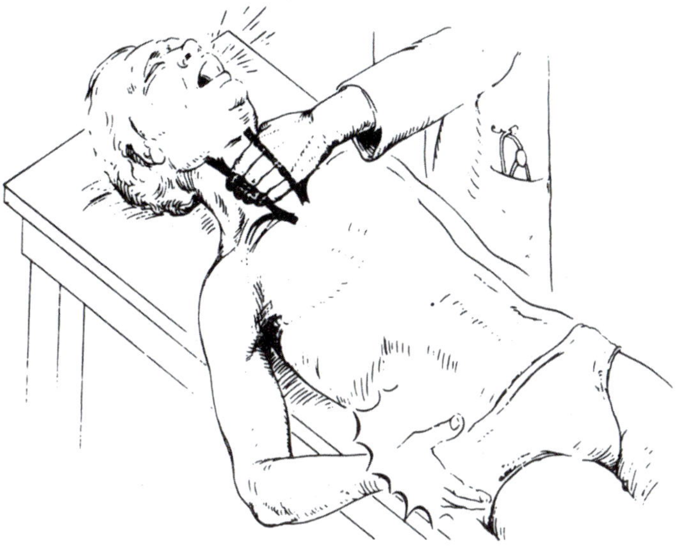

그림 45. 나프자이거 검사(Naffziger test)는 척수내압(intrathecal pressure)을 상승시킨다.

수(spinal cord)를 싸고 있는 수막 자체에 압박을 받고 있는 것이다(그림 44).

② **나프자이거 검사(Naffziger test)**

이 검사도 압박검사(compression test)의 하나로, 척수강 내압(intraspinal fluid pressure)을 상승시키기 위한 검사이다. 환자의 얼굴이 붉어질 때까지 약 10초 동안 경정맥(jugular vein)을 가볍게 누른다(그림 45). 그다음 환자에게 기침을 하게 한다. 동통을 느끼는 부위를 정확히 알리도록 하여 문제의 근원이 되는 병변 부위를 확실히 결정해야 한다.

③ **발살바 검사(Valsalva test)**

환자에게 대변을 볼 때처럼 아랫배에 힘을 주게 한다(그림 46). 이것 역시 척수강 내압을 상승시킨다. 아랫배에 힘을 줄 때 허리나 다리 아래

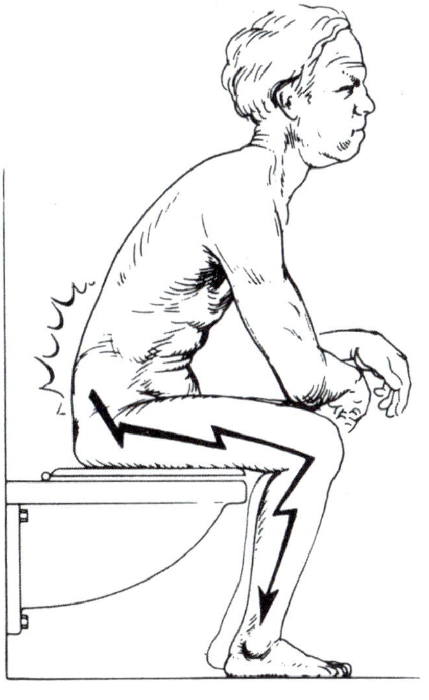

그림 46. 발살바 검사(Valsalva test)

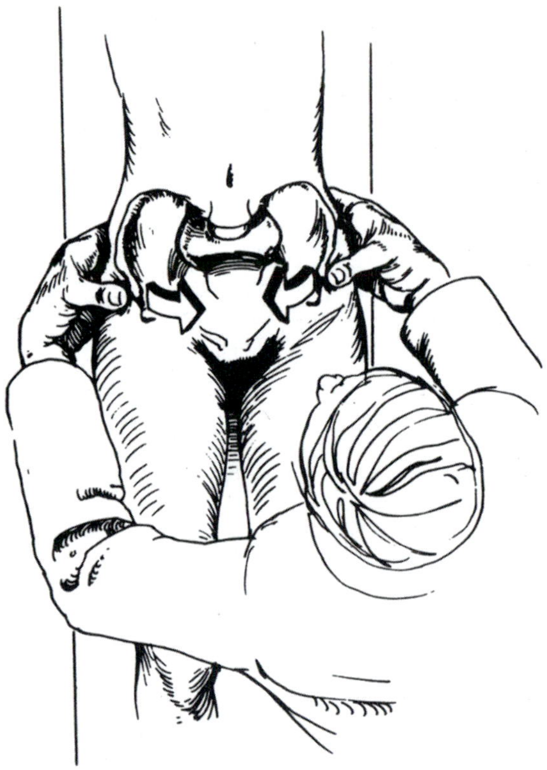

그림 47. 엉치관절(sacro-iliac joint)의 불안정성에 대한 골반 불안정검사(pelvic rock test)

쪽으로 방사통(radiating pain)이 있을 때는 척수강 내압을 상승시키는 원인이나 또는 수막 그 자체에 병변이 있다는 것을 의미한다.

(6) 엉치관절의 불안정 검사(tests to rock the sacroiliac joint)

① 골반의 불안정 검사(pelvic rock test)

환자는 진찰대 위에 똑바로누운자세로 눕게 한다. 검사자의 양손을 환자의 엉덩뼈능선 위에 놓고 검사자의 엄지손가락은 환자의 앞위엉덩가시(전상장골극, ASIS) 위에 각각 놓고 손바닥을 환자의 엉덩뼈결절(장골결절, iliac tubercle) 위에 놓는다. 그다음 신체의 정중선 쪽을 향하여 골반을 강하게 안쪽으로 압박한다(그림 47). 이때 환자가 엉치관절(SI joint) 주위에서 동통을 호소하면 관절 자체의 감염이나 외상으로 인한 이차적 병변이 있다는 것을 의미한다.

② 겐슬렌 검사(Gaenslen test)

환자를 진찰대 위에 똑바로 눕게 한 다음 환자에게 양쪽 다리를 잡아당겨 가슴까지 닿도록 한다.

그다음 몸을 진찰대 가장자리로 옮겨 한쪽 엉덩이는 진찰대 가장자리에 반쯤 걸쳐놓고 다른 한쪽의 엉덩이는 진찰대 위에 그대로 유지한다(그림 48). 반쯤 걸쳐놓은 쪽의 다리를 펴서 진찰대 아래로 내려뜨리고 반대편 다리는 굽힌 채로 유지한다(그림 49). 이때 엉치관절 부위에 동통이 발생하면 그 부분에 병변을 의심해 볼 수 있다.

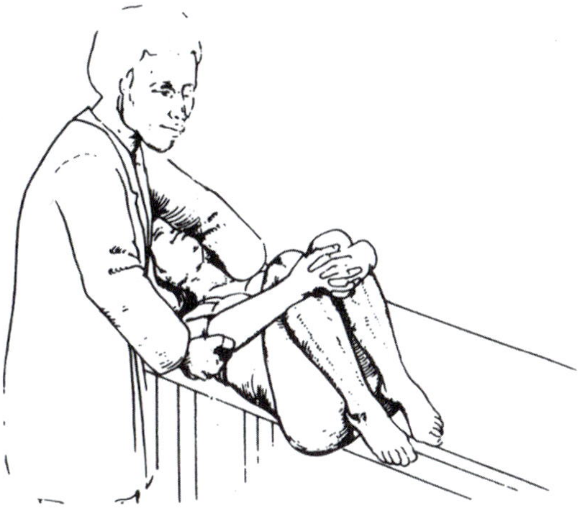

그림 48. 겐스렌 징후(Gaenslen sign)

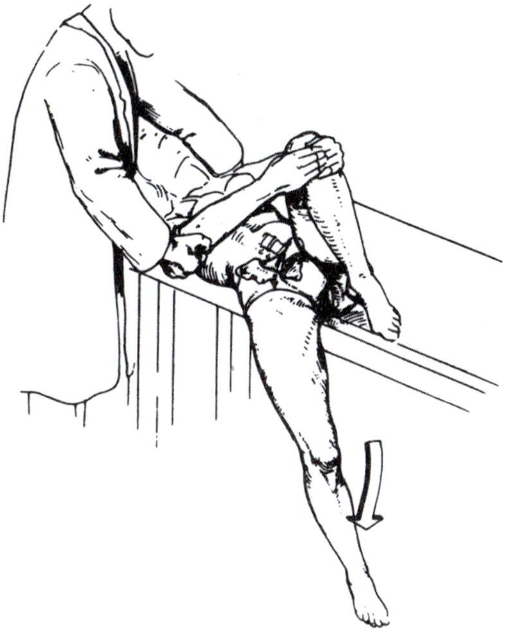

그림 49. 이 방법에 의한 엉치관절(SI joint)의 동통은 엉치관절의 병변을 나타내는 것이다

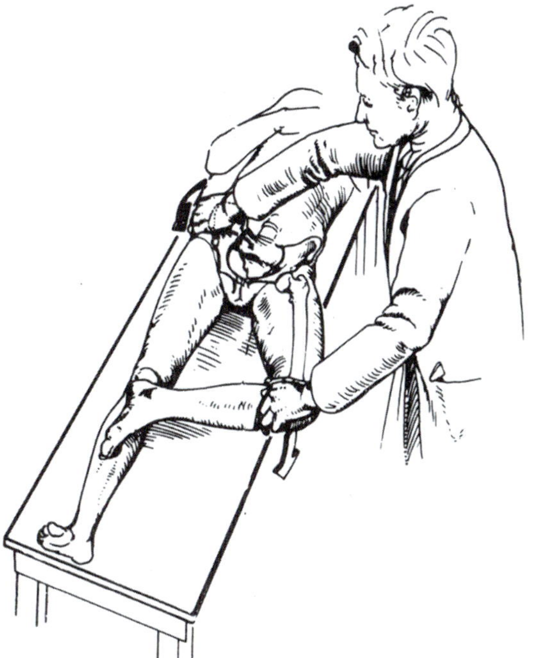

그림 50. 패트릭 검사(Patrick test) 또는 화베르 검사(Fabere test)

③ 패트릭 검사(Patrick test) 또는 화베르 검사(Fabere test)

이 검사는 엉치관절(sacroliliac joint) 뿐 아니라 엉덩관절(hip joint)에 대한 병변을 알아내는 데도 이용할 수 있다. 환자를 진찰대 위에 똑바로 눕게 한 다음 환자의 환측 발을 반대편 건측 무릎 위에 올려놓는다. 그다음 엉덩관절을 굽힘, 벌림, 가쪽돌림시킨다. 이 자세에서 샅굴부위(서혜부)의 동통은 엉덩관절 또는 그 주위 근육에 병변이 있다는 것을 나타내는 것이다. 굽힘, 벌림, 가쪽돌림의 마지막 지점에 도달했을 때 넙다리뼈는 골반에 고정된다. 운동범위를 넓혀 엉치관절에 힘을 가하기 위하여, 검사자의 한 손은 환자의 굽힌 무릎관절 위에 놓고 다른 한 손은 반대편의 앞위엉덩가시(ASIS) 위에 올려놓는다. 검사자는 마치 책표지를 여는 것처럼 하여 이 두 지점을 하방으로 압력을 가한다. 이때 통증이 증가하게 되면 엉치관절에 병변이 있는 것이다(그림 50). 엉치관절의 병변은 일반적으로 흔히 있는 것은 아니다. 그러나 여기에 병변이 있을 때는 보통 골반의 심한 외상이나 결핵과 같은 감염성 질환과 관계가 있다.

(7) 신경학적 수절지배검사(neurologic segmental innervation test)

① 비보 징후(Beevor's sign)

이 방법은 배곧은근(abdominal muscle)과 부척주근(paraspinal muscle)의 척수분절지배를 조사하는 검사다. 배곧은근은 T5~T12(L1)의 가슴신경 전지(anterior primary division of thoracic nerve)에서 신경지배를 받는다. 그에 대응하는 부척주근도 T5~T12(L1)의 가슴신경 후지(posterior primary division of thoracic nerve)에서 신경지배를 받는다. 환자에게 팔짱을 끼게 하고 상체를 1/4 정도 일으켜 세운다(그림 51). 환자가 이 자세를 유지하는 동안 환자의 배꼽을 관찰한다.

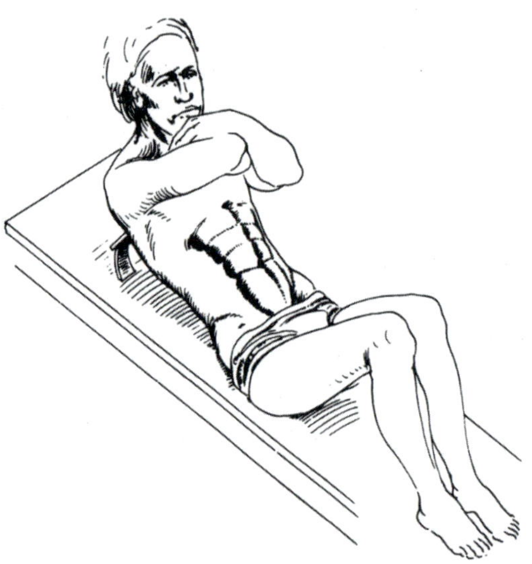

그림 51. 비보 징후(Beevor's sign) 음성: 배꼽은 전혀 움직이지 않는다

정상일 때는 배꼽이 전혀 움직이지 않는다. 그러나 만약 배꼽이 위로, 아

래로 또는 어느 한쪽으로 당겨 올라갈 때는 배 앞쪽과 부척주근의 비대칭적인 병변을 나타낼 것이다. 배꼽은 근력이 강한 쪽으로 또는 손상 받지 않은 쪽으로 당겨진다(그림 52). 배곧은근(rectus abdominis)의 한 수절(segment)의 병변은 그 수절에 해당하는 부척주근의 근력쇠약(muscle weakness), 근위축의 징후(sign of atophy) 또는 비대칭(asymmetry)의 유무를 알아보기 위해 위(stomach)의 근육과 허리뼈의 근육을 촉진한다. 비보 징후(Beevor's sign)는 소아마비나 척수수막류(meningomyelocele)가 있는 환자에게 주로 양성으로 나타난다.

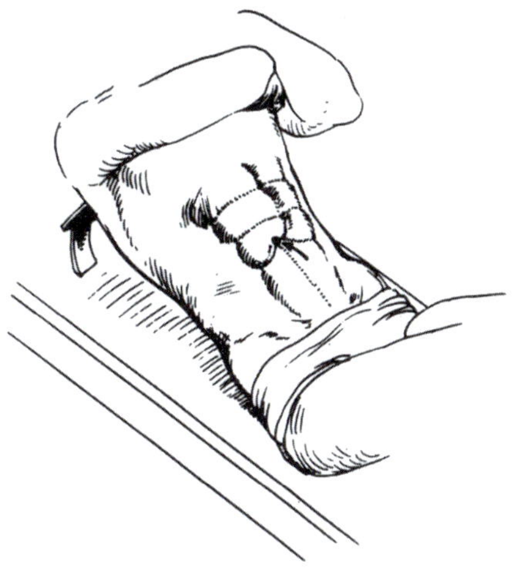

그림 52. 이 자세에서 배꼽의 움직임은 배곧은근(rectus abdominis)과 부척주근(paravertebral muscle)의 근력쇠약을 나타내는 것이다.

7 관련 부위의 검사(examination of related areas)

엉덩관절, 직장(rectum) 그리고 골반(pelvis)은 모두 허리뼈에 동통을 일으킬 수가 있다(그림 53).

검사를 완전히 하기 위해서는 모든 환자에게 직장 검사(rectal examination)를 하도록 한다(258페이지 엉덩관절과 골반의 검진 참조). 또한, 여성환자는 골반검사를 하는 것이 좋다.

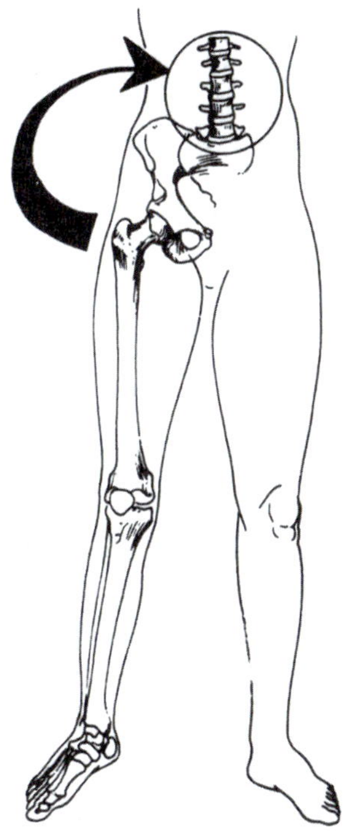

그림 53. 엉덩관절(hip joint), 직장(rectum), 골반(pelvis)의 병변은 허리뼈부의 증상을 일으키는 수가 있다.

찾아보기 / Index

ㄷ

ㄹ

ㅁ

ㅂ

ㅈ

Index

찾아보기

N

O

P

Q

R

S

T

U

V

W

Y

척추와 사지의 검진

1986년 5월 25일 초판 발행
1996년 3월 20일 2판 발행
2000년 8월 10일 3판 발행
2014년 2월 3일 4판 발행
2020년 8월 20일 4판 2쇄 발행
2022년 7월 20일 4판 3쇄 발행
2025년 8월 10일 4판 4쇄 발행

저 자 Stanley Hoppenfeld
역 자 정 진 우
발행인 윤 진 영
발행처 도서출판 대학서림

(03076) 서울시 종로구 혜화로2길 8
전 화 02) 763-1220, 744-2812
팩 스 02) 744-1210
등록일자 1965. 1. 20
등록번호 1-88

정 가 25,000원
ISBN 978-89-6940-020-8 93510

www.daihaks.com